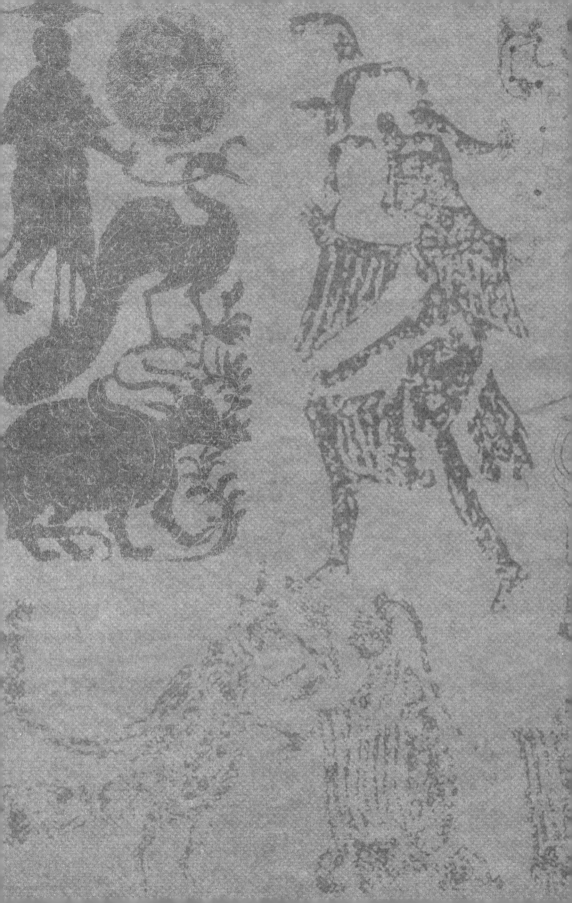

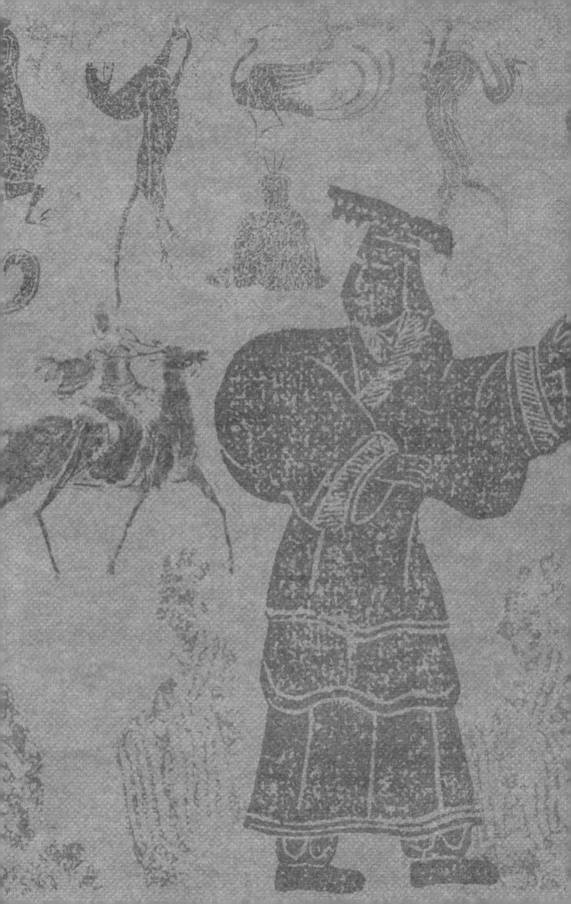

中国古医籍整理丛书

医方考绳愆

明·吴 崑 撰

日·北山友松子 绳愆

王均宁 平 静 于 鹰

刘西建 窦迎春 于华芸 杨雅西 校注

中国中医药出版社

·北 京·

图书在版编目（CIP）数据

医方考绳愆/（明）吴崑撰；（日）北山友松子绳愆；王均宁
等校注.—北京：中国中医药出版社，2015.12
（中国古医籍整理丛书）
ISBN 978 - 7 - 5132 - 2245 - 7

Ⅰ.①医…　Ⅱ.①吴…　②北…　③王…　Ⅲ.①方书—中国
—明代　②《医方考》—研究　Ⅳ.①R289.348

中国版本图书馆 CIP 数据核字（2014）第 292044 号

中 国 中 医 药 出 版 社 出 版
北京市朝阳区北三环东路 28 号易亨大厦 16 层
邮政编码　100013
传真　010 64405750
三河市鑫金马印装有限公司印刷
各地新华书店经销
*
开本 710×1000　1/16　印张 36.75　字数 283 千字
2015 年 12 月第 1 版　2015 年 12 月第 1 次印刷
书　号　ISBN 978 - 7 - 5132 - 2245 - 7
*
定价　90.00 元
网址　www.cptcm.com

国家中医药管理局
中医药古籍保护与利用能力建设项目
组织工作委员会

主 任 委 员 王国强
副 主 任 委 员 王志勇　李大宁
执行主任委员 曹洪欣　苏钢强　王国辰　欧阳兵
执行副主任委员 李　昱　武　东　李秀明　张成博
委　　　　员

各省市项目组分管领导和主要专家

　　（山东省）武继彪　欧阳兵　张成博　贾青顺
　　（江苏省）吴勉华　周仲瑛　段金廒　胡　烈
　　（上海市）张怀琼　季　光　严世芸　段逸山
　　（福建省）阮诗玮　陈立典　李灿东　纪立金
　　（浙江省）徐伟伟　范永升　柴可群　盛增秀
　　（陕西省）黄立勋　呼　燕　魏少阳　苏荣彪
　　（河南省）夏祖昌　刘文第　韩新峰　许敬生
　　（辽宁省）杨关林　康廷国　石　岩　李德新
　　（四川省）杨殿兴　梁繁荣　余曙光　张　毅

各项目组负责人

　　王振国（山东省）　王旭东（江苏省）　张如青（上海市）
　　李灿东（福建省）　陈勇毅（浙江省）　焦振廉（陕西省）
　　蔡永敏（河南省）　鞠宝兆（辽宁省）　和中浚（四川省）

前言

中医药古籍是传承中华优秀文化的重要载体，也是中医学传承数千年的知识宝库，凝聚着中华民族特有的精神价值、思维方法、生命理论和医疗经验，不仅对于传承中医学术具有重要的历史价值，更是现代中医药科技创新和学术进步的源头和根基。保护和利用好中医药古籍，是弘扬中国优秀传统文化、传承中医学术的必由之路，事关中医药事业发展全局。

1949 年以来，在政府的大力支持和推动下，开展了系统的中医药古籍整理研究。1958 年，国务院科学规划委员会古籍整理出版规划小组在北京成立，负责指导全国的古籍整理出版工作。1982 年，国务院古籍整理出版规划小组召开全国古籍整理出版规划会议，制定了《古籍整理出版规划（1982—1990）》，卫生部先后下达了两批 200 余种中医古籍整理任务，掀起了中医古籍整理研究的新高潮，对中医文化与学术的弘扬、传承和发展，发挥了极其重要的作用，产生了不可估量的深远影响。

2007 年《国务院办公厅关于进一步加强古籍保护工作的意见》明确提出进一步加强古籍整理、出版和研究利用，以及

"保护为主、抢救第一、合理利用、加强管理"的方针。2009年《国务院关于扶持和促进中医药事业发展的若干意见》指出，要"开展中医药古籍普查登记，建立综合信息数据库和珍贵古籍名录，加强整理、出版、研究和利用"。《中医药创新发展规划纲要（2006—2020）》强调继承与创新并重，推动中医药传承与创新发展。

2003～2010年，国家财政多次立项支持中国中医科学院开展针对性中医药古籍抢救保护工作，在中国中医科学院图书馆设立全国唯一的行业古籍保护中心，影印抢救濒危珍本、孤本中医古籍1640余种；整理发布《中国中医古籍总目》；遴选351种孤本收入《中医古籍孤本大全》影印出版；开展了海外中医古籍目录调研和孤本回归工作，收集了11个国家和2个地区137个图书馆的240余种书目，基本摸清流失海外的中医古籍现状，确定国内失传的中医药古籍共有220种，复制出版海外所藏中医药古籍133种。2010年，国家财政部、国家中医药管理局设立"中医药古籍保护与利用能力建设项目"，资助整理400余种中医药古籍，并着眼于加强中医药古籍保护和研究机构建设，培养中医古籍整理研究的后备人才，全面提高中医药古籍保护与利用能力。

在此，国家中医药管理局成立了中医药古籍保护和利用专家组和项目办公室，专家组负责项目指导、咨询、质量把关，项目办公室负责实施过程的统筹协调。专家组成员对古籍整理研究具有丰富的经验，有的专家从事古籍整理研究长达70余年，深知中医药古籍整理研究的重要性、艰巨性与复杂性，履行职责认真务实。专家组从书目确定、版本选择、点校、注释等各方面，为项目实施提供了强有力的专业指导。老一辈专家的学术水平和智慧，是项目成功的重要保证。项目承担单位山东中医药大学、南京中医药大学、上海中医药大学、福建中医药大学、浙江省中医药研究院、陕西省中医药研究院、河南省中医药研究院、辽宁中医药大学、成都中医药大学及所在省市中医药管理部门精心组织，充分发挥区域间互补协作的优势，并得到承担项目出版工作的中国中医药出版社大力配合，全面推进中医药古籍保护与利用网络体系的构建和人才队伍建设，使一批有志于中医学术传承与古籍整理工作的人才凝聚在一起，研究队伍日益壮大，研究水平不断提高。

本着"抢救、保护、发掘、利用"的理念，该项目重点选择近60年未曾出版的重要古医籍，综合考虑所选古籍的保护价值、学术价值和实用价值。400余种中医药古籍涵盖了医经、基础理论、诊法、伤寒金匮、温病、本草、方书、内科、外科、女科、儿科、伤科、眼科、咽喉口齿、针灸推拿、养生、医案医话医论、医史、临证综合等门类，跨越唐、宋、金元、明以迄清末。全部古籍均按照项目办公室组织完成的行业标准《中医古籍整理规范》及《中医药古籍整理细则》进行整理校注，绝大多数中医药古籍是第一次校注出版，一批孤本、稿本、抄本更是首次整理面世。对一些重要学术问题的研究成果，则集中收录于各书的"校注说明"或"校注后记"中。

"既出书又出人"是本项目追求的目标。近年来，中医药古籍整理工作形势严峻，老一辈逐渐退出，新一代普遍存在整理研究古籍的经验不足、专业思想不坚定等问题，使中医古籍整理面临人才流失严重、青黄不接的局面。通过本项目实施，搭建平台，完善机制，培养队伍，提升能力，经过近5年的建设，锻炼了一批优秀人才，老中青三代齐聚一堂，有效地稳定了研究队伍，为中医药古籍整理工作的开展和中医文化与学术的传承提供必备的知识和人才储备。

本项目的实施与《中国古医籍整理丛书》的出版，对于加强中医药古籍文献研究队伍建设、建立古籍研究平台，提高古籍整理水平均具有积极的推动作用，对弘扬我国优秀传统文化，推进中医药继承创新，进一步发挥中医药服务民众的养生保健与防病治病作用将产生深远影响。

第九届、第十届全国人大常委会副委员长许嘉璐先生，国家卫生计生委副主任、国家中医药管理局局长、中华中医药学会会长王国强先生，我国著名医史文献专家、中国中医科学院马继兴先生在百忙之中为丛书作序，我们深表敬意和感谢。

由于参与校注整理工作的人员较多，水平不一，诸多方面尚未臻完善，希望专家、读者不吝赐教。

国家中医药管理局中医药古籍保护与利用能力建设项目办公室
二〇一四年十二月

许 序

"中医"之名立，迄今不逾百年，所以冠以"中"字者，以别于"洋"与"西"也。慎思之，明辨之，斯名之出，无奈耳，或亦时人不甘泯没而特标其犹在之举也。

前此，祖传医术（今世方称为"学"）绵延数千载，救民无数；华夏屡遭时疫，皆仰之以度困厄。中华民族之未如印第安遭染殖民者所携疾病而族灭者，中医之功也。

医兴则国兴，国强则医强。百年运衰，岂但国土肢解，五千年文明亦不得全，非遭泯灭，即蒙冤扭曲。西方医学以其捷便速效，始则为传教之利器，继则以"科学"之冕畅行于中华。中医虽为内外所夹击，斥之为蒙昧，为伪医，然四亿同胞衣食不保，得获西医之益者甚寡，中医犹为人民之所赖。虽然，中国医学日益陵替，乃不可免，势使之然也。呜呼！覆巢之下安有完卵？

嗣后，国家新生，中医旋即得以重振，与西医并举，探寻结合之路。今也，中华诸多文化，自民俗、礼仪、工艺、戏曲、历史、文学，以至伦理、信仰，皆渐复起，中国医学之兴乃属必然。

迄今中医犹为国家医疗系统之辅，城市尤甚。何哉？盖一则西医赖声、光、电技术而于20世纪发展极速，中医则难见其进。二则国人惊羡西医之"立竿见影"，遂以为其事事胜于中医。然西医已自觉将入绝境：其若干医法正负效应相若，甚或负远逾于正；研究医理者，渐知人乃一整体，心、身非如中世纪所认定为二对立物，且人体亦非宇宙之中心，仅为其一小单位，与宇宙万象万物息息相关。认识至此，其已向中国医学之理念"靠拢"矣，虽彼未必知中国医学何如也。唯其不知中国医理何如，纯由其实践而有所悟，益以证中国之认识人体不为伪，亦不为玄虚。然国人知此趋向者，几人？

国医欲再现宋明清高峰，成国中主流医学，则一须继承，一须创新。继承则必深研原典，激清汰浊，复吸纳西医及我藏、蒙、维、回、苗、彝诸民族医术之精华；创新之道，在于今之科技，既用其器，亦参照其道，反思己之医理，审问之，笃行之、深化之，普及之，于普及中认知人体及环境古今之异，以建成当代国医理论。欲达于斯境，或需百年欤？予恐西医既已醒悟，若加力吸收中医精粹，促中医西医深度结合，形成21世纪之新医学，届时"制高点"将在何方？国人于此转折之机，能不忧虑而奋力乎？

予所谓深研之原典，非指一二习见之书、千古权威之作；就医界整体言之，所传所承自应为医籍之全部。盖后世名医所著，乃其秉诸前人所述，总结终生行医用药经验所得，自当已成今世、后世之要籍。

盛世修典，信然。盖典籍得修，方可言传言承。虽前此50余载已启医籍整理、出版之役，惜旋即中辍。阅20载再兴整理、出版之潮，世所罕见之要籍千余部陆续问世，洋洋大观。

今复有"中医药古籍保护与利用能力建设"之工程，集九省市专家，历经五载，董理出版自唐迄清医籍，都400余种，凡中医之基础医理、伤寒、温病及各科诊治、医案医话、推拿本草，俱涵盖之。

噫！璐既知此，能不胜其悦乎？汇集刻印医籍，自古有之，然孰与今世之盛且精也！自今而后，中国医家及患者，得览斯典，当于前人益敬而畏之矣。中华民族之屡经灾难而益蕃，乃至未来之永续，端赖之也，自今以往岂可不后出转精乎？典籍既蜂出矣，余则有望于来者。

谨序。

第九届、十届全国人大常委会副委员长

许嘉璐

二〇一四年冬

王 序

　　中医学是中华民族在长期生产生活实践中，在与疾病作斗争中逐步形成并不断丰富发展的医学科学，是中国古代科学的瑰宝，为中华民族的繁衍昌盛作出了巨大贡献，对世界文明进步产生了积极影响。时至今日，中医学作为我国医学的特色和重要医药卫生资源，与西医学相互补充、相互促进、协调发展，共同担负着维护和促进人民健康的任务，已成为我国医药卫生事业的重要特征和显著优势。

　　中医药古籍在存世的中华古籍中占有相当重要的比重，不仅是中医学术传承数千年最为重要的知识载体，也是中医为中华民族繁衍昌盛发挥重要作用的历史见证。中医药典籍不仅承载着中医的学术经验，而且蕴含着中华民族优秀的思想文化，凝聚着中华民族的聪明智慧，是祖先留给我们的宝贵物质财富和精神财富。加强对中医药古籍的保护与利用，既是中医学发展的需要，也是传承中华文化的迫切要求，更是历史赋予我们的责任。

　　2010 年，国家中医药管理局启动了中医药古籍保护与利用能力建设项目。这既是传承中医药的重要工程，也是弘扬优秀民族文化的重要举措，不仅能够全面推进中医药的有效继承和创新发展，为维护人民健康做出贡献，也能够彰显中华民族的璀璨文化，为实现中华民族伟大复兴的中国梦作出贡献。

相信这项工作一定能造福当今，嘉惠后世，福泽绵长。

国家卫生与计划生育委员会副主任

国家中医药管理局局长

中华中医药学会会长

王国强

二〇一四年十二月

王序

二

马 序

　　新中国成立以来，党和国家高度重视中医药事业发展，重视古籍的保护、整理和研究工作。自 1958 年始，国务院先后成立了三届古籍整理出版规划小组，分别由齐燕铭、李一氓、匡亚明担任组长，主持制订了《整理和出版古籍十年规划（1962—1972）》《古籍整理出版规划（1982—1990）》《中国古籍整理出版十年规划和"八五"计划（1991—2000）》等，而第三次规划中医药古籍整理即纳入其中。1982 年 9 月，卫生部下发《1982—1990 年中医古籍整理出版规划》，1983 年 1 月，中医古籍整理出版办公室正式成立，保证了中医古籍整理出版规划的实施。2002 年 2 月，《国家古籍整理出版"十五"（2001—2005）重点规划》经新闻出版署和全国古籍整理出版规划领导小组批准，颁布实施。其后，又陆续制定了国家古籍整理出版"十一五"和"十二五"重点规划。国家财政多次立项支持中国中医科学院开展针对性中医药古籍抢救保护工作，文化部在中国中医科学院图书馆专门设立全国唯一的行业古籍保护中心，国家先后投入中医药古籍保护专项经费超过 3000 万元，影印抢救濒危珍、善、孤本中医古籍 1640 余种，开展了海外中医古籍目录调研和孤本回归工作。2010 年，国家财政部、国家中医药管理局安排国家公共卫生专项资金，设立了"中医药古籍保护与利用能力建设项目"，这是继 1982～1986 年第一批、第二批重要中医药古籍整理之后的又一次大规模古籍整理工程，重点整理新中国成立后未曾出版的重要古籍，目标是形成并普及规范的通行本、传世本。

为保证项目的顺利实施，项目组特别成立了专家组，承担咨询和技术指导，以及古籍出版之前的审定工作。专家组中的许多成员虽逾古稀之年，但老骥伏枥，孜孜不倦，不仅对项目进行宏观指导和质量把关，更重要的是通过古籍整理，以老带新，言传身教，培养一批中医药古籍整理研究的后备人才，促进了中医药古籍保护和研究机构建设，全面提升了我国中医药古籍保护与利用能力。

作为项目组顾问之一，我深感中医药古籍保护、抢救与整理工作的重要性和紧迫性，也深知传承中医药古籍整理经验任重而道远。令人欣慰的是，在项目实施过程中，我看到了老中青三代的紧密衔接，看到了大家的坚持和努力，看到了年轻一代的成长。相信中医药古籍整理工作的将来会越来越好，中医药学的发展会越来越好。

欣喜之余，以是为序。

中国中医科学院研究员

马继兴

二〇一四年十二月

校注说明

　　《医方考绳愆》，系北山友松子晚年所作，是一部系统研究《医方考》的专著。

　　北山友松子本名北山道长，通称寿安（或作寿庵），号友松子。祖籍福州长乐（？—1701），日本医家。该书是一部系统研究《医方考》的专著，成书于日本元禄九年（1696）。全书凡六卷，对《医方考》所载中风、伤寒、感冒、泄泻、哮喘、咳嗽、虚劳、情志、消渴、水肿等七十二证诸方，援引大量医籍，查考吴氏所引医方出处，记述立方本意；对所载古方之药物有误写者，分量、用法、主治有未及者，考方之义有未当者，特摘取谬误，加以评正或补充。所论多纵横古今文献，援引前贤诸家之说，或据已临证经验，以按语或眉批形式，列于吴氏方论之后，以证吴氏方论之是否，并补充了治燥诸方及方论。

　　现将此次校注整理选用的底本、校本以及校注方法说明如下：

　　一、底本

　　《医方考绳愆》秋田屋平左卫门刊本为孤本，本次即选定日本早稻田大学馆藏秋田屋平左卫门刊本为底本。

　　二、他校诸书及版本

　　以《医方考》（明万历十四年友益斋刻本）为参校本，以《黄帝内经素问》（清《四库全书》本）、《灵枢经》（清《四库全书》本）、东汉·张机《伤寒论》（明·赵开美复刻宋本）、东汉·张机《金匮要略方论》（人民卫生出版社影印明·赵开美复刻宋本)、唐·孙思邈《备急千金要方》(日本江户医学影印宋本)、唐·王焘《外台秘要》(《东洋医学善本丛书》所收影印静嘉堂文库所藏宋本)、宋·唐慎微《重修政和经史证类备用本草》(人民卫生出版社影印张存惠原刻晦明轩本)、宋·太医局《太平惠民和剂局方》(清《四库全书》本)、金·刘完素《黄帝素问宣明论方》(明万历二十九年辛丑吴勉学校刻之《古今医统正脉全书》本)及《素问病机气宜保命集》(明万历二十九年辛丑吴勉学校刻之《古今医统正脉全书》本)、金·李杲《脾胃论》(清《四库全书》本)及《内外伤辨惑论》(清《四库全书》本)、明·李时珍《本草纲目》(人民卫生出版社点校本)、明·虞抟《医学正传》(人民卫生出版社点校本)、清·喻昌《医门法律》(清《四库全书》本)为他校本。

三、校注方法

1. 本次整理，对原书内容不删节、不改编，保持原书面貌，并采用简体横排版式加现代标点方法。底本中表示上下文的"右""左"，一律径改为"上""下"。表示剂型的避讳字"圆"，径改作"丸"。

2. 凡底本错讹、脱漏、衍误、倒文者，予以改正，并出校说明。对个别冷僻字词加以注释，注音采用拼音并直音法。凡底本引文虽有变化，但文理通顺、意义无实质性改变者，不改不注。惟引文改变原意时，方据情酌改，或仍存其旧，均加校记。

3. 本书属日本刊刻医书，书中药名极不规范，本次整理原则是：别字、错字及古字，均据《中华人民共和国药典》(2010年版)及《中华本草》径改为正名，不出校，如"紫菀"改为"紫菀"、"豨莶草"改为"豨莶草"、"斑猫"改为"斑蝥"、

"川练"改为"川楝"、"生铁洛"改为"生铁落"、"蝉酥"改为"蟾酥"、"牛房子"改为"牛蒡子"、"蝟皮"改为"猬皮"等。凡正品名与异名、别名或错字混见者，原则上均据《中华人民共和国药典》(2010 年版) 及《中华本草》的正品名予以律齐，不出校，如"黄蓍""黄耆""黄芪"律齐为"黄芪"，"黄蘗"律齐为"黄柏"，"栝蒌仁"律齐为"瓜蒌仁"，"括楼根"律齐为"栝楼根"，"川山甲"律齐为"穿山甲"，"山查"律齐为"山楂"，"疆蚕""彊蚕"律齐为"僵蚕"等。

4. 为示醒目，《医方考》原文的字体用宋体，北山友松子"眉批"内容以楷体，并加"［批］"字样标注之，其"按语"及增补的内容则以仿宋体。

5. 正文中，文句旁的"。""、""｜"符号，或句首"○""△"符号，或文字以"□"标之、围之等符号，文中字旁标以日文片假名者，以及每卷起始之"某某著、某某绳愆、某某校阅"及卷末之"医方考绳愆卷之几终"字样，均按本次校勘体例删除。

6. 原书总目录只列卷数、病名，未列方名。为便于读者查阅，除保留原书总目录外，在卷数、病名下又加入方名，并在书后编制了方名笔画索引。

序

夫医之有方，犹如匠氏之有材。材之所用，大者为宋①，细者为桷②，盘修曲直，各量其宜，而屋成于此。医之取方，对症治病，其良之可择者，亦当如匠氏之求良，此参黄子方考所以编也。盖材已有用，屋之得成，于其间实有不可得而言者焉。苟非究精微于工巧之先，而直绳墨于程式之外，则斧削之痕，风穿栋宇而挠瓦缝之隙，雨沥檐牙而朽，其始差在分毫，而其愆③至于竟坏广厦。况脉理之难明，虚实之易惑，岂特④代匠伤手⑤将见，立致委弊⑥，罪极不浅浅矣。凡任司命之权者，奚得不尽心而救正之哉？此吾友松先生《绳愆》之所以作也。惟先生学识之至，手眼之亲，纠谬于己验，取证于现效，使人就之，则难明者易明，易惑者无惑，其志一在济物⑦而未始有挟胜之心，可谓用切一时，功盖百世者也。白虽不敏，敢不感发激励于中？因兹叨为阅校镂梓⑧，以广传云。

时元禄⑨九年岁次丙子孟夏谷旦⑩摄阳平野门人北山白梅庵实玉拜书

---

① 宋（máng 忙）：房屋的大梁。

② 桷（jué 绝）：方形的椽子。

③ 愆（qiān 千）：过错，过失。

④ 岂特：何止。

⑤ 代匠伤手：典出《老子·七十四章》。此处借指为医者若不能明医理、知方义，治病难免没有失误。

⑥ 委弊：犹凋敝。委，通"萎"。

⑦ 济物：犹济人。救助他人。晋·葛洪《抱朴子·崇教》："今圣明在上，稽古济物，坚堤防以杜决溢，明褒贬以彰劝沮。"

⑧ 镂梓：刻板付印。

⑨ 元禄：日本年号，在贞享之后、宝永之前（1688～1703）。

⑩ 谷旦：吉日。

绳愆论

《绳愆》成，或索序。予曰：序，叙也，叙一篇之大纲也。于凡例中已哨哨①然矣，奚必嚾嚾②乎序。且夫著书立言，诚不易易③，而崑氏年甫十五而观览医书，乃因举业弗售，越十年，投举笔而就医焉。察其始末，才得十八载工夫，便著《名医方考》而吧吧④者，乃失之易易也。后成《素问吴注》，自序有云"不班白⑤，语道失"者，盖爬着青鬓之痒，或有未痊之疮耶？惜乎！不回护此书者，其失道也大矣。予也生长长崎，家贫而学医。凡来朝采药，及观成名家，莫不下礼而请益焉。庚子春仲，幸遇方外异人化林老汉，一旦点醒医梦，而拭目拜受方外之方、法外之法，乃心胸豁然矣。尔来韫椟⑥有年焉，今也桑榆⑦景迫，或不时化去，则生平苦心一得乃落空矣，因弗获已把所得青囊之法托于《绳愆》，而吐露于方端耳。如《金匮》以下名方，更浩繁矣，其不载于《方考》者并略之，以待日后，由老齿饶舌而有举一明三之君子也。或曰：安得如先生用古方

---

① 哨哨：琐碎。
② 嚾嚾（huān 欢）：喧嚣貌。嚾，喧嚣。
③ 易易：很容易。
④ 吧吧：嘴唇开合作声。形容说话多而响。
⑤ 班白：斑白。班，通"斑"。段玉裁《说文解字注·文部》："班者，辬之俗……又或假斑为之。"
⑥ 韫椟（yùndú 运读）：珍藏。
⑦ 桑榆：比喻晚年。

之严且察乎？予曰：孔子曰"十室之邑，必有忠信①"，何本邦无作者哉？或唯然。予曰：子辈后生，切不可以十三经为医门坟典②也。医道与儒，鸢鱼③不同矣。夫黄帝君也，岐伯臣也，至于下问时，多稽首礼拜者，盖因承授微妙秘密而敬重之也，不得不如此乎。其如秦越人之亲受于长桑君，张仲景之于张伯祖，李明之之于张洁古，罗谦甫、王海藏之于李明之，朱彦修之于罗太无，并皆北面叩首下拜，谨承面命，然后出手济世，而成医中人杰矣，岂可谓之泛泛事业乎？此数君子者，本于斯文，有超然见过于师之资，及学鸿术④则湛焉，青出于蓝之美者也，所编医书，当作秦汉文章，三复可矣。如吴氏自弱敏慧，搜览几家医书，酌以心见，以谓道在，虽云质诸午亭余老⑤者，或是黄冠方士⑥修养者流，于医其无名下士乎？其书中，逞⑦逞以变例为己任，于常法则浑浑然矣。不知古南阳⑧、易水⑨、东垣、丹溪所编方策，载其变法者鲜矣。夫夫数君子，岂不知变

① 十室……必有忠信：语出《论语·公冶长》："子曰：'十室之邑，必有忠信如丘者焉，不如丘之好学也。'"

② 坟典：三坟五典。古时称三皇之书为"三坟"，五帝之书为"五典"，亦以指古代典籍。

③ 鸢鱼："鸢飞鱼跃"之略语。典出《诗·大雅·旱麓》："鸢飞戾天，鱼跃在渊。"形容万物各得其所。

④ 鸿术：高超的方术。

⑤ 午亭余老：即余午亭，字淙。明代新安医家，著有《诸证析疑》《余午亭医案》《医宗脉要》等。

⑥ 黄冠方士：即方技之士与数术之士。古代为道者必须兼修医术，故有"道医""方士医"之称谓。葛洪《抱朴子》："是故古之初为道者，莫不兼修医术，以救近祸焉。"黄冠，道士之冠，亦借指道士。

⑦ 逞：同"往"。《玉篇·辵部》："逞，古文往。"

⑧ 南阳：指张仲景。

⑨ 易水：指张洁古。

哉？由乎经常之法，可以为规模，而权变之例，乃临机制宜，不可以为准则也。是以今复抄出原方、症治的法，使子僧①得之于心，然后变亦可也，不变而手制亦可也。随其所利，适其至所，初非拘拘千一隅矣。而观吴氏序中有云：世有觉者，触目而疵之，从而可否之，吾幸吾之得师也。予何人哉？敢于班门弄斧，妄绳先达之愆乎？然予恐予徒依样葫芦，则予行医四十多年，于济人一念之心，有歉歉焉，故由吴言，叨从而可否之，以待后贤复绳予愆，而相成一部医鉴，岂非幸中之幸乎！予无文，就此讨论当序焉。或拜手②，遂命之书。

　　　　　时丙子冬至日友松老物述于北山之逃禅室

---

　　① 子僧（cáo 曹）：子孙，后辈。僧，辈，类。《集韵·豪韵》："僧，侪也。"
　　② 拜手：古代男子的一种跪拜礼。在下跪时，两手拱合，低头至手与手心平，而不及地，故称"拜手"。亦称"空手""拜首"。

名医方考自序

　　上医治未病，方无尚也，垂经论焉，经论医之奥也。中医治已病，于是乎始有方。方，医之粗也，非其得已，视斯民之疾苦，故因病以立方耳。季世人知医尚矣，习方其简也，穷经其烦①也，乃率以方授受，而求经论者无之。舍斯道之奥，宝斯道之粗，安望其术之神良也！余年十五志医术，逮今十有八稔，惧辱医名，蚤②夜遑遑③，惟经论是搜，不敢自是，游海内者数年，就有道者而贽谒④之，见贱工什九⑤，良工什一，不惟上古之经论昧焉，虽中古之方犹弗达也。弗明方之旨与方之证，及诸药升降浮沉、寒热温平、良毒之性，与夫宣通、补泻、轻重、滑涩、燥湿反正类从之理，而徒执方以疗病，恶⑥能保其不殃人乎？乃为之愍恻⑦，取古昔良医之方七百余首，揆之于经，酌以心见，订之于证，发其微义，编为六卷，题之端曰《医方考》。盖以考其方药，考其见证，考其名义，考其事迹，考其变通，考其得失，考其所以然之故，匪⑧徒苟然志方而已。君子曰：夫夫也，弱龄谫陋⑨，轻议古人，则崑有罪焉尔。世

---

① 烦：杂。
② 蚤：通“早”。早晨。《广韵·皓韵》：“蚤，古借为早暮字。”
③ 遑遑：急迫不安。
④ 贽（zhì 至）谒：持礼物拜访。
⑤ 什九：十分之九。下文“什一”，即十分之一。
⑥ 恶：相当于“何”“怎么”。
⑦ 愍（mǐn 敏）恻：哀怜。
⑧ 匪：通“非”。《广雅·释诂四》：“匪，非也。”
⑨ 谫（jiǎn 简）陋：浅陋。此处指见闻狭隘，见识贫乏。谫，浅薄。

有觉者，触目而疵之，从而可否之，吾幸吾之得师也；游艺者，玩索而惜之，存而左右之，吾幸吾之朋与也。如山野之陬①，湖海之远，求良医而不速得，开卷检方，能究愚论而斟酌自药焉，则吾济人之一念也。或者，尚论千古，末张孙而本轩岐，劣群方而优经论，则孟轲氏所谓"游于圣人之门者难为言②"矣，安用夫斯藉之赘也！

皇明万历十二年岁次甲申孟冬月古歙吴崑序

① 陬（zōu 邹）：角落。此处指边远偏僻的地方。
② 游于圣人之门者难为言：语出《孟子·尽心上》。

凡 例

凡本书所用医方，多见移易古法，以呈新奇焉，以故查考昔贤当时因病制宜之法，而并书之。盖效儒家教学生辈，先诵四书经文，其次读朱文公①集注而颇知其义，然后自看百家诸说，则于学不多乖矣。医犹是也，先知古人立方本意，后以本书变法之义，则得心应手，由乎人也。

凡古方载于鳌头者，欲便于玩索也，其方义事长者列于本方之后也。

凡新标古方药下载分两暨本书所载分两误者正之，所以然者，昔贤以配君臣佐为治病之准的也。譬如铳药只硝、硫、灰三种相夹，用火发之，有远有近、有上窜有走散之异者，乃三种之有制法、分两之有增损故也。医药殆犹是也，随其制法，因入各经；随其分两，各异其治。以桂枝为建中二汤详之，则思过半也。

凡药有用流水、井水诸水，有用桑、芦、柴、炭诸火，以文火、武火煎煮之别，不可不仍古法，故并载水火煎煮，原文无者阙之。

凡药治病，正以煎法为要务。如补药煎熟，汗、下反是；又如大黄黄连泻心汤，二味以麻沸汤渍之须臾，绞去滓，分温再服。此盖古人治病之极则，或在于斯也。今于方后详载煎法者，为不敢越度也。瞻彼嗜茶清客，必以水味火色为要务。夫夫畅怀之物尚且留神，况于养命之药而不精致也乎。

---

① 朱文公：即朱熹，南宋理学家，谥号"文"，因称。

凡本书误写古方药味者，仍旧正之；考方之义或未当者，绳其愆而评之。此非敢辨驳前辈，乃与吾徒讲习讨论之余，为进医学之阶梯也。

凡所用单方处治者，多见于诸家本草，故略而不论，老笔厌繁故也。有志医士，必自参阅焉；无心于济世者，予何暇为之擎灯也。

凡本文有可师者，旁以"。"赏之，其次以"、"证之，于医学之要义亦以"。"别之；其不合义者，旁以"丨"贬之，使后达易识其可不也。

凡冠之以"○"者，吴氏本文也，其低一字以"△"者，乃不佞①区区臆见，或援古老之言以证其是不也。

凡药品有差者，以"□"标之；其分两有差，亦以"□"标之。如本文中文字有鲁鱼之差，以"□"围之，其字即书于上层，曰某一本作某，乃不敢擅改其字也。或古人原文即曰某字，某人原作某，以便考索也。

凡不佞医按暨见闻事迹，直书其人姓字者，本非为扬长短，乃欲使有据云。

---

① 不佞（nìng 泞）：没有才智。旧时用作谦称。

目 录

目录

五

卷之一

中风门第一

叙曰：风者，百病之长，得行天之象，故其发也暴。然上世论风，主于外感，乃河间主火，东垣主气，丹溪主湿，而末世之论纷然矣。今考名方二十三首，为风，为火，为气，为湿，皆时出而主之，初不泥于一说也。

乌梅擦牙关方

病人初中风，筋急，口噤不开，便以铁物开之，恐伤其齿，宜用乌梅肉擦其牙关，牙关酸软，则易开矣，此酸先入筋之故也。其有中风证而口开不噤者，筋先绝也，不治。

稀涎散

猪牙皂角四条，去黑皮，炙　白矾一两，枯

共为末，每进三字①，水下。

病人初中风，暴仆，痰涎涌盛，此药与之，频吐涎沫，壅塞少疏，续进他药。

[批]陈氏急救稀涎散，能吐痰涎壅盛。此药不大呕吐，但令涎微微自口角流出而自苏。猪牙皂角肥实不蛀者四挺（去黑皮），晋矾一两（光明者），各为细末，研匀。轻者五分，重者三字，温水调灌下。

按：陈师古方用明矾一两，牙皂五钱，为末，每用一钱，温

---

① 字：开元通宝钱币（币上有开元通宝四字）抄取药末，填去一字之量。

水调下。愚谓此药平平，病候极重，不需炙枯，以全药力，用之庶乎成功。经制炼则力老而难敌强也，用者察之。

清阳在上，浊阴在下，则天冠地履无暴仆也。若浊邪风涌而上，则清阳失位而倒置矣，故令人暴仆。所以痰涎壅塞者，风盛气涌而然也。经曰：病发而不足，标而本之，先治其标，后治其本。故不与疏风补虚，而先为之吐其涎沫。白矾之味咸苦，咸能软顽痰，苦能吐涎沫；皂角之味辛咸，辛能利气窍，咸能去污垢。名之曰稀涎，固夺门之兵也。师曰：凡吐中风之痰，使咽喉疏通，能进汤液便止。若攻尽其痰，则无液以养筋，能令人挛急偏枯，此大戒也。

通顶散

藜芦　生甘草　川芎　细辛　人参各一钱　石膏五钱

共为末。病人初中风，不知人事，口噤不能开，用此药一字吹入鼻中。有嚏者，肺气未绝，可治。

中风不知人事，病则急矣，以平药与之，不能开其壅塞，故用藜芦与人参、细辛相反，使其相反而相用也。肺苦气上逆，故用石膏之重以坠之，甘草之平以缓之。乃川芎之用，取其清气利窍而已。

愚按：初中风，不知人事，口噤不开，当急用通顶散吹入鼻窍中。男子先吹左，女子先吹右，吹则得嚏而苏，目睛动而牙关开矣。不嚏则不治。此可以验其受病浅深，知其可治不可治之症矣。如仓卒不备，单用生半夏末吹入鼻中亦得也，方名破棺散，能试五绝病之神药也。病深者，虽嚏而牙关仍不开者，或用乌梅肉捣膏擦其牙关，或白梅亦可，或作好醋炭熏之，令醋气冲入鼻内，轻者即时苏醒，重者亦省人事耳。由此言之，通顶散当写在中风门首方，而山甫排在第三，何也？

再按：《直指方》用川芎、白芷、防风、薄荷、牙皂、细辛、藜芦，号搐鼻通天散矣。苏颂①谓：藜芦服之能吐风痰，吹鼻则通顶令人嚏。此其所以有通天通顶之目，由藜芦之能通矣乎。

苏合香丸

沉香　青木香　乌犀角　香附子　丁香　朱砂　诃黎勒　白檀香　麝香　龙脑②　安息香　苏合油　荜拨③　白术各二两　熏陆香④一两

按：《和剂局方》苏合香丸，书载苏合香油、熏陆香、龙脑各一两，余药十二味各二两，备载制法，学之者当察焉。不知山甫何故倍用香窜龙脑与诸品相等者，盖未闻廖莹中以热酒服之，九窍流血而死之故事也耶。师云：古老传《和剂局方》苏合香丸开载药品之下，苏合油入安息膏内原有"三两"二字，今本无有，须宜意解，用为之君。王肯堂⑤云：卒然仆倒，昏不知人，并可用麻油、竹沥、姜汁调之。孙一奎云：用独参汤调之。后进不可不知此意，然而服之中病则止，不可过剂。河间刘氏所谓中风之人不宜脑、麝、朱砂，譬之提铃巡于街衢，使盗者伏而不出焉，服之使风邪入于骨髓，如油入面，莫能出焉。

---

① 苏颂：字子容，泉州同安（今属福建）人。官至刑部尚书、吏部尚书，晚年入阁拜相。仁宗嘉祐二年（1057）奉诏为校正医书官，与掌禹锡等人主持编校《本草图经》。

② 龙脑：又称龙脑香，即冰片。《本草纲目》卷三十四"龙脑香"条："龙脑者，因其状加贵重之称也。以白莹如冰，及作梅花片者为良，故俗呼为冰片脑。"

③ 荜拨：荜茇的别称。

④ 熏陆香：即乳香。《本草衍义》卷十三"熏陆香"条："此即今人谓之乳香，为其垂滴如乳头也。熔塌在地者为塌香，皆一也。"下同。

⑤ 王肯堂：字宇泰，一字损中，号损庵，自称念西居士。明代医家，著有《证治准绳》。

病人初中风，喉中痰塞，水饮难通，非香窜不能开窍，故集诸香以利窍。非辛热不能通塞，故用诸辛为佐使。犀角虽凉，凉而不滞。诃黎虽涩，涩而生津。世人用此方于初中之时，每每取效。丹溪谓辛香走散真气，又谓脑、麝能引风入骨，如油入面，不可解也。医者但可用之以救急，慎毋令人多服也。

许胤宗黄芪防风汤熏蒸法

许胤宗①者，唐时常州义兴人也。初仕陈，为新蔡王外兵参军时，柳太后感风不能言，脉沉而噤。胤宗曰：口不下药，宜以汤气蒸之，令药入腠理，周时可瘥。遂造黄芪防风汤数十斛，置于床下，气如烟雾，次日便得语。由是超拜义兴太守。崑谓：鼻气通乎天，故无形之气由鼻而入，呼吸传变，无处不之②。黄芪甘而善补，得防风而功愈速，驱风补虚，两得之矣。自非③胤宗之通达，不能主乎此法。医者能善用之，则亦可以治乎今之人矣。

王肯堂云：卒仆偏枯之症，虽有多因，未有不因真气不用而病者，故黄芪为必用之君药，防风为必用之臣药。黄芪助真气者也，防风载黄芪助真气以周于身者也，亦有治风之功焉。许胤宗治王太后中风口噤，二药熏之而愈，况服之乎？更有因症添药之法极好，文繁不备。

二陈汤

半夏姜制　陈皮去白　白茯苓去皮，各等分　甘草炙，减半

---

① 许胤宗：隋唐间名医，常州义兴（今江苏宜兴）人，曾事南朝陈，陈亡后入仕隋，历尚药局奉御，唐武德元年授散骑侍郎。

② 之：至，到。《玉篇·之部》："之，至也。"《西京杂记》卷五："此自少之多，自微至著也。"

③ 自非：倘若不是。《左传·成公十六年》："唯圣人，能外内无忧；自非圣人，外宁必有内忧。"

[批]《和剂》二陈汤，每服四钱，水一盏，生姜七片，乌梅一个，同煎六分，热服，不拘时候。

风盛痰壅，既用稀涎等药开其气道，续以此方主之。

风干于脾则痰壅。然痰之生本于湿，半夏所以燥湿也，茯苓所以渗湿也，湿去则痰无由以生。痰之为患，本于脾虚气滞，甘草所以补脾也，陈皮所以利气也。补脾利气，则土又足以制湿，而痰且无壅滞矣，此二陈之旨也。名曰二陈，以橘、半二物贵乎陈久耳。正考见痰门。

二陈汤以下三方，乃朱彦修调理类中风之心法也。其言曰：真中风邪者，东垣中血脉、中腑、中脏之说甚好，子和三法亦可用。诸书唯谓外中风邪，唯刘河间作将息失宜，水不制火，极是。然地有不同，西北人外中者亦有，东南人只[1]是湿土生痰，痰生热，热生风也。大率主血虚有痰，或挟火与湿，治法以痰为先，补养次之云云。由是言之，于二陈汤中亦须用竹沥、姜汁，一以利湿痰之拘滞，一以清风热之盛炽可也，况丹溪活套明加竹沥、姜汁乎？

四君子汤加竹沥姜汁方

人参　白术　茯苓　甘草　竹沥　姜汁

丹溪曰：半身不遂，在右者属气虚，以此方主之。

经曰：左右者，阴阳之道路也。故左属血而右属气。气虚者补之以甘，故用人参、白术、茯苓、甘草四件。称其为君子者，谓其甘平，有冲和之德，而无克伐之性也。其加竹沥谓其行痰，其加姜汁所以行竹沥之滞，而共成夫伐痰之功耳。

四物汤加桃仁红花竹沥姜汁方

当归酒洗　川芎洗去土　白芍药酒炒　熟地黄　桃仁去皮尖　红

---

① 只：《丹溪心法》卷一"中风"作"多"，义长。

花酒洗　竹沥　姜汁

　　丹溪曰：半身不遂，在左者属瘀血，以此方主之。

　　芎、归、芍、地生血药也，新血生则瘀血滑而易去；桃仁、红花消瘀药也，瘀血去则新血清而易生。然亦加夫竹沥、姜汁者，以痰之为物，靡所不之，盖无分于左右而为患也。

　　《丹溪纂要①》曰：半身不遂，大率多痰，在左属死血与无血，宜四物汤加桃仁、红花、竹沥、姜汁；在右属痰属气虚，二陈汤、四君子汤加竹沥、姜汁。愚按："加竹沥姜汁"五字连"二陈四君"一并而言之也，非特加入于四君而不加入于二陈之文也，贤者察之。又继之曰：肥人多湿，少加附子、乌头行经；遗尿者属气虚，以参、芪补之。设使肥人半身不遂，在左而又遗尿，则只用四物、桃、红，而不以乌、附行经，参、芪补气者乎？吁，先正②之言，载在方册，或说不到者，后学以意消息③之可也。曾治一武官，年五旬许，体肥气急，因会客时卒倒，用人参三生饮。醒后左半身不遂，脉浮而少机神，乃用六君子汤加附子，煎成兑姜汁、竹沥，将饮之时，一时医在厅冷笑，吾谓之曰：知子博览强记之人也，莫记得丹溪谓半身不遂在左属死血与无血，吴崑谓在左者属瘀血之句也耶？医曰：然。予曰：丹溪下字不苟，半身不遂下所以有大率二字者，不曾直断而存疑之词也，唯其吴崑见丹溪一唱则肆意和之，使今时医者以此藉口，而致良工掣肘，不能尽其术，迁延日久，遂成废人者多矣。吾此药亦丹溪治肥人气

---

　　①　丹溪纂要：《丹溪先生医书纂要》的简称，系明代医家卢和根据朱丹溪及其门人所编之医书加以发挥、删裁、订正、编纂而成。

　　②　先正：泛指前代的贤人。

　　③　消息：斟酌。《晋书·慕容超载记》："其令博士已上，参考旧事，依《吕刑》及汉、魏、晋律令，消息增损，议成燕律。"《隋书·礼仪志五》："今之玉辂，参用旧典，消息取舍，裁其折中。"

虚因湿痰卒倒之药也，何不加察焉？且将《阴阳应象大论》"天不足西北，地不满东南"一则究之参之，则用前药以补左手足之精气而要效者，何待赘焉？今时流弊拘于左血右气之言，纷然所以来。王宇泰曰：丹溪云大率多痰，在左挟死血与无血，在右挟气虚与痰，亦是无本杜撰之谈，不必拘之之訾。愚尝谓：王太史①不期作朱家忠臣也。

八味顺气散

白术炒　白茯苓　青皮去穰②，炒　白芷　陈皮去白　台乌药人参各一钱　甘草五分

中风正气虚，痰涎壅盛者，宜此方主之。

人参、白术、茯苓、甘草，四君子汤也。经曰：邪之所凑，其气必虚。故用四君子以补气。治痰之法，利气为先，故用青皮、白芷、台乌、陈皮以顺气，气顺则痰行，而无壅塞之患矣。此标本兼施之治也。

按：严用和③自叙云：治外来诸风，皆载之于《千金》矣，兹不复叙。大抵人之有生，以元气为根，荣卫为本。根气强壮，荣卫和平，腠理致密，外邪焉能为害？或因七情过制，饮食不节，或劳役过伤，遂致真气虚耗，邪气乘虚而入。及其感也，变症多端，治疗之法，当推其所自。若内因七情而得之者，法当调气，然后依所感六气随症治之，此良法也云云。由此观之，此方乃先调气道之药，而非能治痰涎壅盛之物也。设其人正气不顺而痰盛者，须加法制半夏、皂角等辈，用驱痰涎可也，严氏所谓随症治之。

---

①　王太史：即王肯堂。曾任翰林院检讨，参与国史修撰，因称。
②　穰：用同"瓤"。果类的肉。《正字通·禾部》："穰，果实屖，凡果实中之子曰屖穰。与瓤通。"下同。
③　严用和：字子礼，南宋医家，著有《济生方》。

乌药顺气散

麻黄去节　陈皮去白　乌药各一钱　枳壳去穰，面①炒，二两　炙甘草　白芷　桔梗各一两　川芎洗去土　白僵蚕炒　干姜炒黑，半两

中风遍身麻痹，语言蹇涩，口眼㖞斜，喉中气急有痰者，此方主之。

遍身麻痹，表气不顺也，故治以麻黄、川芎。语言蹇涩，里气不顺也，故治以乌药、陈、枳。口眼㖞斜，面部之气不顺也，故治以白芷、僵蚕。喉中气急，甘草可缓。肺气上逆，桔梗可下。痰之为物，寒则结滞，热则流行，佐以干姜行其滞也。此治标之剂也。然必邪实初病之人，方可用之。若气虚病久者，则勿之与也，宜以补剂兼之。

《和剂局方》主治一切风气攻注四肢，骨节疼痛，遍身顽麻，头目旋晕；及治瘫痪，语言蹇涩，筋脉拘挛。又治云云者，学者须自读之，文繁不备。愚按：此方疏风顺气之妙剂，理调瘫痪之良方也。本朝名于医者，如翠竹、延寿两院暨玄冶翁自有授受妙诀，用治半身不遂者，及口眼㖞斜、语言蹇涩者，无不立效焉。小仓良医原长德庵先生屡语及此，余亦目击其奏验焉，然而未闻能治喉中气急有痰之说，当删六字。

牵正散

白附子　白僵蚕　全蝎并生用

为末，每服酒调下二钱。

中风口眼㖞斜，无佗②证者，此方主之。

芜、防之属，可以驱外来之风，而内生之风非其治也。星、

---

① 面：《医方考》卷一作"麸"。
② 佗（tuō 托）：通"他"。《正字通·人部》："佗，与他、它通。"此处指别的，其他的。《左传·隐公元年》："制，岩邑也，虢叔死焉。佗邑唯命。"

夏之辈，足以治湿土之痰，而虚风之痰非其治也。斯三物者，疗内生之风，治虚热之痰，得酒引之，能入经而正口眼。又曰：白附之辛，可使驱风。蚕、蝎之咸，可使软痰。辛中有热，可使从风。蚕、蝎有毒，可使破结。医之用药，有用其热以攻热，用其毒以攻毒者，《大易》所谓同气相求，《内经》所谓衰之以属也。

按：杨氏①牵正散，治风痰极验之毒品也。《经验方》用全蝎、薄荷治大人小儿之风痰，《胜金方》用僵蚕、姜汁治一切风痰者，明载于《本草纲目》矣。然则中风口眼㖞斜下加"风痰壅盛"四个字，无佗证"佗"字作"热"字可也。所以然者，三物俱属热故也。

星香汤

牛胆南星八钱　木香一钱

中风体肥痰盛，口不渴者，此方主之。

南星，燥痰之品也。曰体肥，曰痰盛，曰不渴，则宜燥也可知矣，故以南星主之。而必入于牛胆者，制其燥也，佐以木香者，利痰气也。

《易简②》星香散：南星四钱，木香一钱，生姜十四片，治壮人风痰云。兹书往往失载生姜者，盖未读《伤寒论》之过也，以生姜、大枣为药物之外故欤。王肯堂于《准绳·卒中门》《易简》三生饮方下云：气盛人止用南星半两，木香一钱，生姜七片，名星香散。气虚人用生附子并木香，加前数煎，名附香饮，并治卒中始作，无不克效。视乎二则，南星之烈，附子之温，思过半矣，

---

① 杨氏：指杨倓，字子靖，崞县（今属山西）人。官至户部员外郎、枢密使、昭庆军节度使等职。其父杨存中好收单验方，杨倓以其所集之方约千余首，辑为《杨氏家藏方》。

② 易简：指南宋·王硕所撰之《易简方》。下同。

何多增南星至八钱乎？

愚谓：气有盛有虚，证有轻有重，中风一症乃有生者之大患也，故不厌烦而补三生饮以供参考，况与星香汤同类易效之方也。

《易简》三生饮

治卒中，昏不知人事，口眼㖞斜，半身不遂，咽喉作声，痰气上壅，无问外感风寒，内伤喜怒，或六脉沉伏，或指下浮盛，并宜服之。兼治痰厥、饮厥及气虚眩晕，悉有神效。但口开手撒，眼合遗尿，声如鼾睡者难治。

南星一两　川乌　生附子各半两　木香二钱半

上㕮咀，每服半两，水二盏，姜十片，煎至六分，去渣①，温服。

记得薛立斋云：三生饮乃行经络、治湿痰之药，有斩关夺旗之功，每服必用人参两许，以祛其邪而补助真气，否则不唯无益，适足以取败矣。

省风汤

防风去芦　半夏姜制，各一钱　全蝎二钱　胆南星　炙甘草　生白附　生川乌　木香不见火，各五分

中风口眼㖞僻，痰涎壅盛者，此方主之。

风涌其痰，干于面部，则口眼㖞僻。塞于胸中，则痰涎壅盛。是方也，防风、白附、全蝎、川乌，可以活经络之风痰而正口眼。南星、半夏、甘草、木香，可以疗胸次之风痰而开壅塞。方名曰省风者，省减其风之谓也。

[批] 活，一本作"治"。

按：《和剂》省风汤，治中风口噤、全不能言、口眼㖞斜、风

---

① 查（zhā 扎）：用同"渣"，渣滓。《农政全书·水利·泰西水法下》："查，滓也。查无用筮，择其过大者去之。"

盛痰实、头目眩重、手足麻痹、骨节烦痛等症云云。用防风、南星、半夏、生甘草、黄芩、生姜六味也。方谓减省其风也与哉，以防风、南星治外来之风。风加于躯必热，以黄芩、生甘草治热。风加于表，必令人气逆而生痰，以半夏、生姜治逆而顺痰。斯立方之旨也。后人去黄芩、生姜，而加全蝎、生白附、生川乌、生木香杂霸之物而欲全驱风痰者，古者所谓似则似，而是则未是也。所以然者，增损古方，大有意义存乎其中矣。如张易水治虚损，先四君子，次合为八物，复次合为十全饮。刘河间治风热，先凉膈，次通圣，复次合为双解散之类，愈增愈佳，愈出愈奇者，盖君子道长之象也。又如元素变仲景十枣为神祐，如子和又变十枣为泄水丸之类。此乃霸术劫法，不足贵也。精者用之一时劫病，昧者无不误人矣。如省风加减，亦犹是也。后学切莫求一时之誉，而毁人百年之命也。由乎此方似缓非缓，似急非急，于缓急之间总不可济事故也。

改容膏

蓖麻子一两　真冰片三分

共捣为膏。寒月加干姜、附子各一钱。

中风口眼喎僻在左，以此膏傅[1]其右，喎僻在右，以此膏傅其左。今日傅之，明日改正，故曰改容。若以蜣螂、冰片傅之，或以鳝血、冰片傅之，皆良。盖此三物者，皆引风拔毒之品也。佐以冰片，取其利气而善走窍。佐以姜、附，取其温热而利严寒，此唯冬月加之，他时弗用也。

改容膏傅之有效，然傅于颊车，有顷[2]则落须。摊太乙膏，剪

---

① 傅（fū 夫）：通“敷”。涂抹，搽。《广雅·释言》：“傅，敷也。”清·朱骏声《说文通训定声·豫部》：“傅，假借为敷。”

② 有顷：不久。

作铜钱样，次将改容膏安在太乙膏上，贴于颊车为便。冬月干姜、附子之加，不如加桂枝，其效更速也。《良方》用蓖麻子仁七七粒，研作饼，右㖞安在左手心，左㖞安在右手心，却以铜盂盛热水坐于药上，冷即换，五六次即正也。一方加巴豆十九粒，麝香五分，如上用之。

小续命汤

麻黄去节　人参去芦　黄芩酒炒　芍药酒炒　川芎　炙甘草　杏仁去皮尖，炒　防己去皮　桂枝净洗　防风去芦，各一钱　附子炮去皮脐，五分

［批］虞天民[①]曰：《金匮》载《古今录验》本方有石膏、当归，无附子、防己、防风。愚按：石膏、当归固不可无，而《千金方》之附子、防风、防己亦不可缺。此恐传写者之脱简耳。

古人以此方混治中风，未详其证。崑谓：麻黄、杏仁，麻黄汤也，仲景以之治太阳证之伤寒。桂枝、芍药，桂枝汤也，仲景以之治太阳证之中风。如此言之，则中风而有头疼身热脊强者，皆在所必用也。人参、甘草，四君子之二也，《局方》用之以补气。芍药、川芎，四物汤之二也，《局方》用之以养血。如此言之，则中风而有气虚、血虚者，皆在所必用也。风淫末疾，故佐以防风。湿淫腹疾，故佐以防己。阴淫寒疾，故佐以附子。阳淫热疾，故佐以黄芩。盖病不单来，杂揉而至，故其用药亦兼该[②]也。

热者，去附子，用白附子。筋急语迟脉弦者，倍人参，加薏苡、当归，去黄芩、芍药，以避中寒。烦躁不大便，去附、桂，

---

① 虞天民：虞抟，字天民，自号花溪恒德老人。明代医学家，私淑朱丹溪，撰有《医学正传》《苍生司命》等医著。

② 兼该：亦作"兼赅"。兼备。

倍加芍药、竹沥。日久大便不行、胸中不快，加枳壳、大黄。语言謇涩，手足擅①掉，加石菖蒲、竹沥。口渴，加麦门冬、瓜蒌、天花粉。身疼发搐，加羌活。烦渴多惊，加犀角、羚羊角。汗多，去麻黄。舌燥，加石膏，去附、桂。

愚按：《千金》《录验》等册多收续命汤散者，为其治中风之急证，而未言及总治六淫之疾，因血虚、气虚之故事也。故严用和制八味顺气散，而自叙云治外来诸风，皆载之于《千金》续命等方是也。今山甫多引《左传》以惑聋瞽②，盖非博物君子③之用心也。若夫晋侯求医于秦，秦伯使医和④视之，曰：疾不可为也。是为近女室，疾如蛊，非鬼非食，惑而丧志。良臣将死，天命不佑。公曰：女不可近乎？对曰节之云云。继之曰：天有六气，降生五味，发为五色，征为五声，淫生六疾。六气曰阴、阳、风、雨、晦、明也，分为四时，序为五节，过则为灾。阴淫寒疾，阳淫热疾，风淫末疾，雨淫腹疾，晦淫惑疾，明淫心疾。女，阳物而晦时，淫则生内热惑蛊之疾。今君不节、不时⑤，能无及此乎云云。此段如张鸡峰、虞天民辈凡称有识之医者，并合《天元纪》《六元正纪》之五运六气同论，盖失之凿也。夫国君疾笃⑥，求医于他邦，而医承召对诊，有何暇迂谈五运六气之事哉。观其自进至退，极言其致病于惑蛊，断其不可为也之理也明矣。六气曰阴、阳、风、雨、晦、明也，分为四时，序为五节云云。如春温淫于

---

① 擅：疑为"颤"之误。
② 聋瞽（gǔ 鼓）：喻无知，或不明事理。瞽：盲。《论衡·谢短》："夫知今不知古，谓之盲瞽。"
③ 博物君子：博学多识的人。出《史记·吴太伯世家》。
④ 医和：春秋时期秦国医家。
⑤ 时：原作"持"。形近之误，据《左传·昭公元年》改。
⑥ 疾笃：病势沉重。《东观汉记·吴汉传》："汉疾笃，车驾亲临，问所欲言。"

风岚，夏阳淫于酷暑，秋凉淫于雾露，冬阴淫于严寒者。因驰骋田猎以为游佚①，不顾时气之伤躯，乃劳役过制之谓也。明，昼也；晦，夜也。言昼则思虑争霸以劳心神，夜则淫惑阳物以伤肾精，乃肾阴虚、心火亢，世谓阴虚火动之候也。乃以昼夜序为一节，故曰分为四时，序为五节，过则为灾也。今夫逆推晋平公之症，当时寒热交作，心胸烦闷，惊悸不安，四肢颤振，以及肚腹胀大，食饮不进等，恶候也。细观医和之言，思过半矣，非此续命方所能及也，不待赘矣。

虞天民曰：夫初病暴仆昏闷，不省人事，或痰涎壅盛，舌强不语，两寸脉浮大而实者，急宜以瓜蒂、藜芦等药吐之，以遏其势。或人迎脉紧盛，或六脉但浮弦者，急以小续命汤表之。盖风气大盛，心火暴升，而痰涎壅遏于经络之中，于斯时也，岂寻常药饵而能通达于上下哉。故本方用附子，以其禀雄壮之资，而有斩关夺将之势，能引人参辈并行于十二经，以追复其散失之元阳；又能引麻黄、防风、杏仁辈发表开腠理，以驱散其在表之风寒；引当归、川芎、芍药辈入血分行血养血，以滋养其亏损之真阴。或加石膏、知母以降胃火，或黄芩以清肺金，看所挟见证，与夫时月寒温，加减施治。病势稍退，精神稍复，辄当改用丹溪之法，而以补气、补血、清痰之剂，以调养其本气而安。此急则治其标与夫标而本之之治也。

易水张氏曰：凡中风不审六经之形证加减用药，虽治之不能去其邪也。《内经》曰：开则淅然②寒，闭则热而闷。知暴中风

---

① 游佚：攸游安逸。《墨子·尚同下》："是故古者天子之立三公、诸侯、卿之宰、乡长、家君，非特富贵游佚而择之也，将使助治乱刑政也。"
② 淅然：寒貌。《素问·刺热论》："肺热病者，先淅然厥起毫毛，恶风寒。"淅，象声词，多形容风雨声，寒凉。

邪，宜先以加减续命汤随证治之云云，加减见本书。又云岐子①因证加减之法极好，亦见本书，学者考之。云岐子，即易水之令嗣也。

大秦艽汤

秦艽去芦　石膏生用　当归酒洗　芍药酒炒　羌活去芦　防风去芦　黄芩酒炒　生芐②洗去土　熟芐　甘草炙　川芎洗　白术酒炒　白芷　茯苓去皮　独活各一钱　北细辛去土，五分

中风手足不能运动，舌强不能言语，风邪散见，不拘一经者，此方主之。

中风，虚邪也。许学士③云：留而不去，其病则实，故用驱风养血之剂，兼而治之。用秦艽为君者，以其主宰一身之风。石膏所以去胃中总司之火。羌活去太阳百节之风疼。防风为诸风药中之军卒。三阳数变之风邪，责之细辛。三阴内淫之风湿，责之苓、术。去厥阴经之风，则有川芎。去阳明经之风，则有白芷。风热干乎气，清以黄芩。风热干乎血，凉以生芐。独活疗风湿在足少阴。甘草缓风邪上逆于肺。乃当归、芍药、熟芐者，所以养血于疏风之后，一以济风药之燥，一使手得血而能握，足得血而能步也。

《机要》大秦艽汤，中风外无六经之形证，内无便溺之阻隔，知血弱不能养筋，故手足不能运动，舌强不能言语，宜养血而筋自荣，此方主之。

---

① 云岐子：张璧，号云岐子，张元素之子，金代医家，易州（今河北易县）人。著有《云岐子七表八里九道脉诀论并治法》《脉谈》《医学新说》等。

② 芐（hù户）：地黄。《说文·艸部》：“芐，地黄也。”生芐，即生地黄。熟芐，即熟地黄。下同。

③ 许学士：许叔微，字知可，南宋医家。宋真州（今江苏仪征县）白沙人，曾为集贤院学士，人称许学士。著有《伤寒发微论》《类证普济本事方》等。

虞天民曰：愚按：此方用芎、归、芍药、生地①以补血养筋，甚得体。既曰外无六经之形证，但当少用羌活、秦艽，引用以利关节。其防风、独活、细辛、白芷等药，恐太燥而耗血。虽用此，川芎唯可六分之一，尤宜加竹沥、姜汁同制②最好，达者详之。

喻嘉言曰：既曰养血筋自柔，何得多用风燥之药？既欲静以养血，何复用风以动之？是其方与言悖矣。偶论三化汤、愈风汤及大秦艽汤，三方为似是而非。及查三方皆出《机要》，方中云是通真子所撰，不知其姓名。然则无名下士爚乱③后人见闻，非所谓一盲④引众盲耶？业医者，当深入理要，自具只眼⑤可矣。

愚谓：二家所论《机要》方下治例甚为切当。兹得吴山甫增"风邪散见，不拘一经者，此方主之"，是犹九转还丹，点铁成金也，不胜起敬。

三化汤

厚朴姜汤炒　大黄酒浸　枳实麸炒　羌活各等分

中风二便数日不利，邪气内实者，以此方微利之。

大黄、厚朴、枳实，小承气汤也。上焦满治以厚朴，中焦满破以枳实，下焦实夺以大黄。用羌活者，不忘乎风也。服后二便微行⑥，则三焦之气无所阻塞，而复其传化之职矣，故曰三化。此方唯实者可用，虚者勿妄与之。若实者不用，则又失乎通达之权，

---

① 生地：《医学正传》卷一作"生熟地黄"。
② 制：《医学正传》卷一作"剂"。
③ 爚（yuè月）乱：炫惑扰乱。《庄子·胠箧》："彼曾史杨墨师工倕离朱，皆外立其德，而以爚乱天下者也。"爚，炫耀，惑乱。
④ 盲：喻不能辨识事物或事理。《论衡·谢短》："夫知今不知古，谓之盲瞽。"
⑤ 只眼：比喻独特的见解。
⑥ 行：《医方考》卷一作"利"。

是当大寇而亡九伐①之法矣，非安内之道也。

喻嘉言曰：按此乃攻里之峻剂，非坚实之体不可轻服。盖伤寒证胃热肠枯，不得不用大承气以开其结。然且先之以小承气、调胃承气，恐误用不当，即伤人也。在中风证，多有虚气上逆，关隘阻闭之候，断无用大承气之理。古方取药积腹中不下，以渐填其空窍，俾内风自息，奈何今人每开窍以出其风，究竟窍空而风愈炽，长此安穷也哉？

愚按：喻先生此论，盖悟入仲景先生风引汤与黑散二方之旨而立言也。今人不习古而多出新意，致有误人之咎，不待数也。所谓生乎今之世，反古之道，如此者，灾及其身者也。然或一等实热之辈，苦于秘结不得已者，亦当用东垣润肠丸或麻仁丸等。丸药不伤上焦，直入胃肠之中，以渐化之，润以下之可也。设邪热内实，欲用三化汤者，亦有增损焉。如燥热在于气分，用小承气加秦艽、防风。在于血分，用桃仁承气，仍加秦艽、防风，而羌活不必用也。所以然者，羌活之散风胜湿非比柔懦之主，而秦艽疗风泄热兼能养血荣筋，防风疗风散结而风药中润剂也。此虽恶羌活而仍用风药者，不忘乎风也。

泻青丸

龙胆草　川芎　栀子炒黑　当归酒洗　大黄酒蒸　羌活　防风
等分

[批]《宝鉴》泻青丸，用七味各等分，为末，炼蜜为鸡头大，每服一丸，煎竹叶汤同砂糖温水化下。

---

① 九伐：古代指对九种罪恶的讨伐。《周礼·夏官·大司马》："以九伐之灋正邦国：冯弱犯寡则眚之；贼贤害民则伐之；暴内陵外则坛之；野荒民散则削之；负固不服则侵之；贼杀其亲则正之；放弑其君则残之；犯令陵政则杜之；外内乱、鸟兽行则灭之。"《大戴礼记·朝事》："明九伐之法，以震威之。"后泛指征伐。

中风发热，不能安卧者，此方主之。

肝主风，少阳胆则其腑也。少阳之经行乎两胁，风热相干，故不能安卧。此方名曰泻青，泻肝胆也。龙胆草味苦而厚，故入厥阴而泻肝。少阳火实者，头角必痛，故佐以川芎。少阳火郁者，必生烦躁，故佐以栀子。肝者，将军之官，风淫火炽，势不容以易治，故又夺以大黄。用当归者，培养乎血，而不使其为风热所燥也。复用乎羌活、防风者，二物皆升散之品，此火郁发之，木郁达之之意，乃上下分消其风热，皆所以泻之也。

按：《宝鉴》泻青丸，罗谦甫治头屑之方，而山甫移治中风发热、不能安卧之候，可谓临机应变之活手也。用之者须知山甫考方移法之意可也，不然则是梁王凶年移粟救荒①之类，而非济世之良才也。兹载罗氏之说以备参考。罗云：肝经风盛，木自摇动。《尚书》云满招损，《老子》云物壮则老，故木凌脾土，金来克之，是子来为母复仇也。使梳头有雪皮见，肺之证也，肺主皮毛。大便实，泻青丸主之。虚者，人参消风散主之。

活络丹

胆南星　川乌炮，去皮脐　草乌炮，去皮，各六两　地龙去土，火干　乳香去油　没药各二两二钱

[批]按：《和剂》原方用地龙六两，与南星辈等分。吴山甫减之者，或有理耶？或不经校耶？

上细末和匀，酒面糊丸，如梧桐子大，每服二十丸，空心日午冷酒送下，荆芥茶下亦得。

中风手足不用，日久不愈者，经络中有湿痰死血，此方主之。

南星之辛烈，所以燥湿痰；二乌之辛热，所以散寒湿。地龙，

---

① 梁王凶年移粟救荒：典出《孟子·梁惠王上》。意谓只有抓住事情的症结所在，才能找出根本的解决办法。

即蚯蚓也，湿土所生，用之者何？《易》曰方以类聚，欲其引星、乌直达湿痰所聚之处，所谓同气相求也，亦《内经》佐以所利、和以所宜之意。风邪注于肢节，久久则血脉凝聚不行，故用乳香、没药以消瘀血。

蠲痹汤

黄芪蜜炙　防风去芦　羌活　赤芍药酒炒　姜黄炒　当归酒洗，各二钱五分　甘草炙，五分

[批] 原方六味，水二钟①，姜三片，枣二枚，煎一钟，不拘时服。

中风表虚，手足顽痹者，此方主之。

《内经》曰：荣气虚则不仁，卫气虚则不用，故用黄芪以实表气。然黄芪与防风相畏，用之者何？洁古云：黄芪得防风而功愈速，故并用之，欲其相畏而相使耳。羌活驱散风邪，得当归不至燥血。姜黄能攻痹血，得赤芍足以和肝。复用甘草调之，取其味平也。

严氏蠲痹汤，原治周痹②及手足冷痹，脚腿沉重，或身体烦痛，背项拘急。谓周痹者在血脉之中上下游行，周身俱痛也。原用六种，乃防风者或山甫加添之，以治中风表虚，手足顽痹之候，与此加添，甚谛当③矣。

防风通圣散

防风　川芎　当归　芍药炒　麻黄去节　大黄蒸　芒硝　连翘

---

① 钟：古时盛酒的器皿。《说文·金部》："钟，酒器也。"《正字通·金部》："钟，壶属。汉大官铜钟，即壶也。俗谓酒卮。"

② 周痹：病名。痹证之及于全身者，为风寒湿邪乘虚侵入血脉、肌肉所致。《灵枢·周痹》："周痹者，在于血脉之中，随脉以上，随脉以下，不能左右，各当其所。"

③ 谛当（dìdāng）：恰当。

薄荷　栀子炒黑　桔梗　石膏生　黄芩炒　白术炒　荆芥穗　滑石
甘草

　　风热壅盛，表里三焦皆实者，此方主之。

　　防风、麻黄解表药也，风热之在皮肤者，得之由汗而泄。荆
芥、薄荷清上药也，风热之在巅顶者，得之由鼻而泄。大黄、芒
硝通利药也，风热之在肠胃者，得之由后而泄。滑石、栀子水道
药也，风热之在决渎①者，得之由溺而泄。风淫于鬲②，肺胃受
邪，石膏、桔梗清肺胃也，而连翘、黄芩又所以祛诸经之游火。
风之为患，肝木主之，川芎、归、芍和肝血也，而甘草、白术又
所以和胃气而健脾。刘守真氏长于治火，此方之旨详且悉哉。

　　原方防风通圣散并加减法

　　防风　川芎　川归　白芍药③　大黄　芒硝　连翘　薄荷　麻
黄去节④，各四分　石膏　桔梗　黄芩各八分　白术　栀子　荆芥穗
各二分　滑石二钱四分　甘草炙，一钱

　　上细切，作一服，加生姜三片，水二盏，煎至一盏，温服，
日再服。劳汗当风，汗出⑤为皶⑥，郁乃痤，去芒硝，倍加芍药、
当归。或生瘾疹，或赤或白，倍加去节麻黄、盐豉、葱白。发汗
罢⑦，依前方加四物汤、黄连解毒，三药合而饮之，日二服。小便
淋闭，去麻黄，加滑石、连翘煎，调木香末一钱匕。腰胁走注疼

---

　　① 决渎：指三焦。《素问·灵兰秘典论》："三焦者，决渎之官，水道出焉。"
　　② 鬲：通"膈"。《洪武正韵·陌韵》："鬲，胸膈心脾之间。通作膈。"
　　③ 白芍药：《素问病机气宜保命集》卷中"防风通圣散"作"芍药"。
　　④ 去节：《素问病机气宜保命集》卷中"防风通圣散"作"不去节"。
　　⑤ 汗出：《素问·生气通天论》作"寒薄"。
　　⑥ 皶（zhā 渣）：脸上生的粉刺。生于鼻部则为酒齄鼻。
　　⑦ 发汗罢：《素问病机气宜保命集》卷中"防风通圣散"作"亦去芒
硝。咸走血而内凝，故不能发汗，罢"。

痛，加硝石、当归、甘草煎①，调车前子末、海金沙末各一钱匕。破伤风者，如在表则辛以散之，在里则苦以泄②之，用此以兼散之，汗下后通利血气，驱逐风邪，加荆芥穗、大黄煎，调全蝎末一钱匕，羌活末一钱匕。诸风潮搐，小儿急慢惊风，大便秘结，邪热暴甚，肠胃干燥，寝汗咬牙，目睛上窜，睡语不安，转筋惊悸，倍大黄、栀子煎，调茯苓末一钱匕。如肌肉蠕动者，调羌活末一钱匕。风伤于肺，咳嗽喘急，加半夏、桔梗、紫菀。如打扑损伤，肢节疼痛，腰中恶血留滞不下，加当归、大黄煎，调乳香、没药各一钱匕。解利四时伤寒，加益元散半两，加葱白、盐豉、生姜，水一大碗，煎至五七沸③，温服一半，以鹅翎④探之，即吐，吐后更服一半⑤，汗出立解。如饮酒中风，身热头痛如破，加黄连⑥、葱白煎服，立愈。头旋脑热，鼻塞浊涕时下，加薄荷、黄连煎服。《内经》曰：胆移热于脑，则辛頞⑦鼻渊。鼻渊者，浊涕下不已也。如气逆者，本方煎调木香末一钱匕。此方最治痢后鹤膝风，良验⑧。

史国公药酒方

防风去芦　秦艽去芦　油松节　虎胫骨酥炙　鳖甲醋炙　白术各

---

① 煎：《素问病机气宜保命集》卷中"防风通圣散"作"一服各二钱"。
② 泄：《素问病机气宜保命集》卷中"防风通圣散"作"下"。
③ 沸：《素问病机气宜保命集》卷中"防风通圣散"此下有"温冷"二字。
④ 鹅翎：《素问病机气宜保命集》卷中"防风通圣散"作"筯"。
⑤ 服一半：《素问病机气宜保命集》卷中"防风通圣散"此下有"稍热服"三字。
⑥ 黄连：《素问病机气宜保命集》卷中"防风通圣散"作"黄连须"。
⑦ 頞（è 饿）：鼻梁。《说文·页部》："頞，鼻茎也。"《素问·气厥论》曰："胆移热于脑，则辛頞鼻渊。"王冰注："頞，谓鼻頞也。"
⑧ 此方最治痢后鹤膝风良验：《素问病机气宜保命集》卷中"防风通圣散"无此 11 字。

二两，炒　羌活　萆薢　晚蚕砂炒　当归酒洗，去土　川牛膝去芦
杜仲去皮，姜炒，各三两　苍耳子四两　枸杞子五两　干茄根八两，
去土

　　[批]《万氏积善堂经验方①》号徐国公万病无忧酒，专治左瘫
右痪，四肢顽麻，骨节酸痛，诸般寒湿风气。忌食发风动气之物。

　　仙传史国公浸酒良方。臣谨沐圣恩，叨居相职，节宣②弗谨，
遂染风疾，半体偏枯，手足拘挛，不堪行步。官医诊治，良剂屡
投，今越十载，全无寸效，乞归故里，广访名医。途至奉先驿，
获遇异人，臣陈病状，蒙授一方，臣依方浸酒，未服之先，非人
扶不能起，及饮一升，使手能梳头；服二升，手足屈伸有力；服
三升，语言舒畅，行步如故；服四升，肢体通缓，百节遂和，举
步如飞，其效如神，言之不及尽述。乞赐颁行天下，使其黎庶③咸
臻寿域。谨录是方，随表拜进以闻。

　　按：本药十五味并有制法，不可苟简④。一方加白花蛇（酒
浸，去皮骨，焙干）四两，其效如神。

　　上细剉，用好酒三十五斤，将生绢袋盛药，悬浸于内，封固。
过十四日，将坛入锅，悬空着水，煮令坛内滚响，取出。入土内
三日，去火毒。每开坛取酒，不可以面对坛口，恐药力冲伤眼目。
每饮一二钟，毋令药力断绝。忌动风之物。凡制此酒，不可煮之
太过，则⑤无效，只可尽一炷香为度。凡左瘫右痪，口眼㖞斜，四

---

　　①　万氏积善堂经验方：明·鹿元居士辑。
　　②　节宣：宣，原作"宜"，据文义改。节宣，指或裁制或布散以调适
之，使气不散漫，不壅闭。《左传·昭公元年》："君子有四时：朝以听政，
昼以访问，夕以修令，夜以安身。于是乎节宣其气，勿使有所壅闭湫底，以
露其体。"
　　③　黎庶：民众。
　　④　苟简：草率而简略。《庄子·天运》："食于苟简之田，立于不贷之圃。"
　　⑤　则：此上疑脱一"过"字。

肢麻痹，筋骨疼痛，三十六种风，二十四般气，无不效也。

中风之久，语言謇涩，半身不遂，手足拘挛，不堪行步，痿痹不仁者，此方神良。

语言謇涩，风在舌本也；半身不遂，邪并于虚也；手足拘挛，风燥其筋①也；不堪行步，风燥而血不濡也；痿痹不仁，风而湿也。是方也，干茄根、苍耳子、羌活、秦艽、防风、松节、萆薢、蚕砂可以去风，亦可以去湿。风去则謇涩拘挛之证除，湿去则不遂不仁之患愈。当归、牛膝、杜仲、枸杞所以养血，亦所以润燥。养血则手得血而能摄，足得血而能步，润燥则筋得血而能舒矣。若虎骨者，用之以驱入骨之风。白术者，用之以致冲和之气。风痹之久，血必留居，鳖甲之用，所以治风邪之固—本作"涸"血也。

豨莶丸

豨莶草不拘多少

此草处处有之，其叶似苍耳，对节而生。用五月五日、七月七日、九月九日采来晒干，铺入甑中，用好酒层层匀洒，蒸之复晒，如此九次。为末，炼蜜为丸，如梧桐子大。每服五十丸，空心无灰酒下。

[批] 师曰：此草采以六月六日、七月七日可也。五月太早而气味未周，九月太晚而药汁已燥矣。制法：待此草每离地五六寸，剪刈②。以清水洗去泥土，摘叶及枝头，去其茎，以沙锅柳木甑，层层洒以蜜酒，蒸晒九次，仍熬，捣为末，入炼蜜再捣为丸，服之更佳。

病人骨节疼痛，缓弱无力，此方主之，良。

---

① 筋：《医方考》卷一作"经"。
② 刈（yì 亦）：割（草或谷类）。《玉篇·刀部》："刈，获也，取也。"

骨节疼痛，壅疾也。壅者喜通。此物味辛苦而气寒，用九蒸九晒，则苦寒之浊味皆去，而气轻清矣。本草云：轻可以去实，盖轻清则无窍不入，故能透骨驱风，劲健筋骨。若未之九蒸九晒，或蒸晒之数不满于九，浊味犹存，阴体尚在，则不能透骨驱风而却病也。此阴阳清浊之义，唯明者求之。

唐江陵节度使成讷进豨莶丸，知益州张咏进豨莶丸，事考并见痛风门。

伤寒门第二

叙曰：仲景伤寒方，群方之祖也。自晋唐而降，历朝医哲，罔①不宗之。初学之士，能究其方，识其证，虽施之杂疗，不可胜用，岂徒曰伤寒云尔哉。今取其方七十五首，考之如下。有活人之志者，幸教我焉。

伤寒一病，实难为言也。仲景先正祖述于后汉之末，晋王叔和任意改头换颜移易，使全篇失却面目焉。历乎千五百多载，而其间有成无己、朱肱、陶华等辈，重释叠解，愈多愈乱真矣。吁嗟！漫把不刊之妙典将作封瓮之故纸②矣。然真金终不和沙，于是明清之际，托昊天③之大德，弗忍死人于非命也钦，出王宇泰、喻嘉言二先达，宪章④长沙之成法，著述《伤寒准绳》《尚论篇》二大部，使长沙之法依旧，回天之光，得非浇世⑤生人之大宝乎？愚

---

① 罔：无，没有。《尔雅·释言》："罔，无也。"《诗·大雅·民劳》："以谨罔极。"

② 故纸：旧纸。此指古书旧籍。

③ 昊天：苍天。《尚书·尧典》："乃命羲和，钦若昊天，历象日月星辰，敬授人时。"昊，元气博大貌。

④ 宪章：效法。《礼记·中庸》："仲尼祖述尧舜，宪章文武。"

⑤ 浇世：道德风俗浮薄的末世。

也自弱读之，壮而习之，老而未得十之二三。敬欤！古人之深奥，未可以蠡测①之也。故于《伤寒》《医方考》弗敢强措钝辞，仍吴氏旧贯者，良由大病变症多端，一言有误，丧人百年故也，譬诸敌手博弈，一着有差，死活判矣，枰棋②去尔，戒之慎之！其中发明一二，弗忍囊藏，和盘托出，一任后进用舍焉。

桂枝汤

桂枝三两，洗净　芍药三两，炒　甘草二两，生③　生姜三两　大枣十二枚，擘

头痛发热，汗出恶风，脉缓者，太阳中风也，此汤主之。

风之伤人也，头先受之，故令头痛。风在表则表实，故令发热。风为阳，气亦为阳，同类相从，则伤卫外之气。卫伤则无以固卫津液，故令汗出。其恶风者，卫气不能卫也。其脉缓者，卫气不能鼓也。上件皆太阳证，故曰太阳中风。桂枝味辛甘，辛则能解肌，甘则能实表。经曰辛甘发散为阳，故用之以治风。然恐其走泄阴气，故用芍药之酸以收之。佐以甘草、生姜、大枣，此发表而兼和里之意。是方也，唯表邪可以用之。若阳邪去表入里，里作燥渴，二便秘结，此宜承气之时也，而误用之则反矣。论曰：桂枝下咽，阳盛则毙。盖谓阳邪去表入里故也。又曰：桂枝本为解肌，若其人脉浮紧，发热汗不出者，不可与也。盖以与之则表益实，而汗益难出耳。故申之，以常须识此，勿令误也。

［批］：盖，一本作"若"。

---

①　蠡（lí离）测：亦作"蠡酌"。"以蠡测海"之略语，出《汉书·东方朔传》。以瓠瓢测量海水。比喻见识短浅，以浅见揣度。

②　枰棋：棋局。喻局势。

③　生：《医方考》卷一同，《伤寒论·辨太阳病脉证并治》"桂枝汤"作"炙"。

麻黄汤

麻黄去节，三两　桂枝洗净，二两　杏仁去皮尖，七十枚　甘草一两，生①

太阳伤寒，头痛发热，身疼腰痛，骨节不利，恶寒无汗而喘，脉来尺寸俱紧者，麻黄汤主之。

足太阳经起目内眦，循头背腰腘，故所过疼痛不利。寒邪外束，人身之阳不得宣越，故令发热。寒邪在表，不复任寒，故令恶寒。寒主闭藏，故令无汗。人身之阳，既不得宣越于外，则必壅塞于内，故令作喘。寒气刚劲，故令脉紧。麻黄之形，中空而虚，麻黄之味，辛温而薄，空则能通腠理，辛则能散寒邪，故令为君。佐以桂枝，取其解肌。佐以杏仁，取其利气。入甘草者，亦辛甘发散之谓。抑太阳无汗，麻黄之用固矣，若不斟酌人品之虚实，时令之寒暄②，则又有汗多亡阳之戒。汗多者宜扑粉，亡阳者宜附子汤。

葛根汤

葛根四两　麻黄去节，三两　桂枝洗净，二两　芍药二两，炒　甘草二两，生③　生姜三两　大枣十二枚

太阳病，项背强，无汗恶风者，名曰刚痓，此方主之。

风寒伤经络之经，则所过但痛而已，未至于强。风寒伤筋骨之筋，则所过筋急强直而成痓。痓，痉字之误也。曰刚痓者，无汗之名也。本草云：轻可去实。葛根、麻黄，形气之轻者也，此

---

① 生：《医方考》卷一同，《伤寒论·辨太阳病脉证并治》"麻黄汤"作"炙"。

② 寒暄：冷暖。白居易《桐花》诗："地气反寒暄，天时倒生杀。"

③ 生：《医方考》卷一同，《伤寒论·辨太阳病脉证并治》"葛根汤"作"炙"。

以风寒表实，故加二物于桂枝汤中。

又太阳与阳明合病，必自下利。下利，里证也。今之庸医皆曰漏底伤寒，不治。仲景则以此方主之。盖以邪气并于阳，则阳实而阴虚，阴虚故下利也。与此汤以散经中表邪，则阳不实而阴气平，利不治而自止也。斯妙也，唯明者知之。

小青龙汤

麻黄三两，去节　桂枝三两，洗净　芍药三两，炒　五味半斤，炒　半夏半升，泡　细辛北，去土　甘草生①　干姜各三两

伤寒表不解，心下有水气，干呕，或咳，或噎，或喘，小青龙汤主之。

表不解者，头疼、发热、身疼尚在也。伤寒曾渴，饮水过多，故心下有水气。有声无物，谓之干呕，名曰水气，则有形之水已散，但无形之气仍在耳，故无物可吐而但有声。或咳，或噎，或喘，皆水寒射肺故也。青龙者，东方木神，主发育万物。二方以发散为义，故名之。麻黄、桂枝、甘草，发表邪也。半夏、细辛、干姜，散水气也。芍药所以和阴血，五味所以收肺气也。

大青龙汤

麻黄六两，去节　杏仁四十枚，去皮尖　桂枝净洗　甘草生，各二两　生姜三两　大枣十二枚　石膏如鸡子大一块

伤寒太阳证见风脉者，此方主之。

仲景法：太阳伤寒，治以麻黄汤；太阳中风，治以桂枝汤。今伤寒太阳证见风脉，是有头痛身热，无汗恶寒，但脉来不紧而缓，为伤寒且中风矣，故二方并而用之。风寒外盛，则人身之阳

---

① 生：《医方考》卷一同，《伤寒论·辨太阳病脉证并治》"小青龙汤"作"炙"。下同。

郁为内热，此石膏之所加也。名曰大青龙，其发表之尤者乎。而亡阳之戒，筋惕肉眲之弊，则用青龙之过者也。有此者，急以大温大补之剂主之，又仲景救弊之方也。

升麻葛根汤

升麻　葛根　芍药炒　甘草各等分

伤寒目痛鼻干，不眠，无汗，恶寒发热者，阳明经证也，此方主之。

足阳明之脉，抵目挟鼻，故目痛鼻干。其不能眠者，阳明之经属于胃，胃受邪则不能安卧，此其受邪之初，犹未及乎狂也。无汗，恶寒发热者，表有寒邪也。药之为性，辛者可使达表，轻者可使去实。升麻、葛根，辛轻者也，故用之达表而去实。寒邪之伤人也，气血为之壅滞，佐以芍药，用和血也。佐以甘草，用调气也。

白虎汤

石膏一斤，槌，不见铁　知母去浮皮，六两　甘草二两　粳米六合

伤寒传入于胃，不恶寒，反恶热，有汗作渴，脉大而长者，此方主之。

传入于胃，邪入里矣。表无其邪，故不恶寒；里有实热，故反恶热；热越故有汗；里燥故作渴；邪盛故脉大；邪在阳明故脉长。白虎，西方金神也。五行之理，将来者进，功成者退。如秋金之令行，则夏火之炎息。此方名曰白虎，所以行清肃之令而除热也。石膏大寒，用之以清胃。知母味厚，用之以生津。大寒之性行，恐伤胃气，故用甘草、粳米以养胃。是方也，唯伤寒内有实热者可用之。若血虚身热，证像白虎，误服白虎者死无救，又东垣之所以垂戒矣。

［批］血虚以下十六字，乃东垣李氏教人治立夏前后发热者，

有中暍用白虎，症有血虚发热者用当归补血①，病以脉虚实辨焉，与伤寒无关，故绳。

小柴胡汤

柴胡半斤，去芦　黄芩三两　人参三两，去芦　甘草三两　半夏半升，制　生姜三两　大枣十二枚

伤寒寒热往来，胁痛口苦，脉弦者，此邪在少阳经半表半里之证也，本方主之。

邪在表则恶寒，邪在里则发热，邪在半表半里则恶寒且热，故令寒热往来。少阳之脉，行于两胁，故令胁痛。其经属于胆，胆汁上溢，故口苦。胆者，肝之腑，在五行为木，有垂枝之象，故脉弦。柴胡性辛温，辛者金之味，故用之以平木；温者春之气，故就之以入少阳。黄芩质枯而味苦，枯则能浮，苦则能降，君以柴胡，则入少阳矣。然邪之伤人，常乘其虚，用人参、甘草者，欲中气不虚，邪不得复传入里耳。是以中气不虚之人，则虽有柴胡证俱，而人参在可去也。邪初入里，里气逆而烦呕，故用半夏之辛以除呕逆。邪半在表，则荣卫争，故用姜、枣之辛甘以和荣卫。

仲景云：胸中烦而不呕，去半夏、人参，加瓜蒌实一枚；若渴者，去半夏，更加人参一两五钱，栝楼根四两；若腹中痛者，去黄芩，加芍药三两；若胁下痞硬，去大枣，加牡蛎四两；若心下悸，小便不利者，去黄芩，加茯苓四两；若不渴，外有微热者，去人参，加桂枝三两，温覆取微汗；若咳者，去人参、大枣、生姜，加五味子半升，干姜二两。

以上加减法，皆去其所弊，加其所宜，兹唯明者求之，不复

---

① 当归补血：指李东垣所创之"当归补血汤"。

赘也。

大柴胡汤

柴胡半斤，去芦　黄芩三两，炒　芍药三两，炒　半夏半升，泡十①次　生姜五两　枳实四两，麸炒　大黄二两，酒浸　大枣十二枚

伤寒阳邪入里，表证未除，里证又急者，此方主之。

表证未除者，寒热往来，胁痛口苦尚在也。里证又急者，大便难而燥实也。表证未除，故用柴胡、黄芩以解表。里证燥实，故用大黄、枳实以攻里。芍药能和少阳，半夏能治呕逆，大枣、生姜又所以调中而和荣卫也。

调胃承气汤

大黄四两，酒浸　芒硝半升　甘草二两

伤寒阳明证俱，大便秘，谵语，脉实者，此方主之。

阳明证俱者，不恶寒，反恶热，作渴是也。传至阳明，则热经数日矣。热久则五液干涸，故大便秘。液亡则无水以制火，故谵语。谵语者，呢喃而语，妄见妄言也。邪入于里，故脉实。大黄苦寒可以荡实，芒硝咸寒可以润燥，甘草甘平可以和中。此药行，则胃中调而里气承顺，故曰调胃承气。然犹有戒焉，表证未去而早下之，则有结胸痞气之患，此大、小陷胸汤之所以作也。夫人恶②可以不慎乎？

小承气汤

大黄四两，酒浸　厚朴二两，炒　枳实三枚，麸炒

伤寒腹胀满，潮热，狂言而喘者，此方主之。

邪在上焦则作满，邪在中焦则作胀，胃中实则作潮热。曰潮

---

① 十：《医方考》卷一作"七"。
② 恶（wū 乌）：怎么。《孟子·梁惠王上》："以小易大，彼恶能知之？"

热者，犹潮水之潮，其来不失时也。阳乘于心则狂，热干胃口则喘。枳、朴去上焦之痞满，大黄荡胃中之实热。此其里证虽成，病未危急，痞满燥实坚犹未全俱，以是方主之，则气亦顺矣，故曰小承气。

大承气汤

大黄四两，酒浸　厚朴半斤，姜汤炒　枳实五枚，麸炒　芒硝三合

伤寒阳邪入里，痞满燥实坚全俱者，急以此方主之。

调胃承气汤不用枳、朴者，以其不作燥满，用之恐伤上焦虚无氤氲之元气也。小承气汤不用芒硝者，以其实而未坚，用之恐伤下焦血分之真阴，谓不伐其根也。此则上中下三焦皆病，痞满燥实坚皆全，故主此方以治之。厚朴苦温以去痞，枳实苦寒以泄满，芒硝咸寒以润燥软坚，大黄苦寒以泄实去热。虽然仲景言急下之证亦有数条，如少阴属肾水，病则口燥舌干而渴，乃热邪内炎，肾水将绝，宜急下之，以救将绝之水。又如腹胀不大便，土胜水也，宜急下之。阳明属土，汗出热盛，急下以存津液。腹满痛者，为土实，急当下之。热病，目不明，热不已者死，此肾水将竭，不能照物，则已危矣，须急下之。此皆大承气证也。若病未危急而早下之，或虽危急而下药过之，则又有寒中之患。寒中者，急温之，宜与理中汤。

桃仁承气汤

桃仁五十枚，去皮尖　桂枝二两，洗净，妊娠用炒　大黄四两，酒浸
芒硝二两　甘草二两

伤寒外证已解，小腹急，大便黑，小便利，其人如狂者，有蓄血也，此方主之。

无头痛、发热恶寒者，为外证已解。小腹急者，邪在下焦也。大便黑者，瘀血渍之也。小便利者，血病而气不病也。上焦主阳，

下焦主阴。阳邪居上焦者，名曰重阳，重阳则狂。今瘀热客于下焦，下焦不行，则干上部清阳之分，而天君不宁矣，故其证如狂。桃仁，润物也，能泽肠而滑血；大黄，行药也，能推陈而致新；芒硝，咸物也，能软坚而润燥；甘草，平剂也，能调胃而和中；桂枝，辛物也，能利血而行滞。又曰：血寒则止，血热则行。桂枝之辛热，君以桃仁、芒硝、大黄，则入血而助下行之性矣，斯其制方之意乎？

小陷胸汤

黄连一两，去毛　半夏泡七次，半升　瓜蒌实一枚，去皮

伤寒下之早，热结胸中，按之则痛者，小结胸也，此方主之。

三阳经表证未去而早下之，则表邪乘虚而入，故结胸。结胸者，阳邪固结于胸中，不能解散，为硬为痛也。按之则痛者，不按犹未痛也，故用小陷胸汤。黄连能泻胸中之热，半夏能散胸中之结，瓜蒌能下胸中之气。然必下后方有此证，若未经下后，则不曰结胸。

大陷胸汤

大黄六两，酒浸　芒硝一升　甘遂一钱

伤寒下之早，从心下至小腹①硬满而痛不可近者，大结胸也，此方主之。

三阳经表证未解，而用承气汤以攻里者，此下之早也。下之早则里虚，里虚则表邪乘之而入，三焦皆实，故心下至小腹硬满而痛不可近也。此其为证危急，寻常药饵不能平矣。故用大黄以荡实，硝石以软坚，甘遂以直达。噫！人称三物之峻矣，抑孰称

---

① 小腹：《医方考》卷一、《伤寒论·辨太阳病脉证并治》俱作"少腹"。

其有起死之功乎？用人之勇去其怒，唯善将将①者能之。

半夏泻心汤即甘草泻心汤②

半夏半升，制　黄芩炒　干姜　人参去芦　甘草各三两③　黄连一两，去毛　大枣十二枚

伤寒下之早，胸满而不痛者，为痞，此方主之。

伤寒自表入里，传至三阴，三阴亦有在经表证。如太阴有桂枝加芍药汤，少阴有麻黄附子细辛汤，厥阴有当归四逆汤之类。若不治其表，而用承气汤下之，则伤中气，而阴经之邪乘之矣。以既伤之中气而邪乘之，则不能升清降浊，痞塞于中，如天地不交而成否④，故曰痞。泻心者，泻心下之邪也。姜、夏之辛，所以散痞气。芩、连之苦，所以泻痞热。已下之后，脾气必虚，人参、甘草、大枣，所以补脾之虚。

附子泻心汤

附子一枚，去皮脐⑤　大黄酒浸　黄连去毛，炒　黄芩炒，各一两

伤寒心下痞，汗出恶寒者，此方主之。

心下痞，故用三黄以泻痞。恶寒汗出，故用附子以回阳。无三黄，则不能以去痞热。无附子，恐三黄益损其阳。热有附子，寒有三黄，寒热并用，斯为有制之兵矣，张机氏诚医家之善将将

---

① 善将将：善于驾驭将帅。将，前者为统领之意，后者为将帅之意。典出《史记·淮阴侯列传》。

② 半夏泻心汤即甘草泻心汤：此处有误。二方虽组成相同，但甘草泻心汤中甘草用量为"四两"，治证亦有不同。

③ 三两：《伤寒论·辨太阳病脉证并治》"半夏泻心汤"此下有"炙"字。

④ 否（pǐ匹）：闭塞。《广雅·释诂一》："否，隔也。"《广韵·旨韵》："否，塞也。"

⑤ 去皮脐：《医方考》同。《伤寒论·辨太阳病脉证并治》"附子泻心汤"作"炮去皮，破，别煮取汁"。

者也。俗医用寒则不用热，用热则不用寒，何以异以胶柱而鼓瑟乎。

生姜泻心汤

生姜四两　甘草炙　人参去芦　黄芩炒，各三两　半夏半升，制　黄连去毛　干姜各一两　大枣十二枚

伤风中风，医反下之，其人下利日数十行，谷不化，腹中雷鸣，心下痞硬而满，干呕，心烦不得安者，此方主之。

病在表而反下之，则逆矣。下而虚其中气，则表邪乘之而入。虚不任邪，故下利日数十行，今人谓之挟热利也。火性急速，谷虽入而未及化，故谷不化。虚阳奔迫，故令腹中雷鸣。中虚不能化气，故令痞硬而满。胃虚客气上逆，故令干呕，心烦不得安。人参、甘草、大枣，胃虚之圣药也；生姜、半夏、干姜，呕逆之圣药也；黄连、黄芩，痞热之圣药也。

十枣汤

芫花熬　甘遂　大戟各五分　大枣十枚

伤寒表证已去，其人漐漐①汗出，心下痞硬，胁痛，干呕短气者，此邪热内畜②而有伏饮也，本方主之。

芫花之辛能散饮，戟、遂之苦能泄水。又曰：甘遂能直达水饮所结之处。三物皆峻利，故用大枣以益土，此戎衣③之后而发钜

---

① 漐漐（jízí 吉吉）：此处形容汗出貌。漐，水外流。《文选·张衡〈南都赋〉》："流湍投漐。"李善注："漐，水行出也。"

② 畜（xù 序）：积聚，积储。后作"蓄"。《荀子·天论》："畜积收藏于秋冬。"

③ 戎衣：战衣。此处指战事。唐·李涉《送孙尧夫赴举》诗："自说轩皇息战威，万方无复事戎衣。"

桥①之意也。是方也，唯壮实者能用之，虚羸之人未可轻与也。

三物白散

桔梗　贝母各三分　巴豆一钱，炒黑②

伤寒寒实结胸，无热证者，此方主之。

此证或由表解里热之时，过食冷物，故令寒实结胸。然必无热证者为是。桔梗、贝母之苦，用之以下气；巴豆之辛，用之以去实。又曰：病在膈上则吐，病在膈下则利，此桔、贝主上，巴豆主下之意。服后不行者，益以温汤。行之过多者，止以凉粥。

大陷胸丸

大黄酒浸，半斤　葶苈炒　杏仁去皮尖　芒硝各半升　甘遂一钱
白蜜二合，为丸

顿服之，一宿乃下。不下者，又服之。

伤寒结胸，项强如柔痉状，此方下之则和。

结胸项强者，胸满硬痛，能仰而不能俯也。有汗项强为柔痉。此虽有汗，其项强乃胸中满实而不能俛，非是中风痉急，故曰如柔痉。不用汤液而用丸剂，何也？汤主荡涤，前用大陷胸汤者，以其从心下至少腹皆硬痛，三焦皆实，故用汤以荡之。此唯上焦满实，用汤液恐伤中下二焦之阴，故用丸剂以攻之。大黄、芒硝之苦寒，所以下热；葶苈、杏仁之苦甘，所以泄满；甘遂取其直达；白蜜取其润利。

抵当汤丸

水蛭三十枚，炒褐色　虻虫去翅足，炒，三十枚　桃仁三十枚，去皮

① 钜桥：商纣王时之粮仓名。《尚书·尚武》："散鹿台之财，发钜桥之粟。"戎衣之后而发钜桥之意，借指用攻泄之品峻逐水饮，当固护胃气。

② 一钱炒黑：《医方考》卷一同。《伤寒论·辨太阳病脉证并治》"三物白散"作"一分，去皮心，熬黑，研如脂"。

尖　大黄三两，酒浸

伤寒不结胸，发狂，少腹硬满，小便自利，脉沉结者，以太阳随经，瘀热在里，而有瘀血也，此方主之。

宜结胸而不结胸，故曰不结胸。瘀热内实，故令发狂。发狂则重于桃仁承气如狂矣。少腹硬满者，下焦实也。小便利者，血病而气不病也。病深入里，故脉沉。内有积瘀，故脉结。脉行肌下谓之沉，迟时一止谓之结。自经而言，则曰太阳；自腑而言，则曰膀胱。阳邪由经而入，结于膀胱，故曰随经，瘀热在里。热结血燥，是瘀血也。经曰：苦走血，咸胜血。虻虫、水蛭之咸苦，所以除畜血。滑能利肠，苦能泻热，桃仁、大黄之苦滑，所以利血热。

栀子豉汤

栀子十四枚，炒　香豉四合

伤寒汗吐下后，虚烦不得眠，心中懊侬者，此方主之。

汗吐下之后，正气不足，邪气乘虚而结于胸中，故烦热懊侬。烦热者，烦扰而热。懊侬者，懊恼侬闷也。栀子味苦，能涌吐热邪；香豉气腐，能克制热势。所谓苦胜热，腐胜焦也。是方也，唯吐无形之虚烦则可，若用之以去实，则非栀子所能宣矣。宣实者，以后方瓜蒂散主之。

瓜蒂散

苦瓜蒂略炒　赤小豆各五分

伤寒胸中多痰，头痛者，此方吐之。

胸中多痰，便是实证，与虚烦①不同。痰热交淫，故令头痛。经曰苦能涌泄，瓜蒂苦物也，故用之在上，则涌胸中实痰；陶隐

---

①　烦：《医方考》卷一作"寒"。

居曰燥可去湿，赤小豆之属是也，此用之为佐，亦是燥其湿痰之意。是方也，吐痰诚为快利，诸亡血、虚家，则又在所禁矣。盖血亡而复用吐，则气亦去；虚家而复用吐，则损其阴。

苦瓜蒂当做瓜蒂，一名瓜丁，一名苦丁香，用甜瓜之短与团者，其味苦。仲景用为吐药者，乃甜瓜熟时其蒂自然脱在蔓上，约截一寸许，曝干，其形大似丁香，故有苦丁香、瓜丁之目也。吴氏每误写作苦瓜蒂，失考也。本草另载苦瓜，释名锦荔枝，详见蓏①菜部。且夫仲景用瓜蒂散，不唯伤寒胸中多痰头痛而已，虽头不痛，但痰涎壅塞胸中，或宿食填满胃脘作苦恼者，并宜吐之。《内经》所谓高者因而越之、上者涌之是也。兹略举张仲景所示一二以证之。曰：病如桂枝证，头不痛，项不强，寸脉微浮，胸中痞硬②，气上冲咽喉不得息者，此为胸中有寒也，当吐之。少阳病，头痛，发寒热，脉紧不大，是膈上有痰也，宜吐之。病胸上诸实，郁郁而痛不能食，欲人按之，而反有涎唾者，下利日十余行，寸口脉微弦者，当吐之。懊憹烦躁不得眠，未经汗下，谓之实烦，当吐之。太阳中暍，身热头痛，而脉微弱，此夏月伤冷水，水行皮中也，宜吐之。宿食在上脘者，当吐之。已上并主以瓜蒂散。唯诸亡血、虚家不可与瓜蒂散云者，又先正加慎之训也。

文蛤散

文蛤为末，方寸匕

病在阳，反噀以水，热攻于内，寒更益坚，欲饮水而不渴者，此方主之。

---

① 蓏（luǒ裸）：草本植物的果实。《韩非子·五蠹》："民食果蓏蚌蛤。"

② 硬：原作"哽"。形近之误，据《伤寒论·辨太阳病脉证并治》"瓜蒂散"改。

不当与水而与饮之，故曰反噦以水。热虽攻于内，因水寒不散，故欲饮而不渴，此其有停水可知矣，故用文蛤之咸以润下而破水。

五苓散

茯苓　猪苓　白术各十八铢　泽泻一两六铢　桂①半两

伤寒小便不利而渴者，此方主之。

水道为热所秘，故令小便不利。小便不利，则不能运化津液，故令渴。水无当于五味，故用淡以治水。茯苓、猪苓、泽泻、白术，虽有或润或燥之殊，然其为淡则一也，故均足以利水。桂性辛热，辛热则能化气。经曰：膀胱者，州都之官，津液藏焉，气化则能出矣。此用桂之意也。桂有化气之功，故并称曰五苓。浊阴既出下窍，则清阳自出上窍。又热随溺而泄，则渴不治可以自除。虽然小便不利亦有因汗下之后，内亡津液而致者，不可强以五苓散利之。强利之，则重亡津液，益亏其阴。故曰：大下之后复发汗，小便不利者，亡津液故也，勿治之，得小便利必自愈。师又曰：太阳随经之邪，直达膀胱，小便不利，其人如狂者，此太阳之邪不传他经，自入其腑也，五苓散主之，亦是使阳邪由溺而泄。互考见霍乱门。

猪苓汤

猪苓　茯苓　泽泻　滑石各三钱　阿胶蚌粉炒，一钱

伤寒少阴下利而主此方者，分其小便而下利自止也。伤寒渴欲饮水，小便不利而主此方者，导其阳邪由溺而泄，则津液运化，而渴自愈也。又曰：猪苓质枯，轻清之象也，能渗上焦之湿；茯苓味甘，中宫之性也，能渗中焦之湿；泽泻味咸，润下之性也，

---

① 桂：《伤寒论·太阳病脉证并治》"五苓散"作"桂枝"。

能渗下焦之湿；滑石性寒，清肃之令也，能渗湿中之热。四物皆渗利，则又有下多亡阴之惧，故用阿胶佐之，以存津液于决渎尔。

茵陈蒿汤

茵陈蒿半两　栀子四枚，炒　大黄三钱，酒浸

伤寒头汗出，渴饮水浆，小便不利者，身必发黄，此方主之。

头汗出者，只是头有汗，跻①颈而还皆无汗也。内有实热，故渴饮水浆。升降不交，故小便不利。湿热郁于中而不得越，故必发黄。经曰：大热之气，寒以取之，故用茵陈。苦入心而寒胜热，故用栀子。推除邪热，必假将军，故用大黄。又曰：茵陈、栀子能导湿热由小便而出，故用之。

甘桔汤②

桔梗一两　甘草二两

少阴病，咽痛者，此方主之。

口燥舌干而渴，脉来沉者，少阴病也。少阴之脉，循喉咙，挟舌本，病，故咽痛。甘草缓邪热而兼发散，桔梗下膈热而治咽喉。

小建中汤

桂③　甘草　生姜各三两　芍药六两，炒　胶饴一升　大枣十二枚

伤寒腹中急痛者，此方主之。

腹中急痛，则阴阳乖于中，而脾气不建矣，故立建中汤。桂肉与桂枝不同，枝则味薄，故用之以解肌；肉则味厚，故用之以

---

① 跻（jī击）：达；到。
② 甘桔汤：《伤寒论·辨少阴病脉证并治》作"桔梗汤"。
③ 桂：《伤寒论·辨太阳病脉证并治》"小建中汤"作"桂枝"。

建里。芍药之酸，收阴气而健脾。生姜之辛，散寒邪而辅正。经曰"脾欲缓，急食甘以缓之"，故用甘草、大枣、胶饴以缓急痛。又曰"呕家不可用建中，为其甘也"，则夫腹痛而兼呕者，又非建中所宜矣。

谨按：《伤寒论》太阳篇第五十一条曰：伤寒，阳脉涩，阴脉弦，法当腹中急痛，先与建中汤，不差①，与小柴胡汤。成无己曰：腹中急痛，当作里有虚寒治之，与小建中汤温中散寒。若不差者，非里寒也，必由邪气自表之里，里气不利所致。小柴胡去黄芩加芍药，以除传里之邪。又第五十二条曰：伤寒二三日，心中悸而烦者，小建中汤主之。成氏曰：伤寒二三日，邪气在表，未当传里之时，心中悸而烦，是非邪气搏所致。心悸者，气虚也；烦者，血虚也。以气血内虚，与小建中汤先建其里。愚按：仲景先生治病之法，先补后攻为故②，正与《难经》"阳气不足，阴气有余，当先补其阳而后泻其阴；阴气不足，阳气有余，当先补其阴而后泻其阳"之旨同出共辙。所谓"先圣后圣，其揆③一也"。一则以脉弦之与涩示人先补之意，一则以悸与烦谕人下补之法者，乃医门救世大菩萨乎。可谓应以医者身得度者，即现医者身而为说法者也。由乎医者贪着④邪见⑤，昧却正法，虽菩萨现身，亦莫如之，何也？如今世医不察神圣，补虚泻实之法，攻实者常七八，补虚者无二三，且动辄称急则治标，缓则治本。究其所为，缓急虚实颠倒交错，举手误人者，失于不从

① 差（chài 瘥）：病愈。后作"瘥"。
② 故：事理；法则。
③ 揆（kuí 葵）：道理。
④ 贪着：贪恋；贪嗜。《法华经·序品》："贪着名利，求名利无厌。"
⑤ 邪见：佛教指无视因果道理的谬论。泛指乖谬不合理的见解。《敦煌变文集·维摩诘经讲经文》："邪心不要乱施程，邪见直须旋改更。"

明师讲究耳。

再按：此方仲景先生取号"建中"，诸家各有臆说。愚特不敢轻从焉。谅此方乃从上古师徒口授，以至于张公，公恐其久而亡失，乃著述于方册耳。王肯堂太史公曰：黄岐犹羲文①也，仲景其孔子乎？世皆以为知言也。《伤寒论》一百一十三方冠以桂枝汤者，谅长沙神机妙用，或在是矣。乃建中汤者，翻转桂枝汤面目，变作建中之神品也。东垣李氏得其理要，谓仲景治表虚制桂枝汤，桂枝味辛热，发散助阳，体轻，本乎天者亲上，故桂枝为君。芍药、甘草为佐。如阳脉涩，阴脉弦，法当腹中急痛，乃制小建中汤，以芍药为君，桂枝、甘草佐之。一则治其表虚，一则治其里虚，故各有主用也。愚谓：此方所以为神品者，芍药酸寒，在四时为春初，在十干为甲木。甘草甘平，在四时为长夏，在十干为己土。而甲己相合，化土从稼穑也。五行化运之法，逢龙乃变。桂枝辛温，在时为春夏之交，在十二支属辰，犹龙雷之火，属于震也。推月建法，甲己之年，震宫值戊辰，乃龙上加戊，是谓土运五运同此例推，故号此三品曰建中焉。建者，置也，立也。中者，土也。非圣人安能及此微妙通玄之法也哉。所以此方有实表救里，亲上亲下之功用者，非中则不能四达矣。其如黄芪建中或当归建中、六味建中、十全大补、十四味建中、乐令建中、大建中及双和散、养荣汤等荣卫并补之药，多出于此方也。喻嘉言论《金匮》小建中汤、黄芪建中汤二方曰：虚劳里急，悸，衄，腹中痛，梦失精，四肢酸痛，手足烦热，咽干口燥，小建中汤主之。虚劳里急，诸不足，黄芪建中汤主之。按：虚劳病而至于亡血失

---

① 羲文：伏羲氏和周文王的并称。《后汉书·班固传下》："今论者但知诵虞夏之《书》，咏殷周之《诗》，讲羲文之《易》。"李贤注："伏羲画八卦，文王作卦辞。"

精，消耗精液，枯槁四出，难为力矣。《内经》于针法所莫制者调以甘药，《金匮》遵之而用小建中汤、黄芪建中汤急建其中气，俾饮食增而精液旺，以至充血生脉而复其真阴之不足，但用稼穑作甘之本味，而酸辛咸苦在所不用，盖舍此别无良法也。然用法者，贵立于无过之地，宁但①呕家不可服建中之甘，即服甘药微觉气阻气滞，更当虑甘药太过，令人中满，蚤用橘皮、砂仁以行之可也，不然甘药又不可恃，更将何所恃哉。

黄芪建中汤

黄芪　桂各一钱半　白芍药三钱　甘草一钱

伤寒汗后身痛，脉迟弱者，此方主之。

汗后身痛者，此由汗多耗损阴气，不能荣养筋骨，故令身痛。阳虚，故令脉迟。汗后，故令脉弱。黄芪、甘草之甘，补中气也。然桂中有辛，同用之，足以益卫气而实表。芍药之酸，收阴气也。桂中有热，同用之，足以利荣血而补虚。此方以建中名者，建立中气，使其生育荣卫，通行津液，则表不虚而身痛自愈矣。

黄芩汤

黄芩三两，炒　甘草二两　芍药二两，炒　大枣十二枚

太阳与少阳合病，必自下利者，此方主之。

太阳与少阳合病者，有太阳证头痛、身热、脊强，而又有少阳证耳聋、胁痛、寒热往来、呕而口苦也。必自下利者，表实里虚，邪热渐攻于里故也。若太阳与阳明合病自下利，为在表，当与葛根汤发汗；阳明少阳合病自下利，为在里，可与承气汤下之；此太阳少阳合病自下利，为在半表半里，非汗下所宜，故与黄芩汤。师曰：虚而不实者，苦以坚之，酸以收之，故用黄芩、芍药

---

① 宁但：犹"岂止"。

以坚敛肠胃。弱而不实者，甘以补之，故用甘草、大枣以补益肠胃。其有加半夏者，为其呕也。

黄连汤

黄连去毛，炒　干姜炒　桂枝炒　甘草各三两　人参二两　半夏半升　大枣十二枚

[批]"桂枝"之"炒"，衍。

伤寒胸中有热而欲呕，胃中有寒而作痛者，与此汤以升降阴阳。

黄连之苦，以泄上热而降阳；姜、桂、半夏之辛，以散中寒而升阴；人参、甘草、大枣之甘，可缓中急而益胃。是方也，以黄连之寒，佐以姜、桂之辛，则寒者不滞；以姜、桂之热，君以黄连之苦，则热者不燥。寒热之相用，犹奇正①之相倚耳。况夫人参、甘草之益胃，又所以宰中而建招摇矣乎。

炙甘草汤

甘草四两，炙　桂枝炒　生姜各三两　生地黄一斤　人参　阿胶各二两　麦门冬　麻仁各半升　大枣十二枚

[批]"桂枝"之"炒"，衍。

伤寒，脉结代，心动悸者，此方主之。

结与代皆止脉也，此由气血虚衰，真气不能相续，故有此脉。心动悸者，动而不自安也，亦由真气内虚所致。补可以去弱，故用人参、甘草、大枣。温可以生阳，故用生姜、桂枝。润可以滋阴，故用阿胶、麻仁。而生地、麦门者，又所以清心而宁悸也。

---

①　奇正：古时兵法术语。古代作战以对阵交锋为正，设伏掩袭等为奇。《孙子·势》："三军之众，可使必受敌而无败者，奇正是也。"

茯苓甘草汤

茯苓去皮　桂枝炒，各二两　生姜三两　甘草一两

［批］"桂枝"之"炒"，衍。

伤寒水气乘心，心动悸者，此方主之。

水气乘心而悸者，以水者心火之所畏也，故乘之则为动悸，此饮水过多之所致也。淡可以渗水，故用茯苓；辛可以散饮，故用姜、桂；益土可以制水，故用甘草。又曰：饮之为悸，甚于他邪，虽有余邪，必先治悸。盖以水停心下，不早治之，浸于肺则为喘为咳，传于胃则为哕为噎，溢于皮肤则为肿，渍于肠间则为利下故也。经曰：厥而心下悸，宜先治水，后治其厥。厥为邪之深者，犹先治水，则夫病浅于厥者可知矣。

茯苓桂枝甘草大枣汤

茯苓半斤，去皮　桂枝四两，炒　甘草二两　大枣十五枚

［批］"桂枝"之"炒"，衍。

甘澜水①煎。

伤寒汗后，脐下悸，欲作奔豚者，此方主之。

汗后则心液虚，肾者水脏，欲乘心火之虚而克之，故脐下悸，欲作奔豚而上凌于心也。茯苓甘淡，可以益土而伐肾邪；桂枝辛热，可以益火而平肾气；甘草、大枣之甘，可以益脾，益脾所以制肾也。煎以甘澜水者，扬之无力，取其不助肾气尔。

真武汤

茯苓去皮　芍药炒　生姜各三两　白术二两，炒　附子一枚，制

---

① 甘澜水：亦称劳水。将水放入盆内，用瓢将水反复扬起倒下，直至水面有无数水珠相逐便是。

伤寒发汗过多，其人心下悸，头眩，身𥆧①，振振欲擗地②者，此方主之。

汗多而心下悸，此心亡津液，肾气欲上而凌心也；头眩，身𥆧，振振欲擗地者，此汗多亡阳，虚邪内动也。真武，北方之神，司水火者也。今肾气凌心，虚邪内动，有水火奔腾之象，故名此汤以主之。茯苓、白术，补土利水之物也，可以伐肾而疗心悸；生姜、附子，益卫回阳之物也，可以壮火而祛虚邪；芍药之酸，收阴气也，可以和荣而生津液。

理中汤

人参去芦　白术炒　干姜炮③　甘草炮

[批] 甘草之④"炮"，一本作"炙"。

太阴自利不渴，寒多而呕，腹痛，鸭溏，霍乱，此太阴有真寒也，本方主之。

太阴者，脾也。自利渴者为热，不渴者为寒。脾喜温而恶寒，寒多故令呕。寒者，肃杀之气，故令腹痛。鸭溏者，后便如鸭之溏，亦是虚寒所致。霍乱者，邪在中焦，令人上吐下泻，手足挥霍而目瞭乱也。霍乱有阴阳二证，此则由寒而致故耳。病因于寒，故用干姜之温。邪之所凑，其气必虚，故用人参、白术、甘草之补。

---

① 𥆧（rún 犉）：《伤寒论·辨太阳病脉证并治》"真武汤"方此下有"动"字。𥆧，肌肉抽缩跳动。《金匮要略·痰饮病脉证并治》："其人振振身𥆧剧，必有伏饮。"

② 振振欲擗（pǐ 匹）地：身体振颤，站立不稳，而欲仆倒在地貌。擗，仆动。

③ 炮：《伤寒论·辨霍乱病脉证并治》"理中丸（汤）"无此字。

④ 甘草之：此三字原阙。据文例补。

吴茱萸汤

吴茱萸一升，泡过　人参三两，去芦　生姜六两　大枣十二枚

伤寒食谷欲呕者，属阳明也，此汤主之。得汤反剧者，属上焦，此非所宜也。少阴犯真寒，吐利，手足厥冷，烦躁欲死者，此汤主之。厥阴干呕吐沫，头痛者，亦此汤主之。

阳明胃也，为仓廪之官，主纳水谷。有寒，故令食谷欲呕，吴茱萸温之宜矣。若得汤反剧，便非胃中寒，乃是上焦火，宜用凉剂，而吴茱萸非宜矣。少阴犯真寒者，足少阴肾脏中寒，与传来阳证不同也。肾间阴寒盛，则上格乎阳而为吐。经曰肾主二便，故肾寒则大便不禁而为利。手足得阳而温，受气于内者也。内有阴寒，故令手足厥逆而冷。烦躁者，阴盛格阳，阳气内争，故令阳烦而阴躁，斯其为证亦危矣，故欲死。厥阴者，肝也，寒气内格，故干呕吐沫。厥阴与督脉会于巅，故头痛。吴茱萸辛热而味厚，经曰味为阴，味厚为阴中之阴，故走下焦而温少阴、厥阴。佐以生姜，散其寒也。佐以人参、大枣，补中虚也。虽然张机氏立是方以治少阴、厥阴之寒也固矣，不又曰少阴病，吐利烦躁，四逆者死乎？厥冷之与四逆无相远也，临病之工，焉可不慎？

［批］四逆云者，四肢通冷也。手足云者，唯手足厥冷也，辩①在下文。戴元礼《证治要诀》详论阳厥、阴厥之候，学者不可不读。

按：宋板《伤寒论·辨少阴脉证并治》条先列脉证，有曰：少阴病，吐利烦躁，四逆者，死。次列治法，有曰：少阴病，吐利，手足逆冷，烦躁欲死者，吴茱萸汤主之。谨读至诚之言，令

---

① 辩：通"辨"。清·朱骏声《说文通训定声·坤部》："辩，假借为辨。"

人不觉通身白汗①，若非救世医王菩萨，谁垂如是大慈悲心耶？所以然者，传经之邪，先伤经中正气，传至少阴，随所患人正气虚实，有下之者、温之者，有温补之者，种种不同，详载方册以示后世，不致误杀，恐毫厘有差，千里悬隔矣。《伤寒论》中或曰四逆，或曰厥，或曰厥逆、厥冷、厥寒，或曰手足逆冷，或曰手足厥逆、手足厥寒，总是逆为不温、厥为冷矣。其中曰四逆，曰手足，便有分别，以"四"字加"逆"字之上者，是通指手、足、肘、膝、臂、胫，以至肩、髀之言也。以"手足"字加"厥逆""厥冷"等，上及无"手足"字者，独指"手足"之言也。本条辨证垂示曰：吐利躁烦，四逆者死。四逆云者，四肢通冷也，通冷则病重，故曰死。后于治法曰：手足逆冷欲死者，吴茱萸汤主之云云。欲死则有可救之法，故用药。仲景下字往往如此，使粗心者观之，一概曰厥冷之与四逆无相远也。今就吴崑之言，似无相远，以愚详之，则死生之判在其中矣，毫厘千里实谓此也。崑也，编书之年，三十二三，血气方刚，任意驳论圣贤，罪无所祷焉。启大口曰：张机氏立是方以治少阴、厥阴之寒也，固矣。不曰少阴病，吐利烦躁，四逆者死乎。可怜可怜！含血喷天而不自量也。谓机者，张公之讳也。"固"云者，俗语谓之陋也。"不又曰"以下十五字，似悔张公戏言也。以张公立方之祖，为陋何不远求拗蛮，而求备于一人乎？

再述，愚所称医王救世者，论有云：少阴病，下利，脉微者，与白通汤。利不止，厥逆无脉，干呕，烦者，白通加猪胆汁汤主之。服汤，脉暴出者死，微续者生。成氏②注曰：服汤，脉暴出

---

① 白汗：因劳累、惶恐、紧张而流的汗。《战国策·楚策四》："夫骥之齿至矣，服盐车而上太行，蹄申膝折，尾湛胕溃，漉汁洒地，白汗交流，中阪迁延，负辕不能上。"

② 成氏：指成无己。金代医学家，撰《注解伤寒论》《伤寒明理论》。

者，正气因发泄而脱也，故死。脉微续者，阳气渐复也，故生。当斯时也，借使越人诊之，则不试药而逃焉，所以谓萨埵①救世者。服汤，脉暴出则死，脉微续乃生者，是生死之判断之际。一药而死，则病家归罪于医，乃必然之情也。于斯时，不顾名望，只欲救病，故谆谆垂教，非菩萨而何。且吴崑泛览吴茱萸汤，所以考药亦不精也，愚试赘之。治伤寒之法，以保阳气为主，故用人参以保宗气。生姜、大枣辛甘相合，以辅荣卫之气。三气虽有辅保，阴邪不散，则无以还元，故假吴茱萸辛苦温热有毒之物，直入少阴，驱散寒邪，而兼温胃健脾之功也。寒散厥复温，脾胃健运则吐利止，三气复正，则烦躁亦定耳。寒邪散，见证平，则去吴茱萸，只须本方三种补养，阿谁②敢曰不可。

白通汤

葱白四茎　干姜一两，炮　附子一枚，炮③

少阴下利者，此方主之。

少阴属肾，水脏也，得天地闭藏之令，主禁固二便。寒邪居之，则病而失其体矣，故下利。葱白，所以通阳气也；姜、附，所以散阴寒也。是方也，能散阴而通阳，故即葱白而名曰白通。

白通加人尿猪胆汁汤

葱白四茎　干姜一两，炮　附子一枚，炮④　人尿五合　猪胆汁

---

①　萨埵（duǒ 朵）：梵语，摩诃萨埵之简称，即大士，大菩萨。南朝·梁元帝《梁安寺刹下铭》："萨埵来游，屡徘徊于绀马。"

②　阿谁：犹言谁，何人。《乐府诗集·横吹曲辞五·紫骝马歌辞》："十五从军征，八十始得归。道逢乡里人，家中有阿谁？"

③　炮：《医方考》卷一同。《伤寒论·辨少阴病脉证并治》"白通汤"作"生"。

④　炮：《医方考》卷一同。《伤寒论·辨少阴病脉证并治》"白通加人尿猪胆汁汤"作"生"。

少阴下利，脉微者，与白通汤。利不止，厥逆无脉，干呕烦者，此方主之。服汤，脉暴出者死，微续者生。

少阴下利脉微，此少阴有真寒也，故与白通汤散阴复阳。若利不止，厥逆无脉，干呕烦者，乃寒盛格拒乎阳，药不能达于少阴，而阳逆乱于上故也。加人尿、猪胆者，取其苦寒与阴同类，可以引姜、附入拒格之寒而调其逆。《内经》曰"必同其气，可使平也"，正此之谓。入腹之后，冷体即消，热性便发，病气随去，烦呕皆除，情且不违，而致大益，此奇正相伏之兵也，唯明者知之。其服汤，脉暴出者，正气因发泄而脱也，故死。脉微续者，阳气渐复也，故生。

附子汤

附子二枚，炮　茯苓去皮　芍药炒，各三两　人参二两　白术四两，炒

少阴病，口中和，背恶寒者，此方主之。少阴病，身体痛，手足寒，骨节痛，脉沉者，亦此方主之。

伤寒以阳为主，上件病皆阴胜，几于无阳矣。辛甘皆阳也，故用附、术、参、苓以养阳。辛温之药过多，则恐有偏阳之弊，故又用芍药以扶阴。经曰火欲实，水当平之，此用芍药之意也。

四逆汤

甘草①二两　干姜两半　附子一枚

煎成冷②服。

太阴自利不渴，阴证脉沉身痛，与夫厥逆下利，脉不至者，

---

① 甘草：《伤寒论·辨少阴病脉证并治》"四逆汤"此下有"炙"字。
② 冷：《医方考》卷一作"凉"。

此方皆主之。

论曰：自利不渴属太阴。太阴主水谷，病故自利。内有真寒，故不渴。阴证者，举三阴而言，则又非独太阴矣。病在里，故脉沉。寒则血脉凝涩，故身痛。四肢受气于里，里寒则阳气不能宣布于手足，故四肢厥逆而冷。下利亦是里寒。脉不至者，寒极而脉藏伏也。经曰"寒淫于内，治以甘热"，故用甘草、姜、附大热之剂，申发阳气，祛散阴寒，能温经暖肌而回四逆，因以名汤焉。然必凉服者，经曰"治寒以热，凉而行之"是也。否则戴阳者，反增上燥，耳目口鼻皆血者，有矣。药之难用也，有如此。

干姜黄连黄芩人参汤

干姜炮　黄连炮　黄芩炮　人参去芦，各三两

［批］"连""芩"之"炮"，一本作"炒"。

伤寒误吐下，寒气内格，食入口即吐者，此方主之。

不当吐下而吐下之，故曰误吐下。如用栀子、瓜蒂之类以吐，又用承气之类以下，其性皆寒，误用之则损中气。中气既虚且寒，便恶谷气，故食入口即吐。入口即吐者，犹未下咽之谓也。用干姜之辛热，所以散寒；用人参之甘温，所以补虚；复用芩、连之寒苦者，所以假之从寒而通格也。经曰"有假其气，则无禁也"，正此之谓。自非深得经旨，胡能通其变耶？

当归四逆汤

当归去土　桂枝　芍药炒，各三两　细辛①去土　甘草炙　通草各二两　大枣二十五枚

论曰：伤寒脉滑而厥者，里有热也，白虎汤主之。手足厥寒，

---

① 细辛：《伤寒论·辨厥阴病脉证并治》"当归四逆汤"细辛剂量作"三两"。

脉细欲绝者，当归四逆汤主之。

滑，阳脉也，故其厥为阳厥，乃火极似水，干之上九①，亢龙有悔②之象也，故用白虎。白虎者见前。若手足厥寒，脉细欲绝，则非白虎所宜矣。手足厥寒，责阳气外虚，不温四末。脉细欲绝，责阴血内弱，脉行不利。阳气外虚，故用桂枝、细辛以温其表。阴血内弱，故用当归、芍药以调其里。通草通其阴阳，大枣、甘草和其荣卫。是证也，自表入里，虽曰传至厥阴，始终只是阳证，与寒邪直中三阴不同，故不用吴茱③、姜、附辈，而用桂枝汤加当归、细辛、通草尔。明者自得之。

当归四逆加吴茱萸生姜汤

当归去土　芍药炒　桂枝各三两　细辛去土　甘草炙　通草各二两　大枣二十五枚　吴茱萸三钱，泡　生姜六钱

论曰：若其人内有久寒者，当归四逆加吴茱萸生姜汤主之。

此承上文，言虽有手足厥寒，脉细欲绝证候，若其人内有久寒，则加吴茱萸、生姜以散久寒而行阳气。曰久寒者，陈久之寒，非时下直中之寒也，明矣。

桂枝加芍药汤

桂枝三两，净洗　芍药六两，炒　甘草二两　生姜三两　大枣十二枚

本太阳病，医反下之，因而腹满时痛者，属太阴也，桂枝加芍药汤主之。

---

① 上九：《周易》卦在第六位的阳爻称上九。

② 亢龙有悔：谓居高位而不知谦退，则盛极而衰，不免败亡之悔。《周易·乾》："上九，亢龙有悔。"孔颖达疏："上九，亢阳之至，大而极盛，故曰亢龙，此自然之象。以人事言之，似圣人有龙德，上居天位，久而亢极，物极则反，故有悔也。"

③ 吴茱：《医方考》卷一作"吴萸"。

卷之一

五一

表证未罢，而医下之，邪乘里虚，当作结胸。今不作结胸，而作腹满时痛，是属于太阴里气不和，故腹满时痛耳。时痛者，有时而痛，非大实之痛也，故但与桂枝汤以解表，加芍药以和里。

桂枝加大黄汤

桂枝　芍药　生姜各三两　甘草二两　大枣十二枚　大黄一两

表证未罢，因误下而大实痛者，此方主之。

大凡表证未罢，仍当解表。若误下以虚其里，则余邪乘虚而入，内作大实痛。曰大实痛，则非有时而痛者可例矣。故前方但倍芍药，而此则加大黄。加大黄者，取其苦寒能荡实也。论又曰：太阴为病①，脉弱，其人续自便利，设当行大黄、芍药者，宜减之，以其人胃气弱，易动故也。则夫俗医不辨虚实，而执方治病者，皆仲景之罪人矣。

桂枝加附子汤

桂枝　芍药　生姜各三两　大枣十二枚　甘草二两　附子三枚

太阳病发汗，遂漏不止，其人恶风，小便难，四肢微急，难以屈伸者，此方主之。风湿相搏，身体疼烦，不能转侧者，亦此方主之。

发汗，遂漏不止，则虚其表而亡阳。阳虚则无以卫外，故其人恶风。小便难者，经虚腑亦虚，而膀胱之气不化，不化则不出，故小便难。汗多表亡津液，则无以养筋，故四肢微急、难以屈伸。用桂枝汤，所以和在表之荣卫。加附子，所以壮在表之元阳。风湿相搏者，风邪与湿邪相搏激也。然何以知之？若风邪为患，必分六经，今身体尽是疼烦，不能转侧，则无六经可辨之证，故知

---

① 病：原作"痛"，《医方考》卷一同。据《伤寒论·辨太阴病脉证并治》桂枝加大黄汤方改。

其风湿相搏也。与桂枝汤解在表之风，加附子以温寒湿。

麻黄附子细辛汤

麻黄去节　细辛去土，各二两　附子一枚

少阴病，始得之，反发热，脉沉者，此方主之。

病发于阴者，当无热。今少阴病始得之，何以反发热也？此乃太阳经表里相传之证故耳。盖太阳膀胱经与少阴肾经相为表里，肾经虚，则太阳之邪由络直入肾脏，余邪未尽入里，故表有发热。真寒入肾，故里有脉沉。有太阳之表热，故用麻黄以发汗。有少阴之里寒，故用辛、附以温中。

黄连阿胶汤

黄连去毛，炒，四两　黄芩一两，炒　鸡子黄二枚，生用　芍药二两，炒　阿胶蚌粉炒，三两

少阴病，心烦不得卧者，此方主之。

寒邪径中三阴者，名曰阴证，始终只是一经，不复再传。今自三阳经传来，虽至三阴，犹曰阳证。所以有传、有不传者，以阴静阳动也。少阴病者，有舌干口燥、欲寐诸证也。欲寐而不得寐，故曰心烦不得卧也。少阴者，水脏，水为热灼，不足以济火，故心烦。阳有余者，泻之以苦，故用黄芩、黄连之苦。阴不足者，补之以甘，故用鸡黄、阿胶之甘。阴气耗者，敛之以酸，故复佐以芍药之酸。

桃花汤

赤石脂一斤　干姜一两　粳米一升

少阴病，下利，便脓血者，此方主之。

此证自三阳传来者，纯是热证。成无己因其下利而曰协热，因其用干姜而曰里寒。崑谓不然。盖少阴肾水也，主禁固二便，肾水为火所灼，不能济火，火热克伐大肠金，故下利且便脓血。

此方用赤石脂，以其性寒而涩，寒可以济热，涩可以固脱。用干姜者，假其热以从治，犹之白通汤加人尿、猪胆。干姜黄连黄芩人参汤用芩、连，彼假其寒，此假其热，均之假以从治尔。《内经》曰"寒者热之，热者寒之，微者逆之，甚者从之，逆者正治，从者反治，从少从多，观其事也"，正此之谓。用粳米者，恐赤石性寒损胃，故用粳米以和之。向使少阴有寒，则干姜一两之寡，岂足以温？而石脂一斤之多，适足以济寒而杀人矣。岂仲景之方乎？噫！以聊摄①之明，犹且昧此，则下聊摄者可知矣。

［批］按：《伤寒论》少阴病第六症即此考也。第七又曰：少阴病，二三日至四五日，腹满，小便不利，下利不止，便脓血者，桃花汤主之。愚谓此条聊摄人注解自好，不劳吴氏起见而压良为贱也。如西昌喻氏因小便不利亦作少阴热邪而论，于此纷纭之际，学者或左袒②或右袒乎？

按：宋板《伤寒论·辨少阴病证治》曰：少阴病，下利，便脓血者，桃花汤主之。继之曰：少阴病，二三日至四五日，腹痛，小便不利，便脓血者，桃花汤主之。喻嘉言《尚论》释之曰：腹痛，小便不利，少阴热邪也。而下利不止，便脓血，则下焦滑脱矣，即不可用寒药，故取干姜、石脂之辛涩以散邪固脱，而加粳米之甘以益中虚。盖治下必先中，中气不下坠，则滑脱无源而自止也。成无己见用干姜，谓是寒邪伤胃。盖热邪伏挟少阴之气填塞胃中，故用干姜之辛以散之。若混指热邪为寒邪，宁不贻误后

---

① 聊摄：指成无己，金代医家，著有《注解伤寒论》《伤寒明理论》。古有称人以地望之习，成氏为聊摄人，因以"聊摄"称之。

② 袒：原作"袒"。形近之误，据文义改。下同。袒，露出胳膊。左袒或右袒，即袒露左肩臂或右肩臂以示偏护某一方。典出《史记·吕后本纪》。汉高祖刘邦死后，吕后专权，大封吕氏及其亲信。大将周勃要灭吕拥刘，其"行令军中曰：'为吕氏右袒，为刘氏左袒。'"

人耶？

又释下痢便脓血证，曰证兼下利而且便脓血，则用桃花汤。而但便脓血，则可刺经穴以散其热，即上文之互意也。愚谓：吴崑考方唯考得似乎易解一法，余法并皆抹撒而掩①之，盖非长者之用心也。如石脂，农皇②《本经》有"气味甘平，治肠澼脓血，久服补髓益气，随五色补五脏"之明训。李濒湖亦曰"甘而温，故能益气生肌而调中"云云。由是言之，农皇圣人也，李公乃神农下辨药之第一人，贤而医者也。今夫吴崑直笔石脂性寒，性寒则济寒而杀人矣。岂仲景之方乎？因成无己之昧而集是方云者，乃昧圣、昧贤、昧己、昧人之狂狷③也。吾恐如此神方因崑片言，后来不敢举用，则是杀人之一端也，故不觉多事而绳焉。

白头翁汤

白头翁　黄柏　黄连　秦皮

伤寒热利下重者，此方主之。

热利者，协热而利。下重者，下利频数而重也。药之为性，寒者能除热，苦者能厚肠，四件皆苦寒，故治热利而疗下重也。

四逆散

甘草炙　枳实麸炒　柴胡去芦　芍药炒

少阴病，四逆者，此方主之。

此阳邪传至少阴，里有结热，则阳气不能交接于四末，故四逆而不温。用枳实，所以破结气而除里热。用柴胡，所以升发真阳而回四逆。甘草和其不调之气。芍药收其失位之阴。是证也，

---

①　掩：遮蔽；隐藏。

②　农皇：即神农氏。传说中教民耕种与收获的人。

③　狂狷（juàn 倦）：亦作"狂獧"。指放纵而不遵礼法的人。唐·李绅《州中小饮便别牛相》诗："从此别离长酩酊，洛阳狂狷任椎埋。"

虽曰阳邪在里，甚不可下。盖伤寒以阳为主，四逆有阴进之象，若复用苦寒之药下之，则阳益亏矣，是在所忌。论曰：诸四逆者，不可下之。盖谓此也。

赤石脂禹余粮汤

赤石脂　禹余粮各一斤

伤寒下之，利不止，病在下焦者，此方主之。

下之利不止者，下之虚其里，邪热乘其虚，故利。虚而不能禁固，故不止。更无中焦之证，故曰病在下焦。涩可以固脱，故用赤石脂。重可以镇固，故用禹余粮。然唯病在下焦者可以用之，若病在中焦而误与焉，虚者，则二物之寒益坏中气。实者，固而涩之，则邪无自而泄，必增腹胀且痛矣。慎之。

旋覆代赭石汤

旋覆花　甘草各三两　代赭石一两　人参二两　半夏半升　生姜五两　大枣十二枚

伤寒发汗，若吐若下，解后，心下痞硬，噫气不除者，此方主之。

汗吐下而解，则中气必虚，虚则浊气不降而上逆，故作痞硬。逆气上干于心，心不受邪，故噫气不除。《内经·宣明五气》篇曰：五气所病，心为噫是也。旋覆之咸，能软痞硬而下气；代赭之重，能镇心君而止噫；姜、夏之辛，所以散逆；参、草、大枣之甘，所以补虚。或曰：汗吐中虚，肺金失令，肝气乘脾而作上逆，逆气干心，心病为噫。此方用代赭石，固所以镇心，而亦所以平肝也，亦是究理之论。

葛根黄芩黄连汤

葛根半斤　黄芩炒　甘草各二两　黄连三两

太阳表证，医反下之，利遂不止，表证尚在，喘而汗出者，此方主之。

病在表而下之，则虚其里，阳邪乘虚而入，故协热而利不止。表有头疼，发热恶寒，故曰表证尚在。_{里在在一本作"有"，下同}邪热，故喘而汗出。表证尚在，故用葛根、甘草之辛甘以解表；里在邪热，故用黄芩、黄连之苦寒以清里。

脾约丸

麻仁二升，去壳　芍药炒　枳实麸炒，各半斤　厚朴姜汤炒　大黄酒浸　杏仁去皮尖，各一斤

伤寒差后，胃强脾弱，约束津液，不得四布，但输膀胱，致小便数而大便难者，主此方以通肠润燥。

枳实、大黄、厚朴，承气物也。麻仁、杏仁，润肠物也。芍药之酸，敛津液也。然必胃强者能用之，若非胃强则承气之物在所禁矣。

阳明篇①三十一条曰：趺阳脉浮而涩，浮则胃气强，涩则小便数，浮涩相搏，大便则难②，其脾为约，麻仁丸主之。成氏曰：趺阳者，脾胃之脉诊。浮为阳，知胃气强；涩为阴，知脾为约。约者，俭约之约，又约束之约。脾主为胃行其津液者也。今胃强脾弱，约束津液，不得四布，但输膀胱，致小便数大便难，与脾约丸，通肠润燥。愚谓：此注极是胡乱妄解，仲景原文无脾弱之言，而有其脾为约之文，又无脾约丸之名，而有麻仁丸之号也。虽朱肱《活人书》亦不敢拟议③是非，但存仲景书文列于九十七问小便数条下，存麻仁丸方于十五卷中，一并无所发明。至丹溪朱氏以为病名，妄诞是非，致使溯其流者，画蛇添足，致仲景神方埋

---

① 阳明篇：指《伤寒论·辨阳明病脉证并治》篇。
② 难：《伤寒论·辨阳明病脉证并治》"脾约丸"作"硬"。
③ 拟议：议论。

于无用之地者，乃成无己误解故也。如吴山甫又于蛇足添翅，而曰伤寒愈后，胃强脾弱，津液不得四布，但输膀胱，致小便数而大便难者，主此方云者，又可怪也。愚试释之：此乃正伤寒太阳阳明之证也。太阳本属膀胱，而膀胱移邪热于阳明胃，本文故云胃气强。经文凡云强者、实者，乃指邪而言也；虚者、弱者，乃指正气之言也。所谓邪气盛则实，正气夺则虚是也。胃既中邪，欲移于脾，脾气不虚，故约束其道路而不肯受邪，故胃复与膀胱相斗，以致小便数也。小便既数，胃热仍炽，而大便亦难也。此无他，唯因其脾为约而不受邪故也。此际不用诸承气而用丸药者，汤药荡涤上焦无过之地，故用蜜丸药服之，以饮直达于胃，渐化渐通，以和为度焉。诊法跌阳，即阳明胃经冲阳穴也，成氏总为脾胃之脉，乃反经之张本①欤。

再按：辨阳明第八条。问曰：病有太阳阳明，有正阳阳明，有少阳阳明，何谓也？答曰：太阳阳明者，脾约是也。只此一句，简要明白，不劳摸索者也。前辈亦不究经文，只因成氏误注，谓：阳明胃也，邪自太阳经传之入腑者，谓之太阳阳明。愚谓此注虽不分明，亦不害于经文。复继之曰：经曰太阳若吐，若下，若发汗，微烦，小便数，大便因硬者，与小承气汤，即是太阳阳明者也云云。予谓此一节就是成氏误为胃强脾弱之张本，而不知麻仁丸之用也。所以然者，此是太阳下篇第三十四法之文也，与小承气汤，下有"和之愈"三字。喻嘉言释之，曰：微烦，小便数，大便因硬，皆是邪渐入里之机，故用小承气汤和之，少变不可下之例。然曰和，则与用下之意不同矣。由此言之，成氏之解，胡乱也甚矣。以故当用麻仁丸之症，误用小承气汤，反损上焦绌缊之

① 张本：起源，开始。宋·李心传《建炎以来朝野杂记甲集·财赋一·东南折帛钱》："东南折帛钱者，张本于建炎，而加重于绍兴。"

气者多焉。噫！如此之误，未可以笔舌罄也。

竹叶石膏汤

竹叶二把　石膏一斤　半夏制　粳米各半升　人参三两，去芦
甘草一两，炙　麦门冬一升，去心

伤寒差后，虚羸少气，气逆欲吐者，此方主之。

伤寒由汗吐下而瘥，必虚羸少气。虚则气热而浮，故逆而欲
吐。竹叶、石膏、门冬之寒，所以清余热；人参、甘草之甘，所
以补不足；半夏之辛，所以散逆气；用粳米者，恐石膏过寒损胃，
用之以和中气也。

乌梅丸

乌梅三十枚，去核　人参去芦　细辛去土　黄柏去皮　附子炮
桂枝净洗，炮，各六钱　黄连一两六钱，炒　干姜一两，炮　当归洗净
蜀椒去目及闭口①者，各四钱

[批]"桂枝"之②"炮"字，衍。

胃虚脏寒，得食而呕，蛔从上出者，此方主之。

乌梅味酸，蛔得之而软；连、柏味苦，蛔得之而伏；椒、细
味辛，蛔得之而死；干姜、附、桂，温脏寒也；人参、当归，补
胃虚也。

烧裈散

裈裆取隐处者烧灰，方寸匕，水和服。男取女者，女取男者

伤寒阴阳易者，此方主之。

伤寒男子新瘥，未及平复，妇人与之交得病，名曰阳易；妇
人伤寒新瘥，未及平复，男子与之交得病，名曰阴易。以无病人

---

① 口：原作"目"，据《医方考》卷一改。
② 桂枝之：此三字原无，据前文文例补。

染着余毒而病，如换易也。取此物者，亦以病因于阴阳感召而得，故亦以阴阳之理治之。又曰：五味入口，咸入肾，腐入肾，秽入肾，乃浊阴归地之意也。裈裆味咸而腐秽，故能入少阴。烧之则温，故足以化气；灰之则浊，故足以溺膀胱，经曰浊阴归六腑是也。药物虽陋，而用意至微，不因其陋而忽之，则升仲景之阶矣。

枳实栀子豆豉大黄汤

枳实三枚　栀子十四枚　豆豉一升　大黄一两

伤寒新差后，食复者，此方主之。

伤寒新差，胃气未复，内伤饮食，其热复至，名曰食复。枳实、大黄能夺胃中之食。栀子、香豉能祛胸中之热。

蜜煎导法①

白蜜二合，煎之作挺，长如指许，内②便道中，病人以手急抱，欲大便时去之。

自汗，大便秘者，此方治之。

胃家实则自汗，自汗亡其胃液，则便秘。若以下药与之，则益亡其液矣，故用导法。导法者，迎而夺之之兵也。

猪胆导法

大猪胆一枚，入醋少许，取竹管五寸许，以一头入胆，一头内入谷道中，赍汁③灌入肛内，顷当大便出。

阳明自汗，反小便利，屎虽硬，不可攻者，宜行此法。

---

　　① 蜜煎导法：原作"蜜导煎法"，《医方考》卷一同。据《伤寒论·辨阳明病脉证并治》乙转。

　　② 内（nà 那）：纳；交入。后作"纳"。《说文·入部》："内，入也。从口，自外而入也。"

　　③ 赍汁：带汁。赍，带着。

自汗则胃亡津液，当小便不利。今小便反利，则热犹未实，屎虽硬，不可攻也，故以此法导之。猪胆能泽大肠，入醋能敛肠液，故便难者得之则易。经曰燥者濡之，此法之谓也。

搐鼻法

苦瓜蒂不拘多少为末，令病人噙水一口①，将此药搐一字入鼻中，出黄水愈。

［批］苦瓜说见上。

湿家鼻塞头疼，宜行此法。

湿家头疼，是浊邪干清阳之分也。鼻者气窍，上通于脑，下属于肺，浊邪干之，故清窍不利。瓜蒂苦而善涌泻，鼻窍受之，则能出浊邪而泻湿热。经曰客者除之，此之谓也。

阴毒熏法

大豆二升，炒令极热，先以净桶内置热醋三升，旋②扶病人坐桶上，蒸少时，却以热豆倾桶中，又蒸之。有顷③囊下，却④与阴证药服。

阴毒逆冷囊缩者，此方主之。

阴毒者，径中三阴之寒毒也。寒主收引，故阴盛则囊缩。热主施张⑤，故熏蒸则囊纵。豆味甘而醋味酸，甘酸合，则能感召厥阴肝木之气，而行宣发之令矣。经曰：开之发之，适事为故。此之谓也。

① 噙（qín 琴）水一口：含一口水。噙，含在里面。
② 旋：立即，随即。《天演论·察变》："憔悴孤虚，旋生旋灭。"
③ 有顷：不久，一会儿。《战国策·秦策一》："孝公已死，惠王代后，莅政有顷，商君告归。"姚宏注："有顷，言未久。"
④ 却：再。
⑤ 施张：即弛张。施，通"弛"。清·朱骏声《说文通训定声·随部》："施，假借为弛。"

[批] 施，一本作"弛"。

葱熨法

以索缠葱白如臂大，切去根及青，留白二寸许。先以火炙热一面，以着病人脐下，上用熨斗贮火熨之，令葱并热气入腹内。更作三四饼，坏则易之。若病人醒，手足温，有汗则瘥，否则不治。行此法，更当以四逆汤之类温之。

阴毒四肢逆冷，腹痛暴绝者，此法主之。

凡人气之呼出者，心肺主之；气之吸入者，肝肾主之。阴寒中于肝肾，则不能主吸入之气，故气有出而无入，令人逆冷，腹痛暴绝而死。宜外行葱熨法，内服四逆汤。葱有通中之妙，火有回阳之功。经曰热因寒用，此之谓也。

阴毒着艾法

用干艾叶揉熟去灰作艾炷。取脐下一寸五分名气海，二寸丹田，三寸关元，灸五十壮至二三百壮。以手足渐温，人事稍苏，为可治。

阴毒手足厥冷，不省人事者，此法行之。

手足不自温也，受气于中而后温。里有阴寒，故手足厥冷。阳气明，阴气昏，不省人事者，乃阴盛而失神明之官也。《甲乙经》曰：气海、丹田，任脉所发。关元、足三阴，任脉之会。是任脉实贯三阴，而三阴之脉皆会于任脉也。故阴毒中于三阴者，取而灸之，有寒谷回春之妙。

水渍法

叠青布数重，新水渍之，稍捩①去水，搭于患人胸上，须臾蒸热，又以别浸冷布易之，频换新水。热稍退，可进阳毒药。

---

① 捩（liè 列）：扭转。

阳毒渐深，脉洪大，内外结热，舌卷焦黑，鼻如烟煤者，此法行之。

阳毒者，三阳热证之毒也。由表入里，故曰渐深。洪、大皆阳脉，表邪未去，里热又甚，故曰内外皆热。此由失汗之所致也。舌卷者，热燥①华池②而筋缩急也。舌焦而黑，鼻如烟煤，此火极而兼水化，亢龙有悔之象也。行此法者，水可以灭火，寒可以却热，外可以安内。经曰：行水渍之，和其中外，可使毕已。此之谓也。

灸少阴法

少阴，即太溪穴也，在两足内踝后跟骨上动脉陷中，灸七壮。

少阴吐利，手足不冷，反发热，脉不至者，此法行之。

少阴，肾也。寒中少阴，阴寒格阳上逆故吐。少阴主二便，病寒故利。阴在内，拒阳于外，故手足不冷而反发热。脉不至者，阴盛于内，而脉沉陷也。太溪，肾之俞也，于焉而灸之，所以引外格之阳使之归原，如《易》所谓不远之复也。

接汗法

姜、葱各半斤，煎汤一斛，倾大盆中，用小板一块，横加盆上，令患人坐卧其上蒸之。外以席被围定，露其口鼻，外可进发汗药。

朔方严寒之地，腠理闭密，汗不易泄，故行此法。盖姜、葱能通腠理，作汤以蒸之，则表疏而汗易泄，乃外合之兵也。

扑　粉

龙骨　牡蛎　糯米各等分，为末

---

① 燥：原作"瘭"。据《医方考》卷一改。
② 华池：道教称"舌下"为"华池"。

服发汗药，出汗过多者，以此粉扑之。

汗多有亡阳之戒，故用龙骨、牡蛎之涩以固脱。入糯米者，取其黏腻云尔，乃卫外之兵也。

刺期门

期门，穴名，妇人屈乳头向下尽处是穴。乳小者，以一指为率。陷中有动脉，刺之令病人吸五吸，停针良久出针。

妇人热入血室，胁下满如结胸状，谵语者，此刺主之。

妇人伤寒发热，月事适来，血室空虚，邪热乘虚而入，名曰热入血室。血室，冲脉也。胁下满如结胸状者，冲脉贯肝膈，至胸中而散，故所过皆病也。谵语者，邪热内甚而神明乱也。期门，肝之幕穴，刺之出血，乃随其实而泻之，兵之迎夺者也。

［批］幕，当作"募"。

谨按：《伤寒论》太阳上篇第五十八条曰：伤寒，腹满谵语，寸口脉浮而紧，此肝乘脾也，名曰纵①。刺期门。又五十九条曰：伤寒发热，啬啬②恶寒，大渴欲饮水，其腹必满，自汗出，小便利，其病欲解，此肝乘肺也，名曰横。刺期门。成无己注：刺期门者，以泻肝经盛气也。又下篇第八条曰：太阳与少阳并病，刺肝俞、肺俞，不可发汗，汗之则谵语不止，当刺期门。成氏曰：刺期门以泻肝胆之气也。又第九条妇人热入血室，有刺期门之法。成注：热入血室而里实，期门者，肝之募，肝主血，刺期门者，泻血室之热。审看何经气实，更随其实而泻之。许学士云：今邪气畜血，并归肝经，聚于膻中，结于乳下，故手触之则痛，非汤

① 纵：与下文"横"，均是五行学说中病理变化术语。乘其顺克者曰纵，侮其反克者谓横。纵是纵势而往无所顾虑，横是横肆妄行无复忌惮。故侮其所胜者谓之纵，侮其所不胜者谓之横。

② 啬（sè涩）啬：肌体畏寒收缩貌。《医宗金鉴·张仲景〈伤寒论·太阳病上〉》［集注］："程应旄曰：'啬啬恶寒者，肌被寒侵，怯而敛也。'"

剂所及，故当刺期门。《金匮》妇人杂病门亦有刺期门之法，并无刺出血之文，未知山甫何所据而云"刺之出血"欤？

大羌活汤

羌活　独活　防己　防风　苍术　白术　黄芩　细辛　川芎　黄连　甘草各三钱　生地黄一两　知母三钱

伤寒两感者，此方主之。

两感者，一日太阳与少阴俱病，谓有太阳证之头痛身热脊强，而又有少阴证之口干烦满而渴也；二日则阳明与太阴俱病，谓有阳明证之身热谵语，而又有太阴证之腹满不欲食也；三日则少阳与厥阴俱病，谓有少阳证之耳聋胁痛，而又有厥阴证之囊缩厥逆也。凡此两感之证，欲汗之则有里，欲下之则有表，表里不能一治，故《内经》、仲景皆称必死而无治法。易老①意曰：证虽有表里之殊，而无阴阳之异，传经者皆为阳邪，一于升阳散热，滋养阴脏，则感之浅者尚或可平矣。经曰气薄则发泄，故用羌活、独活、防风、苍术、细辛、川芎之气薄者，以升发其传经之邪。又曰：寒胜热。故用黄连、黄芩、防己、生地、知母之寒苦者，以培养其受伤之阴。以升散诸药，而臣以寒凉，则升者不峻。以寒凉诸药，而君以升散，则寒者不滞。白术、甘草，脾家之药也，用之者，所以益其脾胃而建中营之帜尔。呜呼！于不可治之中，而求为可治之策，大羌活者，其万死一生之兵乎？

予蚤年数看《方考》，至于大羌活汤，谓易老总治三阴三阳两感之方，心甚疑惑。曰：世上哪得这般混沦②之法，或是野人杜

①　易老：张元素，字洁古，金之易州（河北易县）人，中医易水学派创始人，后人尊称为易老。著有《医学启源》《脏腑标本寒热虚实用药式》等。

②　混沦：混沌。浑然未分貌。前蜀·杜光庭《罗天醮岳渎词》："坤仪彰厚载之功，品物荷资生之德。虽混沦莫极，犹虞九六之期。"

撰，以人命为戏具，故曰万死一生之兵乎哉。及长，自看诸家方书，有号解利两感神方大羌活汤云者，因留心细查，果出张易老之手，用治太阳与少阴俱病之设，而非治阳明与太阴俱病，又非治少阳与厥阴俱病之设也，不知山甫因甚误读而作此杀人无刃之怪事乎。今举高弟李明之之言以证之，曰：经曰两感于寒者，死，不治。一日太阳与少阴俱病，头痛，发热恶寒，口干，烦满而渴。太阳者腑也，自背俞而入，人所共知。少阴者脏也，自鼻息而入，人所不知也。鼻气通于天，故寒邪无形之气从鼻而入。肾为水也，水流湿，故肾受之。经曰：伤于湿者，下先受之。同气相求耳。又云：天之邪气，感则害人五脏。以是知内外两感，脏腑俱病，欲表之则有里，欲下之则有表，表里既不能一治，故死矣。然所禀有虚实，所感有浅深，虚而感之深者必死，实而感之浅者犹或可治。治之而不愈者有矣，未有不治复生者也。予尝用此，间有生者，十得二三，故立此方，以待好生君子用之，名曰解利两感神方大羌活汤。

药品相同，而其知母、川芎、地黄各一钱，他药十味各用三分，上细切，作一服，水二盏，煎至一盏，去滓，热饮之。未解，再服三四剂，病愈则止。若余证，并依仲景法如证治。予谓吴氏所以异乎易水师弟之言者，乃万死一生之药乎，呵呵。

感冒门第三

叙曰：六气袭人，深者为中，次者为伤，轻者为感冒，今世人之论也。古昔明医未尝析此。崑也，生乎今之世，则亦趋时人之论矣，故考五方以治感冒。

香苏散

紫苏　香附醋制，各二两　陈皮去白，一两　甘草半两

[批]《和剂》为粗末，每服三钱，水一盏，煎七分，去滓，热服，不拘时，日三服。若作细末，只服二钱，入盐点①服。

四时感冒风邪，头痛发热者，此方主之。

南方风气柔弱，伤于风寒，俗称感冒。感冒者，受邪肤浅之名也。《内经》曰：卑下②之地，春气常存。故东南卑下之区，感风之证居多。所以令人头痛发热，而无六经之证可求者。所感人也，由鼻而入，实于上部，不在六经，故令头痛发热而已。是方也，紫苏、香附、陈皮之辛芬，所以疏邪而正气。甘草之甘平，所以和中而辅正尔。

芎苏散

川芎七钱　半夏六钱，制　柴胡去芦　茯苓各五钱　紫苏叶　干葛各三钱五分　陈皮去白　枳壳去穰　桔梗　甘草各三钱

[批]《澹寮》十味芎苏散，每服三钱，水一盏，姜三片，枣一枚，煎七分，温服，无时。

外有头痛发热恶寒，内有咳嗽吐痰气汹者，此方主之。

川芎、苏叶、干葛、柴胡，解表药也，表解则头痛发热恶寒自愈。桔梗、半夏、陈皮、枳壳、茯苓、甘草，和里药也，里和则咳嗽吐痰气汹自除。

十神汤

川芎　甘草　麻黄　干葛　赤芍药　升麻　白芷　陈皮　香附　紫苏各等分

[批]《和剂》上为末，每服三大钱，水一盏半，生姜五片，

---

① 点：（用开水）冲，泡。清·翟灏《通俗编·饮食》引《禅记笔谈》："杭俗用细茗置瓯，以汇沸汤点之，名为撮泡。"

② 卑下：低矮；低洼。《汉书·沟洫志》："赵、魏濒山，齐地卑下，作堤防去河二十五里。"

煎七分，热服，不拘时。如发热头痛，加连须葱白三茎；如中满气实，加枳壳云云。

此治外感风寒之套剂也。

古人治风寒，必分六经见证用药，然亦有只是发热头痛，恶寒鼻塞，而六经之证不甚显者，故亦总以疏表利气之药主之而已。是方也，川芎、麻黄、干葛、升麻、白芷、紫苏、香附、陈皮，皆辛香利气之品，故可以解感冒气塞之证。乃赤芍者，所以和阴气于发汗之中。而甘草者，所以和阳气于疏利之队也。

参苏饮

人参去芦　紫苏　半夏制　陈皮去白　茯苓去皮　木香　枳壳炒　干葛　前胡去芦　桔梗　甘草各五钱

[批]《和剂》十一味，㕮咀，每服四钱，水一盏半，姜七片，枣一个，煎六分，去滓，微热服，不拘时。《易简方》不用木香，只十味。

劳倦感冒，妊娠感冒，并宜此方主之。

感冒宜解表，故用紫苏、干葛、前胡。劳倦、妊娠宜补里，故用人参、茯苓、甘草。乃木香、半夏、枳壳、桔梗、陈皮，所以和利表里之气，气和则神和，神和则无病矣。

藿香正气散

大腹皮①洗净②　白芷　茯苓去皮　苏茎叶各一两　藿香三两　白术炒　陈皮去白　厚朴姜汁③炒　桔梗　半夏各二两　炙甘草一两

[批]《和剂》为细末，每服二钱，姜三片，枣一枚，煎七分，热服。如要出汗，衣被盖，再煎并服。

---

① 皮：原脱，据《医方考》卷一补。
② 洗净：《医方考》卷一作"净洗"。
③ 汁：《医方考》卷一作"汤"。

凡受四时不正之气，憎寒壮热者，此方主之。

风寒客于皮毛，理宜解表。四时不正之气由鼻而入，不在表而在里，故不用大汗以解表，但用芬香利气之品以主之。白芷、紫苏、藿香、陈皮、腹皮、厚朴、桔梗，皆气胜者也，故足以正不正之气。白术、茯苓、半夏、甘草，则甘平之品耳，所以培养中气，而树中营之帜者也。

暑门第四

叙曰：暑，六气之一也。实者清其暑，虚者益其气，此大都[①]也。至于杂病相揉，则变通在我而已。今考九方如下，论证论药，可谓与与，原作"举"。其大纲，触类而通，弗可胜用矣。

黄连香薷饮

香薷一两　厚朴炒　白扁豆各半两　黄连三钱，炒

[批]《和剂》香薷散，香茹[②]一斤，白扁豆、厚朴（去粗皮，姜汁涂，炙令黄）各半斤。上为粗末，每服三钱，水一盏，酒一分，同煎七分，去滓，水中沉冷，连吃二服，立效。《活人书》方不用白扁豆，加黄连四两（剉，生姜汁同研匀，炒黄色），名黄连香薷散。

《玉机》曰：按：此足太阴药也，世俗用于暑月中煎饮，然厚朴泄气下气药也，虽《活人书》用前法亦只是治暑火清心而已，故例不可不分。

按：山甫不分出，而二方合用者，或未达其旨欤。

夏至后暑热，吐利烦心者，此方冷服。

暑，阳邪也，干于脾则吐利，干于心则烦心。香薷之香，入

卷之一

一六九

---

①　大都：称事物大致的内容或情况。唐·韩愈《画记》："且命工人存其大都焉。"

②　香茹：即香薷。下同。

脾清暑而定吐利。黄连之苦，入心却热而治烦心。暑邪结于胸中，非厚朴不散，暑邪陷于脾胃，非扁豆无以和中。然必冷服者，经所谓治温以清，凉而行之是也。是方也，于伏热之时，自觉酷暑蒸炎，或远行而归，自觉伤于暑热，服一二剂，诚为切当。今人坐于高堂广厦之中，身与冰盘水阁相习，口与浮瓜①水果相厌②，暑邪原浅，每求此药服之，甚者日日饮之，是谓诛罚无过。弱者寒中之疾作于旦暮，壮者待时而病，秋季为泻为利矣，慎之！

十味香薷饮

香薷一两，用穗　人参去芦　陈皮　黄芪炙　白术炒　白扁豆甘草炒③　厚朴炒　茯苓　木瓜各半两

[批]《百一选方》十味香薷散，每服一两，水煎。刘宗厚曰：此足太阴经药，清暑益气之例也。

伏暑一作伤暑，身体倦怠，神昏头重，吐利者，此方主之。

暑能伤气，故身体倦怠，神思昏沉。暑为阳邪，故并于上而头重。暑邪干胃，故既吐且利。火热横流，肺气受病，人参、黄芪益肺气也。肺为子，脾为母，肺虚者宜补其母，白术、茯苓、扁豆、甘草皆补母也。火为母，土为子，火实者宜泻其子，厚朴、陈皮平其敦阜④，即泻子也。香薷之香，散暑邪而破湿热。木瓜之酸，收阴气而消脾湿。脾气调则吐利自息，肺气复则倦怠皆除。

---

① 浮瓜：浮于水中的瓜。三国·魏·曹丕《与朝歌令吴质书》："浮甘瓜于清泉，沉朱李于寒冰。"原是夏天清凉解暑之瓜果，此指寒凉易伤脾胃阳气的食物。

② 厌：合宜。《说文·厂部》："厌，一曰合也。"

③ 炒：《医方考》卷一作"炙"。

④ 敦阜：厚而高。指土运太过。此处借指脾家湿气太盛。《素问·五常政大论》："木曰发生，火曰赫曦，土曰敦阜，金曰坚成，水曰流衍。"王冰注："敦，厚也；阜，高也。"

古方言伏暑，谓其人从暑热中来，便于清凉处坐卧，及以冷水洗拭身面，被外凉之气闭暑热气伏在腠理之间不得发泄，故云伏暑。斯时自觉酷暑蒸炎，口燥咽干，引饮烦渴，或头目昏眩，胸膈烦满，呕哕恶心，肢体困倦。于斯时也，急服香薷解散暑邪，清利小水，使清化行而暑病去矣。盖香茹辛温，夏月解表利水之妙品也。人壮者，《和剂》三味香薷散。虚者，《选方》十味香薷散亦可也。吴山甫不解伏暑之因由，故细及之。凡服香茹，并须凉服，热服则恐衄。香薷辛温，用热远热，故云。

人参白虎汤

人参　石膏　知母　甘草

[批]《金匮》曰：太阳中热者，暍①是也。汗出恶寒，身热而渴，白虎加人参汤主之。知母六两，石膏一斤，甘草二两，粳米六合，人参三两。上五味，以水一斗，煮米熟汤成，去滓，温服一升。由此观之，煮米熟汤成为则耳。山甫不载粳米，将何以为则乎？于前伤寒门白虎考中既曰石膏大寒，恐伤胃气，故用粳米以养胃，奈何于此而不用乎？或因伤寒白虎无人参，故用粳米，伤暑白虎有人参，故无粳米乎？呵呵。

暑月中热，汗出恶寒，身热而渴，脉虚者，此方主之。

暑，阳邪也，中人则伤卫，卫虚则不能固表，故汗出且恶寒。表有暑邪，故身热。里有暑邪，故口渴。暑伤于气，故脉虚。经曰壮火食气，故用人参、甘草以补气。石膏性寒味甘辛，寒则能除热，甘则能调胃，辛则能解肌，以其行清肃之令而除烦暑。得西方金神之象，故以白虎名之。用之者，经所谓折其郁气是也。知母滋阴益肾。《易·义》曰火炎则水干，故用知母以益水，经所

---

① 暍（yē 喧）：中暑。《说文·日部》：“暍，伤暑也。”

谓滋其化源是也。

案①：《辨惑论·治暑伤胃气论》第四方当归补血汤，用黄芪一两，当归二钱，都作一服，水二盏，煎一盏，空心食前温服。治肌体燥热，困渴引饮，目赤面红，昼夜不息，其脉洪大而虚，重按全无。《内经》曰：脉虚血虚。又云血虚发热，证象白虎，唯脉不长实为辩耳，误服白虎汤必死。此病得之于饥困劳役。愚谓此法乃东垣老人发前人未发之妙诀也。今人夏至后、立秋前多有此候，弗达斯象，或误用白虎、黄连香茹、益元诸散，杀人不知其几矣。今后凡遇发热烦渴等证，极宜仔细消息。

六一散

滑石六两　甘草一两

共为末。每用五钱，冷水调服。

[批]《直格》益元散，又名天水散，太白散。六一散本书自有治例。腻白滑石（水飞过）六两，粉草一两。上极细末，每服三钱，蜜少许，温水调下。实热用新汲水下，解利用葱豉汤下云云。加薄荷末少许，名鸡苏散。加青黛少许，名碧玉散。

中暑身热烦渴，小便不利者，此方主之。

身热口渴，阳明证也。小便不利，膀胱证也。暑为热邪，阳受之则入六腑，故见证如此。滑石性寒而淡，寒则能清六腑，淡则能利膀胱。入甘草者，恐石性太寒，损坏中气，用以和中耳。经曰：治温以清，凉而行之。故用冷水调服。是方也，简易而效捷，暑途用之，诚为至便。但于老弱、阴虚之人，不堪与也。此虚实之辩，明者详之，否则蹈虚虚之戒，恶乎不慎？

---

① 案：通"按"。清·朱骏声《说文通训定声·乾部》："案，假借为按。"

清暑益气汤

人参去芦　白术炒　陈皮去白　神曲炒　泽泻各五分　黄芪炙
苍术制　升麻各一钱　麦门冬①去心　当归酒洗　黄柏炒　甘草炙，
各三分　五味子九粒　青皮麸炒　干葛各二分

长夏湿热蒸炎，四肢困倦，精神减少，身热气高，烦心便黄，
渴而自汗，脉虚者，此方主之。

暑令行于夏，至长夏则兼湿令矣，故此方兼而治之。暑热蒸
炎，表气易泄，而中气者，又诸气之原，黄芪所以实表而固易泄
之气，白术、神曲、甘草所以调中而培诸气之原。酷暑横流，肺
金受病，人参、五味子、麦冬，一以补肺，一以收肺，一以清肺，
此三物名曰生脉散。经所谓扶其所不胜也。火盛则水衰，故又以
黄柏、泽泻滋其化源。液亡则口渴，故又以当归、干葛生其胃液。
清气不升，升麻可升。浊气不降，二皮可理。苍术之用，为兼长
夏之湿也。

愚谓暑热者，夏之令也。火行于天地之间，无贵无贱，一其
热也。然而贵者富者身体嫩弱，畏暑如就火坑，以故避暑于深堂
大厦，口餐冷物冰瓜，以致腹痛吐泻，挥霍之间，变症百出者，
当以辛温之药治之，如藿香正气散加干姜之类。甚者以辛热之药，
如大顺散之属，虚者附子理中填之。如商贾农夫，或劳役，或饥
困，元气虚乏，不足以御天令亢极，于是受伤而为病，名曰中暑，
亦曰中热。今人多主以东垣清暑益气汤，或十味香茹饮亦可也，
愚多以明之②参术调中汤，或以元素生脉散主之。所以然者，暑喜
伤肺，故以救肺之药，极得速效。湿喜伤脾，其人本有脾湿而兼

---

① 冬：原脱，据《医方考》卷一补。
② 明之：即李杲，字明之，晚年自号东垣老人，金元时期著名医学家。
著有《脾胃论》《内外伤辨惑论》《用药法象》《医学发明》《兰室秘藏》等。

伤暑者，用清暑益气、十味香茹而成功者多矣。学者于药品中格之致之可也。

大顺散

甘草炙　干姜炮　杏仁去皮尖　肉桂去皮，各等分

[批] 《和剂》原方，甘草（三十斤，剉寸长）、干姜、杏仁（去皮尖，炙）、肉桂（去粗皮）各四斤。上先将甘草用白砂炒及八分黄熟，次入干姜同炒，令姜裂①，次入杏仁又同炒，候杏仁不作声为度。用筛隔净，后入肉桂，一处捣罗为散。每服二钱，水一中盏，煎七分，去滓温服。烦躁，井花水②调下，不拘时。沸汤点亦得。

夏月引饮过多，脾胃受湿，清浊相干，阴阳气逆，霍乱呕吐者，此方主之。

脾胃者，喜燥而恶湿，喜温而恶寒。时虽夏月，过于饮冷吞寒，则伤之矣，故令气逆霍乱而呕吐也。干姜、肉桂温胃而建中，甘草、杏仁调脾而利气。此方非治暑，乃治暑月饮冷受伤之脾胃尔。若非饮冷而致诸疾，则勿执方以治也。

桂苓甘露饮

茯苓去皮　泽泻各一两　滑石四两　白术炒　猪苓去皮　桂心③各五钱　石膏　寒水石各二两

[批] 《直格》桂苓甘露散，一名桂苓白术散，伤寒、中风、冒暑、饮食内外一切所伤，传受湿热内甚云云。《儒门事亲》方无

① 裂：原作"烈"。据《太平惠民和剂局方》卷二改。
② 井花水：亦作"井华水"。清晨初汲的井水。《本草纲目》卷五"井泉水"条引汪颖曰："井水新汲，疗病利人。平旦第一汲，为井华水，其功极广，又与诸水不同。"
③ 桂心：《医方考》卷一此下有"炒"字。

猪苓，乃用桂、参、藿各半两，苓、术、甘、葛、泽、膏、寒各一两，滑二两，木一分。上细末，每三钱，白汤点下，新水或生姜汤宜随证用。

夏月引饮过多，小便不利，湿热为患者，此方主之。

三石所以清六腑之热，五苓所以利三焦之湿。河间此方，诚治湿热之简捷者。张子和加人参、甘草，因其脉虚；干葛之加，解其暑渴；木香之加，化其湿气。

按：张从正此加味，自钱氏白术散之变法也。若恶心而烦者，再加扁豆更奇。

缩脾饮

砂仁　草果仁　乌梅肉　炙甘草各四两　扁豆炒　干葛各二两

[批]《和剂》方后，上咬咀，每服四钱，水一大碗，煎八分，去滓，以水沉冷服以解烦，或欲热欲温，随意服。代熟水①饮，极可。

夏月伏热，为酒食所伤者，此方主之。

砂仁、草果所以消肉食，乌梅、干葛却暑而除烦，扁豆、甘草助脾而益胃。

六和汤

砂仁　半夏　杏仁　人参　白术　甘草　藿香　木瓜　厚朴
扁豆　赤茯苓

夏月病人霍乱转筋，呕吐泄泻，寒热交作，倦怠嗜卧，伏暑烦闷，小便赤涩，或利，或渴，中酒，胎产，皆可服之。

[批]继洪《澹寮方》治论无"胎产"二字，故删之。药十一味，重九钱五分，水二钟，姜五片，枣一枚，煎一钟，不拘

---

① 熟水：一种用植物或其果实作原料煎泡而成的饮料，宋时极为流行。

时服。

六和者，和六腑也。脾胃者，六腑之总司。故凡六腑不和之病，先于脾胃而调之，此知务之医也。香能开胃窍，故用藿、砂；辛能散逆气，故用半、杏；淡能利湿热，故用茯、瓜；甘能调脾胃，故用扁、术；补可以去弱，故用参、草；苦可以下气，故用厚朴。夫开胃散逆，则呕吐除；利湿调脾，则二便治；补虚去弱，则胃气复而诸疾平。盖脾胃一治，则水精四布，五经并行，虽百骸九窍，皆大和矣，况于六腑乎？

湿门第五

叙曰：湿有内外，有阴阳，有上下，今考七方，言其常耳，未及其变①也。东南卑下之区，十病九湿，恶能尽其变②耶？此在临证而加察焉可也。

二陈汤

半夏姜制　陈皮　茯苓各一钱半　甘草七分半，炙

脾弱不能制湿，内生积饮者，此方主之。

水谷入胃，无非湿也。脾土旺，则能运化水谷，上归于肺，下达膀胱，无湿气之可留也。唯夫脾弱不能制湿，则积而为痰饮。半夏之辛能燥湿，茯苓之淡能渗湿，甘草之甘能健脾，陈皮之辛能利气。脾健则足以制湿，气利则积饮能行。东南之人，多有湿饮之疾，故丹溪恒主之。其曰加升提之剂者，亦清气升而浊气自降之谓。

湿之为病，虽是六气之一，而风、火、暑、燥、寒之邪有异，而治无专门焉。夫天气下降，地气上腾，二气熏蒸，而人在气交

---

① 变：原作"反"，据《医方考》卷一改。

② 变：原作"反"，据《医方考》卷一改。

之间，熏蒸于冥冥之中，初不知觉，故致受湿之病最多也。所以然者，风、寒、暑之着人，或冒或中，一染便觉，为其着人严厉故也。湿之为气，而兼寒温热凉，升降浮沉备在其中，而一身上下中外无处不达矣。且夫湿能伤脾，脾土一亏，则百病亦发于斯矣。滞而为喘咳，渍而为呕吐，渗而为泄泻，溢而为浮肿，至于变症，又不能以屈指而计也。吴山甫以二陈汤安于治湿之方之首者，乃妙手之良法也。如诸寒湿、风湿、暑湿，及乎雨露障气①之湿，俱可主以二陈以易佐使，则治湿之易易，如探囊取物耳。愚常加苍、白二术参入二陈用为主药，得效者多。如外湿多君以苍术，内湿多君以白术，虚者增以温剂，实者加以渗药是也。

平胃散

苍术泔浸七日，五斤　陈皮去白　厚朴姜汤炒，各三斤　甘草炙，三十两

湿淫于内，脾胃不能克制，有积饮痞膈中满者，此方主之。

[批]《和剂》平胃散，为细末，每服二钱，水一盏，生姜三片，干枣二枚，同煎七分，去枣、姜，热服，食前。入盐一捻，沸汤点服亦得。常服调气暖胃，化宿食，消痰饮，辟风寒冷湿、四时非常之气。

此湿土太过之证，经曰敦阜是也。苍术味甘而燥，甘则入脾，燥则胜湿；厚朴味苦而温，温则益脾，苦则燥湿，故二物可以平敦阜之土。陈皮能泄气，甘草能健脾。气泄则无湿郁之忧，脾强则有制湿之能，一补一泄，又用药之则也。是方也，唯湿土太过者能用之。若脾土不足，及老弱、阴虚之人，皆非所宜也。

---

① 障气：即瘴气。热带或亚热带山林中湿热蒸郁致人疾病的邪气。障，通"瘴"。下同。

羌活胜湿汤

羌活　独活各一钱　藁本　炙甘草　防风　川芎各五分　蔓荆子三分

[批] 东垣都作一服，水二盏，煎一盏，空心食前温服。如身重腰沉沉然，经中有寒湿也，加酒洗汉防己五分，轻者附子五分，重者川乌五分。

外伤于湿，一身尽痛者，此方主之。

脾胃虚弱，湿从内生者，二陈、平胃之类主之；水停于膈，湿盛濡泻者，六一、五苓之类主之；水渗皮肤，肢肿黄胀者，五皮、茵陈之类主之。今湿流关节，非上件所宜矣。经曰风能胜湿，故用羌、防、藁、独、芎、蔓诸风药以治之。以风药而治湿，如卑湿之地，风行其上，不终日而湿去矣。又曰无窍不入，唯风为能，故凡关节之病，非风药不可。用甘草者，以风药悍燥，用以调之，此之谓有制之兵也。

按：此方东垣治手足太阳经气郁而不行，肩背痛、项强，以风药散之之法。山甫用治外伤于湿，一身尽痛之主方者，乃活机之妙诀也。予己酉冬，侍纪国公于江城，时大寒交春之际，诸士有感寒湿者多，其证发热身痛项强，气盛，恍似瘟疫而脉缓，偶用此方，无不脱体①者。至于次年春分前后，有患前证，用之似乎不中肯綮。因苦心思之，谓四阳之气升于地上，人之元阳亦当升发，莫非药欠补气以致之乎？因与补中益气汤对匀合而调之，不过五三贴，并得大验。虽曰升降沉浮则顺之，而亦当再致意于"邪之所袭，其气必虚"之圣训矣。

甘草附子汤

炙甘草　白术各二钱　附子一钱五分，炮　桂枝四钱，炒 炒字衍

---

① 脱体：病愈。

［批］《直指方》用辣桂，每服三钱，姜七片煎，食前微温服。汗出加防风，悸气加茯苓，痹加防己，腹痛加芍药。

风湿骨节疼烦，不欲去衣，小便不利，大便反快者，此方主之。

风湿相搏，故骨节疼烦。伤风则恶风，大①风大之"大"，一本作"夫"不欲去衣。小便不利而大便燥者为热，今小便不利而大便反快，则湿可知矣。附子之热，可以散寒湿；桂枝之辛，可以解风湿；甘草健脾，则湿不生；白术燥脾，则湿有制。是方也，以桂、附之辛热而治湿，犹之淖潦②之地，得太阳暴③之，不终朝而湿去，亦治湿之一道也。

二妙散

黄柏乳润一宿　苍术泔浸七日

等分为末，空心酒服三钱。

［批］《局方》二妙散，黄柏（酒浸，焙干）二两，苍术（泔浸，春秋二宿，冬三宿，夏一宿，焙干）四两。上细末，沸汤入姜汁调服，或用蒸饼为丸，姜盐汤送下。

虞天民曰：二味皆雄壮之气。表实气实者加酒少许佐之，有气加气药，血虚加补血药，痛甚者加生姜汁热服。

湿热腰膝疼痛者，此方主之。

湿性润下，病则下体受之，故腰膝病。然湿未尝痛，积久而热，湿热相搏，然后痛。此方用苍术以燥湿，黄柏以去热。又黄柏有从治之妙，苍术有健脾之功，一正一从，奇正之道也。

愚按：古人铭方，乃名正言顺，无非欲人致其知也。如此方

---

①　大：《医方考》卷一作"故"，义长。

②　淖（nào 闹）潦：烂泥积水。淖，烂泥。潦，雨后的流水或积水。

③　暴（pù 瀑）：晒，晒干。后作"曝"。《广韵·屋韵》："暴，日干也。"《小尔雅·广言》："暴，晒也。"

治湿热，名二妙者，苍术能治湿而兼散所热，黄柏能治热而兼泄所湿，二物交加，成其能所，是以有二妙之号矣。后来《积善堂方》《杂兴方》各承其妙，而制坎离丸、交加丸，并出于斯焉。

四苓散

白术炒　茯苓去皮　猪苓　泽泻

湿生于内，水泻，小便不利者，此方主之。

经曰：湿胜则濡泻。故湿生于内者，令人水泻。湿并于大肠，故小便不利。白术燥而淡，燥则能健脾，淡则能利湿。茯苓甘而淡，甘则能补中，而淡亦渗湿矣。猪苓枯而淡，泽泻咸而淡，枯者有渗利而无补益，咸者直能润下而兼渗利。丹溪曰：治湿不利小便，非其治也。故主此方。

愚按：湿生于内，水泻、小便不利者，正好全用张公原方五苓，如法调服。所谓膀胱者，州都之官，津液藏焉，气化则能出矣。减却桂，则气无以速化矣，学者详之。

不换金正气散

厚朴姜汁①炒　陈皮去白　半夏制　藿香去梗　苍术制　甘草炙

［批］《直指方》每服三钱，姜五片，枣三枚，治湿。益脾顺气加茯苓。按：王氏《准绳》加白术、茯苓，号除湿汤。治中湿之证，关节重痛，喘满腹胀，烦闷昏不知人，其脉必沉而缓，或沉而微细云。

凡受山岚瘴气，及出远方不服水土，吐泻下利者，此方主之。

山岚瘴气，谷气也。《内经》曰谷气通于脾，故令人不服水土而坏腹。是方也，苍术、厚朴、陈皮、甘草，前之平胃散也，可以平湿土敦阜之气而消岚瘴。乃半夏之燥所以醒脾，藿香之芬所

---

① 汁：《医方考》卷一作"汤"。

以开胃。方名曰正气者，谓其能正不正之气故尔。

瘟疫门第六

叙曰：瘟疫以六淫致疾，证状各各不同，自非良医，鲜有明者。吾尝执贽①远迩②而求学益，叩及瘟疫诸证，即擅名之士犹讷焉。今考方十二首，详辨其证，庶几乎活人之补也。

败毒散加黄芩汤

羌活　独活　柴胡　前胡　川芎　黄芩　桔梗　枳壳　人参茯苓　甘草

[批] 败毒散加黄芩即《活人》败毒散也。或瘴烟之地，或温疫时行，或人多风痰，或处卑湿脚弱，此药不可阙③也，日二三服，以知为度。烦热口干加黄芩。哎咀，每服二钱，水一盏，生姜二片，煎至七分，温服。或沸汤点亦得。一方有薄荷少许。

壮热，不恶风寒而渴者，瘟病也，此方主之。

冬时触冒寒气，即病者名曰伤寒。不即病者，寒毒藏于肌肤，至春反为温病，至夏反为热病，以其阳毒最深，名曰瘟疫。寒反为温为热，故病壮热，不恶风寒而渴也。经曰：治温以清。又曰：开之发之，适事为故。羌活、独活、柴胡、前胡、川芎，皆轻清开发之剂也，故用之以解壮热。用黄芩、枳壳、桔梗者，取其清膈而利气也。用人参、茯苓、甘草者，实其中气，使瘟毒不能深入也。培其正气，败其邪毒，故曰败毒。

---

① 执贽：犹执挚。古代礼制，谒见人时携礼物相赠。执，持；贽，携带的礼品。

② 远迩：犹远近。

③ 阙：空缺。也作"缺"。

九味羌活汤

羌活　防风　苍术　细辛　川芎　白芷　黄芩　甘草　生地黄

[批]《此事难知》曰：经云有汗不得服麻黄，无汗不得服桂枝，若差服则其变不可胜数，故立此法，使不犯三阳禁忌。

已上九味，虽为一法，然亦不可执，执中无权，犹执一也。当视其经络前后左右之不同，从其多少大小轻重之不一，增损用之，如神其效即此是口传心授。哎咀，水煎服。若急汗热服，以羹粥投之；若缓汗温服之，而不用汤投之也。脉浮而不解者，先急而后缓；脉沉而不解者，先缓而后急。

九味羌活汤不独解利伤寒，治杂病如神。中风行经者，加附子。中风秘涩者，加大黄。中风并三气合而成痹等证，各随十二经上下内外、寒热温凉、四时六气加减补泻用之，炼蜜作丸尤妙。

触冒四时不正之气，而成时气病，憎寒壮热，头疼身痛，口渴，人人相似者，此方主之。

谓春时应暖而反大寒，夏时应热而反大凉，秋时应凉而反大热，冬时应寒而反大温，此非其时而有其气，是以一岁之中，长幼之病多相似也。药之为性，辛者得天地之金气，于人则为义，故能匡正而黜邪①。羌、防、苍、细、芎、芷，皆辛物也，分经而主治。邪在太阳者，治以羌活；邪在阳明者，治以白芷；邪在少阳者，治以黄芩；邪在太阴者，治以苍术；邪在少阴者，治以细辛；邪在厥阴者，治以川芎；而防风者，又诸药之卒徒也。用生地，所以去血中之热；而甘草者，又所以和诸药而除气中之热也。易老自序云：此方冬可以治寒，夏可以治热，春可以治温，秋可

---

① 黜（chù 处）邪：祛邪。黜，去除。《篇海类编·声色类·黑部》："黜，去也。"

以治湿，是诸路之应兵①也。用之以治四时瘟疠诚为稳当，但于阴虚、气弱之人，在所禁尔。

三黄石膏汤

石膏一两五钱，生用　黄芩炒　黄连炒　黄柏各五钱　山栀三十枚，炒黑　麻黄去节　淡豉各二两

瘟毒表里俱盛，五心烦热，两目如火，鼻干面赤，大渴舌燥者，此方主之。

寒毒藏于肌肤，至夏变为热病，热病未除，更遇温热，名曰瘟毒，热病之最重者。寒能制热，故用石膏。苦能下热，故用芩、连、栀、柏。佐以麻黄、淡豉之发散者，以温热至深，表里俱实，降之则郁，扬之则越，郁则温热犹存，兼之以发扬，则炎炎之势皆烬矣。此内外分消其势，兵之分击者也。

《活人》三黄石膏汤，治疫疠大热而躁。师曰：此药发表清里之猛剂，须审脉色施之。其或发狂不知人，口渴无汗，而大便不硬者用之，亦不可过剂。或大便硬者，用大柴胡加当归为稳当。渴加知母、石膏。

沃溃法

瘟热内外皆实，喜饮水入水者，取新汲井花水一大𤭛②，使病人坐其水中，复以大杓盛水自顶沃③之，水热则病减矣。病人喜饮冷，亦听其大啜，毋得阻也。行此法者，《易·义》曰：水盛则火

卷之一 八三

---

①　应兵：敌兵压境起而应战的军队。《文子·道德》："用兵者五：有义兵，有应兵，有忿兵，有贪兵，有骄兵。"此处借指此方用药，能应对四时诸邪所犯。

②　𤭛：原作"𤭛"。𤭛，同"缸"，据文义改。

③　沃：浇。《玉篇·水部》："沃，同渿。"《说文·水部》"渿"清·段玉裁《说文解字注》："自上浇下曰沃。"

灭。经曰：行水渍之，和其中外，可使毕已。此之谓也。

葳蕤汤

葳蕤二钱半　麻黄　白薇　青木香　羌活　杏仁　川芎　甘草
各五分　石膏　甘菊花各一钱五分

[批]《千金方》治温风之病，脉阴阳俱浮云云。原无甘菊花，只九味，㕮咀，水煎服，取汗。若一寒一热，加朴硝一分及大黄三两①下之。如无青木香，可用麝香。

风温憎寒壮热，头疼身痛，口渴面肿者，此方主之。

寒毒藏于肌肤，至春反为温病，温热未除，更遇于风，病为风温。表有邪，故寒热。里有邪，故口渴。风之伤人也，头先受之，故头疼。风盛则气壅，故面肿。风温壅盛，甘能发之，故用葳蕤、甘草。辛能散之，故用羌活、麻黄。清能平之，故用川芎、甘菊。寒能胜之，故用石膏、白薇。佐以杏仁，取其利气。而青木香者，清热下气之物也。

《活人书》曰：冬应寒而反大温者，责邪在肾，宜葳蕤汤云云。然则治冬温面肿，以至正初为当。《小品方》虽有治春月中风伤寒之言，而学之者须小心可也。

《小品方》云葳蕤汤治②冬温、春月中风伤寒，则发头脑疼痛，咽喉干，舌强肉疼，心胸痞满，腰背强矣。山甫云云者，取乎此也。

白虎加苍术汤

石膏一斤　知母六两　苍术制　甘草各二两　粳米六合
共分四服。

---

① 三两：原作"两三"。据《千金要方》卷九乙正。
② 治：原阙，据《千金要方》卷九补。

[批]《活人》曰：秋应凉而大热抑之，责邪在肺，湿热相搏，民多病瘅，咳嗽喘，用金沸草散、白虎加苍术汤。

按：此《活人》自制自道也。

湿温憎寒壮热，口渴，一身尽痛，脉沉细者，此方主之。

温毒藏于肌肤，更遇于湿，名曰湿温。湿为阴邪，故憎寒。温为阳邪，故壮热。温热入里，故口渴。湿流百节，故一身尽痛。湿为阴，故脉沉细。石膏、知母、甘草、粳米，白虎汤也，所以解温热。加苍术者，取其辛燥能治湿也。白虎考见伤寒门。

大青龙加黄芩汤

麻黄六两，去节　桂枝净洗　甘草各二两　杏仁四十枚，去皮尖　黄芩七钱　生姜三两　石膏如鸡子大　大枣十二枚

寒疫头疼身热，无汗恶风，烦躁者，此方主之。

春分以后至秋分节前，天有暴寒，抑遏阳气不得泄越，有上件诸证者，皆为时行寒疫。表有风寒，故见太阳证头疼身热，无汗恶风。里有温热，故见烦燥。麻黄、桂枝、甘草、杏仁、生姜、大枣，辛甘物也，辛以解风寒，甘以调荣卫；石膏、黄芩，寒苦物也，寒以清温热，苦以治烦躁。

《活人》曰：治温病与冬月伤寒、夏月热病不同，盖热轻故也云云。其麻黄、桂枝①、大青龙，唯西北二方，四时行之，无有不验。若江淮间地偏暖处，唯冬月及正初乃可用正方。自春末至夏至已前，桂枝、麻黄、大青龙宜斟酌之。

升麻葛根汤

升麻　葛根　芍药　甘草各等分

冬温，无汗发热口渴者，此方主之。

---

① 麻黄桂枝：此处特指麻黄汤、桂枝汤。

冬月应寒而反大温，民受其温疠之气，名曰冬温。非时不正之气由鼻而入，皮毛未得受邪，故无汗。病由于温，故发热口渴。升麻、葛根，辛凉而发散者也，故足以解冬温。芍药味酸，能养阴而退热。甘草味甘，能调荣而益卫。

《活人》曰：春应温而清气折之，责邪在肝，或身热头痛，目眩呕吐，长幼率相似，用升麻葛根汤、解肌汤。按：此《活人》自唱自和之法也。

太无神术散

苍术制　厚朴制，各一两　陈皮二两　石菖蒲　炙甘草　藿香各一两五钱

［批］上细切，每服五钱，生姜三片，大枣一枚，水一盏半，煎，去柤①温服。兼治四时瘟疫，头痛，增寒②壮热，身痛。一方无菖蒲，有香附，名神术散气散。

人受山岚瘴气，憎寒壮热，一身尽痛者，此方主之。

山岚瘴气，谓山谷间障雾，湿土敦阜之气也。湿气蒸腾，由鼻而入，呼吸传变③，邪正分争，阴胜则憎寒，阳胜则壮热，流于百节则一身尽痛。是方也，用苍术之燥，以克制其障雾之邪；用厚朴之苦，以平其敦阜之气；菖蒲、藿香，辛香物也，能匡正而辟邪；甘草、陈皮，调脾物也，能补中而泄气。《内经》曰谷气通于脾，故山谷之气，感则坏人脾。太无此方，但用理脾之剂而解瘴毒之妙，自在其中，使非深得经旨，不能主此方也。其高识若

---

①　柤（zhā 渣）：药渣。《广韵·麻韵》："柤，煎药滓。"《龙龛手鉴·木部》："柤，煎药余也。"下同。

②　增寒：即憎寒。增，通"憎"。《墨子·非命下》："《仲虺之诰》曰：我闻有夏人矫天命，于下帝式是增，用爽厥师。"孙诒让闲诂引江声云："式，用也。增，当读为憎。"下同。

③　变：原作"反"。据《医方考》卷一改。

此，诚不愧为丹溪之师矣。

[批] 山岚瘴气虽是雾湿之邪，亦有别焉。近山谓之山岚，近海谓之瘴气。

漏芦汤

漏芦　升麻　大黄　蓝叶①　黄芩　玄参各等分　芒硝甚者加至二钱

[批] 按：《集成》漏芦汤比此方无芒硝，有连翘、牛蒡子、苦梗、生甘草，其大黄酒浸焙干，量轻重用之，水煎温服。大便结者，加芒硝云。

疫疠积热，时生疙瘩结毒，俗称流注，面肿咽塞者，此方主之。

经曰：荣气不从，逆于肉理，乃生毒痈。又曰：热胜则肿。故疫疠之余热，解之未尽，逆留于分肉之间，则作上件诸证。药之为性，辛能解散，苦能胜热；漏芦、升麻、蓝叶辛而且苦，故足以解结热。咸能软坚，苦能泻实，大黄味苦，芒硝味咸，故足以软坚而泻实；玄参苦而润，黄芩苦而枯，润者去血中之热，而枯者去气中之热尔。况与漏芦、升麻走散之药同用之，则又无所不至矣。

消毒丸

大黄酒浸　牡蛎炙　僵蚕各等分

[批]《宝鉴》消毒丸，治时毒疙瘩恶证。三味为细末，炼蜜丸弹子大。新水化下一丸，无时。内加桔梗、黍黏子②尤妙。

疫毒内郁，时成疙瘩者，此方主之。

---

① 蓝叶：即大青叶。《本草求真》："蓝叶与茎，即名大青。"
② 黍黏子：即牛蒡子。下同。

《内经》曰：陷脉为瘘，留连肉腠。谓阳毒乘脉之虚而陷入之，便壅结而为瘘核，留连于肉腠之间，正此疫毒疙瘩之谓也。苦能下热，故用大黄；咸能软坚，故用僵蚕、牡蛎。

辟瘟法

凡觉天行时气恐其相染，须日饮雄黄酒一卮①，仍以雄黄豆许，用绵裹之，塞鼻一窍，男左女右用之。或用大蒜塞鼻，或用阿魏塞鼻，皆良。

雄黄气悍，能辟恶邪。大蒜、阿魏，气之至臭者，臭胜则诸秽皆不足以加之矣。但蒜大热，阿魏透脑，虚人难用，不若雄黄便于事尔。

大头瘟门第七

叙曰：大头瘟，前古未之论也，东垣始论之。

今上壬午，北方病此者甚众，死者不啻数万人。崑居南土，未尝见其证，乡人自北来者，皆言患者头大如斗，跻颈而还自若也。今考三方，观其大略。

二黄汤

黄芩酒炒　黄连酒炒　生甘草各一两

[批] 东垣二黄汤，每服三钱，水一盏，煎七分，温服，细细呷之。如未退，用鼠黏子②不拘多少，水煎，入芒硝等分，亦时时少与，毋令饮食在后。如未已，只服前药取大便，邪气已则止。

天行大头疫病，此方主之。

头大者，炎上作火之象也。故用芩、连之苦以泻之，甘草之

---

① 卮（zhī 只）：古时用来盛酒的器具，容量四升。
② 鼠黏子：即牛蒡子。下同。

甘以缓之。

前方宜各少加引经药，阳明渴加石膏，少阳渴加栝楼根。阳明行经，升麻、葛根、芍药、甘草；太阳行经，荆芥、防风、甘草，并与上药相合用之。或云头痛酒芩，口渴葛根，身痛羌活、桂枝、芍药、防风，俱宜加之。

按：东垣用二黄为君，以镇炎上之势，次以各经之药以应其病，所以有如此之增味也。

普济消毒饮子

黄芩酒炒　黄连酒炒，各五钱　柴胡五分　桔梗三分　人参三钱　陈皮去白　甘草　玄参各二钱　连翘　板蓝根　马勃　鼠黏子各一钱　白僵蚕　升麻各七分　便秘加大黄

［批］十五味为末，服如后法。或加防风、川芎、薄荷、当归身，细切，每五钱，水二盏，煎一盏半，食后稍热服之。如大便秘，加酒蒸大黄一钱或二钱以利之。肿势甚者，以砭针刺之。

泰和二年四月，民多疫疠，初觉憎寒壮热体重，次传头面肿盛，目不能开，上喘，咽喉不利，舌干口燥，俗云大头伤寒。诸药杂治，终莫能愈，渐至危笃。东垣曰：身半已上，天之气也，邪热客于心肺之间，上攻头面而为肿尔。乃主是方，为细末，半用汤调时时呷之，半用蜜丸噙化，活者甚众。时人皆曰天方，遂刻诸石以传永久。崑谓：芩、连苦寒，用之以泻心肺之火。而连翘、玄参、板蓝根、鼠黏子、马勃、僵蚕，皆清喉利膈之物也。缓以甘草之国老，载以桔梗之舟楫，则诸药浮而不沉。升麻升气于右，柴胡升气于左，清阳升于高巅，则浊邪不得复居其位。经曰：邪之所凑，其气必虚。故用人参以补虚。而陈皮者，所以利其壅滞之气也。又曰：大便秘者加大黄，从其实而泻之，则灶底抽薪之法尔。

五香麻黄汤

麝香五分　熏陆香　鸡舌香①各一钱　青木香　沉香　麻黄去节　防风去芦　独活去土　白薇　萎蕤　枳实麸炒　秦艽去芦　甘草各二钱

凡伤寒热病后，忽发浮肿，或着头面，或着唇口颈项，或着胸背，或着四肢，或偏着两足，不痛不赤者，此方主之。

肿而痛者为实邪，不痛者为虚邪。肿而赤者为结热，不赤者为留气。故知上件诸肿，乃是余邪未去，荣卫之行不相顺接，逆于肉理而为肿尔。是方也，用五香以开气窍，而麻黄、防风、独活、秦艽、萎蕤、白薇，皆辛散也，一以解其余邪，一以流其着气。乃甘草之补，所以致新；枳实之悍，所以推陈。

《千金方》五香麻黄汤，非治热病后发肿之药，而山甫附会编次入于此者，太卖弄其见识也。此证此候，吾于治药数经效验，故不敢嘿②而直言者，为开后世迷惑也。此多在于产乳妇人，并小儿及五十以外血气虚弱男妇耳，不在正伤寒一病，于四时外感发热重证亦或有之。因其人初伤外邪发热，不速求治，延迟有日，或虽求治，因医不识证，治不敢驱散外邪，辄用小柴③、柴平④和解，或平补、温补之药，致邪留连于肌里膜外，发出肿块，似痈非痈，似瘤非瘤，日久不散，外色不变，溃入肌里，透烂骨髓，遂成废人。或托外科针之、灸之、膏药敷之，肌肉已腐而不能济事者，迷迷目击也。吾恐吾徒辈依样葫芦以致误人，故特表而示之。兹详补《千金方》论并防己膏云：五香麻黄汤治四时伤寒忽

---

① 鸡舌香：即丁香。
② 嘿：通"默"，闭口不说话。《集韵·德韵》："嘿，静也。通作默。"
③ 小柴：指前文"小柴胡汤"。
④ 柴平：指后文"疟门"之"柴平汤"。

发肿，或着四肢，或在胸背，虚肿浮如吹状，亦着头面唇口颈项，剧者偏着脚胫，外如轴大而不痛不赤，着四肢者乃欲不遂，悉主之。麝香半两，熏陆香、鸡舌香各一两，沉香、青木香、麻黄、防风、独活、秦艽、萎蕤、甘草各三两，白薇、枳实各二两。上十三味，㕮咀，以水九升，煮取三升，分三服，覆取汗，外摩防己膏。

附：外摩防己膏　木防己二升，茵芋①五两。上二味㕮咀，以苦酒②九升，渍一宿，猪膏四升，煎三上三下，膏成，炎手摩千遍，瘥。

治发肿③三日外，与五香麻黄汤不瘥，脉势仍数者，邪气犹在经络，未入脏腑。桂枝、黄芩、甘草各二两，升麻、葛根、生姜各三两，芍药六两，石膏（煅）八两，栀子二七枚。上九味，以水九升，煮取二升七合，分三服，相去十里久。若前两服即得汗，即停后服。不得汗，更进一服，得汗即止。不得汗者，明日去栀子，加麻黄二两，足水二升，再依方服。

燥门 补遗

燥，六气之一也。列于湿寒之间，行乎肃杀之令，乃手阳明燥金而肺与大肠之气也。《至真要》曰：诸气膹郁，皆属于肺。诸痿喘呕，皆属于上。《六元正纪》曰：阳明所至为虚浮④，为㿏，

---

① 茵芋：为芸香科植物茵芋或乔木茵芋的茎叶。又名卑山共、莞草、卑共、茵蒻、因预。《神农本草经》："主五脏邪气，心腹寒热羸瘦如疟状，发作有时，诸关节风湿痹痛。"

② 苦酒：即醋。

③ 发肿：《千金要方》卷九作"伤寒"。

④ 虚浮：《素问·六元正纪大论》作"浮虚"，宜参。指阳明金气不固，外浮内虚。

尻阴股膝髀腨胻足病,为胁痛皱揭①,为鼽嚏。又曰:燥胜则干。王冰曰:干于外则皮肤皱揭,干于内则精血枯涸,干于气及津液则肉干而皮着于骨。由此观之,其可置而弗言乎。吴氏既注《素问》,本非不明知乎燥也,盖阙文也。因补喻嘉言《秋燥论》一篇,并附诸贤治燥成方数首,共成大观焉。

喻昌曰:燥之与湿,有霄壤之殊。燥者,天之气也;湿者,地之气也。水流湿,火就燥,各从其类,此胜彼负,两不相谋。春月地气动而湿胜,斯草木畅茂。秋月天气肃而燥胜,斯草木黄落。故春分以后之湿,秋分以后之燥,各司其政。秋月之燥为湿,是必指夏月之热为寒然后可,奈何《内经》病机一十九条独遗燥气也。凡秋伤于燥,皆谓秋伤于湿。历代诸贤,随文作解,弗察其讹,昌特正之。大意谓春伤于风,夏伤于暑,长夏伤于湿,秋伤于燥,冬伤于寒。觉六气配四时之旨,与五运不相背戾②,而千古之大疑始一抉也。然则秋燥可无论乎?夫秋不遗燥也,大热之后,继以凉生,凉生而热解,渐至大凉,而燥令乃行焉。经谓阳明所至,始为燥,终为凉者,亦误文也。岂有新秋月华露湛,星润渊澄,天香遍野,万宝垂实,归之燥政?迨至山空月小,水落石出,天降繁霜,地凝白卤,一往坚急劲切之化,反谓凉生,不谓燥乎?或疑燥从火化,故先燥而后凉,此非理也。深乎!深乎!上古《脉要》曰:春不沉,夏不弦,秋不数,冬不涩,是谓四塞。谓脉之从四时者,不循序渐进,则四塞而不通也。所以春夏秋冬孟月之脉,仍循冬春夏秋季月之常,不改其度。俟二分二至以后,始转而从本令之王气,乃为平人顺脉也。故天道春不分不温,夏不至不热,自然之运,悠久无疆。使在人之脉,方春即以弦应,

---

① 皱(cūn 村)揭:皮肤皱裂而揭起。
② 背戾:悖谬;相反。

方夏即以数应，躁促所加，不三时而岁度终矣，其能长世乎？即是推之，秋月之所以忌数脉者，以其新秋为燥所胜，故忌之也。若不病之人，新秋而脉带微数，乃天真之脉，何反忌之耶？且夫始为燥，终为凉，凉已即当寒矣，何至十月而反温耶？凉已反温，失时之序，天道不几顿乎？不知十月之温，不从凉转，正从燥生。盖金位之下，火气承之，以故初冬常温，其脉之应，仍从乎金之涩耳。由涩而沉，其涩也，为生水之金；其沉也，即为水中之金矣。珠辉玉映，伤燥云乎哉？然新秋之凉，方以却夏也，而夏月所受暑邪，即从凉发。经曰：当暑汗不出者，秋成风疟。举一疟，而凡当风取凉，以水灌汗，乃至不复汗而伤其内者，病发皆当如疟之例治之矣。其内伤生冷成滞下者，并可从疟而比例矣。以其原来皆暑湿之邪，外内所主虽不同，同从秋风发之耳。若夫深秋燥金主病，则大异焉。经曰：燥胜则干。夫干之为害，非遽赤地千里也。有干于外而皮肤皴揭者，有干于内而精血枯涸者，有干于津液而荣卫气衰、肉烁而皮着于骨者，随其大经小络，所属上下中外前后，各为病所。燥之所胜，亦云熯矣，至所伤则更厉。燥金所伤，本摧肝木，甚则自戕肺金。盖肺金主气，而治节行焉，此唯土生之金，坚刚不挠，故能生杀自由，纪纲不紊。若病起于秋而伤其燥，金受火刑，化刚为柔，方圆且随型埴，欲仍清肃之旧，其可得耶？经谓：咳不止而出白血者死。白血谓色浅红，而似肉似肺者，非肺金自削，何以有此？试观草木菁英可掬，一乘金气，忽焉改容，焦其上首，而燥气先伤上焦华盖，岂不明耶？详此则病机之"诸气膹郁，皆属于肺；诸痿喘呕，皆属于上"二条，明指燥病言矣。《生气通天论》谓"秋伤于燥，上逆而咳，发为痿厥"，燥病之要，一言而终，与病机二条适相吻合。只以误传伤燥为伤湿，解者竟指燥病为湿病，遂致经旨不明。今一论之，而燥病之机，了无余义矣。其左胠①胁痛，不能转侧，嗌干面尘，身无膏泽，足外反热，腰痛，惊骇，筋挛，丈夫㿉疝，妇人少腹痛，目眛眦疮，则燥病之本于肝，而散见不一者也。《内经》燥淫所胜，其主治必以苦温者，用火之气味而制其胜也。其佐以或酸或辛者，临病制宜，宜补则佐酸，宜泻则佐辛也。其下之亦以苦温者，如清甚生寒，留而不去，则不当用寒下，宜以苦温下之。即气有余，亦但以辛泻之，不以寒也。要知金性畏热，燥复畏寒。有宜用平寒而佐以苦甘者，必以冷热和平为方，制乃尽善也。又六气凡见下承之气，方制即宜少变。如金位之下，火气承之，则苦温之属宜减，恐其以火济火也。即用下，亦当变苦温而从寒下也。此《内经》治燥淫之旨，可赞一辞者也。至于肺气膹郁，痿喘呕咳，皆伤燥之剧病，又非制胜一法所能理也。兹并入燥门，细商良治，学者精心求之，罔不获矣。若但以润治燥，不求病情，不适病所，犹未免涉于粗疏耳。

滋燥养荣汤

治皮肤皴揭，筋燥爪干。

当归酒洗，二钱　生地黄　熟地黄　白芍药　秦艽　黄芩各一钱半　防风一钱　甘草五分

水煎服。

大补地黄丸

治精血枯涸燥热。

黄柏盐酒炒　熟地黄酒蒸，各四两　当归酒洗　山药　枸杞子甘州②佳，各三两　知母盐酒炒　山茱肉　白芍药各二两　生地黄二两五

---

①　胠（qū 区）：腋下至腰以上的部位。《玉篇·肉部》："胠，腋下。"
②　州：原作"刕"。据《医门法律·秋燥论》改。

钱　肉苁蓉酒浸　玄参各一两半

上为细末，炼蜜丸，如桐子大。每服七八十丸，空心淡盐汤送下。

东垣润肠丸

治脾胃中伏火，大便秘涩，或干燥闭塞不通，全不思食，乃风结秘，皆令闭塞也。以润燥和血疏风，自然通矣。

麻子仁另研　桃仁另研　羌活　当归尾　大黄煨，各半两　皂角仁　秦艽各五钱

上除别研外，为细末，五上火炼蜜，丸如桐子大。每三五十丸，食前白汤下。又有润燥丸一方，本方加郁李仁、防风。

东垣导滞通幽汤

治大便难，幽门不通，上冲吸门不开，噎塞不便，燥秘气不得下。治在幽门，以辛润之。

当归　升麻　桃仁另研，各一钱　生地黄　熟地黄各五分　红花　甘草炙，各三分

上作一服，水煎，调槟榔末五分服。加大黄，名当归润燥汤。

清凉饮子一名生液甘露饮

治上焦积热，口舌咽鼻干燥。

黄芩　黄连各二两　薄荷　玄参　当归　芍药各一钱五分　甘草一钱

水二钟，煎八分，不拘时服。大便燥结，加大黄二钱。

大秦艽汤

治血弱阴虚不能养筋，筋燥而手足不能运动，指爪干燥，属风热甚者。方见中风门。

元戎四物汤

治脏结秘涩者。

当归　熟地黄　川芎　白芍药　大黄煨　桃仁各等分

水煎或丸。

丹溪大补丸

降阴火，补肾水，治阴虚燥热。

黄柏炒褐色　知母酒浸炒，各四两　熟地黄酒蒸　败龟板酥炙黄，各六两

上为末，猪脊髓和炼蜜丸如桐子大。每七十丸，空心淡盐汤送下。

六味地黄丸

治下焦燥热，小便涩而数。又治肾气虚，久新憔悴，寝汗发热，五脏齐损，瘦弱虚烦，骨蒸下血，自汗盗汗，水泛为痰，咽燥口渴，眼花耳聋等证，功效不能尽。

怀熟地八两，杵膏　山茱萸肉　干山药各四两　牡丹皮　白茯苓　泽泻各三两

上各另为末，和地黄膏，加炼蜜丸桐子大。每服七八十丸，空心食前滚汤下。

自制清燥救肺汤

治诸气膹郁，诸痿喘呕。

桑叶经霜者，得金气而柔润不凋，取之为君。去枝梗，三钱　石膏煅，禀清肃之气，极清肺热。二钱五分　甘草和胃生金。一钱　人参生胃之津，养肺之气。七分　真阿胶八分　胡麻仁炒研，一钱　麦门冬去心，一钱二分　杏仁炮去皮尖，炒黄，七分　枇杷叶一片，刷去毛，蜜涂炙黄

水一碗，煎六分，频频二三次滚热汤服。痰多加贝母、瓜蒌；血枯加生地黄；热甚加犀角、羚羊角，或加牛黄。

昌按：诸气膹郁之属于肺者，属于肺之燥也。而古今治气郁之方，用辛香行气，绝无一方治肺之燥者。诸痿喘呕之属于上者，

亦属于肺之燥也。而古今治法，以痿呕属阳明，以喘属肺，是则呕与痿属之中下，喘唯属之上矣。所以千百方中，亦无一方及于肺之燥也。即喘之属于肺者，非表即下，非行气即泻气，间有一二用润剂者，又不得其肯綮。总之《内经》六气，脱误秋伤于燥一气，指长夏之湿为秋之燥。后人不敢更端其说，置此一气于不理。即或明知理燥，而用药夹杂，如弋获飞虫，茫无定法示人也。今拟此方，命名清燥救肺汤，大约以胃气为主，胃土为肺金之母也。其天门冬虽能保肺，然味苦而气滞，恐反伤胃阻痰，故不用也。其知母能滋肾水清肺金，亦以苦而不用。至如苦寒降火正治之药，尤在所忌。盖肺金自至于燥，所存阴气不过一线耳，倘更以苦寒下其气，伤其胃，其人尚有生理乎？诚仿此增损，以救肺燥变生诸症，如沃焦救焚，不厌其频，庶克有济耳。

附诸贤治燥成方

东垣清燥汤

　　黄芪一钱五分　苍术一钱　泽泻　白术　橘皮各五分　人参　茯苓　升麻各三分　曲　炙甘草　猪苓　归身　生地　麦门各二分　五味子九粒　黄连　酒黄柏　柴胡各一分

　　上㕮咀，如麻豆大，每服半两，水二盏半，煎至一盏，去楂，稍热空心服。

　　《脾胃论》曰：六七月之间，湿令大行，子能令母实而热旺，湿热相合，而刑庚金大肠，故寒凉以救之。燥金受湿热之邪，绝寒水生化之源，源绝则肾亏，痿厥之病大作，腰以下痿软，瘫痪不能动，行走不正，两足欹侧①，以清燥汤主之。

---

　　① 欹（qī七）侧：歪斜。

和剂双和汤

补血益气，治虚劳少力。

白芍药二两五钱　黄芪　熟芐　当归　川芎各一钱　甘草炙　官桂各七钱五分

上为粗末，每服四钱，水一盏半，生姜三片，枣二枚，煎至七分，去相温服。

友松子曰：双和汤出自《和剂局方·补虚门》中，东垣取之选入于《辨惑论》治肺之脾胃虚方之第二首，其第一首乃自制升阳益胃汤也。《阴阳应象大论》曰：西方生燥，燥生金，金生辛，辛生肺，在色为白，在音为商云云。注曰：时至秋而肃杀，故在音为商，金气应之，所谓肺之脾胃虚者，本之此也。以其秋分已前，立秋、处暑、白露，四十五日有奇，还是太阴湿土主气，故先立升阳益胃汤而驱湿热矣。秋分已后，寒露、霜降，四十五日有奇，以至立冬之际，正是阳明燥金主事，乃立双和汤而治秋深之燥者，盖活手段也。所以然者，用黄芪、川芎、桂和表以治外燥，用当归、芍药、熟芐和里以治内燥。生姜之辛，入肺以行卫气；大枣之甘，入脾以充营气。乃甘草之甘，调停内外营卫二气，故曰双和。

丹溪治燥方

当归　芍药　熟地　麦门　人参　黄柏　天花粉　五味子

丹溪朱氏曰：皮肤皱揭折裂，血出大痛，肌肤燥痒，皆火烁肺金，燥之甚也。

友松子曰：此丹溪自得经旨而示后进之活法也。经曰：燥淫所胜，平以苦温。天花粉之苦，人参之温，足以任之。佐以酸辛，芍药之酸，当归之辛，足以当之。以苦下之，黄柏之苦，可以下行。又曰：熟地苦温，可以平燥。五味酸辛，可以润之。麦门之苦，可以泄之也欤哉。然细观是论是药，似有未备焉矣。所以然者，本药俱是治乎干于内而精血枯涸之品，并不见有治干于外则皮肤皱揭之物，使人不无遗憾也。用之者，须加防风、秦艽、升麻、孩儿菊①、泽兰、川芎轻扬之物，引诸药而达于表，才能胜其燥令之气耳。

要诀活血润燥生津饮

麦门冬　天门冬　生地　熟地　天花粉　瓜蒌仁　麻仁泥　当归　甘草

呠咀，水煎。

愚按：戴元礼此方，即朱丹溪清气化痰、生津甘露丸里变化来也，比此方有人参、橘皮、知母、桔梗，无二地黄、当归、瓜蒌②仁、麻仁耳。药品平常，不须考索。历观诸家治燥之法，仅及于病机，而未及于令气，故虽丹溪之贤，元礼之显，亦唯隔衣搔痒矣。其不及于丹溪者，不足录焉。

正传生血润肤饮

川归　生地　熟地　黄芪各一钱　天门二钱半　麦门二钱　五味子九粒　片芩酒洗，五分　瓜蒌仁五分　升麻二分　酒红花一分

上细切，作一服，水二盏，煎至一盏，温服。如大便结燥，加麻仁、郁李仁各一钱。

虞天民曰：予仲兄怀德处士，年四十五，生平体瘦弱血少。值庚子年，岁金太过，至秋深燥金用事，久晴不雨，得伤燥证。皮肤折裂，手足枯燥，搔之屑起，血出痛楚，十指甲厚，反而莫能搔痒。予制一方，名生血润肤饮，服数十贴，其病如脱。后治数十人皆验。

三和饮自订

即双和汤加酒柴胡、酒黄芩各减半，栝楼根、生人参如数，

---

① 孩儿菊：即兰草。别称千金草。《本草纲目》卷十四"兰草"条："其叶似菊，女子、小儿喜佩之，则女兰、孩菊之名，又或以此也。"

② 蒌：原阙，据上文补。

卷之一
九九

煎如东垣法。

　　尝治京畿那波木菴先生令妹，年五旬余。蚤年产育甚繁，于庚戌深秋伤燥。喜呕，呕有苦，善太息，心胁痛不能反侧，嗌干面尘，身无膏泽。易治时医数辈，反加燥痒，搔之则生小红点如痱。常聆令兄之举，遂请治。诊之弦而涩，因串此方而与之。诊弦，故串小柴胡汤；涩，故主黄芪建中汤；荣卫并弱，故假四物保元也。前后计，药不五十贴而建全功焉。前五贴，少加防风、泽兰以行表。后十贴并去柴、芩以和中。东垣谓：大病之后，虚劳气乏者，以双和汤调治。不热不冷，温而有补，岂欺我也。

卷之二

火门第八

叙曰：水火，人身之阴阳也。阳常有余，故火证恒多，所谓一水不胜五火是也。人能摄理其火，致其冲和①，则调元之手矣。或者寒凉太过，斯又弊焉。自有五行以来，不可以无火，故知灭烬之为非。今考古方二十余首以治火，岂曰灭火云哉。

[批] 烬，一本作"尽"。

井花水

水足以济火，故狂躁烦渴，火实之证，内以水饮之，外以水渍之，此既济之妙，自《大易》以来，已有之矣。

甘梨浆

甘梨浆，水类也。生之可平六腑之阳，熟之可济五脏之阴。实火宜生，虚火宜熟。

按：《类编》云：一士人状若有疾，厌厌无聊，往谒杨吉老②诊之。曰：君热证已极，气血消铄，此去三年，当以疽死。士人不乐而去，闻茅山有道士医术通神，不欲自鸣，乃衣③仆衣，诣山

① 冲和：平和。晋·袁宏《后汉纪·灵帝纪》："此子神气冲和，言合规矩，高才妙识，罕见其伦。"《老子》第四章河上公注："冲，中也。道匿名藏誉，其用在中。"

② 杨吉老：杨介，字吉老。宋医家，世业医，为太医，著有《四时伤寒总病论》。

③ 衣：穿衣。《孟子·滕文公上》："许子必织布然后衣乎？"

拜之，愿执薪水之役。道士留置弟子中，久之以实白①道士。道士诊之，笑曰：汝便下山，但日日吃好梨一颗，如生梨已尽，则取干者泡汤，食滓饮汁，疾自当平。士人如其戒，经一岁复见吉老。见其颜貌腴泽，脉息和平，惊曰：君必遇异人，不然岂有痊理？士人备告吉老。吉老具衣冠望茅山焚香设拜，自咎其学之未至云。如杨君者，可谓无固无我②大丈夫矣。今时医流，见人之长，则吹毛责备，欲著③所短，无所不至，不咎自学之短，唯恐负堕己术，阳不敢议阴，致狂吠曰：尺有所短，寸有所余，彼长我亦长也。痴人闻之，总以为然，如此之辈，真蜀犬也。

人屎人尿人中白牛屎猪屎马通驴子小便总考

孙思邈《千金方》凡疗火证、热证，率用上件取汁饮之，往往称其神良，何也？经曰：清阳出上窍，浊阴出下窍。屎溺出于二阴，则无分人类物类，皆阴浊也。唯其阴浊，故足以制阳光。或者鄙而远之，夫夫未达医之妙也。

炼秋石

古昔神良之医，但用人尿、溺白垽④耳，未尝有用秋石之方也，近时多用之。夫药有气有味，有精有魄。秋石既经煎炼，则其气味已易，精华已去，所存者独枯魄耳，恶⑤能与人尿、溺白垽论效功耶？此举世尚奇之昧也，或用阴秋石者为近之。

---

① 白：禀告。
② 无固无我：又作"勿固勿我"，语出《论语·子罕》。意为无固执己见之举，无自私自利之心。
③ 著：彰显。
④ 溺白垽（yìn 印）：即人中白。为人尿自然沉结的固体物。垽，沉淀物。
⑤ 恶（wū 乌）：犹"安"。何，怎么。《广韵·模韵》："恶，安也。"《左传·襄公二十八年》："宗不余辟，余独焉辟之？赋诗断章，余取所求焉，恶识宗？"

防风通圣散

防风　川芎　川归　白芍药　大黄　芒硝　连翘　薄荷　麻黄　石膏　桔梗　黄芩　白术　栀子　荆芥　滑石　甘草

[批]《万氏家抄方》云：其大黄、芒硝、麻黄三味，对证旋入，自利去硝、黄，自汗去麻黄。又，治疠①之法，见于本门，增损三味，其理自长。

表里客热，三焦火实者，此方主之。

麻黄、防风疏表药也，火热之在表者，得之由汗而泄；大黄、芒硝攻里药也，火热之在里者，得之由下而泄；荆芥、薄荷清上药也，火热之在巅顶者，得之由鼻而泄；滑石、栀子清下药也，火热之在决渎②者得之，由溺而泄；乃石膏、桔梗又所以清肺胃；而连乔、黄芩，又所以去诸经之客热也。火热灼其血，则川芎、当归、芍药可以养之；火热坏其气，则白术、甘草可以益之。

[批] 乔，当作"翘"。

导赤散

生地黄　木通去粗皮　甘草梢等分，为末

[批] 钱氏同为末，水一盏，入竹叶同煎至五分，食后温服。一本不用甘草，用黄芩。

心热，小便黄赤，此方主之。

心与小肠为表里，故心热则小肠亦热，而令便赤。是方也，生地黄可以凉心，甘草梢可以泻热，佐之以木通，则直走小肠、

---

① 疠：疫病。《周礼·天官·疾医》："四时皆有疠疾。"
② 决渎：疏浚水道。《素问·灵兰秘典论》："三焦者，决渎之官，水道出焉。"此处借指三焦。

膀胱矣。名曰导赤者，导其丙丁之赤①，由溺而泄也。

三黄泻心汤

黄芩　黄连　大黄酒润，各等分

[批]《金匮》泻心汤，心气不足，吐血衄血者主之。亦治霍乱。大黄二两，黄连一两，黄芩一两。上三味，以水三升，煮取一升，顿服之。

师曰：《金匮》经历乎二晋二宋、隋唐五代之间，未闻有知此经者。迨赵宋，王洙②学士在馆阁日得于蠹简③之中，或脱简，或蛀烂，或有证脱方，或有方脱证，儒臣孙奇、林亿等修饰者焉。然编汇，圣者也；修饰，儒者也，其中不无差错焉。如《伤寒论》大黄黄连泻心汤，以麻沸汤浸须臾，绞去滓，分温再服。泻心汤则不然，以水三升，煮取二升，顿服云者，不能使人无疑矣。淫火犯上吐衄之际，岂可煎取三分之一浓汁，顿服一升，而直达中下二部，以诛无过之地乎？设使用汤，亦作九次七次而服之，庶可成功。所以东垣用蜜为丸如梧子大，每服三十丸，熟水吞下者，一以炼蜜不致伤土，一以熟水寒因热用，且蜜丸末药，不致速下，而治病之法，或在是焉。又于证曰"心气不足"，于治药曰"泻心汤"，臆④其间必有脱文，后人虽有臆度解说，总不亲切焉，吾宁

---

① 丙丁之赤：古人以天干配五行，丙丁皆属火，火分阴阳。丙火为阳火，内应手太阳小肠经；丁火为阴火，内属手少阴心经。赤为火之色，此处借喻心经与小肠经之火热。

② 王洙：字原叔，一作源叔，一说字尚汶。应天宋城（今河南商丘）人。尝任翰林学士，于馆阁时偶然发现蠹简中有张仲景《金匮玉函要略方》三卷，上卷为伤寒，中卷论杂病，下卷则载其方，并有疗妇人之法。后宋朝诸臣校订时，以杂病及饮食、禁忌编成今之《金匮要略》，共二十篇传世。

③ 蠹简：被虫蛀坏的书籍。泛指破旧书籍。唐·刘知几《史通·惑经》："徒以研寻蠹简，穿凿遗文，菁华久谢，糟粕为偶。"

④ 臆：原作"憶"，据文义改。下文同。

师东垣之法矣。

东垣李氏，三味为末，炼蜜丸如梧子大，每服三十丸，食后熟水吞下，用治男妇三焦积热之药也。后世改丸为汤，号曰泻心，尤浑乱古法也。

谨按：《伤寒论》太阳篇有曰大黄黄连泻心汤者，唯标药名二种，而无黄芩故也，本因黄连泻心火，则此方有黄芩，仍名泻心汤者，假枯芩泻火于上，以治衄也欤。且夫长沙治太阳病心下痞，按之濡，其脉关上浮者，大黄黄连泻心汤主之。大黄二两，黄连一两。上二味，以麻沸汤二升，渍之须臾，绞去滓，分温再服。成氏注曰：《内经》曰"火热受邪，心病生焉"，苦入心，寒除热，大黄、黄连以导泻心下之虚热。但以麻沸汤渍服者，取其气薄而泄虚热。愚谓此注未尽善也，盖由黄连、大黄于药中大苦大寒，若依常法煎服，恐伤其胃气，不纳而呕，变坏益多焉。故长沙渍汤而服，乃日本所谓摆出药也。东垣解之以为蜜丸便于施治，岂不有余裕也？

心膈实热，狂燥①面赤者，此方主之。

味之苦者，皆能降火，黄芩味苦而质枯，黄连味苦而气燥，大黄苦寒而味厚。质枯则上浮，故能泻火于膈；气燥则就火，故能泻火于心；味厚则喜降，故能荡邪攻实，此天地亲上亲下之道，水流湿火就燥之义也。

龙胆泻肝汤

柴胡一钱　黄芩七分，炒　五味子九粒　生甘草　山栀炒黑　知母去毛，炒　天门冬去心　麦门冬去心　黄连炒　人参　龙胆草各

---

① 燥：焦急、躁灼。《释名·释言语》："燥，焦也。"宋·刘克庄《江西诗派小序·晁叔用》："士有抱奇怀能留落不遇，往往燥心污笔，有怨诽恢恢沉抑之思。"

五分

[批]《十便良方》治胆瘅，每服五钱，水钟半，煎七分，不拘时服。徐春甫①云：肝胆有实热，令人口苦而酸，用本方治之。若谋虑不决，肝胆虚而口苦者，人参、远志、茯神为君，柴胡、草龙胆为使。甚者钱氏地黄丸，所谓虚者补其母也。

谋虑不决，肝热胆溢，口苦热盛者，此方主之。

肝主谋虑，胆主决断，谋虑则火起于肝，不决则火起于胆。柴胡性温味苦而气薄，故入厥阴、少阳；黄芩、黄连、龙胆草、山栀子得柴胡以君之，则入肝胆而平之矣。制肝者唯金，故用天麦门冬、五味、知母以益肺；畏肝者唯土，故用人参、甘草以益脾。

左金丸

黄连六两，炒　　吴茱萸一两，汤泡

二共为末作丸。

[批] 愚按：此丹溪之方也。以黄连六两，吴茱萸一两同炒为末，神曲糊丸，如梧子大。每服三四十丸，白汤下。治肝经火实，左胁满痛者。以黄连、吴茱一热一冷，二味同炒，阴阳相济，君臣相佐，最得制法之妙也。一名回令丸，治膈噎因于火者。方名回令，黄连之苦能胜热，可以回其火令；佐以吴萸之辛热，经曰"佐以所利，和以所宜"，是此谓乎。

肝脏火实，左胁作痛者，此方主之。

左，肝也。左金者，谓金令行左而肝平也。黄连乃泻心之物，泻去心火，不得乘其肺金，则清肃之令左行，而肝有所制矣。吴

① 徐春甫：明代医学家。字汝元（或作汝源），号思鹤，又号东皋。家世业儒，博览医书，通内、妇、儿等科。曾在太医院任职。编著有《古今医统大全》《内经要旨》《妇科心镜》《幼幼汇集》《痘疹泄秘》等书。

茱萸味辛热而气臊，臊则入肝，辛热则疏利，乃用之以为反佐。经曰"佐以所利，和以所宜"，此之谓也。

　　一富儿夏月中下痢赤白，里急后重，医用下剂，则加胸胁痛，难以布息①，请治于予。脉之弦实，与左金丸十五粒，胸痛止；再与十五丸，痢亦减；再加丸数，诸症如脱焉。或问：左金丸治痢，亦有例乎？曰：浙西河山纯老用变通丸治赤白下痢，日夜无度，及肠风下血，用川黄连（去毛）、吴茱萸（汤泡过）各等分，同炒香，拣出各为末，以粟米饭和丸梧子大，各别收。每服三十丸，赤痢，甘草汤下黄连丸；白痢，姜汤下茱萸丸；赤白痢各用十五丸，米汤下。此乃变通乎寒因热用、热因寒用之微义，所以治病有功而无偏胜之害也。出《百一选方》。

当归龙荟丸

当归　龙胆草　栀子　黄连　黄柏　黄芩各一两　木香一钱
麝香五分　大黄酒浸　青黛　芦荟各五钱

　　蜜丸如豆大。

　　[批] 当归龙荟丸，钱氏所制，治风热蓄积，时发惊悸，筋惕搐搦，头目昏眩，肌肉眴瘛②，胸膈不利，肠热燥涩，躁扰越狂，骂詈惊骇诸火热证。为细末，炼蜜丸如小豆大。每服二三十粒，生姜汤下，小儿如麻子大服。忌发热诸物云。后人加柴胡五钱，青皮一两，以神曲糊为丸，乃平肝泻火之计较③也。

　　风热蓄积，时发惊悸，筋惕搐搦，嗌塞不利，肠胃燥涩，狂越等证，此方主之。

---

　　① 布息：呼吸。
　　② 眴瘛（rúnchì 撋斥）：筋肉抽搐。眴，肌肉抽缩跳动。瘛，指筋脉拘急，手足挛掣疾患。《素问·玉机真脏论》："病筋脉相引而急，病名曰瘛。"
　　③ 计较：策略。

肝火为风，心火为热，心热则惊悸，肝热则搐搦。嗌塞不利者，肺亦火也。肠胃燥涩者，脾亦火也。狂越者，狂妄而越礼也。经曰：狂言为失志。又曰：肾藏志。如斯言之，则肾亦火矣，此一水不胜五火之谓也。故用黄连以泻心，用黄芩以泻肺，青黛、龙胆、芦荟以泻肝，大黄以泻脾，黄柏以泻肾。所以亟亟①以泻五脏之火者，几于无水，故泻火以存水耳。用当归者，养五脏之阴于亢火之时；用木香、麝香者，利五脏之气于克伐之际也。互考见咳嗽门。

泻黄散

藿香二钱　山栀一两，炒黑　石膏五钱　甘草三两　防风四两

[批] 钱氏一名泻脾散，上㕮咀，同蜜酒微炒香，为末。每服一钱至二钱，水一盏，煎至五分，温服清汁，无时。王海藏云：脾实则泻其子，肺乃脾之子，加桑白皮泻肺。

脾家伏火，唇口干燥者，此方主之。

唇者脾之外候，口者脾之窍，故唇口干燥，知脾火也。苦能泻火，故用山栀；寒能胜热，故用石膏；香能醒脾，故用藿香；甘能缓脾，故用甘草；用防风者，取其发越脾气而升散其伏火也。或问何以不用黄连？余曰：黄连苦而燥，此有唇口干燥，则非黄连所宜，故唯栀子之苦而润者为当耳。又问曰：既恶燥，何以不去防风？余曰：东垣已言之矣，防风乃风药中之润剂也，故昔人审择而用之。

升阳散火汤本方去独活加葱白，名火郁汤

升麻去丝根　葛根　独活　羌活　人参去芦　白芍各五钱　柴胡

---

① 亟亟：急迫。《尔雅·释诂下》："亟，疾也。"《素问·生气通天论》："隔者当泻，不亟正治，粗乃败之。"

八钱　防风三钱五分　生甘草二钱　炙甘草三钱

[批]每服秤半两，水二盏，煎至一盏，去柤，稍热服。忌寒凉之物及冰水月余。

《辨惑论》治男妇发困热，肌热，筋骨间热，表热①如火燎肌肤，扪之烙手。夫四肢属脾，脾者土也，热伏地中②，此病多因血虚而得之，或胃虚过食冷物，抑遏阳气于脾土。火郁则发之。

过食冷物，抑遏少阳之火，郁于脾部者，此方主之。

少阳者，三焦与胆也。经曰：少火生气。丹溪曰：天非此火不能生万物，人非此火不能以有生。是少火也，生物之本，扬之则光，遏之则灭，今为饮食填塞至阴，抑遏其上行之气，则生道几于息矣，故宜辛温之剂以举之。升麻、柴胡、羌活、独活、防风、干葛，皆辛温上行之物也，故用之以升少阳之气，清阳既出上窍，则浊阴自归下窍，而食物传化自无抑遏之患。芍药味酸，能泻土中之木。人参味甘，能补中州之气。生甘草能泻郁火于脾，从而炙之，则健脾胃而和中矣。东垣氏圣于脾胃者，其治之也，必主于升阳。俗医知降而不知升，是扑其少火也，安望其卫生耶？

愚按：山甫曰东垣氏圣于脾胃者，其治之也必主升阳云云者，似未达乎易水东垣治脾胃有授受之诀也。易水悟入太阴阳明论脾不主时云云之旨，从乎春升、夏浮、秋降、冬沉之四脏，而用药则凉之寒之、温之热之，或顺之逆之，无不是法天地生万物之妙义也。以故春夏主用升浮之药，以顺天地之生长，秋冬主用降沉之药，以承天地之收藏。事详老年承昆仑范公曲吐露满腔珠玑③，

① 表热：原脱，据《内外伤辨惑论》卷中补。

② 热伏地中：此指阴火乘其脾土。

③ 珠玑：珠宝。圆者称珠，不圆者谓玑。此处比喻师尊珍贵的活人良言教诲。

而撰《内外伤辨惑论》之中矣。以仁术系心者，习之日久亦当知。愚之私淑千来年之秘诀于老人，今日尽囊抛出，用示大方者，不过以人命为重，不择亲疏而告之云。

泻白散

桑白皮　地骨皮各一两　甘草五钱

[批] 钱氏曰：上三味为末，每服一二钱，水一中盏，入粳米百粒，同煎至六分，食后温服。王海藏曰：肺热骨蒸自汗，宜用此方直泻之。用山栀、黄芩方能泻肺，但当以气血分之。又云：实则泻其子，实则以泽泻泻之。

肺火为患，喘满气急者，此方主之。

肺苦气上逆，故喘满，上焦有火，故气急，此丹溪所谓气有余便是火也。桑白皮味甘而辛，甘能固元气之不足，辛能泻肺气之有余。佐以地骨之泻肾者，实则泻其子也；佐以甘草之健脾者，虚则补其母也。此云虚实者，正气虚而邪气实也。又曰：地骨皮之轻可使入肺，生甘草之平可使泻气，故名以泻白，曰曰，一本作"白"肺之色也。

愚按：钱氏泻白非直泻肺也，由乎肺虚，客热居之，用桑皮、骨皮之甘寒以散客邪，则喘嗽气急等症已矣。然恐肺脏尚虚，客热又生，故加粳米以补土，所谓虚则补其母矣。山甫去而不用者，何哉？考方大都忽略如此，故及之。

阿胶散

阿胶一两半，蛤粉炒　鼠黏子二钱半，炒香　马兜铃半两，焙　炙甘草五钱　杏仁去皮尖，七个　糯米一两

[批] 钱氏又名补肺散，每服一二钱，水一盏，煎至六分，食后温服。

肺虚有火，嗽无津液，咳而哽气者，此方主之。

燥者润之，今肺虚自燥，故润以阿胶、杏仁；金郁则泄之，今肺中郁火，故泄以兜铃、黏子；土者，金之母，虚则补其母，故入甘草、糯米以补脾益胃。

王海藏曰：杏仁本泻肺，非若天门冬、麦门冬、人参之补也。友松子曰：鼠黏子，本草虽未言及脾胃虚寒人服之作泻之诫，于药匙头经验者多以故，虽于小儿痘疹咽喉肿痛，其人胃气虚寒，则不敢用，误用辄泻而作变症者多。后看《和剂》小儿方中有大便利者勿服之言，乃觉不着意方书用药，无非错之谚焉。

大补丸

黄柏一斤，炮褐色

为末，水丸。气虚者四君子汤下，血虚者四物汤下。

[批] 丹溪治阴火，黄柏去粗皮，细切，用新瓦盛，盐酒炒褐色，为细末，粥丸。

愚按：阴火者，即少阴肾火也。须察脉色用之，面色或赤或黑，左尺脉实数者为宜。若右尺数实者，须用海藏凤髓丹泻之，即大补丸加生甘草一半是也。丹溪谓黄柏走至阴，有泻火补阴之功，然非阴中之火不可用也，学之者不可不知此诫，妄用杀人，而遗祸于朱家可也。

肾火从脐下起者，肾水衰也，此方主之。

肾非独阴也，命门之火寄焉。肾水一亏，则命门之火无所畏而自炽矣，故龙雷之火从脐下动也。经曰：水郁则折之。木木，当作水郁者，肾部有郁火也。折之者，制其冲逆也。柏皮味苦而厚，为阴中之阴，故能制肾经冲逆之火，火去则阴生，故曰大补。王冰曰壮水之主以制阳光，此之谓也。气虚下以四君子汤，恐其寒凉而坏脾也；血虚下以四物汤，助其滋阴而制火也。

滋肾丸

黄柏十两，酒浸　知母六两，酒浸　肉桂五钱

[批] 东垣李氏曰：治长安王氏，奉养太过，膏粱积热，损伤肾水，致膀胱久而干涸，小便不化，火又逆上而为呕哕。用黄柏、知母各一两（酒洗，焙、碾），入桂一钱为引，熟水丸如芡子大。每服二百丸，熟水下。少时如刀刺前阴火烧之状，溺如瀑泉涌出，床下成流，顾眄之间①，肿胀消散。《内经》云：热者寒之。肾恶燥，急食辛以润之。以黄柏之苦寒泻热，补水润燥为君；知母之苦寒泻肾火为佐；肉桂辛热佐之，寒因热用也。

肾火起于涌泉之下者，此方主之。

热自足心直冲股内而入腹者，谓之肾火起于涌泉之下。知、柏苦寒，水之类也，故能滋益肾水。肉桂辛热，火之属也，故能假之反佐，此《易》所谓水流湿，火就燥也。

谨按：滋肾三品，盖上世之秘方也，或师弟口传心授之方乎？或备载于《金匮玉函》乎？未可知也。所以然者，河间、易水、东垣以至于丹溪，俱以黄柏、知母为补阴之神品者，岂无受授秘诀而使浪剂没②人乎？滋肾之理但未发出耳。唯如后贤薛立斋、萧万兴极言苦寒坏胃、降多亡阴之说纷纭叠出，遂惮知、柏如冰霜而厌之。然薛尚存可否，而萧则矫枉过正也，岂刘、张、李、朱之明哲而不及此等易易之言，啧啧之理乎③？因之年来大生疑团，窒塞心膺。直至丙寅，一冬朝思夕④，唯自觉大苦之味、大寒之气

---

① 顾眄 (xì 细)：回头看望。眄，看，视。晋·阮籍《咏怀》："流眄发姿媚，言笑吐芬芳。"

② 没 (mò 末)：通"殁"。《说文通训定声·履部》："没，假借为殁。"

③ 啧啧：形容议论纷纷。《续资治通鉴·宋高宗建炎元年》："或母后戚里之家，有所干请，间以内批御宝行之，人言啧啧。"

④ 夕：此下疑有阙文。

满于口齿，于交春夜半睡醒，忽得滋肾之旨，疑团消，心膺开，所谓如暗得灯者乎，未知是否，试陈之。夫黄柏味之大苦者也，知母味之小辛者也，大苦配太徵丙火，小辛配少商辛金，丙与辛合，化成乎羽水也。五行化运之法曰：逢龙即变。乃肉桂者，龙雷之火气也。丙辛之岁，壬辰建之，龙上加水，故曰水运，《洪范①》所谓润下是也。且夫黄柏治左尺之火者，左寸心火之位也，故黄柏之苦入左尺，以济其心下之阴血；知母治右尺之火者，右寸肺金之位也，故知母之辛入右尺，以清其肺下之阴精；桂者，直入中宫命门，左之右之，而佐乎苦寒之品，以成既济之功用也。故曰滋肾三品，上世之秘方焉。若三品不同行，则恐不能化水，而寒中之变亦不能逃矣。于斯一得其法以来，用治色欲之人，邪火煎熬，阴血渐涸，五心发热者，必用之急救肾水，无不如鼓桴之相应，其功胜于王节斋补阴泻火汤、龚云林②滋阴降火汤远矣。

三补丸

黄芩　黄连　黄柏俱酒润，等分

［批］《宣明》三补丸，为细末，新汲水丸服。

三焦有火，嗌喉干燥，小便赤涩，大便秘结，此方主之。

少火之火，无物不生，壮火之火，无物不耗，《内经》曰壮火食气是也，故少火宜升，壮火宜降。今以三物降其三焦之壮火，

---

① 洪范：《尚书》篇名。洪范，即统治大法。原是商代贵族政权总结出来的统治经验。《汉书·五行志》："禹治洪水，赐《洛书》，法而陈之，《洪范》是也。"其中提出水、火、木、金、土"五行"及其性能作用，后成为汉代"天人感应"思想的理论基础。

② 龚云林：龚廷贤，字子才，号云林、悟真子。明代著名医学家，曾获"医林状元"匾额。著有《济世全书》八卷、《寿世保元》十卷、《万病回春》八卷、《小儿推拿秘旨》三卷、《药性歌括四百味》《药性歌》《种杏仙方》四卷、《鲁府禁方》四卷、《医学入门万病衡要》六卷、《复明眼方外科神验全书》六卷、《云林神彀》四卷等，并为其父续编成《古今医鉴》。

则气得其生，血得其养，而三焦皆受益矣，故曰三补。黄芩苦而枯，故清热于上；黄连苦而实，故泻火于中；黄柏苦而润，故泻火于下。虽然火有虚实，是方但可以治实火，若虚者用之，则火反盛，谓降多亡阴也。丹溪曰：虚火可补，人参、黄芪之类。则虚实之辩，若天渊矣，明者幸求之证焉。

益元散即暑门六一散，又名天水散

滑石六两　甘草一两

共为末，用蜜水调下三钱。

六腑有实火，上有烦渴，下有便秘、赤涩者，此方主之。

滑石性寒，故能清六腑之热。甘草性平，故能缓诸火之势。

李濒湖曰：滑石甘淡，其味先入于胃，渗走经络，游溢津气，上输于肺，下通膀胱。肺主皮毛，为水之上源；膀胱司津液，气化则能出。故滑石上能发表，下利水道，为荡热燥湿之剂。发表是荡上中之热，利水道是荡中下之热；发表是燥上中之湿，利水道是燥中下之湿。热散则三焦宁而表里和，湿去则阑门①通而阴阳利。刘河间之用益元散通治表里上下诸病，盖是此意，但未发出尔。

凉膈散

黄芩酒炒　栀子仁炒黑②　薄荷各一两　连翘四两　大黄酒浸
芒硝　甘草各二两

共为末，每服五钱。

[批]按：河间刘氏标号凉膈，以大黄、芒硝下剂倍于栀、芩、薄荷，则名与药反，使学者无以准则，今凭王金坛所订之方

---

① 阑门：七冲门之一。出《难经·四十四难》。指大、小肠交接处。其犹如门户间之门阑，故称。

② 炒黑：原作"黑炒"，据《医方考》卷二乙正。

为准绳也。连翘一两，甘草、山栀、黄芩、大黄、薄荷各五钱，朴硝二钱。上㕮咀，每服一两，水一钟，竹叶三十片，同煎七分，去渣，入生蜜少许，食后温服。加黄连五钱，名清心汤。

师曰：治心火上盛，膈热有余，加桔梗五钱，以为舟楫，使诸药上浮，其效益捷，世谓易老之增味也。

火郁上焦，大热面赤者，此方主之。

黄芩、栀子，味苦而无气，故泻火于中。连翘、薄荷，味薄而气薄，故清热于上。大黄、芒硝，咸寒而味厚，故诸实皆泻。用甘草者，取其性缓而恋膈也。不作汤液而作散者，取其泥膈而成功于上也。

清咽太平丸

薄荷叶十两　川芎　甘草　防风　乌犀角　柿霜各二两　桔梗三两

蜜丸，噙化。

膈上有火，早间咯血，两颊常赤，咽喉不清者，此方主之。

消风清热，莫如薄荷，故用以为君；佐以乌犀，解心热也；入以柿霜，生津液也；用川芎，有清上之功；用防风，有解散之效；恐诸药之下流，故载以舟楫；因火势之急速，故缓以国老。

师云：咽者，胆之候。若只咽间痰热，膈内和者，宜以平胆之方主之。

按：此方出自《金匮》治咳而胸满，振寒，脉数，咽干不渴，时出浊唾腥臭，又治伤寒，少阴病二三日，咽痛者之桔梗汤增味之药也。所陈膈上有火，早间咯血，两颊常赤，咽喉不清之证，加犀角、柿霜，而薄荷减半足矣。若因风热在上以致前症者，则增五倍之薄荷与川芎、防风消风散热，或庶几焉。若因脏腑厥阳之火上炎而致前证者，岂宜恃薄荷为君乎？学者思之。且夫此方名似不可解，如"清咽"二字近理，"太平"二字难解矣。所谓太平者，大乱之对也，设若病势极危，以拨乱反正之灵物而收全功，则直名曰"太平"可矣，斯症斯药总是平平，岂可曰"太"哉？谅此药出自道家方士者流，夸张其药，盖非名医方也。或曰：然则此方无所用乎？曰：吾论方名之不正，立言之不顺而已，其药其效，刬去久矣。

吴谓恐诸药下流，故载以舟楫者，乃指佐使之言，若于君臣之剂，乃非经旨也。

温胆汤

竹茹　枳实麸炒　半夏制　甘草各二两　陈皮去白　生姜各四两

[批]《千金》温胆汤，治大病后虚烦不得眠，此胆寒故也，此药主之。用陈皮三两，半夏、枳实、竹茹各二两，茯苓一两半，甘草（炙）一两。上㕮咀散，每服四大钱，水一盏半，姜五片，枣一枚，煎七分，去柤，食前服。

胆热呕痰，气逆吐苦，梦中惊悸者，此方主之。

胆，甲木也，为阳中之少阳，其性以温为常候，故曰温胆。竹茹之清所以去热，半夏之辛所以散逆，枳实所以破实，陈皮所以消滞，生姜所以平呕，甘草所以缓逆。伤寒解后，多有此证，是方恒用之。

按：《千金方》用治胆寒虚烦，吴山甫治胆热呕痰，气逆吐苦。立方者用治胆寒，考方者用治胆热，似无归一之趣①，后学不无迷惑焉。叨从山甫曰有用竹茹之寒二两，则有生姜之温四两而相加倍焉，借曰有用枳实之苦二两，则有半夏之辛二两而相抵对焉？由是观之，则非治胆热吐苦也明矣，况《千金》别立泻胆实

---

① 趣：向，趋向。《集韵·广韵》："趣，向也。"《篇海类编·人事类·走部》："趣，趋向也。"

热之半夏汤乎。以愚考之，温，养也，乃温养之谓也。《本草·序例》：调肝气虚，补以生姜①；治胆虚火，温以半夏、陈皮。此生姜、半夏、陈皮，温养肝胆之物，以为君药者也。肝属木，胆火寄于中，有中正、决断、谋虑、亲近之称焉。用是方者，当从其本，勿逐其末可也。然而卮言②曰：胆者，淡也，清净之府，无所受输，淡淡然也。故用药治，亦须亲切之物，而不用牵强驳杂之药可也，如补胆则酒当归、炒酸枣仁、生人参、北细辛，泻则草龙胆、生酸枣仁、青皮，和则柴胡、黄芩、芍药，凉则黄连、苦茶之类，与本方相参为正。

珍珠散

琥珀　珍珠粉　铁粉　天花粉　朱砂　寒水石　牙硝　大黄酒浸　生甘草

各等分为末，每用薄荷汤调下三钱。

[批]《和剂》真珠散，九味各为末，拌匀，每服一钱，以竹叶汤调下。

按：各为末云者，各药别末也，以"拌匀"二字详之则可知矣。《和剂》用竹叶汤调下一钱，而吴氏用薄荷汤下三钱，可见其疏忽也。此等重剂，岂宜多服而不相审耶？吴氏用药鲁莽多多，故细细及之。

男妇小儿五脏积热，心胸闷乱，口干舌燥，精神恍惚，癫狂等证，此方主之。

明可以安神，琥珀、珍珠皆明物也，故用之以安神魄。重可

---

① 调肝……补以生姜：语出《本草纲目·序例》："时珍曰：经云不足者补之，又云虚则补其母。生姜之辛补肝。"
② 卮言：亦作卮言。自然随意之言。语出《庄子·寓言》："卮言日出，和以天倪。"成玄英疏："无心之言，即卮言也。"

以去怯，铁粉、朱砂皆重物也，故用之以定惊狂。寒可以去热，硝、黄、水石，皆寒物也，故用之以除积热。热之盛者必渴，天花粉可以生津。火之炽者必急，生甘草所以缓急。

人参黄芪白术甘草考

实火可泻，宜用芩、连、栀、柏；虚火可补，宜用人参、黄芪、白术、甘草，所谓温能除大热也。或者误用芩、连、栀、柏以治虚火，则火益炽。何以然哉？四件皆降下之品，降多则亡阴，阴亡则不足以济火，故令火益炽。

按："温能除大热"五个字，东垣老人自《阴阳应象大论》中得之，而开丹溪朱氏"虚火可补，宜用人参、黄芪"之言，诚救世之格言也，起敬起敬。

天雄附子川乌硫黄考

诸证无火者，宜于四件斟酌之。

壮火固不可有，少火亦不可无，所谓天非此火不足以生万物，人非此火不足以有生。故凡诸证寒凉太过，几于①无阳者，宜审择而用之。昔人以附子一物为太阳丹，以天雄、附子、川乌为三建汤，以硫黄为金液丹，皆所以养其真阳，壮其真火，而存此身之生气耳。明变之士，幸教我哉。

按："天非此火不足以生万物，人非此火不足以有生"十九字，丹溪先生自《阴阳应象大论》中得来，而开后世薛立斋之心目，以至明末清初补火之论大行于世，实朱公嘉惠矣。观其医按，每用人参数斤，术、附若干，似出东垣之右矣。未见丹溪全编之书，每以知、柏相责，令人不胜感叹焉。

---

① 几于：几乎。《后汉书·申屠蟠传》："申屠蟠禀气玄妙，性敏心通，丧亲尽礼，几于毁灭。"

癍疹门第九

叙曰：无热不癍，无湿不疹。此二言者，癍疹之大观也。其致疾之由，则有风寒暑湿之殊；辨证之法，则有表里虚实之异。此在人之自悟，非可以纸上尽也。

防风通圣散

防风 川芎 当归 大黄 芒硝 连翘 薄荷 麻黄 石膏 白芍药 桔梗 黄芩 白术 栀子 荆芥 滑石 甘草

失下发癍者，此方主之。

失下者，肠胃燥实，当下而失于下也。失下则热无所泄而结于胃，胃主肌肉，故肌肉之间见红癍也。红者，火之色，热之炽也。方中有大黄、芒硝、甘草，乃伤寒门调胃承气汤也，所以泻肠胃之实热。加连翘、栀子、黄芩、薄荷，乃火门之凉膈散也，所以散胸膈之热邪。全方除芒硝、大黄，名曰双解散。解表有防风、麻黄、薄荷、荆芥、川芎，解里有石膏、滑石、黄芩、栀子、连翘，复有当归、芍药以和血，桔梗、白术、甘草以调气。营卫皆和，表里俱畅，故曰双解。本方名曰通圣散，极言其用之妙也。正考见中风门。

甲寅春，抄纪之渡边主水公子伤风寒，发热日甚一日，至七八日，大便秘结，遍身发癍。老医宇治田云庵奉药二十日余，变症谵语泄利，口燥不食，身体怠倦，不能起坐。其传士户田布施二氏千户侯，别召在府食禄，陪医数辈，问其可否，乃异口同音云：贵病难疗，法当不治，由乎前医之误治，用通圣猛剂故也。于是二氏事急，星夜使急足请予诊视，盖因尊君羽林京兆公素信愚之兀忠，故欲为之解释矣。予一见书，不一日许飞奔到纪，二氏见讫，就令云庵诉白前药，云怀一纸药案，乃摊而看之，言前七八日所用者九味羌活汤也，发瘢用之者防风通圣也。予故意佯曰：此证此方，安得不危？二士颚然①，云变色唯唯②。予解颐③，谓之曰：外热虽炽，里症又急，何不单用凉膈散乎？设夜多谵妄，加芎、归、芍药之双和散足矣，何故泛进药味多多，致效缓缓之通圣欤？使病绵绵者，殆子之小心小胆故也。云改容作喜色，曰：然则如之何则可？予曰：今者诸证似退，而口尚燥，谵语未定，热仍在也。心胸痞满，面色黄，脉微缓，是瘀血也，法宜下之。只用加味四物汤与桃仁、桂枝，以代桃仁承气汤可也。云曰：昨泄三次，夜泄二次，且不食、怠倦，复下之如何？曰：仲景曰病者如热状，烦满，口干燥而渴，其脉反无热，此为阴伏，是瘀血也，当下之。由此观之，不再下，则恐变坏矣。当用桃仁承气，而今去硝、黄，用四物者，正恐硝、黄过剂矣。乘其泄则虽不用硝、黄，只此数味足矣。云踌躇，幸有庄野氏老医极力赞承，云不得已试进前药。一贴谵语定，二贴烦满已，不七贴诸证悉平。于是予告暇④。公子谢以酒肴金帛，愚对使者曰：此番全功在于云庵，赞成在于庄野，于某无干焉。拜登忍冬之酒余珍，附赵璧而还。日后云驰书致谢云：后进补中益气汤加血药而收十全之良功者，出于知己之力也，复呈诗致寿云。

葛根橘皮汤

葛根　橘皮　杏仁　知母　麻黄　黄芩　甘草

冬月肌中瘢烂，咳而心闷者，此方主之。

---

① 颚：疑为"愕"之误。愕然，吃惊貌。

② 唯唯：恭敬的应答声。此处引申为恭顺。

③ 解颐：开颜欢笑。《汉书·匡衡传》："匡说《诗》，解人颐。"颜师古注引如淳曰："使人笑不能止也。"

④ 暇：原作"睱"，据文义改。古时官吏向上司要求休假，谓之告暇。此处为谦语。

冬月腠理闭密，故用麻黄以发表；肌属阳明，故用葛根以解肌；咳为肺气不利，故用橘皮、杏仁以利气；闷为心膈有热，故用黄芩、知母以清热；辛甘发散为阳，故佐以甘草，且调诸药而和中也。

吴绶《伤寒蕴要》治瘫疹之法有六，其二曰冬月温暖，人感乖戾之气，冬未即病，至春被积寒所折，毒气不得发，至天气暄暖，温毒始发，则肌肉班疹①如锦纹，而咳心闷，但呕有清汁，宜用葛根橘皮汤主之。七味各等分，每服五钱，水盏半，煎至一盏，温服。

愚按：吴绶本文发班疹，以呕吐清汁为凭据而用此方，山甫失载此证，但曰心闷者主此方，使人失据，又自失也。

阳毒升麻汤

升麻半两　生犀角镑　麝香　黄芩炒　人参　甘草各二钱五分

伤寒吐下后，狂言面赤，阳毒发瘫者，此方主之。

吐下后，中气必虚，故用人参、甘草以补中。升麻、犀角寒而不滞，故为散瘫之要药。佐以麝香，利气窍也。佐以黄芩，清阳毒也。

按：《活人》阳毒升麻汤，治伤寒一二日便成阳毒，或服药吐下之后变成阳毒，腰背痛，烦闷不安，面赤，狂言奔走，或见鬼，或下利，脉浮大数，面赤班班如锦纹，咽喉痛，下脓血，五日可治，七日不可治。方用升麻、犀角、射干、黄芩、人参、甘草各等分，吹咀，水煎服，食顷再服，温覆，手足出汗则解，不解重作。愚按：《活人》所立之方用射干者，降实火，散结气，利大肠，而热从下降也。吴山甫因甚改用麝香，而曰佐以麝香利气窍

---

① 班疹：即斑疹。班，通"斑"，杂色斑点或斑纹。段玉裁《说文解字注·文部》："斑者，辬之俗……又或假班为之。"下同。

一二一

也，总不察丹溪翁风病血病必不可用麝香之诫者，是孟八郎①故也。

玄参升麻汤

玄参　升麻　甘草各等分

[批]《活人》玄参升麻汤，每服五钱，水一盏半，煎至八分，热服。

发癍咽痛者，此方主之。

升麻能散癍，甘草、玄参能清咽。散癍者，取其辛温，谓辛能散而温不滞也。清咽者，取其甘苦，谓甘能缓而苦能降也。

按：《活人》曰：治伤寒发热吐下后，毒气不能散，表虚里实，发热于外，故身发癍如锦纹，甚则烦躁谵语。兼治喉闭肿痛。愚按：此一方不拘伤于六气杂病，发热而后发癍者，并可以为主方，加以因用之物，速得其验耳。愚者或为拘泥，智者须存圆活，此方盖变仲景升麻鳖甲汤欤。

消毒犀角饮子

牛蒡子六钱　荆芥二钱　防风三钱　甘草一钱

[批]《和剂》消毒犀角饮，治大小内蕴邪热，咽喉不利云云，及疮疹已出未出，不能透快。牛蒡子六十四两，荆芥穗、炙甘草各十六两，防风八两。上为末，每服三钱，水一盏，煎至七分，去渣温服。

皮肤有癍疹，无里证者，此方主之。

辛甘发散为阳，故用防风、甘草；癍之为患，热药治之则血溢而益盛，寒药治之则血凝而不散，唯辛凉之药为宜，故用牛蒡、

---

① 孟八郎：禅林用语。指不依道理行事者。孟，孟浪；八郎，乃排行之次序。禅林中，常以孟八郎形容强横暴戾之粗汉。

荆芥。无犀角而名犀角者，谓其功用同乎犀角也。

按：诸方书所载消毒犀角饮，有用真犀角屑为君，其余四味为佐，即消毒饮也。若咽喉痛，加苦桔梗二钱、甘草倍之、玄参二钱主之，或连翘、薄荷皆可加之；内热者，须用黄芩、黄连各一钱云。吴山甫虽评无犀角而名犀角者，谓其功用同乎犀角也，愚谓此评恐凿空也。夫犀角之为药，驱风胜热，凉血消疹，能解一切诸毒者，虽蛮貊①之人亦所共知之灵物，岂比寻常无情之草木也？《和剂》消毒犀角饮无犀角之君药者，盖脱文也，岂标其名而无其实之理乎哉？《和剂》方中误录古人名方者多矣。如竹叶石膏汤，仲景元②无生姜，而《局方》误用五六片，与竹叶相等；如葛根汤，《局方》失载生姜，误添黄芩。如此之误，亦不少矣。学者须以意解，不可求奇，须索《局方》以前方书，则予言或有所应也。予也屡空，弗能广蓄古书，姑待来日再考。记得先师口授曰：此方陈氏之作也？或出于《拾遗》乎？未可知也。

升麻葛根汤

升麻　葛根　白芍药　甘草

[批]《活人》升麻葛根汤，王金坛③云：此治阳证发癍之剂也。凡发癍欲出未出者，以此汤升发之。若癍已出，不可用也。四药㕮咀，水二钟，煎至一钟，去渣，通口服。《直指方》加紫草茸一钱半；班不透出者，若脉弱，加人参二钱；胃虚食少，加白术二钱；腹痛，倍加炒芍药和之。

---

① 蛮貊（mò 陌）：亦作"蛮貉""蛮貃"。古代称南方和北方落后部族。亦泛指四方落后部族。《尚书·武成》："华夏蛮貊，罔不率俾。"
② 元：原本。
③ 王金坛：即王肯堂，明代医家。金坛（今江苏金坛）人，故称。

麻疹已出、未出，此方皆主之。

诸疹未出，升麻、葛根能出之；诸疹已出，升麻、葛根能散之；芍药和荣，甘草和卫。

消风散

荆芥穗　炙甘草　陈皮　厚朴姜汁炒　藿香　蝉退　人参　白僵蚕炒　茯苓　防风　芎藭　羌活

[批]《和剂》消风散，治诸风上攻，头目昏痛，项背拘急云云；皮肤顽麻，瘙痒瘾疹，又治妇人血风，头皮肿痒云云。十二味中，厚朴、陈皮用三分之一，余各等分，为细末，每服二钱，茶清调下。

风热丹疹，此方主之。

风热则表实，实者宜散之，荆芥、芎藭、防风、羌活皆辛散也。表实则里虚，虚者宜补之，人参、甘草、茯苓皆甘补也。风盛则气壅，厚朴所以下气，陈、藿所以泄气。风热生痰，治以僵蚕。表热留连，治以蝉退。

化癍汤

石膏　人参　知母　甘草

胃热发癍，脉虚者，此方主之。

胃热者，口燥烦渴也。胃主肌肉，故胃热则肌肉癍烂；脉虚者，壮火食气，而脉无力以充实也。唯其胃热，故用石膏之寒；唯其脉虚，故用人参之补；知母养其荣，甘草养其卫。此方即人参白虎汤尔。

按：《活人》化癍汤，即仲景白虎人参汤也，当有粳米，煮米熟汤成之文，详见伤暑门。今既曰胃热发癍，脉当浮滑，而云脉虚者，盖因医治不得法者，有此候也。按：吕沧州①治一人病伤寒十余日，身热而人静，两手脉尽伏，俚医②以为死也，弗与药。吕诊之，三部举按皆无，其舌苔滑，而两颧赤如火，语言不乱，因告之曰：此子必大发赤瘢，周身如锦文③。夫脉，血之波澜也。今血为邪热所搏淖而为斑，外见于皮肤，呼吸之气无形可依，犹沟隧之无水，虽有风不能成波澜，斑消则脉出矣。及揭其衾而赤斑烂然，即用白虎加人参汤化其斑，脉乃复常。继投承气下之愈。

调中汤

苍术一钱半　陈皮　砂仁　藿香　甘草　芍药炒　桔梗　半夏白芷　枳壳炒　羌活各一钱　川芎　麻黄　桂枝各五分

[批] 药十四味，生姜三片，水二盏，煎一盏，温服。

内伤外感，热而成瘢者。此方主之。

内伤则里热，外感则表热，两热而无泄，故令瘢烂。内伤者调其中，苍、陈、砂、藿、半、芍、枳、桔皆调中药也；外感者疏其表，麻、桂、羌、芎、芷、草皆疏表药也。表里治而瘢自愈矣。

按：《蕴要》班疹之五曰：内伤寒者，此因暑月得之。先因伤暑，次食凉物，并卧凉处，内外皆寒，迫其暑火浮游于表而发瘢也。海藏治完颜小将军病寒热间作，有斑三五点，鼻中微血出，两手脉沉涩，按之殊无大热，此内伤寒也，与调中汤数服而愈。凡夹暑者，加香茹、扁豆主之。

---

① 吕沧州：吕复，元明间医家。字元膺，晚号沧州翁。著有《群经古方论》《论诸医》等。
② 俚医：医术粗浅的民间医生。宋·陆游《游昭牛图》诗："俚医灌药羹水草，老巫诃禁祓不祥。"
③ 文：纹理。《古今韵会举要·文韵》："文，理也。如木有文亦名曰理。"

大建中汤

人参　黄芪炙　当归　芍药酒炒　桂心　甘草炙　半夏制　黑附子制

中气不足，无根失守之火出于肌表而成癍者，此方主之。

此是汗吐下后之证。中气虚乏，则余邪无所归附，隐隐然见于肌表，其色淡红而不甚显为辨也。人参、黄芪所以补中，半夏、甘草所以调中，此皆健脾药也；复有当归、芍药之活血，则外溢之癍流而不滞；有桂心、附子之温中，则失位之火引而归源，此中营之帜一端，而失伍之师各就其列也。是方也，以附、桂、参、芪而治癍，法之变者也。医而未至于可以权，则不足以语此。

《蕴要》治斑疹之六曰：阴症发斑，亦胸背手足但稀少而淡红也。此人元气素虚，或先因欲事内损肾气，或凉药太过，遂成阴证，伏寒于下，逼其无根失守之火聚于胸中，上独熏肺，传于皮肤而发斑点，但如蚊蚋蚤虱咬痕，然非大红点也。与调中温胃汤，加以茴香①、炒白芍药主之。寒甚脉微者，以大建中汤主之，则真阳自回，阴火自降，而病乃愈，此治本不治标也。大抵发斑，身温足暖，脉数大者为顺。身凉足冷，脉微细者为逆也。凡治斑，不可专以斑治，必察脉之浮沉，病之虚实而治之，则为善治斑也。若孟浪不察，一概论之，而曰不误于人，吾未之信也。愚按：山甫之书未尽其蕴要，故录全文而自玩也。其于药品失载又多，故并及之。

《蕴要》大建中汤方

黄芪上　当归中　白术中　肉苁蓉中　白芍中　肉桂中　川芎中　熟地黄中　附子中　人参上　半夏中　麦门冬上　茯苓中　甘

---

① 茴（huái 怀）香：即茴香。《本草纲目》卷二十六"茴香"条［释名］引苏颂语："茴香，北人呼为茴香，声相近也。"

草下　生姜三片　大枣二枚

水二钟，煎一钟，温服。

疟门第十

叙曰：疟之理，难言矣。知五运六气、十四经络，始能粗知其证。知阴阳进退消长之理，然后知夫疟疾变迁之妙。苟非精研斯道，则所知者肤浅而已，一有问难，犹然袖手解颐。今考名方十八首，说证用药，可为初学之启矇。

[批]矇，一本作"蒙"。

麻黄羌活汤

麻黄去节　羌活　防风　甘草各三钱

[批]《保命》麻黄羌活汤，四味㕮咀，每服半两，水一盏半，煎至一盏，迎发而服之。如吐，加半夏曲等分。

疟发时，头疼，身热，脊强，脉浮者，名曰寒疟，此方主之。

寒热一日一发，间日一发，三日一发，皆名曰疟。此云头疼，身热，脊强，脉浮，皆太阳证也。太阳乃寒水所化，故《机要①》名为寒疟。麻黄、羌活，太阳经之汗药也，故以为君。防风乃诸风药之卒徒，故以为佐。甘草能和诸药而兼解散，故以为使。是方乃攻实之剂，若临病用药，则血虚者宜加四物，气虚者宜加参、术，全在活法，不徒执也。

愚按：此方迎夺之兵也，用之者不可草草。一方有桂枝无麻黄，名桂枝羌活汤，治疟发于处暑前，头痛项强，脉浮，恶风有汗，此与麻黄羌活汤恶寒无汗不同也。一则因于寒，一则因于风，故表而出之。疟如前证而夜发者，用麻黄黄芩汤，学者当自求之。

---

① 机要：即李杲所著《活法机要》。下同。

白芷汤

白芷二钱　知母　石膏各五钱

[批]《保命》白芷汤，治疟疾，身热目痛，热多寒少，脉长，睡卧不安，先以大柴胡汤下之，微利为度。如下过，微邪未尽者，宜此汤以尽其邪。三味为粗末，同前麻黄羌活汤法煎服。无他证，隔日发，先寒后热，寒少热多，宜桂枝石膏汤云。此亦学者所当知也。

疟发时，目疼，鼻干，口渴，自汗，不得眠，脉长，有热无寒，或热多寒少者，名曰热疟，此方主之。

此条皆阳明证也，以其有热而无寒，或热多而寒少，故《机要》名为热疟。白芷所以解阳明之经，石膏所以清阳明之腑，知母所以养阳明之阴。虚者，宜加人参。质实便燥者，此方不足与也，宜下之，用伤寒门大柴胡汤，后以本方调之。

小柴胡汤

柴胡去芦　黄芩炒　人参　甘草　半夏法制　生姜　大枣

疟发时，耳聋，胁痛，寒热往来，口苦，喜呕，脉弦者，名曰风疟，此方主之。

此条皆少阳证也，以少阳为甲木，在天为风，故《机要》名为风疟。柴胡、黄芩能和解少阳经之邪，半夏、生姜能散少阳经之呕，人参、甘草能补中气之虚，补中所以防邪之入里也。正考见伤寒门。

谨按：仲景先正曰：疟脉自弦，弦数者多热，弦迟者多寒。弦小紧者可下之，弦迟者可温之，弦紧者可发汗及针灸也，浮大者可吐之。弦数者风疾发也，以饮食消息止之。愚自受先师之诲，谨遵此言。凡脉见弦，多以小柴胡为主方，以寒热温凉随宜之药相参，其效有不可书尽矣。

清脾饮

青皮去穰，炒　厚朴姜汤炒　白术炒　半夏制　柴胡去芦　黄芩炒　茯苓去皮　草果　甘草

[批]《济生》清脾饮①，九味各等分②，每服四钱，生姜三片，枣一枚，计十一味，水盏半，煎八分，未发前服。忌生冷油腻。

疟发时，热多寒少，口苦咽干，大小赤涩，脉来弦数者，此方主之。

此条皆太阴证也。太阴脾主湿，湿生痰，痰生热，故见上件诸证。脉来弦数，弦为痰饮，数为热也。方曰清脾者，非清凉之谓，乃攻去其邪而脾部为之一清也。故青皮、厚朴清去脾部之痰，半夏、茯苓清去脾中之湿，柴胡、黄芩，清去脾中之热，白术、甘草，清去脾脏之虚，而草果仁又所以清膏粱之痰也。刘宗厚③先生因草果仁之温热而讥焉，盖未达严用和氏之清矣。《机要》云：疟在三阴经，总谓之湿疟，当从太阴经论之。此言可谓知要，今即古方审择而用焉，则本方为切当矣。

麻黄杏子甘草石膏汤

麻黄去节，四两　杏仁去皮尖，五十枚　甘草二两　石膏半斤

《伤寒例》曰：若脉阴阳俱盛，重感于寒者，变为温疟。温疟先热后寒，宜此方主之。

脉阴阳俱盛者，旧有热也。重感于寒者，新有寒也。凡疟寒热相搏，邪正分争，并于表，则阳实而阴虚，阴虚生内热，阳实

---

① 清脾饮：《济生方》载本方名"清脾汤"。
② 各等分：原脱，据《济生方》清脾汤方补。
③ 刘宗厚：刘纯，字宗厚。明代医家，著有《医经小学》《伤寒治例》《杂病治例》，辑《玉机微义》等。

生外热，中外皆热，故见其烦渴而身热，恶热莫任也。并于里，则阴实而阳虚，阳虚生外寒，阴实生内寒，中外皆寒，故见其鼓颔而战栗，恶寒莫任也；若其邪正分争，并之未尽，则寒热交集，鼓颔战栗，烦渴身热并至矣。此论常疟寒热之理也。温疟先热后寒者，以其先有旧热而后伤寒也。方中有麻黄、杏仁，可以解重感之寒，有石膏、甘草，可以解旧有之热。仲景主白虎加桂枝汤亦良。

［批］"仲景主"，合作"主仲景"，文豪乃畅，不然又似放肆。

按：《伤寒》太阳篇云：发汗后不可更行桂枝汤，汗出而喘，无大热者，可与麻黄杏仁甘草石膏汤主之。张兼善[1]云：今汗出而喘，无大热，乃上焦余邪未解，当用此方以散之云云。欲用本方试病者，常须识此大意，勿令误也。

香薷汤

香薷二两　白扁豆　厚朴姜汁炒　茯神各一两　炙甘草半两

［批］五物香薷饮详下。愚谓：盛夏溽暑，逼火之际也，其茯神易以茯苓，以体古人夏月用桂苓饮之法，何如？

疟发时独热无寒者，名曰瘅疟，当责之暑，宜此方主之。

暑，阳邪也。《内经》曰：脉虚身热，得之伤暑。又曰：因于暑，汗，烦则喘喝，静则多言，体若燔炭。故独热无寒之疟，责其因于暑也。香薷味薄而气清，能解表里之暑。扁豆味甘而性平，能解肠胃之暑。厚朴苦辛，破暑饮也。甘草性平，解暑毒也。《易》曰火就燥，则暑邪中人，先就于心，茯神之用，乃所以宁心耳。或问风亦阳邪也，瘅疟何以不责之风？余曰：风为少阳，又

---

① 张兼善：明代医家，著有《伤寒发明》二卷。

为厥阴，在六气犹未纯阳，若临证主方处治，辛热固不可用，如辛凉发散之剂，用之未为不可。此在医者潜心，初不必泥于一方也。

疟发于夏月，虽非瘅疟，亦当加意于暑热二字，虽用别方处治，其人精气未虚者，于香薷、扁豆、厚朴以至黄连加入成方之中，得效良多。设虚弱者，于生脉散，三种亦不可忘却，所谓"必先岁气，勿伐天和"是也。此即《和剂》香茹汤，《古今医统》名为五物香薷饮，乃驱暑和中之剂云。五味为末，沸汤入盐点服，不拘时候。

七枣汤

附子一枚，盐水煮，去皮脐　大枣七枚

[批] 按：《济生方》云五脏气虚，阴阳相胜，发为痎疟。寒多热少，或但寒不热，宜七枣汤主之。用附子一枚，炮七次，盐汤浸七次，去皮脐，分作二服，水一碗，生姜七片，枣七枚，煎七分，露一宿，发日空心温服，未久再进一服。王璆《百一选方》云：寒痰宜附子，风痰宜乌头。若用乌头，则寒多者火炮七次，热多者汤炮七次，去皮焙干，如上法。用乌头性热，炮多则热散也。

疟发时独寒无热，脉迟者，名曰牝疟，当责之寒，宜此方主之。

牝，阴也。王冰曰：益火之源，以消阴翳。故独寒无热之疟，用附子之辛以主之；佐以大枣七枚，取其能和附热，且引之入至阴耳。

蜀漆散

蜀漆烧去腥　云母烧二日夜　龙骨煅，各等分共为末，于未发前浆水服下半钱。

[批] 按：《金匮》云疟多寒者，名曰牝疟，蜀漆散主之。三味杵为散，未发前以浆水服一钱。温疟加蜀漆半分，临发时服一钱。

此仲景治牝疟之方也，病原于顽痰癥瘕者，此方主之。

牝，阴也，无阳之名。顽痰乃至阴所化，癥瘕乃凝结之阴，故令人有寒无热。蜀漆、云母、龙骨，既经烧炼，则味涩而辛热，味涩可以固既脱之阳，辛热可以消固结之阴。仲景治火劫亡阳之证，于桂枝汤去芍药加蜀漆、龙骨辈，名曰救逆汤，是二物之为纯阳可知。云母烧二日夜，则寒性亦去而纯阳矣，宜仲景之用之也。

喻嘉言曰：疟多寒者，寒多于热，如三七、二八之分，非纯寒无热也。心者牡脏，故即以寒多热少之疟名曰牝疟，用蜀漆散，和浆水，吐其心下伏结之邪，则内陷之邪亦随之俱出，一举而荡，遂无余矣，岂不快哉。蜀漆，常山苗也。常山善吐，何以不用常山而用蜀漆？取苗性之轻扬者，入重阳之界，引拔其邪。合之龙骨镇心宁神，蠲除伏气。云母安脏补虚，媚滋原本作兹君主。仲景补天浴日之方，每多若此。至如温疟，亦用此方，更加蜀漆以吐去其心下结伏之邪，盖一吐则周身之痹者通，而荣卫并可藉以无忤，则又以吐法为和法者也。

补中益气汤

人参一钱　升麻三分　甘草一钱　黄芪一钱五分　陈皮去白　当归　白术　柴胡各五分

疟疾经年不愈者，名曰痎疟，宜此方主之。

[批]《素问·疟论》篇曰，黄帝问曰：夫痎疟皆生于风，其蓄作有时者何也云云。按《韵书》曰：痎，音皆。与瘤同，二日

一发疟也。吴氏作老疟，非是，盖因次注①以为老疟，丹溪从之曰：隔两日，绵缠不已，故有是名云云。类注②曰：观痎疟之下，曰皆生于风，盖总诸疟为言，于皆字义可知矣云云。

再按：《素问吴注·疟论》云：痎，亦疟也。夜病者谓之痎，昼病者谓之疟。方言书夜市谓之痎市，本乎此也。旧注痎，老也。予著《医方考》时犹从之，今觉非矣云云。由是言之，吴氏既觉其非，何不回护，而使后生说七道八，浪剂没人乎哉？予不能已绳愆之著正为是也。陈鹤溪《三因方》治老疟结成癥癖，癖在腹胁，诸药不去者，用老疟饮吞下红丸子之法，亦当详察。与补中益气汤相为表里，或补或攻，尤宜以四诊辩之。予有医案，见《增广口诀》红丸子条。

痎，老也。经年不愈，则气血皆虚，疟邪深入矣。气虚，则有参、芪、术、草以补气；血虚，则有当归以养血；疟邪深入，则有柴胡、升麻以升举之，邪气可渐出之表也。方内有陈皮，可以消痰泄气，能助升、柴而成功。若疟发于夜者，丹溪所谓入阴分、血分也，宜于本方倍入当归，或兼四物可也。正考见脾胃门，互考见虚损门。

薛立斋治脾胃虚损疟疾等证，论曰：疟疾大抵内伤饮食者，必恶食。外感风寒者，不恶食。审系劳役元气者，劳役伤脾者，虽有百症，但用补中益气汤，其病自愈。其属外感者，主以补养，佐以解散，其邪自退，外邪既退，补中益气以实其表。若邪去而不实其表，或过用发表，亏损脾胃，以致延绵难治。凡此不问阴阳、日夜所发，皆宜补中益气，此不截之截也。夫人以脾胃为主，

---

① 次注：即唐·医家王冰次注《黄帝内经素问》。
② 类注：指明·张景岳将《黄帝内经》以类分门、注释，编撰而成之《类经》。

未有脾胃实而患疟痢者也云云。按：此乃来吴氏治久疟经年不愈之滥觞也。予以治疟，似有所得焉。凡疟五三发后，多用此方截补兼施，无不有效。如寒多者，加炮姜，如参、芪之数；热多者，用带皮生姜如数，仍加青皮、槟榔、草果、乌梅；如其人无积滞者，只加半夏、黄芩。

柴胡去半夏加瓜蒌根汤

柴胡八两　人参　黄芩　甘草各二两　瓜蒌根四两　生姜二两大枣十二枚

疟疾微劳不任，经年不差，前后复发者，名曰劳疟，此方主之。

任事之劳，责之筋力，筋属肝，少阳胆则其腑也。方中有柴胡、黄芩，可以清少阳之邪热；有瓜蒌根，可以生液养筋；有人参、甘草，可以补虚祛劳；有大枣、生姜，可以调荣益胃。又曰：参、草、姜、枣，胃家药也，散精于肝，淫气于筋，唯胃能之，故用此方以调劳疟。

《外台秘要》柴胡去半夏加瓜蒌汤，治疟病发渴者，及治劳疟。愚按：此方仲景先正治少阳症，方后增损有云：渴者，去半夏，加人参合前成①四两半，瓜蒌根四两之法也，而未立为方。喻氏所谓施之于少阳之邪传阳明，伤耗津液之证，乃为天然不易之法也。当疟邪进退于少阳，即以此方进退。柴胡、黄芩对治木火相煽，人参、甘草扶助胃土，瓜蒌生津润燥，姜、枣发越荣卫。若夫劳疟之病，其木火盛，荣卫衰，津液竭，亦不待言，故并可施此方以治之也。

柴平汤

柴胡　人参　半夏　陈皮　黄芩　甘草　厚朴　苍术　生姜

---

① 成：原阙，据《伤寒论·太阳病脉证并治》小柴胡汤方后加减法补。

大枣

[批]《良方》柴平汤，乃小柴胡合平胃之复方也，李氏①号为平胡饮子，治疟寒热相等。师曰：加草果、槟榔、乌梅用治食疟更可，此方能治痞满故也。

疟发时一身尽痛，手足沉重，寒多热少，脉濡者，名曰湿疟，此方主之。

上件皆湿证也，故用小柴胡以和解表里，平胃散以健脾制湿。二方合而为一，故名曰柴平。小柴胡汤正考见伤寒门，平胃散正考见湿门。

红丸子

蓬莪术　京三棱醋煮一伏时②，各二两　胡椒一两　阿魏一分，醋化　青皮三两

共为末，作丸，矾红③为衣。

[批]《三因》红丸子，治食疟尤妙。五种为末，别研仓米末，用阿魏醋煮米糊，搜和丸如梧子大，炒土朱④为衣。每服五十九至百丸，以老疟饮下。

疟疾口亡五味，饮食腹痛膨胀者，名曰食疟，此方主之。

食疟者，食积成疟也。《内经》曰：留者攻之。故用蓬术、三棱、阿魏以攻积。积之为患，气快则行，气滞则止，得热则行，得寒则结，故用青皮之辛以快气，胡椒之汤汤，原作温以散结。复用矾红为衣者，假其土性以培脾胃云尔。

---

① 李氏：指明代医家李梴。江西南丰人，字建斋（一作楗斋），著有《医学入门》。

② 一伏时：又称"复时"。一昼夜。古代计时量词。一日一夜十二时辰，周而复始，故称"伏时"。

③ 矾红：绿矾煅赤者，名为矾红。

④ 土朱：代赭石的别称。又名须丸、血师、铁朱。

人参养胃汤

人参　茯苓　甘草　半夏　陈皮　苍术　厚朴　藿香　乌梅　草果

[批]《和剂》每服四钱，姜七片，水一盏半，煎至七分，去滓热服。治饮食伤脾发痃疟，或脾胃中脘虚寒，皆可化之。或发寒疟、寒疫及恶寒者，加附子，名十味不换金散。

疟因饮食饥饱伤胃而成者，名曰胃疟，此方主之。

《内经》曰：阴之所生，本在五味；阴之五宫①，伤在五味。故饥则胃气弱，而阴无所生；饱则胃气强，而五宫因以损，是饥饱皆足以伤胃也。胃伤则荣卫虚而谷气乖，乖则争，争则邪正分，寒热作而成疟矣。方中有人参、茯苓、甘草之甘，可以补胃之不足；有陈皮、苍术、厚朴之辛，可以平胃之有余；半夏之辛，可使醒脾；藿香之香，可使开胃；乌梅之酸，可使收阴；草果之温，可使消滞。

太无神术散

苍术泔浸　厚朴姜炒，各一两　陈皮二两，去白　藿香　石菖蒲　甘草炙，各一两五钱

[批]六味㕮咀，每服四钱，姜二片，水二盏，煎一盏，去滓，温服。

疟疾，因感山岚瘴气，发时乍寒乍热，一身沉重者，名曰瘴疟，此方主之。

山岚瘴气，谷气也。《内经》曰谷气通于脾，故此方主于治脾。苍术、厚朴平脾家之敦阜也，陈皮、甘草调脾家之虚实也，

---

① 阴之五宫：五脏。宫，居室。因阴精贮藏于五脏之内，故称五脏为"阴之五宫"。

藿香、石蒲开脾家之障碍也。经曰治病必求其本，此之谓也。正考见瘟疫门。

五神丸塞鼻法

东方，青黛五钱　麝香二分

西方，白矾五钱　白芷二钱

南方，官桂五钱　朱砂一钱

北方，巴豆四十九粒，去壳　黑豆三十六粒

中央，硫黄五钱　雄黄一钱

上件各依方位，以瓷盘盛之，于五月初一日，处处，原作虔诚安于本家侍奉神前，至初五日午时，共研为末，用五家粽角为丸，如梧桐子大，阴干，收贮听用。凡遇患疟之人，于疟发之日侵晨①，用绵包裹塞于鼻中，男左女右用之。

疟疾，一岁之中，长幼相似者，名曰疫疟，此法主之神良。

疫者，天地不正之气也，六位胜复之气也，禽虫吐毒之气也。大气之来，无人不受，壮者、逸者、居者则不病；怯者、劳者、出者遇之，则无形之气由鼻而入，藏于分肉之间，与正气分争，则成疟矣。是方也，位按五方，药按五色，气按五气，味按五味，月按五月，日按五日，粽用五家，此医流而兼阴阳家②之识也。故疟邪入于肝，则青黛之凉可以清肝，麝香之燥可使直达。疟邪入于肺，则白芷之辛可以泻肺，矾石之腥可以清燥。疟邪干于心，则丹砂之重可以镇心，官桂之焦可以益火。疟邪干于肾，则黑豆甘咸可以益肾，巴豆之腐可以泻邪。疟邪干于脾，则硫黄之温可使建中，雄黄之悍可使辟秽。以疫气无形，由鼻而入，故亦就鼻而塞之。塞其一窍，露其一窍者，围师必缺之道也。修剂之期，

---

① 侵晨：黎明。

② 阴阳家：此处指卦师。

必于五者，病原于阴阳不正之气，故亦以阴阳之理胜之。盖曰：五者，中宫甲己之数，南面之政也。诸气之变，虽有胜复亢制之殊，要皆北面而臣，守位秉命之道也，故率以五数修剂焉。

按：五神丸法，查考所蓄方书未见端的，故不赘及，待来日再索焉。偶翻《百一选方》治久疟，以丸药塞鼻之法，故并书以示好博者。

碧霞丹

治久疟不愈。

东方甲乙木，巴豆取肉，去油

南方丙丁火，官桂去粗皮

中央戊己土，硫黄去土石

西方庚辛金，白矾透明者

北方壬癸水，青黛水飞，去土砂

以上五味，别研，各等分。

上于五月初一日修治了，各用纸包，盛以新盘，依前方位排定，勿令猫犬见之，安顿神前，至端午午时，用五家粽角和前药令匀，丸如梧子大。令患人以绵裹一丸，塞在鼻中，男左女右，未发前一日安之。愚谓：方号五神，唯用五味足耳，其麝、芷、朱、豆、雄，乃好事者为之添足耶。

三解汤

麻黄去节　柴胡去芦　泽泻各三钱

此治疟之套剂也。时行之疟，长幼相似者，主之神良。

病有三在：在表，在里，在半表半里也。人在气交之中，鼻受无形之气，藏于分肉之间，邪正分争，并于表则在表，并于里则在里，未有所并，则在半表半里。是方也，麻黄之辛，能散表邪由汗而泄；泽泻之咸，能引里邪由溺而泄；柴胡之温，能使半表半里之邪由中以解。则病之三在，此方率治之矣。虽然，此方但可以泻实耳，虚者犹当辨其气血而补之，所谓虚者十补，勿一泻也。

愚按：三解云者，通解表、里、中之谓也。套剂云者，通便之药之谓也。此非古来神良之治，而好事者作俑以欺人之设欤。神良云者，实鬼怪也。所以然者，《生气通天论》曰：夏伤于暑，秋为痎疟。又曰：魄汗①未尽，形弱而气烁，穴俞以闭，发为风疟。于《疟论篇》示种种之疟，四时异形等疟，乃非通便套剂解表、里、中一方之所能制也。且夫疟证属风热者、伤暑湿者多矣。而大热之麻黄，其可妄施而弗思乎？如麻黄、附子之热剂，乃治寒之神品，仲景家常茶饭也，于所编《金匮》治疟方中不用之者，或有妙义存焉。假使冬伤于寒，至春变温疟，用麻黄解散者有焉，亦必山野鄙夫、气实形壮者方可试之。如市朝富贵之人，则须斟酌。喻氏所谓温疟者，冬感风寒，深藏骨髓，内舍于肾，至春夏时，令大热而始发。其发也，疟邪虽非真火，亦可畏也云云。谓下虚之人，邪入少阴，无阴精以御之也。吴氏谓此方但可泻实云者，乃救得一半。

截疟七宝饮

常山　厚朴　青皮　陈皮　甘草　槟榔　草果各等分

先期用水、酒各一钟煎熟，以丝绵裹之，露一宿，于当发之早温服。

[批]《易简》七宝饮，七味各一钱，都作一服，于未发隔夜，用水、酒各一盏，煎至一盏，去滓，露一宿。再将滓煎别放，亦露一宿。当发之晨盪②温，面东先服头煎，少顷再服药渣，大有

---

①　魄汗：即身汗。魄，在此指身体。《礼记·祭义疏》："魄，体也。"
②　盪：用同"烫"。以热水温物。

神效。

疟疾三四发后，寸口脉来弦滑浮大者，此方吐之。

三四发后，可截之时也。脉弦为饮，滑为实，浮为表，大为阳，故在可吐。师曰：无痰不作疟。疟痰为患，常山善吐，槟榔善坠，草果善消，厚朴、青皮亦理气行痰之要药；陈皮、甘草乃消痰调胃之上材也。是方也，唯脉来浮大弦滑者可用，若脉来沉涩细微者，与之则逆矣，慎之。

鳖甲煎丸

鳖甲十三片　蜂窠四分，炙　蜣螂炙　柴胡各六分　乌羽　瞿麦
桃仁　干姜各二分　牡丹皮　芍药　蟅虫各五分　赤消十二分　黄芩
鼠妇炙　桂枝　石韦去毛　厚朴　紫葳　阿胶炒　大黄各三分
葶苈熬　半夏　人参各一分

[批] 按：乌羽，《千金方》作"乌扇"①，赤消作"海藻"，鼠妇作"䗪虫"，紫葳作"紫菀"。《金匮》《千金》《方考》三书分两亦不相同。

上二十三味，取服服，原作"锻"灶下灰一斗，清酒一斛五斗，浸灰，候酒尽一半，着鳖甲于中，煮令泛烂如胶漆，绞取汁，内诸药煎，为丸如梧子大，空心服七丸，日三。

疟疾久不愈，内结癥瘕，欲成劳瘵者，名曰疟母，此丸主之。

凡疟疾寒热，皆是邪气与正气分争，久之不愈，则邪正之气结而不散，按之有形，名曰疟母。始虽邪正二气，及其固结之久，则顽痰、死血皆有之矣。然其为患，或在肠胃之中，或薄②肠胃之外，不易攻去。仲景公先取灰酒，便是妙处。盖灰从火化，能消万物，今人取十灰膏以作烂药，其性可知。渍之以酒，取其善行。

①　乌扇：即射干。
②　薄：迫近，接近。

若鳖甲、鼠妇、䗪虫、蜣螂、蜂窠者，皆善攻结而有小毒，以其为血气之属，用之以攻血气之凝结，同气相求，功成易易耳。乃柴胡、厚朴、半夏，皆所以散结气。而桂枝、丹皮、桃仁，皆所以破滞血。水谷之气结，则大黄、葶苈、石韦、瞿麦可以平之。寒热之气交，则干姜、黄芩可以调之。人参者，所以固元以克伐之场。阿胶、芍药者，所以养阴于峻厉之队也。乌羽、赤消、紫盛，隋唐医哲皆不知之，故以乌羽作乌扇，赤消更海藻，紫盛更紫葳、紫菀。今详四物，亦皆攻顽散结之品，更之未为不可。然依旧本，仍录乌羽、赤消、紫盛者，不欲遽然去之，盖曰爱礼存羊①云尔。

［批］"以克伐"之②"以"，一本作"于"。

《金匮》原文曰：病疟以月一日发，当十五日愈，设不瘥，当月尽解。如其不瘥，当云何？师曰：此结为癥瘕，名曰疟母，急治之，宜鳖甲煎丸。西昌喻氏释之曰：此见疟邪③不能久据少阳，即或少阳经气衰弱不能送邪外出，而天气半月一更，天气更则人身之气亦更，疟邪自无可容矣。否则天人之气再更，其疟邪纵盛，亦强弩之末，不能复振矣。设仍不解，以为元气未生耶，而月已生魄矣。元气何以不生？以为邪气不尽耶，而月已由满而空矣。邪气何以不尽？此必少阳所主之胁肋，外邪盘踞其间，依山傍险，结为窠巢。县官当一指可扑之时，曾不加意，渐至滋漫难图，与④言及此，不觉涕泗交流。乃知仲景急治之法，乃经世宰物之大

---

① 爱礼存羊：由于爱惜古礼，不忍使它废弛，因而保留古礼所需要的祭羊。比喻为维护根本而保留有关仪节。语出《论语·八佾》："子贡欲去告朔之饩羊，子曰：'赐也，尔爱其羊，我爱其礼。'"
② 以克伐之：此四字原阙，据文例补。
③ 邪：原脱，据《医门法律》"疟证论"补。
④ 与：《医门法律》"疟证论"作"兴"。

法也。

愚按：疟症难言，由乎阴阳变迁难明故也。然变迁虽多，而月尽之后，生明之际，疟邪亦结聚癥瘕于少阳厥阴之分，令人身体解㑊①，或头重脚弱，或腰痛腹满，或苦饥饿而不能食，食则中满，或喜寐而不成寐、寐则多梦，或其人本来恬静、忽然嗔怒，或先寒暑畏冷怕热，恍如疝气发作，总属疟母为患耳。后再失治，则变成蛊胀、劳瘵等症，为人大害则一也。是以仲景先生于《金匮玉函》治疟法中略撰其要，欲为穷乡普除大患焉。于今再举其言，冀学者勿厌繁尔。《金匮·疟病》首篇，师曰：疟脉自弦，弦数者多热，弦迟者多寒，弦小紧者下之瘥，弦迟者可温之，弦紧者可发汗、针灸也，浮大可吐之，弦数者风发也，以饮食消息止之。此先生脉证并治之大法也。其次章乃言疟病失治，过了月尽，结为癥瘕，名曰疟母，须急治之，宜鳖甲丸，即立此方是也。奈何宋明诸医放下紧要一着，漫立多岐，使后人误事哉。即吴氏亦不了知，而曰疟久不愈，内结癥瘕，欲成劳瘵者，名曰疟母者欤哉。吴氏既知爱礼存羊，则本经月尽不差，结为癥瘕，名曰疟母，须急治之，圣言置之度外而不察，至于弥年越岁，经久不瘥，将成劳瘵而后用哉。吴尚如此，奚怪得本邦先辈不精于治疟之法也。

乌羽、赤消、紫盛，今不能考，但从《千金方》更乌扇、海藻、紫菀或可也。其药分两，尤当仍《金匮》旧贯。

痢门第十一

叙曰：始痢宜下，夫人之所共知也；久痢宜补，亦夫人之所共知也。至如二阳合病皆下痢，太阳、阳明合病自下痢者宜发汗，太阳、少阳合病自下痢者宜和解，阳明、少阳合病自下痢者宜攻

---

① 解㑊（yì 义）：四肢懈怠，懒于行动。

里，非得伤寒之玄关者，不足以语此也。今考十方于后，大都口耳之见而已。

芍药汤加芒硝方

白芍药二钱　当归尾　黄连　黄芩各一钱　木香不见火　桂心
槟榔　甘草各五分　大黄七分　芒硝一钱

[批]《宣明》芍药汤，无芒硝，余九味，水二盏，煎一盏，空心服。初病里急后重窘迫甚者，加朴硝一钱，倍大黄，煎服；腹中痞满，气不宣通，加厚朴、枳实各七分；下血者，加黄柏、地榆各六分。服药痢疾虽除，更宜调和，用白术黄芩汤云。

痢疾便脓血，里急后重者，此方主之。

痢，滞下也。患痢大都责于湿热，热伤气，故下白；热伤血，故下赤；热伤大肠，则大肠燥涩，故里急后重。河间云"行血则便脓自愈"，故用芍药、硝、黄以行血；"和气则后重自除"，故用木香、槟榔、甘草以和气。苦能坚肠，寒能胜热，故用芩、连厚肠胃而去热。有假其气则无禁也，故假桂心之辛热为反佐。

桃仁承气汤

桃仁二十五枚，去皮尖　桂枝七分　大黄五钱，酒浸　芒硝五钱
甘草二钱

痢疾初起，质实者，此方主之。若初间失下，反用固涩之药，以致邪热内蓄，血不得行，腹痛欲死者，急以此方主之。

《内经》曰通因通用，又曰暴者夺之，故用大黄、芒硝之咸寒以荡涤邪热，用桃仁之苦以逐败血，甘草之甘以调胃气。乃桂枝则辛热物也，用之者何？经曰微者逆之，甚者从之。故用其引大黄、芒硝直达瘀热之巢穴，乃向导之兵也。

[批]向，一本作"嚮"。

愚按：《金匮》大承气汤，经文治下痢，则有急下、宜下、当

下之别，学者须自读而理会可也。如桃仁承气，虽无明文，若邪热内蓄，血不得行，少腹急结痛甚，及小便数，漱水不欲咽者，当用桃核承气汤攻之，乃可谓医者意也。煎法水七升，煮取二升半，去滓，内芒硝，更上火微沸，下火，先食温服五合，日三服。用之者，当以此法消息。

清六丸

滑石六两　甘草一两　红曲五钱

[批] 丹溪清六丸，去三焦湿热。治泄泻，多与清化丸同用，亦治血痢。为细末，汤浸蒸饼为丸，白汤下。

血痢者，此方主之。

滑石能清六腑之热，甘草能调六腑之气，红曲能和六腑之血。

温六丸

滑石六两　甘草一两　干姜五钱

姜汁为丸。

[批] 丹溪温六丸，治泄泻或兼呕吐者，六一散加干姜或生姜汁，亦可蒸饼丸服。徐春甫云：泄泻而呕吐者，神效。

白痢者，此方主之。

白痢为寒，中世之谬论也。刘守真氏出，始以白痢责之热伤气，可谓开发群矇。是方也，滑石寒而淡，寒则能除六腑之热，淡则能利六腑之湿。甘草得天地冲和之气，故性平而调六腑。干姜得天地正义之气，故入气而辟湿邪。又曰：干姜性温，可使从治，经曰佐以所利，是故用之。

[批] 矇，一本作"蒙"。

香连丸

黄连二十两，吴茱萸汤润过，炒　木香四两八钱，不见火

治噤口痢，加石莲肉八两。

[批]《和剂》大香连丸，木香四两八钱八分，川黄连二十两（用吴茱十两同炒令赤，去茱萸不用）。上为细末，醋糊为丸，如梧子大。每服二十九，空心食前饭饮吞下。

朱丹溪治噤口痢，加石莲肉。刘河间治久痢，加龙骨。钱氏治小儿冷热痢，加煨熟诃子肉；又，治小儿泻痢，加煨熟肉豆蔻。王氏治痢，渴加乌梅肉，以阿胶化和为丸。《易简方》粟米饭丸。李兵部①治痢久冷者，以煨蒜捣和丸之。

下痢赤白相杂，里急后重者，此方主之。

黄连苦而燥，苦能胜热，燥能胜湿。木香辛而苦，辛能开滞，苦能泻实。石莲肉味苦而厚，为阴中之阴，故能破噤口痢之结热。经曰有余者折之，此之谓也。

愚按：师曰：大凡下痢泄泻，莫不由胃气先虚以致之也。须加人参于黄连五分之一，用陈仓米捣末煮糊，丸如小豆大。先食用白滚汤吞下更好。此法最治噤口热痢，及《和剂》所陈论治之证也。

木香槟榔丸

木香　槟榔　青皮去穰，炒　陈皮去白　枳壳去穰，麸炒　黄柏炒　丑末　莪术醋煮　三棱醋煮　当归酒洗　香附　黄芩酒炒　大黄酒浸　黄连吴茱萸汤润过，炒

水丸，梧子大。每服五六十丸。

[批]《事亲》木香槟榔丸，一方无三棱、黄芩，用十二味。

痢疾初作，里急后重，肠胃中有积滞者，此丸主之。

---

① 李兵部：李绛，字深之，唐代赞皇（今河北赞皇）人，擢进士，拜监察御史。唐宪宗元和二年授翰林学士，元和六年入阁拜相，为中书侍郎。后因与权贵有隙，以足疾求免，罢为礼部尚书，后入为兵部尚书，故称李兵部。平生好医，公余编辑《兵部手集方》三卷。

《内经》曰湿淫所胜，平以苦热，故用木香。热者寒之，故用黄连、黄芩、黄柏。抑者散之，故用青、陈、香附。强者泻之，故用大黄、丑末。逸者行之，故用槟榔、枳壳。留者攻之，故用莪术、三棱。燥者濡之，故用当归。是方也，唯质实者堪与之，虚者非所宜也。故曰，虚者十补，勿一泻之。

败毒散

羌活　独活　柴胡　前胡　川芎　人参　茯苓　枳壳　桔梗
甘草等分

[批]《和剂》人参败毒散，每服二钱，生姜、薄荷各少许，水一盏，煎七分，去渣温服，不拘时。寒多则热服，热多则温服。《良方》加陈仓米，名仓廪散，治噤口痢有热。乃热毒冲心，食即吐逆。师云：噤口痢加莲肉，以清心包之火更捷。又曰：兼湿加二术，有痰加二陈，热甚加芩、连，头痛加天麻。

痢疾表热里虚者，此方主之。

皮肤受外感之邪，则表实而里虚。表实则发热，故用羌活、独活、柴胡、前胡、川芎以解表。里虚则痢不禁，故用人参、甘草、茯苓以补里。桔梗可以理气，枳壳可以破滞。昔人立此方，非以治痢，而医者善用，则取之左右逢其源矣。仲景以葛根汤治太阳阳明合病自利①，亦是妙处。举此一例，余可类推。

按：喻嘉言曰，昌按：《活人》此方，全不因病痢而出，但昌所为逆挽之法推重此方，盖藉人参之大力，而后能逆挽之耳。《金匮》治下痢，未及小柴胡汤，后来方书不用，犹曰无所祖也。至《活人》败毒散，夏秋疫疠，诸方莫不收用之矣，而治下痢迥不及之者何哉？

---

① 利：《医方考》卷二作"痢"。

清暑益气汤

人参去芦　白术炒　陈皮去白　神曲炒　泽泻各五分　黄芪炙　苍术制　升麻各一钱　麦门冬去心　当归酒洗　黄柏炒　甘草炙,各三分　五味子九粒　青皮麸炒　干葛各二分

[批]《脾胃论》上件㕮咀，都作一服，水二大盏，煎至一盏，去渣温服，食远。剂之多少，临病斟酌云。

痢疾已愈，中气虚弱，暑令尚在者，此方主之。

痢疾已愈，则不复用行血理气之物矣。中气虚弱，理宜补之，参、芪、归、术、甘草，皆补虚也。暑令尚在，法宜清之，麦冬、五味，皆清药也。黄柏、泽泻可以养阴水，升麻、干葛可以散暑邪，青、陈、苍、曲可以消滞气。正考见暑门。

东垣言及治痢者，于长夏湿热大行，人感之多患痢疾。其候四肢困倦，精神短少，身热而烦，自汗体重，懒与人言，痢出黄如糜，或如泔色，或渴或不渴，不思饮食等证，从权而立，治时病湿热者也。山甫谓用于痢疾已愈，中气虚弱者，又迟了八刻也。予于长夏凡见泻痢带血者，用之得效极多。《太阴阳明论》云：食饮不节，起居不时者，阴受之。阴受之，则入五脏。入五脏，则腹满闭塞，下为飧泄，久为肠澼。夫肠澼者，为水谷与血别作①一派②，如唧桶③涌出也。

十全大补汤

人参　白术炒　白芍药炒　茯苓去皮　黄芪炙　当归　甘草炙　熟地黄　川芎各一钱　桂心二分

[批]此方若无黄芪、熟地、甘草，而有粟米，乃治胃风下血

---

①　别：《脾胃论·肠澼下血论》作"另"。
②　派（liú 流）：同"沑（流）"。《字汇补·水部》："沑，与沑同。"
③　唧筒：古代活塞式水枪。此处形容泻痢时呈喷射状。

泄脓之常物也，不可因十全大补四个字，而拟议失机也。又当知原有大枣、生姜二物补助脾肺荣卫二气。

痢疾已愈，气血大虚者，此方主之。

大虚者必大补，故用人参、黄芪、白术、茯苓、甘草以补气，用当归、川芎、芍药、地黄、桂心以补血。

真人养脏汤

人参　白术炒　肉桂炒。炒之字恐衍　诃子面裹煨　粟壳　甘草炙　木香不见火　肉豆蔻面裹煨　白芍药炒

[批]《和剂》纯阳真人养脏汤，本方有当归，共得十品，咬咀，每服二大钱，水一盏半，煎八分，去渣，食前温服。老人、孕妇、小儿暴泻，宜急服之，立愈。忌酒、面、生冷、鱼腥。如肠腑滑泄夜起，久不瘥者，可加附子三四片煎服，此药的有神效。

下痢日久，赤白已尽，虚寒脱肛者，此方主之。

甘可以补虚，故用人参、白术、甘草。温可以养脏，故用肉桂、豆蔻、木香。酸可以收敛，故用芍药。涩可以固脱，故用粟壳、诃子。是方也，但可以治虚寒气弱之脱肛耳。若大便燥结，努力脱肛者，则属热而非寒矣，此方不中与也，与之则病益甚。

[批]中，一本作"可"。

愚闻之师曰：吕洞宾仙师降笔之药也，然则非世俗所可拟议，而妄意增损仙方之分两也。若欲用之，须遵御局①之制法，乃敬鬼神之道也。一或疑虑，不如不用，而求他法可矣。

泄泻门第十二

叙曰：泄泻似乎易识，一遇盘根错节，良手犹难之。所以然

---

① 御局：即宋官署和剂局，隶属太府寺，掌管成药制剂的配制与售卖。

者，脾为万物之母，泄泻能坏人之母气故也。今考名方十五首，用之者宜变通焉。

白术茯苓汤

白术土炒　白茯苓去皮，各七钱五分

[批]《机要》茯苓汤，治湿泻，又治食积湿热作泻，用术、苓各五钱，水煎，食前服。一方有芍药，三味各等分，名曰白术散，为末，米饮调下。

脾胃虚弱，不能克制水谷，湿盛作泻者，此方主之。

脾胃者，土也。土虚则不能四布津液，水谷常留于胃而生湿矣。经曰：湿盛则濡泻。故知水泻之病，原于湿也。白术甘温而燥，甘则入脾，燥则胜湿。茯苓甘温而淡，温则益脾，淡则渗湿。土旺湿衰，泻斯止矣。戴氏云：水泻，腹不痛者为湿，痛者为食积。河间曰：泻而水谷变色者为热，水谷不变色、澄澈清冷者为寒。皆妙论也。若肛门燥涩，小便黄赤，则水谷虽不变，犹为热也。此由火性急速，食下即出，无容变化，仲景所谓邪热不杀谷是也。兹在临证精察，而加药物之所宜者尔。

[批] 盛，《内经》作"胜"。

胃苓汤

苍术　厚朴　陈皮　甘草　白术　茯苓　猪苓　泽泻　桂

[批]《良方》胃苓汤，治夏秋之间，脾胃伤冷，水谷不分，泄泻不止，平胃、五苓合和，姜、枣煎，空心服。《玉机》曰：此表里除湿之剂，东垣所谓上下分消其湿是也。太阳太阴经药也，出阳明饮癊例。

此方亦治湿盛泄泻者也。

苍术、厚朴、陈皮、甘草，平胃散也，所以燥湿。白术、茯苓、猪苓、泽泻、桂，五苓散也，所以利湿。脾胃强健者，宜主此方。怯弱者，宜主前方。白术茯苓汤、平胃散正考见湿门，五苓散正考见伤寒门。

益黄散

丁香面①煨　木香　青皮炒　陈皮　诃子面②裹微煨

［批］钱氏益黄散，又名补脾散，治脾胃虚寒。陈橘皮一两，青橘皮、诃子肉、甘草各半两（剉炒），丁香二钱。上五味，每服二钱，水一盏，煎至六分，食前温服。钱氏云：飧泄食不消，脾胃冷，故不能消化也，此方主之。汤氏曰：冷泻者，乃脾胃虚寒，水谷不化而泄，须用此方加减。

胃寒泄泻，脉迟者，此方主之。

肠胃热则大便燥结，肠胃寒则洞泄不禁，大都然也。脉迟，验其为寒。是方也，二香之辛热，所以温中；二皮之辛利，所以快脾；诃子之固涩，所以止泻。

升阳除湿防风汤

苍术四钱，制　防风二钱　白术　茯苓　芍药各一钱

［批］东垣升阳除湿防风汤，㕮咀，除苍术，别作片，水一碗半，煮至二大盏，内诸药，同煎至一大盏，去渣，空心食前稍热服。

泄泻头痛者，此方主之。

阳陷于下则成飧泄，湿犯于上则令头痛，此清浊倒置而然也。风能胜湿，故用防风。燥能制湿，故用二术。淡能利湿，故用茯苓。土病木乘，故用芍药。又曰：久风入中，则为肠风飧泄，故用防风。伐肝疏脾，非酸不可，故用芍药。

---

① 面：原作"曲"，据《医方考》卷二改。
② 面：原作"曲"，据《医方考》卷二改。

李氏曰：肠澼下血，如大便秘塞，或里急后重，数至圊而不能便，或少有白脓，或少有血，慎勿利之，利之则必致病重，反郁结而不通也，以升阳除湿防风汤举其阳，则阴气自降矣。

钱氏白术散

人参　白术　茯苓　甘草　木香　藿香　干葛

脾虚肌热，泄泻者，此方主之。

脾虚者，补之以甘，故用人参、白术、茯苓、甘草。肌热者，疗之以清，故解以葛根。脾困者，醒之以香，故佐以藿、木。

予在夏月用治此候，去木香加黄芪、扁豆，其效更著，此乃钱氏门人阎孝忠和中散也，阎氏此变可谓青出于蓝矣。

戊己丸

黄连十两　吴茱萸泡　白芍药炒，各二两

[批]《和剂》戊己丸，三物各等分，为细末，面糊为丸，如梧子大。每服二十九，浓煎米饮下，日三服。治脾受湿气，泄利不止，米谷迟化，脐腹刺痛。小儿有疳气下利，亦能治之。

脾胃热泻不止者，此方主之。

热泻者，粪色黄褐，肛门敛涩也。苦从火化，火能生土，故用黄连厚肠胃而益土。臊酸从木化，木能疏土，故茱萸辛臊能疏亢盛之肝，芍药味酸能泻土中之木。戊为胃土，己为脾土，用是方以调脾胃，故曰戊己丸。

愚按：御局立名戊己云者，当有奥义存焉，屡思及此而不能解，姑待来日参详矣。然于此际，似有疑者，《和剂》曰治脾受湿气，吴氏曰主脾胃热泻，《选方》变通丸曰治湿利肠风，由是观之，似无归一焉。以予言之，并而为一，而作治脾胃伤于湿热，泄利不止可也。何则？黄连苦而燥，苦入心而胃喜燥也，故易水以去心胃湿热者用之也。茱萸之治湿，芍药之治热，医者所共知也，似不及赘焉，吾故断之云。

诃黎勒散

诃子仁仁，一本作"肉"　肉豆蔻面裹煨　青皮各四两　附子一两
肉桂五钱

[批]《和剂》治脾胃虚弱，内挟冷气云云；肠鸣泄泻，水谷
不化云云。用五药，每服三钱，姜三片，水盏半，煎七分，食
前服。

肠胃虚寒，滑泄腹痛者，此方主之。

虚寒者，中气虚而生内寒也。滑泄者，土虚不足以防水也。
腹痛者，湿淫而木气抑也。寒者温之，故用附子、肉桂。滑者涩
之，故用诃子、肉蔻。抑者疏之，故用青皮。

按：此治寒泄劫法，而非常治之品也，用之者宜小心思唯①可
也，不然忽有误人之咎矣。不修载于诸家方书者，岂无以乎？

浆水散

半夏一两，制　甘草炙　附子　肉桂　干姜各五钱　良姜二钱
五分

每服三钱。

[批]《机要》浆水散，六药㕮咀，每服三五钱，水二盏，煎
一盏，热服，甚者三四服。洁古曰：暴泄如水，周身汗出，一身
尽冷，脉沉而弱，气少而不能语，甚者加吐，此谓紧病，宜以浆
水散治之。

水泻澄澈清冷者，此方主之。

浆水者，泻利浆水而澄澈也。河间云：水液澄澈清冷，皆属

---

① 思唯：亦作"思维"。思量。《汉书·张汤传》："使专精神，忧念天
下，思唯得失。"

于寒。寒者温之，故是方率^①用辛温之剂。析而论之，半夏、炙草可使健脾，脾健则能防水矣。干姜、附子可使回阳，阳回则气上升矣。良姜、肉桂可使化气，气化则能泌别清浊矣。

刘草窗^②痛泻要方

炒白术三两　炒芍药二两　防风一两　炒陈皮一两半

[批] 四药细切，分作八服，水煎或丸服。久泻加升麻六钱。

痛泻不止者，此方主之。

泻责之脾，痛责之肝；肝责之实，脾责之虚。脾虚肝实，故令痛泻。是方也，炒术所以健脾，炒芍所以泻肝，炒陈所以醒脾，防风所以散散，一本作"疏"肝。或问痛泻何以不责之伤食？余曰：伤食腹痛，得泻便减，今泻而痛不止，故责之土败木贼也。

五味子散

五味子二两，炒香　吴茱萸五钱，炒

共为末，每服二钱。

[批] 五味（去梗）二两，茱萸（汤泡七次）五钱，同炒香，为末，每旦陈米饮服二钱。

肾虚，子^③后泄泻者，此方主之。

肾主二便，开窍于二阴，受时于亥子，肾脏虚衰，故令子后常作泄泻。五味子有酸收固涩之性，炒香则益肠胃。吴茱萸有温中暖下之能，炒焦则益命门。命门火旺，可以生土，土生则泄泻自止。酸收固涩，可以生津，津生则肾液不虚。

《本事方》曰：凡人每至五更，即溏泄一二次，经年不止者，

----

① 率：皆。

② 刘草窗：刘溥，字原博，草窗乃其号，明代长洲（今江苏苏州）人。明宣德初，任惠民局副使，后调任太医院吏目。

③ 子：指子时，夜间23点至凌晨1点。

名曰肾泄。盖阴盛而然，脾恶湿，湿则濡而困，困则不能治水，水性下流，则肾水不足。用五味子以强肾水，养五脏，吴茱萸以除脾湿，则泄自止矣。

椒附丸

椒红　桑螵蛸炙　龙骨火煅存性　山茱萸炒　附子炮　鹿茸酒蒸，焙

［批］《选奇》椒附丸，治小肠虚冷，小腹痛，小便频而清白。六味等分为末，酒糊丸，梧子大。每五六十丸，空心盐汤下。又见《玉机》中寒阴证。

肾脏虚寒，大便滑泻者，此方主之。

虚者，肾精不足也。寒者，命门火衰也。肾主二便，肾脏虚寒，则不能禁固，故令大便滑泻。味厚为阴中之阴，故用山茱萸、鹿茸以益肾家之阴。辛热为阳中之阳，故用椒红、附子以壮命门之火。味涩可以固脱，故用螵蛸、龙骨以治滑泻之脱。

二神丸

破故纸四两，炒　肉豆蔻二两，煨

枣肉为丸。

［批］《本事方》二神丸，治脾胃虚弱，不思饮食，泄泻不止。肉豆蔻（生用）二两，破故纸（炒香）四两。上为末，以大肥枣四十九枚、生姜四两（切片）同煎，枣烂去姜，取枣肉捣膏，入药和丸，如梧子大。每服五十丸，盐汤下。一方飞霞子①加木香二两，名三神丸。师曰：二神丸之加木香斡旋气机，不如加砂仁行气尤为善运。

---

①　飞霞子：韩悉，又名白自虚，字天爵，号飞霞子，人称白飞霞。四川泸州人，明代名医，正德年间，武宗赐号抱一守正真人。著有《韩氏医通》。

脾肾二脏俱虚，泄泻不止者，此方主之。

脾主水谷，肾主二便，脾弱则不能消磨水谷，肾虚则不能禁固二便，故令泄泻不止。肉豆蔻辛温而涩，温能益脾，涩能止泻；破故纸味辛而温，辛则散邪，温则暖肾，脾肾不虚不寒，则泄泻止矣。

补中益气汤去当归方

人参　甘草炙，各一钱　升麻三分　黄芪炙，一钱五分　白术炒
陈皮去白　柴胡各五分

滑泻痞闷者，此方主之。

《内经》曰：清气在下，则生飧泄；浊气在上，则生䐜胀。病由中气不足，而不能升清降浊故耳。是方也，有人参、黄芪、甘草、白术，所以补中；有陈皮，所以利气；有柴胡、升麻，所以升举陷下之阳。清阳升，则浊阴自降，浊降则痞闷自除，清升则飧泄自止。去当归者，恶其滑利，而非飧泄所宜也，若西北高燥之区，则不必去矣。

愚按：此乃吴氏减味也，谅必出自薛院使五味异功散加升麻、柴胡之按之法也。然既曰泄泻，则从薛氏以茯苓添之，胜黄芪纯补多矣。如治清气在下则生飧泄，浊气在上则生䐜胀之证，则用调中益气汤加木香之法可矣。此盖东垣传自洁古老人之方也，吴氏往往有好奇之癖露出言外，所谓知者过之也欤。

青州白丸子

半夏七两　南星　白附子各三两　川乌去皮脐，五钱

共为末，水中浸数日为丸。

按：此《和剂》方。四味乃燥热毒物，有越制度，必有戕人咽喉，以致燥热之候，且恐伤人心肺之阳，而有膈热舌燥之患矣。制法见于《和剂》，及详于《增广口诀集》。

痰积滑泄不止者，此方主之。

肥人滑泄责之痰，脉滑不调责之痰，不食不饥责之痰，昔肥今瘦责之痰。痰之为物，湿土所化，故用半夏、南星以燥之，白附微温能治风痰，川乌辛热能攻痰积。

木香豆蔻丸

青木香　肉豆蔻

枣肉为丸，每下梧子大二十丸。

［批］《百一选方》：煨肉蔻一两，木香二钱半，为末，枣肉和丸，米饮服。

《稽神录①》云：江南司农少卿崔万安，常苦脾泄困甚，家人为之祷于后土祠，万安梦一妇人，簪珥珠履，授以此方，如其言服之而愈。崑谓：青木香能伐肝，肉豆蔻能温中，枣肉能健脾。久泄脾虚，中气必虚，肝木必乘其虚而克制之，此方之用，宜其效也。

按：常苦脾泄困甚，当急止之，《百一方》为便。若胸腹间滞塞冷气，或胀或痛，则用吴氏所录《稽神》分两为丸，尤当以陈皮生姜汤送下为是。

秘结门第十三

叙曰：秘结，燥证也。然有火燥，有风燥，有水竭之燥，有血虚之燥，从容养血清燥为上手，急遽攻下通肠为下手。今考方药六条，古人之医法见矣。

［批］清，一本作"润"。

---

① 稽神录：宋代志怪小说集，宋初徐铉撰。

润肠丸 即脾约丸

麻仁十两，入百沸汤内泡浸一宿，次日曝干，砻①之粒粒皆完　大黄四两，酒蒸　杏仁一两二钱，去皮尖，炒　芍药酒炒　枳实麸炒　厚朴姜汁炒，各三两

胃强脾弱，不能四布津液，濡润大肠，后便燥结者，此方主之。

润可以去燥，麻仁、杏仁是也；苦可以胜燥，枳实、厚朴、大黄是也。

［批］吴公自道从容养血润燥为上手，急遽攻下通肠为下手是也。

按：此仲景治伤寒太阳阳明症，小便数，大便结之麻仁丸也，详见伤寒门绳愆，医者临病须用东垣润肠丸可也，娄氏所谓东垣有加减法，随寒热虚实及血秘、气秘、风秘，用药至为详尽是也。

润燥汤

熟地黄　当归梢　大黄酒浸，煨　桃仁去皮尖　生甘草　麻仁各一钱　红花五分　生地黄　升麻各二分

东垣原方用生地、升麻各二钱，余分两同。除桃仁、麻仁别研如泥外，剉如麻豆大，都作一服，水二盏，入桃仁、麻仁泥煎至一盏，去粗，空心稍热服。

大肠燥结，便出坚黑者，此方主之。

大肠得血则润，亡血则燥，故用熟地、当归以养血。初燥动血，久燥血瘀，故用桃仁、红花以去瘀。麻仁所以润肠，大黄所以通燥。血热则凉以生地黄，气热则凉以生甘草，微入升麻消风热也。

---

① 砻（lóng 龙）：磨稻谷去壳。《玉篇·石部》："砻，磨谷为砻。"

愚按：东垣制润燥汤，用升麻为君主者，以老人虚人脾胃初受热中，不时干燥，致大便难者，良由吸门①不开，谷气难得上下，而幽门②亦闭，东垣名之下脘不通之证也。今以大黄、归梢、二仁直入大肠欲通其幽门，而老者虚者之气降多升少，气难以升，肠胃之清气不升，则浊物塞滞于下，澼积而不能通行矣，故假升麻为主，于九地之下升其清气，则浊气自下行矣。二芎、红花养血以润燥也。今夫吴氏退君为使，曰微入升麻消风热云者，弗若自制私方可也，妄意误考名医方何如哉？

通幽汤

生地黄　熟地黄　当归梢　大黄酒浸，煨　桃仁泥　红花
升麻

结燥腹痛者，此方主之。

此即前方润燥汤去生甘草、麻仁也。胃之下口，名曰幽门。此方服之，可以通其留滞，故曰通幽。大便燥结，升降不通，故令腹痛。燥者濡之，生地、熟地皆濡物也。逸者行之，大黄、归梢皆行物也。留者攻之，桃仁、红花皆攻物也。抑者散之，升麻之用，散抑郁也。

按：东垣通幽汤，唯是润大便之燥，通幽门之闭，而无治结燥腹痛之文，乃吴氏悬赘也。设结燥腹痛，当用前方润燥汤可耳。所以然者，润燥比此方多麻仁、生甘草二种也。成无己曰：脾欲缓，急食甘以缓之。麻仁之甘，以缓脾润燥。然通幽汤亦以升麻为主，则大意相同也。桃仁泥、红花各二分，生地、熟地各五分，

---

① 吸门：七冲门之一，即会厌。《难经·四十四难》："会厌为吸门。"包括今之声带、会厌等部。

② 幽门：七冲门之一，即胃下口。出《难经·四十四难》。胃下口通往小肠，如曲径通幽，故称。

当归、炙甘草、升麻各一钱，原无大黄。上㕮咀，水二大盏，煎至一盏，调槟榔末五分，稍热服。

大补丸

黄柏一味，炒褐色

为末，为丸。

大便燥结，睡中口渴者，此方主之。

肾主五液，肾水一亏，则五液皆涸，故上见口渴，下见燥结也。黄柏味苦而厚，质润而濡，为阴中之阴，故能滋少阴，补肾水，此经所谓燥者濡之，又谓之滋其化源也。他如六味地黄丸、虎潜丸，皆益肾之药，均可选用。二方见虚损门。

按：吴氏赞黄柏曰：味苦而厚，质润而濡，为阴中之阴，故能滋少阴，补肾水，谓之滋其化源，主治大便燥结，睡中口渴者，盖未尽善也。如丹溪之善用大补丸，亦不敢单行，乃曰血虚以四物汤下，气虚以四君汤下。气从脐下起者，阴火也，非阴火则不宜服云。吴氏编此书时，年壮气刚，故无回互，以致是言也钦。然犹有法焉，其人年壮气旺，五脏肠胃中结热，致大便燥结者，或可试焉，亦要生蜜捣丸服之。如云六味地黄丸、虎潜丸，皆益肾之药，则未可以均称之也。

玄明粉散

玄明粉三钱　当归尾五钱

煎汤调服。

血热便秘者，此方主之。

玄明粉咸寒，取其软坚。当归尾辛利，取其破血。此攻下之剂也，宜量人之虚实而用之。

按：时珍曰：玄，水之色也。明，莹澈也。遇三焦肠胃实热积滞，少年气壮者，量与服之，亦有速效。若脾胃虚弱及阴虚火动者服，是速其咎矣。山甫谓宜量人之虚实而用之者是也。

导　法

燥在广肠①，欲其速出，气弱不能传送而出者，宜用蜜枣导法，或猪胆导法。皆见伤寒门。

霍乱门第十四

叙曰：霍乱有阴阳二证，夫人共知之，若霍乱未显之时，及霍乱始定之际，医者不察，而以逆剂左之，病者不识，而以腻食啖之，则死道也。今考古方八首以治霍乱，大都喜通而恶塞尔。

理中丸

人参　白术炒　干姜炒　甘草炙，各二两

共为末，蜜丸如鸡子②黄大。每服一丸，沸汤和下。

[批]谨按：仲景曰治霍乱，丸不及汤。汤法，以四物依两数切，用水八升，煮取三升，去粗，温服一升，日三服。方后有加减法七条，依证增损，故曰丸不及汤之便的也。

寒犯太阴，腹痛，吐泻霍乱，寒多不饮水者，此方主之。

寒犯太阴脾脏，非止外感之寒径中太阴，凡吞寒饮冷皆是。寒气塞于中宫，中下二焦之阳不得宣发，则乖隔③，而腹痛，而吐泻，而霍乱也。霍乱与吐泻有别，乃吐泻之久，亡其津液，手足抽掣而挥霍，眼目旋视而瞭乱也。寒者温之，故用干姜之辛热。邪之凑也，其气必虚，故用人参、白术、甘草之温补。

---

① 广肠：系包括乙状结肠和直肠。《证治要诀》："广肠，言其广阔于大小肠也。"

② 子：原脱，据《伤寒论·辨霍乱病脉证并治》理中丸方补。

③ 乖隔：阻隔。

五苓散

茯苓　猪苓　白术各十八铢①　泽泻一两六铢　桂②半两

《伤寒论》云：五味为末，以白饮和服方寸匕，日三服，多饮暖水，汗出愈。谨按：此法乃五苓散要诀也。

霍乱，热多欲饮水者，阳邪也，此方主之。

邪在上焦则吐，邪在下焦则泻，邪在中焦则既吐且泻，名曰霍乱。霍乱责之里邪，里邪责之水谷。是方也，桂能建中，术能安谷，茯苓、猪苓、泽泻能安水。水谷得其安，则霍乱自止矣，此五苓治霍乱之意也。正考见伤寒门。

回生散

陈皮去白　藿香各五钱，为末

[批]《百一选方》二味各半两，水二盏，煎一盏，温服。

中气不和，吐泻霍乱者，此方主之。

中气者，脾气也。喜疏利而恶闭塞，喜香窜而恶腐秽，故用陈皮之辛以醒之，藿香之窜以开之。

师曰：入手足太阴之药。凡恶臭腐秽之气，脾肺触之则成呕逆，芳香之气能止，是正用尔。

冷香饮子

草果仁三两　附子一两　橘红一两　甘草五钱

姜煎，冷服。

[批]《大成》治虚中伏暑，烦燥引饮，服凉药不得者。《济生》治气虚瘅疟，热少寒多，或单寒不热者。每服五钱，以水二升，煎十数沸，贮瓶内，沉井底极冷，取出，代水服之。愚按：

① 铢：古代重量单位。二十四铢等于旧制一两。
② 桂：《伤寒论·辨太阳病脉证并治》五苓散方作"桂枝"。

冷香饮子者，盖云煎法之与服法也。吴氏取用以治冷食霍乱，甚为得诀矣，故备载云。

夏月饮食，杂以水果、寒冰之物食之，胸腹大痛霍乱者，此方主之。

肉食得冰寒、水果而冷，冰寒、水果因肉食而滞，由是填塞至阴，乖隔而成霍乱。草果辛温，善消肉食；附子辛热，能散沉寒；橘红之辛，可调中气；甘草之温，堪以益脾。而必冷服者，假其冷以从治，《内经》所谓必伏其所主，而先其所因也。

华佗危病方

吴茱萸　木瓜　食盐各一钱

[批]《经验方》霍乱转筋入腹，心腹冷痛，用酒盏半，煎一盏，分二服。

夏月过用水果，填塞至阴，抑遏肝气，霍乱转筋者，此方主之。

水果得食盐，则收敛而不为患。肝部得茱萸，则疏利而不为抑。转筋得木瓜，则筋舒而不复痛。

六和汤

砂仁　半夏　杏仁　人参　甘草各一两　厚朴　木瓜　藿香
白术　白扁豆　赤茯苓各二两

[批]《澹寮》六和汤，十一味，每服五钱，姜二片，红枣一枚，水二钟，煎一钟，不拘时服。

夏月饮食后，六腑不和，霍乱转筋者，此方主之。

六和者，和六腑也。食饮为患，和以砂仁；夹涎吐逆，和以半夏；膈气不利，和以杏仁；胃虚不调，和以参、术；中气不快，和以藿香；伏暑伤脾，和以匾①、朴；转筋为患，和以木瓜；三焦

---

① 匾：义同"扁"。

蓄热，和以赤苓；气逆急吐，和以甘草。正考见暑门。

藿香正气散

藿香三钱　白术炒　厚朴姜汤炒　茯苓　紫苏　半夏制　大腹皮净洗　桔梗　陈皮去白　甘草炙　白芷各一钱

[批]《和剂》十一味为细末，每服二钱，姜三片，枣一枚，水一盏，煎七分，热服。如要出汗，衣被盖，再煎并服。此方功能详于《万病回春》，学者宜参考而用之。或问如子之教，则临病当考《回春》耶？予曰：却似对痴说梦。

内伤外感而成霍乱者，此方主之。

内伤者调其中，藿香、白术、茯苓、陈皮、甘草、半夏、厚朴、桔梗、大腹皮皆调中药也，调中则能正气于内矣。外感者疏其表，紫苏、白芷疏表药也，疏表则能正气于外矣。若使表无风寒二物，亦能发越脾气，故曰正气。

三因吐法

烧盐十两　热饮十五升

三饮而三吐之。

欲吐不得吐，欲泻不得泻，腹中大痛者，名曰干霍乱，令人暴死，急以此方探吐之。

盐，咸物也，多则苦矣。经曰咸能软坚，故可以开宿食顽痰；苦能涌泄，故探之则易吐矣。此法能回生起死，幸勿轻而忽之。

陈无择云：干霍乱者，忽然心腹胀满，绞刺疼痛，蛊毒烦冤，欲吐不吐，欲利不利，状若神灵所附，顷刻之间便闷绝。亦涉三因，或脏虚，或肠胃素实，故吐利不得。凡有此病，唯先用至咸盐汤三升，热饮一升，刺口令吐宿食使尽，不吐更服。吐讫复饮，三吐乃止。此法大胜诸治云云。

痰门第十五

叙曰：痰证显于外，夫人之所易知也。痰涎隐于内，而怪证百出，夫人之所难知也。显于外者，只依常法，调理而治。隐于内者，非控涎丹、神祐丸，与夫倒仓之法，不能空其巢穴也。今考古方十一首①以治痰，变而通之，存乎人耳。

二陈汤

半夏制　陈皮去白　茯苓去皮，各一钱五分　甘草炙，七分

［批］《和剂》二陈汤，半夏、橘红各五两，白茯苓三两，甘草一两半（炙）。上为㕮咀，每服四钱，水一盏，生姜七片，乌梅一个，同煎六分，去滓，热服，不拘时候。

湿痰为患，此方主之。

湿痰者，痰之原生于湿也。水饮入胃，无非湿化，脾弱不能克制，停于膈间，中下二焦之气熏蒸稠黏，稀则曰饮，稠则曰痰。痰生于湿，故曰湿痰也。是方也，半夏辛热能燥湿，茯苓甘淡能渗湿，湿去则痰无由以生，所谓治病必求其本也。陈皮辛温能利气，甘草甘平能益脾，益脾则土足以制湿，利气则痰无能留滞，益脾治其本，利气治其标也。又曰：有痰而渴，半夏非宜，宜去半夏之燥，而易贝母、瓜蒌之润。余曰：尤有诀焉，渴而喜饮水者，宜易之；渴而不能饮水者，虽渴犹宜半夏也。此湿为本，热为标，故见口渴，所谓湿极而兼胜己之化，实非真像也，唯明者知之。气弱加人参、白术，名六君子汤。

千缗汤

半夏七枚　皂角一寸，炙　甘草一寸，炙

① 十一首：按文中所载方剂，当为“十三首”。

[批] 千缗汤未详出处，即本料作一贴，姜二片，水一盏，煎七分，温服。主治风痰喘急。

痰涎上涌，喉中有声，不渴者，此方主之。

湿土生痰，故用半夏以燥湿。气塞则痰滞，故用皂角以利气。肺苦气上逆，故用甘草以缓急。又，甘草能益脾，皂角能去垢，半夏能破逆。曰千缗者，重其效也。

导痰汤

半夏四钱，制　陈皮去白　枳壳麸炒　胆南星　赤茯苓　炙甘草各一钱

[批]《济生》导痰汤，每服四钱，姜三片，水一盏，煎八分，食后温服。主治痰涎壅盛，胸膈流饮，痞塞不通。

风痰涌盛者，此方主之。

风痰者，湿土生痰，痰生热，热生风也。半夏、陈皮、茯苓、甘草，前之二陈汤耳。加南星以治风痰，入枳壳去痰如倒壁。

九蒸苍术散

苍术一味，九蒸九曝

为极细末，每服浆水调下一钱。

湿痰腹痛者，此方主之。

湿痰腹痛，是土实也。经曰：土欲实，木当平之。苍术九蒸九晒，则其气轻清而薄，风木胜湿之品也，故治湿痰腹痛神良。

按：甄权曰忌桃、李、雀、蛤及三白诸血。或问药之相须、相使、相畏、相恶、相反、相杀者多，何独苍术乎？曰：是也。药有君臣佐使宣摄，有子母兄弟配合，载诸医册不待言也，然如此单行雄壮之物，宜禁尤著，故赘之以为临时便览矣。

三子养亲汤

紫苏子沉水者　白芥子　萝卜子各三钱

年高痰盛气实者，此方主之。

痰不自动也，因气而动，故气上则痰上，气下则痰下，气行则痰行，气滞则痰滞。是方也，卜子能耗气，苏子能降气，芥子能利气。气耗则邪不实，气降则痰不逆，气利则膈自宽，奚痰患之有？飞霞子此方，为人子事亲者设也。虽然，治痰先理气，此治标之论耳，终不若二陈有健脾去湿治本之妙也。但气实之证，则养亲汤亦径捷之方矣。

《韩氏医通》云：凡老人苦于痰气喘嗽，胸满懒食，不可妄投燥利之药，反耗真气。予因人求治其亲，静中处三子养亲汤治之，随试随效。盖白芥子白色，主痰，下气宽中。紫苏子紫色，主气，定喘止嗽。莱菔子白者，主食，开痞降气。各微炒研破，看所主病为君，每剂不过三四钱，用生绢袋盛入，煮汤饮之。勿煎太过，则味苦辣。若大便素实者入蜜一匙，冬月加生姜一片尤良。后人加山楂肉、香附子各十分之六，治气膈、鼓胀、噎食有验。方名五子汤。

润下丸

陈皮二斤，去白，盐水洗　甘草二两，炙

共为末作丸。

[批] 丹溪润下丸，治湿痰因火泛上，停滞胸膈，咳唾稠黏。陈橘皮半斤（入砂锅内，下盐五钱，化水淹过，煮干），粉甘草二两（去皮，蜜炙）。各取净末，蒸饼和丸，梧桐子大。每服百丸，白汤下。

治一老士，干呕不止，手足冷，用一贴立已。后治数人多效。方出《千金翼》，号橘皮汤，加吴茱萸更妙云。

上而痰吐，下而痰泻，此方皆良。

陈皮有消痰泄气之功，食盐具咸能润下之性，甘草有和药调中之妙，炙之有健脾益胃之能。丹溪翁微加星、夏者，燥其生痰之源；微加芩、连者，扑其动痰之焰。

顺气消食化痰丸即清气化痰丸，吴氏改题乎

制半夏　胆南星各一斤　神曲炒　杏仁去皮尖　陈皮去白　萝卜子生用　葛根　山楂肉炒　青皮去穰，炒　苏子沉水者　香附制　麦芽各一两

饮食生痰，胸膈膨闷者，此方主之。

星、夏之辛，能燥湿痰。葛根之清，能解酒热。山楂、麦芽、神曲之消，能疗饮食之痰。青皮、陈皮、苏子、杏仁、卜子、香附之利，能行气滞之痰。痰去，则胸膈之膨闷亦去矣。

按：号化痰丸之物极多，《和剂》有辰砂化痰丸，化痰宁神也；金珠化痰丸，化痰镇气也；温中化痰丸，逐痰温中也。龚氏竹沥化痰丸，驱痰积也。《千金》化痰丸，清痰火也。东垣皂角化痰丸，驱风化痰也。若清气化痰丸者，顺气快脾，消食化痰也。如是等方，晚近方书极多，医者具眼①而自择之可也。薛新甫②曰：一男子素厚味，胸满痰盛。余以膏粱之人内多积热，与法制清气化痰丸服之而愈，彼见有验，修合馈③送，脾胃虚者，无不受害云。方号法制者，半夏、南星各四两，用白矾、皂角、干姜各等分，水五碗，煎取三碗，去渣，却入星、半二味，浸两日，再煎，至半夏、南星无白点为度，晒干，与神曲以下十味各二两，同为细末，故云。然吴氏增星、半而损十药，仍号顺气消食之目者，非是。若只名化痰，则或是焉。所以然者，消磨之物不及南星、半夏十五分之一故也。

---

① 具眼：对事物具有特殊之见识。

② 薛新甫：薛己，字新甫，号立斋，明代医家，吴郡（今江苏苏州市）人。撰有《外科枢要》《内科摘要》《正体类要》《本草约言》等著作。

③ 馈：通"馈"。朱骏声《说文通训定声·履部》："馈，假借为馈。"

青州白丸子

半夏七两 南星 白附子各三两 川乌去皮脐，五钱

共为末，浸水数日为丸。

湿痰作眩者，此方主之。

痰之生也由于湿，故用半夏、南星之燥。痰之滞也本于寒，故用乌头、白附之温。浸以数日，杀其毒也。

《和剂》白丸子见前泄泻。再按：此方原用等分，制法甚精，用之并治风、寒、湿三痰，极有效验焉。李仲南《钤方》加黑豆，各药三分之一，而易名五生丸①，治癫痫，脉沉细滑实者，有奇效焉。此盖李氏远虑后世医法无传，药剂不精之用心乎。如此毒药攻病，若不精制，则未见其利，先得其害，故加黑豆解药毒也，即《本事方》截寒热痁②疟，人言③、绿豆同用之意耶。

清气化痰丸

陈皮去白 杏仁去皮尖 枳实麸炒 黄芩酒炒 瓜蒌仁去油 茯苓各一两 胆南星 制半夏各一两半

姜汁为丸。

[批] 丹溪清气化痰丸十味，比此方有黄连、甘草。为细末，姜汁煮糊为丸，梧子大。每服五十九，姜汤下。治上焦痰火壅盛，咳嗽，烦热口渴，胸中痞闷。吴氏既曰治痰火通用之方，则黄连、生甘草二味乃脱文也。

---

① 五生丸：李仲南《永类钤方》未载此方，《玉机微义》卷四十一"五生丸"，谓之"引李仲南方"。但用量有异。

② 痁：疟疾的一种，多日一发。南朝·宋·颜延之《陶征士诔》："年在中身，疢维痁疾。"

③ 人言：即砒霜。因原产于信州（今江西上饶），故又称信石，后隐"信"为"人言"。

此痰火通用之方也。

气之不清，痰之故也。能治其痰，则气清矣。是方也，星、夏所以燥痰湿，杏、陈所以利痰滞，枳实所以攻痰积，黄芩所以消痰热，茯苓之用，渗痰湿也。若瓜蒌者，则下气利痰云尔。

指迷茯苓丸

半夏二两，制　茯苓一两　风化硝二钱五分　枳壳五钱

姜汁糊丸。

［批］指迷茯苓丸，四种为细末，生姜汁煮面糊为丸，梧桐子大。每服三十丸，姜汤送下。

风化硝如一时未易成，但以朴硝撒在竹盘中，少时盛水置当风处，即干如芒硝，刮取用亦可。

中脘停痰伏饮者，此方主之。

半夏燥湿，茯苓渗湿，湿去则饮不生。枳壳削坚，化硝软坚，坚去则痰不固。

按：此方本治臂痛，具《指迷方》中云，有人臂痛不能举手①，或左右时复转移，由伏痰在内，中脘停滞，脾气不流行，上与气搏，四肢属脾，脾②滞而气不下，故上行攻臂，其脉沉细者是也。后人为③此臂痛乃痰证也，但治痰而臂痛自止。痰药方多，唯此立见功效。

滚痰丸

大黄酒蒸　黄芩去朽，各半斤　礞石硝煅黄金色，一两　沉香五钱

共为丸。

实热老痰，此方主之。

---

① 手：此下原有“足”字，据《是斋百一选方》卷五“治痰茯苓丸”删。
② 脾：《是斋百一选方》卷五“治痰茯苓丸”无此字。
③ 为：认为。《是斋百一选方》卷五“治痰茯苓丸”作“谓”。

大黄能推荡，黄芩能去热，沉香能下气，礞石能坠痰。是方乃攻击之剂，必有实热者始可用之。若与虚寒之人，则非宜矣。又礞石由焰硝煅炼，必陈久为妙。若新煅火毒不除，则不宜服。

王氏泰定《养生论》首述原心，次序摄养，次论阴阳标本脉病证治，复次明五痰诸饮，悉究精详，盖医林哲人也。所制滚痰丸，固有起死之功，若误用之，亦有伤生之惨。唯气强胃实之人患痰火者宜之，稍涉虚者，不宜妄试。其制法详见《增广口诀》。

控涎丹

甘遂去心　紫大戟去皮　真白芥子各等分

[批]《三因》控涎丹，三味为末，姜汁打面糊为丸梧子大。每服七丸或二七丸，以津液咽下。若饮取利，服五六十丸。治痰涎留在胸膈上下，变为诸病，或颈项、胸背、腰胁、手足、胯髀隐痛不可忍，筋骨牵引钓痛走易，及皮肤麻痹，似乎瘫痪，不可误作风气、风毒及疮疽施治。又治头痛不可举，或睡中流涎，或咳唾喘急，或痰迷心窍，并宜此药数服，痰涎自失，诸疾寻[1]愈。

痰涎在心膈上下，使人胸背、手足、颈项、腰膝引痛，手足冷痹，气脉不通者，此方主之。

甘遂直达涎结之处，大戟能攻胸胁之涎，芥子能散支痛之饮，此攻痰之厉剂也。又曰：惊痰加朱砂，痛者加全蝎，酒痰加雄黄、全蝎，惊气成块者加穿山甲、鳖甲、玄胡索、蓬莪术，臂痛加木鳖霜、桂心，痰热加盆硝，寒痰加丁香、胡椒、肉桂。因其病证而药加焉，兵政之便宜也。

李濒湖曰：痰涎之为物，随气升降，无处不到。入于心，则迷窍而成癫痫，妄言妄见；入于肺，则塞窍而成咳唾稠黏，喘急

---

① 寻：不久。晋·陶渊明《桃花源记》："未果，寻病终。"

背冷；入于肝，则留伏蓄聚而成胁痛干呕，寒热往来；入经络，则麻痹疼痛；入于筋骨，则颈项、胸背、腰胁、手足牵引隐痛。陈无择《三因方》并以控涎丹主之，殊有奇效，此乃治痰之本。痰之本，水也，湿也，得气与火，则凝滞为痰、为饮、为涎、为涕、为癖。大戟能泄脏腑之水湿，甘遂能行经隧之水湿，白芥子能散皮里膜外之痰气，唯善用者，能收奇功也。

三花神祐丸

甘遂面裹煨　大戟拌湿炒　芫花炒，各半两　轻粉一分　大黄一两　黑丑二两，取头末

前药为末，滴水为丸，如小豆大。初服五丸，每服加五丸，温水下，日三服，以利为度。服后痞闷极甚者，此痰涎壅塞，顿攻不开，转加痛闷，即初服三丸，每加二丸，至快利即止。

痰饮变生诸病，风热郁燥，肢体麻痹，走注疼痛，痰嗽，气血壅滞，不得宣通，人壮气实者，此方主之。

甘遂能达痰涎窠匿之处，大戟、芫花能下十二经之饮，黑丑亦逐饮之物，大黄乃推荡之剂，佐以轻粉者，取其无窍不入，且逐风痰积热，而解诸药之辛烈耳。此大毒类聚为丸，善用之则能定祸乱于升平，不善用之则虚人真气，慎之！

刘完素此方乃仲景先生十枣汤之加减法也。《伤寒论》曰：太阳中风，下利呕逆，表解者，乃可攻之。其漐漐①汗出，发作有时，头痛，心下痞硬满，引胁下痛，干呕，短气，汗出恶寒者，此表解里未和也，十枣汤主之。芫花（熬）、甘遂、大戟，上②三味等分，各别捣为散，以水一升半，先煮肥大枣十枚，取八合，去滓，内药末。强人服一钱匕，羸人服半钱匕，平旦温服之。若

---

① 漐漐：小雨不辍。此处形容微汗出，皮肤湿润。
② 上：此上原衍"右"字，据文义删。

不下、若下少病不除者，明日更服，加半钱。得快下后，糜粥
自养。

杜氏云：本文云"里未和"者，盖痰与燥气壅于中焦，故头
痛，干呕，短气，汗出，是痰膈也，非十枣不治。但此汤不宜轻①
用，恐损人于倏忽，用药者慎之。

又《金匮》第十二篇云：脉沉而弦者，悬饮内痛。病悬饮者，
十枣汤主之。喻氏曰：伤寒，病两胁痞满而痛，用十枣汤下其痰
饮。杂病虽非伤寒之比，而悬饮内痛，在胁则同，况脉见沉弦，
非亟夺其邪，邪必不去，脉必不返，所以用十枣汤不嫌其过峻也。
凡病之在胁当用下者，仿此为例也。

愚按：仲景先生治心下痞硬满，引胁下痛，悬饮痞结者，故
用快剂而亟泄其实邪也。然而此际不以甘遂、大戟、芫花名方，
而以十枣立名者，盖邪之所凑，其气必虚，故以大枣甘温、气味
俱厚之物，温以补不足，甘以益阴血，庶无峻剂过伤之害耳。先
生继圣制方，其法无不以真气为大本矣。且无形之气热结于肠胃，
则用诸承气攻之。有形之饮痞结于胸胁，则用十枣汤攻之。微妙
通玄，非圣者孰能如斯焉。后世不达其意，如此方加牵牛、大黄，
欲大泻血气之湿热，而轻粉又欲驱逐涎积也，更去其大枣，类聚
猛峻之物直驱其邪，不顾真元，乃其大失也。如十枣汤，仲景先
生谆谆以强羸别其服药之多与少，虽有是病而服是药，亦垂不可
过剂之诫。杜氏有不宜轻用，恐损人于倏忽之警，况峻于十枣者
乎？用神祐丸者，宜致思焉。如完素之贤者，亦不深究仲景妙旨，
吴氏何足数耶？

---

① 轻：轻率。

哮喘门第十六

叙曰：膈有胶固之痰，外有非时之感，内有壅塞之气，然后令人哮喘。能温之、汗之、吐之，皆是良法。若逡巡调理，则虚喘宜之。人而羸瘦气弱，则宜灸其背腧。今考古方七首，而哮喘之大目可知矣。

麻黄汤

麻黄去节，三钱　桂枝洗净，三钱①　杏仁去皮尖，十枚　甘草一钱

[批]《千金》麻黄汤②，治上气嗽方，四味治下筛，别研杏仁如脂，内药末和合。临气上时，服一方寸匕。食久气未下，更服一方寸匕，可至三匕。气发便服，即止。一方去桂心、甘草。论曰：经云五脏六腑皆令咳，肺居外而近上，合于皮毛，皮毛喜受邪，故肺独易为咳也。邪客于肺，则寒热，上气喘，汗出，咳动肩背，喉鸣，甚则唾血云云。

肺部原有风痰，背腧复感寒邪而成哮喘者，此方主之。

背腧者，背间之腧穴，主输脏气者也。一受风寒，则脏气为寒邪所闭，不得宣越，故作哮喘。麻黄之辛，能开腠散寒。桂枝之温，能解肌疏表。杏仁微辛，入肺利气。甘草甘平，调中发散。

或问麻黄汤原是仲景之方，何故标题《千金》乎？予曰：虽属长沙之作，而长沙未曾专为哮喘立法也。《金匮》唯曰病溢饮者，当发其汗，大青龙汤主之，小青龙汤亦主之。西昌喻氏曰：溢饮之证，水饮溢出于表，荣卫尽为之不利，必仿伤寒病荣卫两伤之法，发汗以散其水，而荣卫通，经脉行，则四肢之水亦散云

---

① 三：《医方考》卷二作"二"。
② 麻黄汤：《千金要方》卷十八"咳嗽第五"作"麻黄散"，用量有异。

云。由是观之，长沙虽启其基，而未示其绪也。至孙真人始解其端，而言治肺嗽喉鸣之候矣，予故榜曰《千金》麻黄焉。然而倭①朝人民肤腠疏薄者，多难以急剂峻攻，唯体②大意而用，《和剂》三拗汤为稳便矣。如麻黄不去节，则发中不妄汗；杏仁不去皮尖，利气达表；甘草不去皮，生用清热而缓肤也，此其所以施于老弱者，亦无亡阳之忌矣。方名三拗，谓三药不循制度故也。《韵书》：拗，捩也。

师曰：用此方有诀，如昼多喘咳加贝母，夜多喘息加知母，昼夜俱盛，须合二母并用。是法也，阴阳相济，缓急相须之理，存乎其中焉，其可妄传于非吾党乎？

瓜蒂散

甜瓜蒂七枚，为末

大豆煎汤，调下五分。

[批] 瓜蒂散，《伤寒论》瓜蒂一分（熬黄赤），小豆一分。上二味，各别捣筛为散。以香豉一合，用热汤七合，煮作稀糜，去滓取汁，和散，温顿服之。不吐者，少少加，得快吐乃止。成注：其高者越之，越以瓜蒂、豆豉之苦。在上者涌之，涌以赤小豆之酸。《内经》曰：酸苦涌泄为阴。愚按：香豉即淡豉也。

凡病齁䶎③，气塞不通者，此方三吐之。

苦能涌泄，故用瓜蒂以吐之。甘能调胃，故用大豆以和之。

定喘汤

白果二十一枚，炒黄色　黄芩炒　杏仁去皮尖，各一钱五分　桑白

---

① 倭（wō 窝）：是古代中国对日本列岛及其近邻的通称，居民称为倭人，国家称为倭国。

② 体：效法。《淮南子·本经》："帝者体太一。"高诱注："体，法也。"又，领悟。

③ 齁䶎（hōuhē）：哮喘的别称。

皮二钱，蜜炙　苏子二钱　甘草一钱　麻黄去节　半夏法制　款冬花各三钱

[批]《选奇①》定喘汤，九味，每服三钱，水三钟，煎二钟，分二服，徐徐服，无时。

如无法制半夏，以甘草汤泡七次，去滑用。一方用白果五个（打碎），麻黄（去节）二钱半，炙甘草二钱，临卧水煎服。亦治哮喘痰嗽。方名压掌散。

肺虚感寒，气逆膈热作哮喘者，此方主之。

声粗者为哮，外感有余之疾也，宜用表药。气促者为喘，肺虚不足之证也，宜用里药。寒束于表，阳气不得泄越，故上逆。气并于膈，为阳中之阳，故令热。是方也，麻黄、杏仁、甘草，辛甘发散之物也，可以疏表而定哮。白果、款花、桑皮，清金保肺之物也，可以安里而定喘。苏子能降气，半夏能散逆，黄芩能去热。

五味子汤

五味子半两，炒　人参去芦　麦门冬去心　杏仁去皮尖　陈皮去白　生姜各二钱

[批]东垣五味子汤，治喘促脉伏或数者。用五味子二钱，余四种各二钱半，作一服，生姜三片，红枣三枚，水二钟，煎一钟，去滓，不拘时服。

肺虚作喘，脉大者，此方主之。

喘则气耗，五味子所以收之。虚则喘促，人参所以补之。肺喜润，故用麦冬、杏仁。气喜利，故用陈皮、生姜。

肺虚，则少气而喘。经曰：秋脉者，肺也。秋脉不及则喘，

---

① 选奇：即《选奇方》。宋代医家余纲撰，又名《余居士选奇方》《证论选奇方》。

呼吸少气而咳，上气见血，其治法则门冬、五味、人参之属加行气之药是也。东垣又于调中益气汤中有治五脏上下喘咳之法，为医者亦当求责而不可执也。

附子理中汤

人参　甘草炙　附子制　干姜炒　白术炒，各一钱

[批]《活人》附子理中汤，无附子则《金匮》人参汤也。

脾肺虚寒，痰涎壅塞，少有动作，喘嗽频促，脉来迟细者，此方主之。

此证为虚，而脉为寒也。虚则宜补，参、术、甘草所以补虚；寒则宜温，干姜、附子所以温寒。

六君子汤

人参　白术　茯苓　甘草　半夏　陈皮

气虚痰喘者，此方主之。

气壮则痰行，气虚则痰滞。痰遮气道，故令人喘。甘者可以补气，参、术、苓、草，皆甘物也。辛者可以治痰，半夏、陈皮，皆辛物也。用甘则气不虚，用辛则痰不滞，气利痰行，胡①喘之有？或恶人参之补而去之，此不知虚实之妙者也。

愚按：上二方治脾胃虚弱，湿痰为患，气短喘促，举动乏力，身重肢弱者之套剂也。然治寒痰为患，须用生附子为当，此戴复庵之教我也。肺气短促，须倍人参，中焦有邪，须加白芍药，则肝胆之邪不敢犯之，而土中阳气自能升矣，此李东垣之垂示也，学者不可不知。

久喘良方

用青皮一枚，展开去瓤，入江子一个，将麻线系定，火上烧

---

① 胡：表示疑问或反问，相当于"何"。《玉篇·肉部》："胡，何也。"

尽烟，留性为末，生姜汁和酒一大呷服之。

[批] 巴豆一名刚子，江与刚音相通，故俗省文作江子，乃巴豆也。

《名医录》云：李翰林，天台人，有莫生患喘病求医。李云：病日久矣，我与治之。乃用前方，过口便定，实神方也。崑谓久喘者，肺分有顽痰结气，青皮能破气，江子能攻痰，然其性悍厉，善于走下耳，未可以疗上部也。今用烧灰存性，则大毒已去，所存者几希耳。新烧火性炎上，可使成功于膈。佐之以姜汁，则顽痰易利。行之以酒，则无所不之。姜、酒既行，二物善降，久喘之患，可使愈于一旦，非良方而何？

咳嗽门第十七

叙曰：新咳易愈，久咳难愈。所以难愈者，病邪传变而深入也。经曰：五脏六腑皆令人咳，非独肺也。是受邪之原亦多矣，岂可以易与乎？今考十五方，率举其大耳。至于诸邪杂揉，则轻重标本，在人心权度而已，焉能编简尽耶？

消风百解散

荆芥　麻黄去节　陈皮去白　苍术泔浸七日　白芷　甘草等分

[批]《和剂》为末，每服二大钱，水一大盏，生姜三片，乌梅一个，同煎七分，不拘时温服，或用茶酒调下。仍欲发散风邪，入连须葱白三寸同煎。

伤风咳嗽者，此方主之。

有头痛发热，鼻塞声重者，伤风咳嗽也。伤风宜解肌，咳嗽宜利气。荆芥、白芷、麻黄，可以解肌。陈皮、苍术、甘草，可以利气。经曰辛甘发散为阳，夫六物皆辛甘，则皆解散矣。然能解散便能利气，能利气便能解散，其理恒相通者也。

愚按："伤风咳嗽"中间加"无汗"二字，庶为后学法帖。

金沸草散

前胡　旋覆花各一两　赤芍药炒　甘草各一钱　半夏五钱，制　荆芥穗一两半　赤茯苓六钱半

[批]《和剂》金沸草散，有麻黄，无赤苓。每服三钱，水一盏半，姜三片，枣一枚，同煎去滓，温服，不拘时。

因风咳嗽生痰者，此方主之。

风盛则气壅，气壅则痰上，痰上则咳嗽。前胡、旋覆治风而兼行痰，荆芥、甘草消风而兼利气，半夏治痰兼破气逆，赤芍调荣兼能制急，茯苓用赤，入丙丁也。

愚按：因风咳嗽，在寒月麻黄固不可无。如此方，当于白露后六十日用之最可。所以然者，秋气降令所主，药中有前胡、茯苓降气之物，以顺天和故也。若在冬末春初，须考《和剂》之法。

五苓散

茯苓　猪苓　泽泻　白术　桂心①

水寒射肺而成咳者，此方主之。

上焦有火，渴饮凉水，水为火格，不得润下，停留于膈，水寒射肺，故令人咳。淡足以渗水，故用茯苓、猪苓、泽泻、白术；辛温足以散寒，故用桂心。向非水寒为患，则五苓非所宜矣。有表证者，以伤寒门小青龙汤主之。

《伤寒论》太阳第三十七证，仲景先生有用五苓散治水逆一法焉，山甫移治水寒射肺而成咳者，道家所谓"一点水墨，两处成龙"者欤。

---

① 桂心：《伤寒论·辨太阳病脉证并治》五苓散方作"桂枝"。

丁香半夏丸

槟榔子①三钱② 细辛 干姜炒 人参各五钱 丁香 半夏各一两

[批]《发明》丁香半夏丸，治心下停饮冷痰③。六味为细末④，每服三十九，姜汤下。

愚按：《和剂》丁香半夏丸，有陈皮、豆蔻、木香、藿香，无槟榔子、干姜、细辛。治脾胃宿冷、胸膈停痰、呕吐恶心、不思饮食等证，则《和剂》之方似胜于《医学发明》之方。

脾胃虚寒，痰饮积于胸膈之间，令人咳嗽者，此方主之。

脾胃温暖，则能运行痰饮；脾胃虚寒，则痰饮停于胸膈，肺气因之不利，乃作咳嗽。咳是有声，嗽是有痰，有声有痰，名曰咳嗽。经曰：治病必求其本。证本于脾胃虚寒，则脾胃为本，咳嗽为标。故半夏之辛所以燥脾，人参之甘所以养胃，脾胃治则不虚。丁、姜之温所以行痰，细辛之辛所以散饮，辛温用则不寒。不虚不寒，则脾胃治而痰饮散，咳嗽止矣。用槟榔者，取其性重，可以坠痰，经所谓高者抑之是也。

人参蛤蚧散

人参二两 真蛤蚧一对，全者，河水浸五日，每换水洗，炙黄 杏仁去皮尖 甘草各五两 茯苓 知母炒 桑白皮蜜炙 贝母各二两

[批]海藏人参蛤蚧散，八味为细末，瓷器内盛，每日热茶清点服。

二三年肺气上喘，咳嗽脓血，满面生疮者，此方主之。

---

① 子：《医方考》卷二及《医学发明》卷二均无此字。
② 钱：《医学发明》卷二作"分"。
③ 冷痰：《医学发明》卷二此下有"头目眩晕睡卧口中多涎"十字。
④ 为细末：《医学发明》卷二此下有"生姜面糊为丸"六字。

二三年肺气上喘，则病久而肺损矣。咳嗽出脓者气病，出血者脉病也。面为清阳之分，六阳之气皆会于面，其气常实，不易受邪。今满面生疮，此正气衰而邪气盛，乃小人道长，君子道消之象也。是方也，人参益气，蛤蚧补真，杏仁利气，二母清金，桑皮泻喘。若甘草、茯苓，乃调脾而益金之母也。又曰：蛤蚧为血气之属，能排血气之毒，故此方用之调脓理血，亦假其性而伏奇于正也。

［批］"泻喘"之①"喘"，一本作"肺"。

《玉机》曰：此方手太阴的药也。或由咳之本病不同，何用药往往必本于肺？然，咳者因声名病也，故多本于肺。经云：肺象金坚劲，扣之有声。邪击于肺，故为咳也。且肺为脏腑之华盖，主于气，生皮毛，朝百脉，布化精气者也。或一脏一脉不利，或九气所动，天之六气所感，或水谷寒热内因所动，则肺亦病矣。故咳证虽曰病本不同，是以治例往往相类。但病有轻重，所兼之殊，方亦奇偶温凉之异尔。后方补肺汤可同此言而参焉。

补肺汤

人参　黄芪蜜炙　川五味炒　紫菀洗去土，各一两　桑白皮蜜炙
熟地黄各二两

［批］《良方》补肺汤，六味㕮咀，每服三钱，水二盏，煎八分，入蜜少许，食后服云。治劳嗽。

咳嗽肺虚者，此方主之。

参、芪，脾胃药也，肺虚而益脾胃，乃虚则补其母也。地黄，滋肾药也，肺虚而益肾，恐其失养而盗气于母也。五味子，酸收药也，咳多必失气，故用酸以收之。紫菀凉肺中之血，桑皮清肺

---

① 泻喘之：此三字原无，据文例补。

中之气，所谓随其实而泻之也。益其所利，去其所害，则肺受益，故曰补肺。

犀角地黄汤

生犀角镑　牡丹皮各二钱五分　白芍药二钱　生地黄一两五钱

[批]按：《千金》犀角地黄汤，犀角一两，生地八两，芍药三两，牡丹皮二两。四味㕮咀，以水九升，煮取三升，分三服。李士材《颐生微论》各一钱五分，生地、丹皮、白芍水煎去滓，入犀角末服之。由此论之，虽用古方，药之分两，或可随时制宜，不可印定眼目。

心移热于肺而咳嗽出血者，此方主之。

心，火也。肺，金也。火者，金之畏，心移热于肺，乃咳嗽见火证，如吐血面赤是也，名曰贼邪，甚是难治。是方也，生犀能解心热，生地能凉心血。丹皮、芍药性寒而酸，寒则胜热，酸则入肝，用之者，以木能生火，故使二物入肝而泻肝。此拔本塞源①之治也。

当归龙荟丸

当归酒洗　栀子炒黑　龙胆草酒洗　黄连炒　黄柏炒　黄芩各一两　木香一钱　麝香五分　大黄酒浸　青黛水飞　芦荟各半两

炼蜜丸之。

[批]钱乙龙荟丸，十一味为细末，炼蜜丸如小豆大。每服二三十粒，生姜汤下，小儿如麻子大服。后人加柴胡五钱，青皮一两，汤氏又加胆南星，治小儿震耳云云，此不过清肝胆风火热耳。

肝移热于肺而咳嗽者，此方主之。

---

①　拔本塞源：比喻从根本上解决问题。宋·程颐《河南程氏遗书》："夫辟邪说以明先王之道，非拔本塞源不能也。"

咳嗽而两肋痛，多怒，脉弦者，病原于肝也。肝者将军之官，气常有余，气有余便是火，故宜泻之。是方也，芩、连、栀、柏、草龙、青黛、大黄，皆能泻火，而未必入肝；肝气臊，诸药得芦荟、麝香之臊，同气相求，可以入肝而平肝矣。然肝木为生火之本，而诸脏之火不无相扇，诸药虽因芦荟、麝香之引而入肝，然其性各有所属，则能兼五火而治之矣。用当归为君者，以其能和五脏之阴。以木香为佐者，以其能行诸药之滞也。正考见火门。

左金丸

黄连六两　吴茱萸一两，汤泡

[批] 丹溪左金丸，黄连六两，吴茱萸一两，同炒为末，神曲糊丸如梧子大，每三四十九，白汤下。以黄连、吴茱萸一冷一热，二物同炒，阴阳相济，君臣相佐，盖制方之妙也。

肝热左胁痛，咳嗽，此方主之。

左金者，黄连泻去心火，则肺金无畏，得以行金令于左以平肝，故曰左金。吴茱萸气臊味辛性热，故用之以为反佐。此方君一臣一，制小其服者，肝邪未盛也。前方证邪盛矣，故用龙、荟诸药以平之。彼之为患滋①甚，自不得不用夫大队之兵也。

六味地黄丸

熟地黄八两　山药　山茱萸各四两，净肉　牡丹皮　泽泻　白茯苓各三两

肾虚移热于肺，咳嗽者，此方主之。

有足心热，内股热，腰痛，两尺脉虚大者，病原于肾虚也。熟地黄、山茱萸，味厚者也，味厚为阴中之阴，故能益肾。肾者

---

① 滋：更加，愈益。

水脏，虚则水邪归之，故用山药、茯苓以利水邪。水邪归之则生湿热，故用泽泻、丹皮以导坎①中之热。滋其阴血，去其热邪，则精日生而肾不虚，病根既去，咳嗽自宁矣。正考见虚损门。

顺气消食化痰丸

[批] 方名评论见前痰门。

制半夏　胆南星各一斤　陈皮去白　香附制　苏子沉水者　青皮去穰，炒　神曲炒　萝卜子生用　棠球②肉炒　麦蘖③炒　杏仁去皮尖　葛根各一两

酒食生痰，五更咳嗽，胸膈膨闷者，此方主之。

痰之原生于湿，故用半夏、南星以燥之。痰之滞原于气，故用香附以开之，杏仁以利之，青皮、陈皮以快之，苏子、卜子以降之。食痰原于酒食，故用葛根以解酒，神曲、麦蘖、棠球以磨食。

琼玉膏

生地黄四斤　白茯苓十三两　人参六两　白蜜二斤

四味共熬膏。

丹溪琼玉膏，四味，先以地黄汁同蜜熬沸搅匀，用密绢滤过，将人参、茯苓为细末，和蜜汁入瓷瓶或银瓶内，用绵纸十数层加箬封扎瓶口，入砂锅内或铜锅内，以长流水浸④没瓶颈，用桑柴火煮三昼夜取出，换过油单蜡纸扎口，悬浸井中半日，以出火气，提起仍煮半日，以出水气，然后收藏。每日清晨及午后取一二匙，用温酒一盏调服，不饮酒人白汤调亦可。制此药须于净室中鸡犬

---

① 坎：八卦之一，代表水。
② 棠球：山楂之别名。
③ 麦蘖（niè 聂）：即麦芽。蘖，植物的芽。
④ 浸：原作"煮"，据《景岳全书》卷五十三图集"古方八阵"改。

不闻之所。

　　按：臞仙①曰：今予所制此方加沉香、琥珀二味，其功异于世传之方。虞天民以后诸医多以为然，徐春甫、王肯堂收入方中，共作六味。予不敢从，唯用原方，所以然者，琥珀、沉香亦或有所碍焉，弗若原方之稳当矣。

　　干咳嗽者，此方主之。

　　干咳嗽者，有声无痰之名也。火乘于肺，喉咙淫淫而痒，故令有声。病原于脾者有痰，病不由脾故无痰也。《易》曰：燥万物者，莫熯乎火。相火一熯，则五液皆涸，此干咳之由也。生地黄能滋阴降火，白蜜能润肺生津。损其肺者益其气，故用人参。虚则补其母，故用茯苓。又地黄、白蜜皆润，铢两又多，茯苓甘而属土，用之以佐二物，此水位之下，土气乘一本作"承"之之义，乃立方之道也。他如火门阿胶散，主此证亦良。

润肺汤

　　诃子　五味子　五倍子　黄芩　甘草

　　[批]《统旨》润肺丸，诃子、五味子、五倍子、生甘草各等分，为末，蜜丸，噙化。久嗽加罂粟壳云。

　　咳而失声音，此方主之。

　　咳而失声，危证也，有肺绝之兆。酸者能收，涩者能固，三子酸而涩，则能收其肺气而固其脱矣，故此方用之。黄芩能清肺热，甘草能调肺气。此方乃劫嗽之剂也。

　　《方考》多黄芩一种，为清肺热之计也。咳而失声，诚危证

---

　　① 臞仙：即朱权，明太祖第十七子，封宁王，自号臞仙、涵虚子、丹丘先生、大明奇士，别号玄洲道人。医著有《臞仙活人心法》三卷、《乾坤生意》四卷、《乾坤生意秘蕴》一卷、《寿域神方》（又作《延寿神方》）一卷等。

也，既显肺绝之兆，则急用前方琼玉膏或生脉散之类回护之，非润肺汤之所能救也。此方为其人前伤风寒，被庸医医坏，风寒虽去，而肺不能收敛其气，而其咳仍在而声嘶者，用诃子等物收敛其气，则声音完全而不破不嘶矣。师云：用是方治是病，宜加酒大黄如诃子之半，其效异常又无后患焉。斯言也，能者得之。

劫嗽丸

诃子仁　百药箭^{箭当作煎}　荆芥穗^{等分}

共为末，蜜丸噙化。

[批] 丹溪敛肺劫嗽丸，三味为末，姜汁入蜜和丸芡子大，时时噙化。

久咳失气，此药亦宜用之。新咳者，不宜用也。

《内经》曰：薄之，劫之。薄者，雷风相薄之薄，药病摩荡之名也。劫者，曹沫劫盟①之劫，取之不以正也。久咳失气，不用补剂，而用诃子、药箭之涩，肺有火邪，不用润剂，而用荆芥穗之辛，故曰劫也。

[批] 雷风，当作"风雷"。箭，见前。

粉黛散

蚌粉^{新瓦炒红}　青黛^{少许}

用淡齑水滴麻油数点调服。

绥带李防御，京师人，初为入内医官。值嫔御阁妃苦痰嗽，终夕不寐，面浮如盘，时方有甚宠。徽宗幸②其阁，见之以为虑，驰遣呼李。先数用药弗应。诏令往内东门供状，若三日不效，当

---

① 曹沫劫盟：事见《史记·曹沫传》。曹沫执匕首劫持齐桓公，助鲁庄公收复鲁地。借此比喻劫嗽丸治肺虚久咳不以润补常规治法而取效。沫，原作"昧"，形近致误，据改。

② 幸：临幸。

诛。李忧技穷，与妻对泣，忽闻门外叫云：咳嗽药一文钱一帖，吃了今夜得睡。李使人市①药十帖，其色浅碧，用淡齑水滴麻油数点调服。李疑草药性厉，并三为一自试之，既而无他，于是取三帖合为一，携入禁庭②授妃，请分两服以饵。是夕嗽止，比晓面肿亦消。内侍走白③，天颜绝喜，锡④金帛厥值万缗⑤。李虽幸⑥其安，而念必宣索方书，何辞以对，殆亦死尔。命仆侍前卖药人过，邀入坐，饮以巨钟⑦。语之曰：我见邻里服嗽药多效，意欲得方，倘以传我诸诸，一本作"谢"物，为银百两，皆以相赠不吝。曰：一文药，安得其值如此？防御要得方，当便奉告，只蚌粉一物，新瓦炒令通红，拌青黛少许耳。扣⑧其所从来，曰：壮而从军，老而停汰，顷⑨见主帅有此方，故剽得之。以其易办⑩，姑借以度余生，无他长也。李给之终身焉。崑谓：蚌粉咸而枯，能软坚痰而燥湿；青黛寒而苦，能清肺膈而除热；齑汁酸咸，亦以软痰；麻油之加，欲其就火而为向导之驱尔。

　　[批] 侍，一本作"待"。向，一本作"嚮"。

　　宋国也有这等孟郎入内医官，奚怪得倭朝吾侪无稽，呵呵。

---

　　① 市：购买。

　　② 禁庭：亦作"禁廷"。犹宫廷。

　　③ 走白：奔走传告。

　　④ 锡（cì 次）：通"赐"。赐予。《尔雅·释诂上》："锡，赐也。"朱骏声《说文通训定声·解部》："锡，假借为赐。"

　　⑤ 缗（mín 民）：成串的铜钱，一千文为一缗。

　　⑥ 幸：意外地得到成功或免去灾害。《小尔雅·广义》："非分而得谓之幸。"

　　⑦ 钟：古时盛酒的器皿。现也称"盅"。《说文·金部》："钟，酒器也。"《正字通·金部》："钟，壶属，汉大官铜钟，即壶也。俗谓酒卮。"

　　⑧ 扣：求救，探问。

　　⑨ 顷：当时。

　　⑩ 办：原作"辨"。据《医方考》卷二改。

卷之三

虚损劳瘵门第十八

叙曰：百病皆足以致虚损劳瘵①，治之者必究其因。是疾也，自昔神良之医，每难措手，所谓病已成而后药之，譬之渴而穿井，斗而铸兵，不亦晚乎？以故历朝医哲，撰述劳瘵方论，往往于偶见，大都未纯求其发理精确，以为求学之准则者，盖无全书焉。今考四十三方，聊实诸证云尔，扩而充之，则变化百出，在人心而已。

［批］"求学"之②"求"，一本作"来"。

黄芪汤

黄芪四两　人参　白术　桂心各二两　附子三十铢　生姜八两
大枣十枚

五脏皆有劳，劳其肺者，短气虚寒，皮毛枯涩，津液不通，气力损乏，脉来迟缓者，此方主之。

［批］《千金》黄芪汤，治气极虚寒，皮毛焦，津液不通，虚劳百病，气损乏力。吴氏加"短气、枯涩、脉来迟缓"数字，使后人易习易用，可谓锦上添花。

七味㕮咀，水八升，煮取二升，去滓，分四服。

肺主气，久于悲哀喘咳，则成肺劳③。肺劳故令气短而声不长。气为阳，阳虚则寒，故令虚寒。肺主皮毛，肺劳则无津液以

---

① 瘵（zhài 寨）：病。多指痨病。《说文·疒部》："瘵，病也。"
② 求学之：此三字原无，据文例补。
③ 肺劳：五劳之一，由于肺气损伤所致。即肺痨。

充肤泽毛，故令枯涩。气有余则物润，津气不足，则无以化液，故令口干而津液不通。气壮则强，气馁则弱，今肺为劳伤，故气力损乏。脉来迟者为寒，缓者为虚。黄芪、人参，甘温者也，故能补气，经曰损其肺者益其气，是故用之。桂心、附子，辛热者也，气虚则阴凑之而为寒，热能壮气，是故用之。白术、姜、枣，脾胃药也，经曰虚则调其母，脾是肺之母，是故用之。是方也，以上件皆是虚寒之证，故为合宜。若肺热脉数者，非所宜也，合主二母散。

二母散

知母去毛，炒　贝母去心，略炒，各五钱

共为末。

[批]《良方》二母散，二味各等分，每服五钱，姜三片，水二盏，煎八分，温服无时。

肺劳有热，不能服补气之剂者，此方主之。

治肺有二法，气虚而阴凑之，则如前方之温补；金衰而火乘之，则如此方之滋阴。宜温补者易愈，宜滋阴者难疗。盖火来乘金，谓之贼邪，将作肺痿，甚是难治。是方也，二母皆苦寒之品，苦能坚金，寒能胜热，故昔人主之。

予常以此药治劳热咳嗽，痰壅清道，但右手寸关脉沉数者，投之必中。

王海藏①祖传方二母散，治乳汁不下，用二母、牡蛎等分，猪

---

①　王海藏：即元代医家王好古，字进之，号海藏。著有《医垒元戎》《汤液本草》等。

蹄汤调下。予寓京畿①，猪蹄难置，以黄花地丁②三钱许煎汤送下，亦验。

人参固本丸

人参二两　天门冬去心，炒　麦门冬去心，炒　生地黄净洗　熟地各四两

[批]《良方》固本丸，五味各焙干，同磨为末，勿犯铁器，炼蜜为丸。或只以天门冬、熟地黄二味，量酒浸，捣膏，同三味末杵千余下，丸如梧桐子大。每服五七十丸，空心姜盐汤下，忌萝卜。

肺劳虚热，此方调之。

本，犹根也。肺主气，而气根于丹田。肺畏火，而制火必本于肾水。故用人参益气，二冬清气，熟地补肾，生地凉肾。剂之为丸，用之于下，所谓壮水之主以制阳光是也，非固本而何？或问补肾何以用人参，余曰：大气周流，无脏不有，故人参之用，亦无处不宜。今得滋阴之品以君之，则亦下行而补下矣。

[批]谨按：《神农本经》谓人参补坚积，陶氏《本草③》改"补"作"破"，因字音相近故也。李中梓云：人参大补元气，则坚积自破，是犹被围之师，闭城读经而耳。师曰："补坚积"三字，当是"补肾精"三字也，坚字似肾，积字似精。古书年深月远，盘写之误耳。人参味甘性温，得阴阳之和气，有天地发育之生气，岂得不补肾精哉？斯教也，似与吴见相合焉，故笔之以俟

---

① 京畿（jī jī）：国都及其行政官署所辖地区。畿：古代王都所领辖的方圆千里地面。后指京城所管辖的地区。《说文·田部》："畿，天子千里地。以逮近言之则曰畿也。"
② 黄花地丁：即蒲公英。《本草纲目》卷二十七"蒲公英"条："俗呼蒲公丁，又呼黄花地丁。淮人谓之白鼓钉，蜀人谓之耳瘢草，关中谓之狗乳草。"
③ 本草：指陶弘景《神农本草经集注》。

后觉。

按：此方无麦门、生地，名三才丸，用治此证固效，纯用天门、地黄、人参，药品简省，故得力也。其生地、麦门虽有凉血清肺之功，生地寒而损气，麦冬泄而不敛，医者临机①，大要着眼。李濒湖亦谓：此二味，唯火盛气壮之人服之相宜。若气弱胃寒者，必不可饵也。

天王补心丹

人参去芦　白茯苓去皮　玄参炒　丹参炒　远志炒　桔梗各五钱　生地黄四两，净洗②　五味子炒　当归酒洗　麦门冬去心，炒　天门冬去心，炒　柏子仁炒　酸枣仁炒，各一两

过劳其心，忽忽③喜忘，大便难，或时溏利，口内生疮者，此方主之。

心者，神明之脏，过于忧愁思虑，久久则成心劳。心劳则神明伤矣，故忽忽喜忘。心主血，血濡则大便润，血燥故大便难。或时溏利者，心火不足以生脾土也。口内生疮者，心虚而火内灼也。人参养心气，当归养心血，天、麦门冬所以益心津，生地、丹、玄所以解心热，柏仁、远志所以养心神，五味、枣仁所以收心液，茯苓能补虚，桔梗能利膈，诸药专于补心，劳心之人宜常服也。此方之传，未考所自。偈④云：昔者志公和尚日夕讲经，邓天王悯其劳也，锡以此方，因得名焉。载在《经藏⑤》，今未辨其真伪，异日广求佛典搜之。

---

① 临机：谓面临变化的时机和情势。
② 净洗：原作"洗净"，据《医方考》卷三乙转。
③ 忽忽：迷糊，恍惚。
④ 偈（jì借）：佛经中的唱词"偈陀"之省。
⑤ 经藏：梵文的意译。佛教经典的一大类，与律藏、论藏合称三藏。
南朝·梁沉约《佛记序》："博寻经藏，搜采注说；条别流分，各以类附。"

[批]"日夕"之①"日"，一本作"旦"。

《入门》释方曰梦授天王补心丹，终南山宣律诵经劳心，毗沙门天王②梦授此方云，即此方也，多石菖蒲、百部、茯神、杜仲、甘草，共十八味，各用等分为末，蜜丸弹子大，金箔为衣。每一丸，灯心汤化下，食远临卧。或作小丸如椒目大亦可。师曰：宣律者，道宣律师③也，出《高僧传》。吴谓志公和尚，非是。既曰偈云，则似有所自也，不云出自何偈，令人有憾焉，何自矛盾耶？

犀角地黄汤

生犀角镑　生地黄　白芍药　牡丹皮

[批]《千金》犀角地黄汤，治伤寒及温病，应发汗而不汗之，内畜血者，及鼻衄、吐血不尽，内余瘀血，大便黑，面黄，消瘀血方。犀角一两，生地黄八两，芍药三两，牡丹皮二两。上四味，㕮咀，以水九升，煮取三升，分三服。喜忘如狂者，加大黄二两，黄芩三两。其人脉大来迟，腹不满自言满者，为无热，但依方，不须有所增加。

劳心动火，吐血、衄血者，此方主之。

心属火而主脉，过劳其心，则火妄动而血涌溢，越窍而出，则为吐为衄者势也。经曰治病必求其本，故以凉心之药主之。生犀能解心热，生地能凉心血，白芍、丹皮酸寒之物也，酸者入肝，寒者胜热。所以心病而治肝者，肝是心之母，木能生火，故从肝而治之，乃迎夺之兵也。

师曰：吐血属阳明胃，若无犀角，以青升麻代之；衄血属太

---

① 日夕之：此三字原无，据文例补。
② 毗（pí）沙门天王：四天王中之一，在佛教中为护法之天神。
③ 道宣律师：唐代僧人，南山律宗创始人，世称律祖。俗姓钱，字法遍。道宣一生钻研《四分律》，于各地讲说无数，著有《古今佛道论衡》《广弘明集》及其他经录、史传、资料集等，皆为研究佛教史之珍贵文献。

阴肺，以连壳、栀子代之。后世不通此理，唯因韩氏"若无犀角，以升麻代之"之言，不分经络而妄代，岂理也哉？此与本文无关，欲救俗误，故及之。

四物粱米汤

粱米　稻米　黍米各一升　蜡如弹丸大，后入，以化为度

[批]《千金》四物粱米汤，治少小泄注方。粱米、稻米、黍米各二升，蜡如弹子大。上四味，以水五升，东向灶煮粱米三沸，去滓，复以汁煮稻米三沸，去滓，复以汁煮黍米三沸，去滓，以蜡内汁中和之，蜡消取以饮之，数试有验。吴氏移治坏胃吐血，其理亦通。

心劳吐血，久服寒凉之剂，因坏脾胃者，此方主之。

心是脾之母，脾是心之子，脾因寒凉而坏，则必盗母气以自养，而心益病矣。求其不殆得乎，故宜调脾益胃。调脾者，莫如谷气，故用稻、粱、黍米。复用蜡者，取其厚肠胃云尔。此疗子益母之义，昔之良医皆用之。

[批] 按："疗子益母"，当作"济母富子"可也。本因心劳吐血而养胃者，法家所谓未有子富而母贫者也。

半夏汤

半夏制　宿姜各二两　茯苓去皮　白术土炒　杏仁去皮尖，炒　橘皮去白　芍药炒，各五钱　竹叶二十片　大枣五枚

[批]《千金》半夏汤，治脾劳云云。半夏、宿姜各八两，茯苓、白术、杏仁各三两，大枣二十枚，竹叶（切）一升，橘皮、芍药各三两。上九味，㕮咀，以水一斗，煮取三升，分四服。

脾劳，四肢不用，五脏皆乖，胀满肩息①，舌根苦直，不能咽唾者，此方主之。

脾主消磨水谷，若劳倦之后，病瘥之余，遇适口之味，过于餍饫②，脾弱不能消磨，劳于运化，久久则成脾劳。脾主四肢，故令四肢不用。五脏皆受气于脾，脾劳而伤，则五脏皆无以禀气，故乖而失其常。经曰脾主行气于三阴，脾劳则三阴之气皆滞塞不行，故令胀满；三阴之气至胸中而还，故令肩息。脾之经脉，上膈挟咽，连舌本，散舌下，故令舌根苦直，不能咽唾。半夏甘辛，甘则益脾，辛则散滞。宿姜等之，一以醒脾，一以制半夏之毒尔。脾喜燥而畏湿，故用白术燥脾，茯苓渗湿。脾喜通而恶塞，故用杏仁利气，橘皮泄气。竹叶气清，能去土中之火。芍药味酸，能泻土中之木。大枣之用，取其甘而益脾尔。

补中益气汤

人参　甘草炙，各一钱　升麻五分　黄芪一钱五分，炙　当归
白术炒　陈皮去白　柴胡各五分

[批]《辨惑论》补中益气汤，主治不录，须自索之。黄芪（劳役病热甚者一钱）、甘草（炙）已上各五分，人参（去芦）、升麻、柴胡、橘皮、当归身（酒洗）、白术各三分。上件㕮咀，都作一服，水二盏，煎至一盏，去滓，早饭后温服。如伤之重者二服而愈，量轻重治之。

劳倦伤脾，中气不足，懒于言语，恶食溏泄，日渐瘦弱者，此方主之。

脾主四肢，故四肢勤动不息。又遇饥馁，无谷气以养，则伤

---

① 肩息：证名。抬肩以助呼吸之状，多见于严重呼吸困难者。《素问·通评虚实论》："喘鸣肩息者，脉实大也，缓则生，急则死。"

② 餍饫（yànyù 厌玉）：食品丰盛适口，食用过多而感到饱足。

脾，伤脾故令中气不足，懒于言语。脾气不足以胜谷气，故恶食。脾弱不足以克制中宫之湿，故溏泄。脾主肌肉，故瘦弱。五味入口，甘先入脾，是方也，参、芪、归、术、甘草，皆甘物也，故可以入脾而补中气。中气者，脾胃之气也。人生与天地相似，天地之气一升则万物皆生，天地之气一降则万物皆死。故用升麻、柴胡为佐，以升清阳之气，所以法象①乎天地之升生也。用陈皮者，一能疏通脾胃，一能行甘温之滞也。是证黄芪建中汤亦可主用，见伤寒门。

枸杞酒

枸杞子一斗　酒二斗

同煎。

［批］《外台秘要》枸杞酒，补虚，去劳热，长肌肉，益颜色，肥健人，治肝虚冲感下泪。用生枸杞子五升，捣破，绢袋盛，浸好酒二斗中，密封勿泄气。二七日服之，任性勿醉。

肝劳，面目青，口苦，精神不守，恐畏不能独卧，目视不明者，此方主之。

肝者，将军之官，谋虑出焉。故谋而不决，拂②而数怒，久久则劳其肝。肝，东方之色也，病则色征于面目，故令面目色青。口苦者，肝移热于腑而胆汁上溢也。肝藏魂，肝劳则邪居魂室，故令精神不守，且恐畏不能独卧也。肝气通于目，肝和则能辨五色矣，今肝为劳伤，故令目视不明。经曰味为阴，味厚为阴中之阴，枸杞味厚，故足以养厥阴之阴。煮以纯酒，取其浃洽③气血而已。他如六味地黄丸，亦可主用。古谓肝肾之病同一治，又谓虚

---

① 法象：效法。
② 拂（fú）：拂逆，违背、不顺之义。
③ 浃（jiā 夹）洽：贯通，使融洽。

则补其母，肾是肝之母，故地黄丸亦宜。

六味地黄丸加黄柏知母方

熟地黄八两　山茱萸去核，炙　山药各四两　泽泻　牡丹皮去木
白茯苓各三两　黄柏盐炒　知母盐炒，各二两

肾劳，背难俯仰，小便不利，有余沥，囊湿生疮，小腹里急，
便赤黄者，此方主之。

肾者，藏精之脏也。若人强力入房，以竭其精，久久则成肾
劳。肾主精，精主封填骨髓，肾精以入房而竭，则骨髓日枯矣，
故背难俯仰。前阴者，肾之窍，肾气足，则能管摄小便，而溲溺
惟宜。肾气怯，则欲便而不利，既便而有余沥，斯之谓失其开阖
之常也。肾者水脏，传化失宜，则水气留之，水气留之则生湿热，
故令囊湿生疮也。小腹里急者，此真水枯而真火无制，真水枯则
命门之相火无所畏，真火无制，故灼膀胱少腹之筋膜而作里急也。
便赤黄者，亦皆火之所为。熟地、山萸，味厚者也，味厚为阴中
之阴，故足以补肾间之阴血。山药、茯苓，甘淡者也，甘能制湿，
淡能渗湿，故足以去肾虚之阴湿。泽泻、丹皮，咸寒者也，咸能
润下，寒能胜热，故足以去肾间之湿热。黄柏、知母，苦润者也，
润能滋阴，苦能济火，故足以服龙雷之相火。夫去其灼阴之火，
滋其济火之水，则肾间之精血日生矣。王冰曰壮水之主以制阳光，
此之谓也。

［批］"以服"之①"服"，一本作"伏"。

《医学入门》六味地黄丸条下曰：一方加知母、黄柏，治阴虚
火盛者，如中寒少食易泄者，去知、柏，加砂仁、炒黑干姜、北
五味子。愚按：此等加药，总是朱丹溪门下宾客所喜，而薛新甫

---

①　以服之：此三字原无，据文例补。

门流所忌，唯其曰喜曰忌，便是偏门矣，后学莫误二先生之名望可也。

猪膏酒

猪膏　姜汁各二升，熬取三升，再入酒　酒五合

和煎，三服。

[批]《千金》猪膏酒，治肝劳虚寒，关格劳涩，闭塞不通，毛悴色夭方。猪膏、姜汁各三升。上二味，以微火煎取三升，下酒五合和煎，分为三服。

所谓肝劳者，盖筋极之渐乎。

五劳之外，又称六极。筋极之状，令人数转筋，十指爪甲皆痛，苦倦不能久立，宜此方主之。

筋极者，数劳四肢，筋液耗竭，名曰筋极。极者，甚于劳之名也。筋既竭其津液，则失其润养，而作劲急，故令人数转筋也。爪甲，筋之余也，筋属木，木极则金承之，故令十指爪甲皆痛，亦枝枯萌萎之象也。苦倦不能久立者，筋败不能束骨也。是疾也，若以草木之药治之，卒难责救_{救，当作"效"。}师曰膏以养筋，故假猪膏以润养之。等以姜汁者，非辛不足以达四末故也。复熬以酒者，以酒性善行，能浃洽气血，无所不之，故用之以为煎也。

人参养荣汤

人参去芦　黄芪炙　陈皮　白芍药酒炒　当归酒洗　甘草炙　白茯苓　五味子炒　远志去心　白术炒　桂心　熟地黄

[批]《局方》人参养荣汤，论治不录。上剉散，每服四钱，水一盏半，生姜三片，枣子一枚，煎七分，去滓温服。

脉极者，忽忽喜忘，少颜色，眉发堕落，此方主之。

脉者，血之府。脉极者，血脉空虚之极也，此由失血所致。

心主血脉，脉极则无血以养心，故令忽忽喜忘。荣血有余，则令人悦泽颜色，荣血不足，则令人色夭而颜色少也。眉发者，血之所养，荣血不足，故令眉发堕落。人参、黄芪、白术、茯苓、甘草、陈皮，皆补气药也，荣血不足而补气，此《大易》之教，阴生于阳之义也。阴者，五脏之所主，故用黄归泽脾，芍药调肝，熟地滋肾，五味益肺，远志宁心，五脏和而阴血自生矣。桂性辛热，热者入心而益火，辛者入经而利血，又心为生脉之原，故假之引诸药入心而养荣血于脉耳。

[批]"黄归"之①"黄"，一本作"当"。利"，一本作"和"。

按：李士材有药方考极雅，学者当观《颐世微论》。

十全大补汤

人参　黄芪　白术　白芍药　熟地黄　茯苓　当归　川芎　甘草各等分　桂心少许。桂心，即肉桂也。

[批]当加生姜、大枣。

肉极者，肌肉消瘦，皮肤枯槁，此方主之。

肉极由于阴火久灼者难治，宜别主六味地黄丸。若由饮食劳倦伤脾而致肉极者，宜大补气血以充之。经曰：气主呴②之，血主濡之。故用人参、白术、黄芪、茯苓、甘草甘温之品以补气，气盛则能充实于肌肉矣；用当归、川芎、芍药、地黄、肉桂味厚之品以补血，血生则能润泽其枯矣。

[批]绳曰：若一应饮食劳倦伤脾，须求东垣诸益气汤及诸枳术丸可也，以枳术丸消化饮食，以诸益气汤调养劳倦，乃治病必求其本之圣法也。上世用十全散治饮食不为肌肤之法，须以易水

---

① 黄归之：此三字原无，据文例补。

② 呴（xǔ许）：呼气。《玉篇·口部》："呴，亦嘘，吹之也。"引申为张口哈气以温润对方。《集韵·遇韵》："呴，气以温之也。"

师弟为准，论见下。

　　按：喻氏《法律》曰：秦越人发明虚损一证，优入圣域，虽无方可考，其论治损之法，损其肺者益其气，损其心者调其荣卫，损其脾者调其饮食、适其寒温，损其肝者缓其中，损其肾者益其精，此即是正法眼藏①，使八十一难俱仿此言治，何患后人无具耶？愚谓：治损之法，自上世已有，但口传心授，而不授于非其人者欤哉。至于易水独露全真，然亦不明指示，所以前辈都不会通此个治法矣，不唯喻氏一人也。如吴氏善考方药，亦即曰肉极者，肌肉消瘦，皮肤枯槁，此方主之云云。此无佗②焉，虽能读医书，能解方药，而无受授之故也。今将易水治损之法附赘于斯焉，乃自上而损而至脾胃一截也，更有感热则损阴，阴虚则阳盛，故损则自下而上，治宜苦酸咸，过于脾则不可治也之法焉。欲为人司命者，尤宜求师理会焉。《活法机要》云：虚损之疾，寒热因虚而感也。感寒则损阳，阳虚则阴盛，故损则自上而下，治之宜以辛甘淡，过于胃则不可治也。感热则损阴，阴虚则阳盛，故损则自下而上，治之宜以苦酸咸，过于脾则不可治也。自上而损者，一损损于肺，故皮聚而毛落。二损损于心，故血脉虚弱，不能荣于脏腑，妇人则月水不通。三损损于胃，故饮食不为肌肤也云云。治肺损皮聚而毛落，宜益气者，所谓一损也，用四君子汤，即人参、黄芪、白术、茯苓是也。又治心肺虚损，皮聚毛落，血脉虚耗，妇人则月水愆③期，宜益气和血者，所谓二损也，用八物汤即

----

　　① 正法眼藏：佛教语。禅宗用来指全体佛法（正法）。朗照宇宙谓眼，包含万有谓藏。

　　② 佗：通“他”。《正字通·人部》：“佗，与他、它同。”此处表示远指，别的，其他的。《左传·隐公元年》：“制，岩邑也，虢叔死焉。佗邑唯命。”

　　③ 愆（qiān 千）：愆期，愆滞，超过、延误之义。

前四君子汤合四物汤是也。治心肺及脾损，前证犹加饮食不为肌肤，宜益气和血，调饮食，所谓三损也，用十全散即前八物汤合建中汤也。自上而损者，过于脾则为不治也。虚病至此，神医亦莫能为耳。方中肉桂、甘草、芍药、生姜、大枣即建中汤也。建中云者，理脾胃，调饮食，充肌肤是也。合三方以其气血双补，阴阳并扶，法天地之成数，故名十全散。

生脉散

人参　麦门冬去心　五味子炒，等分

[批]《医录》生脉散，治热伤元气，肢体倦怠，气短懒言，口干作渴，汗出不止，湿热大行，金为火制，绝寒水生化之源，致肢体痿软，脚软眼黑，最宜服之。人参五钱，五味子、麦门冬各三钱，上水煎服。

气极者，正气少，邪气多，多喘少言，此方主之。

肺主气，正气少，故少言。邪气多，故多喘。此小人道长，君子道消①之象也。人参补肺气，麦冬清肺气，五味敛肺气，一补一清一敛，养气之道毕矣。名曰生脉者，以脉得气则充，失气则弱，故名之。东垣曰：夏月服生脉散加黄芪、甘草，令人气力涌出。若东垣者，可以医气极矣。

虎骨酒

虎骨一具，通炙，取黄焦汁尽，碎如雀脑　糯米三石，入虎骨，倍用曲，如酿酒法酿之，酒熟封头，五十日开饮之

[批]《千金》虎骨酒，治骨虚酸疼不安，好倦，主膀胱寒方。

---

① 小人……君子道消：小人得势其道盛长，君子失势其道消退。此处借喻邪胜正衰，肺之功能虚弱。

虎骨一具，通炙取黄焦汁尽，碎如雀头大，酿米三石，曲四斗，水三石，如常酿酒法。所以加水、曲者，其骨消曲而饮水，所以加之也。酒熟封头，五十日开饮之。

骨极者，腰脊酸削，齿痛，手足烦疼，不欲行动，此方主之。

肾主骨，骨极者，骨内空虚之极也，故令腰脊酸削。齿者，骨之余，故齿亦痛。手足烦疼，不欲行动，皆骨内空虚之征也。以骨治骨，求其类也。以虎骨治骨，取其壮也。酿之以酒者，取酒性善积积，一本作"行"，直彻于骨也。褚澄①云：男子天癸未至而御女，则四肢有未满之处，异日必有难状之疾。其骨极之类乎。

龟鹿二仙胶

鹿角血取者，十斤　龟板五斤　枸杞子三十两　人参十五两

上件用铅坛如法熬胶，初服酒化钱半，渐加至三钱，空心下。

［批］师曰：龟、鹿皆灵而有寿，龟首常藏而向腹，能通任脉，故取其板，以补心、补肾、补血，皆以养阴也。鹿鼻常反而向尾，能通督脉，故取其角，以补命门、补精、补气，皆以养阳也。此乃物理之玄微②，神工之能事矣。孙真人③所谓精极通主五脏六腑之病候也，有阴阳上下之别，但形不足温之以气，精不足补之以味，则为善治矣，大都此方近之。

精极者，梦泄遗精，瘦削少气，目视不明，此方主之。

精、气、神，有身之三宝也。师曰精生气，气生神，是以精

---

① 褚澄：字彦道，阳翟（今河南禹县）人。于南齐建元中拜为吴郡太守，后官至左中尚书。著有《杂药方》二十卷及《褚氏遗书》。

② 玄微：深远微妙。《后汉纪·明帝纪下》："（佛）有经数千万……世俗之人以为虚诞，然归于玄微深远，难得而测。"

③ 孙真人：即孙思邈。唐代著名医学家，宋徽宗敕封为"妙应真人"，后世尊称为"药王"。撰《备急千金要方》《千金翼方》等。

极则无以生气，故令瘦削少气，气少则无以生神，故令目视不明。龟、鹿禀阴气之最完者，其角与板，又其身聚气之最胜者，故取其胶以补阴精。用血气之属剂而补之，所谓补以类也。人参善于固气，气固则精不遗。枸杞善于滋阴，阴滋则火不泄。此药行则精日生，气日壮，神日旺矣。

加味逍遥散

当归　白芍药　白术　柴胡　茯神　甘草各一钱　丹皮　山栀各七分

[批] 薛氏加味逍遥散，治肝脾血虚，发热，或耳鸣，及胸乳腹胀，小便不利。原方逍遥散出《局方》。

六极之外，又有七伤。一曰大怒逆气伤肝，肝伤则少血目暗，宜此方主之。

经曰：肝者，将军之官。故主怒，怒则气逆，气逆则血亦逆，故少血。眼者，肝之窍。又曰：目得血而能视。今肝伤少血，故令目暗。越人云：东方常实，故肝脏有泻而无补，即使逆气自伤，疏之即所以补之也。此方名曰逍遥，亦是疏散之意。柴胡能升，所以达其逆也。芍药能收，所以损其过也。丹、栀能泻，所以伐其实也。木盛则土衰，白术、甘草扶其所不胜也。肝伤则血病，当归所以养其血也。木实则火燥，茯神所以宁其心也。

[批] 按：越人所言东实西虚、泻南补北之旨，未可轻举也，乃肝实肾虚之格言，发自小儿医钱公矣。

安神丸

黄连一两五钱，酒润　朱砂一两，水飞　当归酒洗　生地黄酒洗　炙甘草各五钱

二曰忧愁思虑伤心，心伤则苦惊喜忘，夜不能寐，此方主之。

忧愁思虑，则火起于心，心伤则神不安，故苦惊。心主血，

心伤则血不足，故喜忘。心愈伤则忧愁思虑愈不能去，故夜不能寐。苦可以泻火，故用黄连；重可以镇心，故用朱砂。生地凉心，当归养血。炙甘草者，所以益脾。脾是心之子，用之欲其不食气于母故尔。

愚按：东垣朱砂安神丸，乃与补中益气汤相为权衡之药，而非为镇补心神而作之也。如其人本脾胃虚，用补中益气，乃千钧不易之法也。吾人未熟，所以约药之法用之，过制①则使人兀兀欲吐，胸中气乱而热，有似懊恼之状，致心神烦乱怔忡。于斯时也，须察其过制乎否乎可也。如丹溪尚教人曰：已服参、芪，胸中烦闷者，用平胃散解散参、芪之力，或三拗汤泻之云云。东垣老人胜他丹溪一着，谓其参、芪补阳气，过制所以用黄连、生地助阴之药以对待之，又用当归、甘草和其阴阳，用朱砂总纳浮行之火溜入丹田阴分，使阴阳各安其位，则过制之参、芪，与黄连、生地足以为权衡之用矣，此其所以胜平胃散之锄平补药之力之见远矣。又东垣于《脾胃论》清暑益气汤加减条下曰：如气浮心乱，则以朱砂安神丸镇固之。得烦减，勿再服，以防泻阳气之反陷也。如心下痞，亦少加黄连云云。此等书法，老人留神，唯与智者道，不与愚者会者也。如吴氏聪敏，被安神二字瞒，却以为忧愁思虑伤心之主药者，盖未之思也。或问如师之言，安神丸唯可与过服参、芪者欤？予叱之曰：痴汉不知通变者，乃不勤学故也。你以我老口为书，以你钝耳为目乎？待三生六十劫②后，为你再下注脚。

归脾汤

人参　白茯苓　龙眼肉　酸枣仁黄芪　白术各二钱　远志一钱

---

① 过制：超越法度。
② 三生六十劫：为声闻乘修行所须之时间。极速者三生得极果，极迟者六十劫得极果。

木香　炙甘草　当归各五分

[批] 薛氏归脾汤，治思虑过制，劳伤心脾，健忘怔忡。生姜、红枣，水二钟，煎一钟，服无时。

或问归脾汤出于严氏矣，何以云薛氏？予曰：原药八味，薛院使加远志、当归，似出严氏之右，予故褒之以标出焉。其他加味归脾汤，亦薛公之制也。为脾经血虚发热等证，加牡丹皮、山栀子，世或不用远志、当归者，仍当名曰严氏归脾汤。

三曰饮食太饱伤脾，脾伤则面黄善卧，宜此方主之。

脾者，仓廪之官，故饮食太饱则伤之。中央土土，一本作"黄"色，入通于脾，脾伤则其本色自见，故面黄。神者，中气之所主，脾伤则神亦倦，故善卧。《内经》曰：五味入口，甘先入脾。参、芪、苓、术、甘草，皆甘物也，故用之以补脾。虚则补其母，龙眼肉、酸枣仁、远志，所以养心而补母。脾气喜快，故用木香。脾苦亡血，故用当归。此主食去脾伤之方也，若停食之方，则以消磨之剂主之，而不专于补益矣。

附子理中汤

人参　甘草炙　附子制　干姜炒　白术各一钱

[批]《活人》附子理中汤，水二钟，煎八分，温服。

按：此药正出《伤寒论》霍乱条理中汤加味之法也。原文云：腹满者，去术加附子。《千金》附子理中散，有麦门、茯苓，共七味为散。

四曰形寒饮冷伤肺。肺伤则短气咳嗽，脉来微迟者，宜此方主之。

形寒者，形气虚寒也。饮冷者，复饮冷物也。热则气壮，寒则气怯，今肺为寒冷所伤，故令气短；水寒射肺，肺不能容，故令咳嗽。脉来微者为虚，迟者为寒。损其肺者益其气，故用参、术、甘草。寒者温之，故用附子、干姜。

白通加人尿猪胆汁汤

葱白四茎　干姜一两　附子一枚　人尿五合　猪胆汁一合

[批] 仲景白通加人尿猪胆汁汤，三味以水三升，煮取一升，去滓，内猪胆汁、人尿，和令相得，分温再服。若无胆，亦可用。

愚按：此方仲景治少阴病，下利脉微者，与白通汤。利下不止，厥逆无脉，干呕烦者，白通加猪胆汁汤主之。服汤脉暴出者死，微续者生。

服汤脉暴出者，正气因发泄而脱也，故死。脉微续者，阳气渐复也，故生。

五曰久坐湿地伤肾，肾伤则短气腰痛，厥逆下冷，阴脉微者，宜此方主之。

肾者水脏，湿其类也，故感之易入而易伤。凡人呼吸之气，呼出心与肺，吸入肾与肝，肾伤则吸微，故令气短。腰者肾之府，肾伤而腰痛者，其势也。湿为阴，其气寒，阴并于下，则阳格于上，故厥逆而下冷。尺为阴，阴脉微者，下部寒也。干姜、附子，热物也，可以回阳燥湿。师曰太阳中天，则寒者温，湿者燥，故姜、附可以治寒湿。葱白辛温，可使通肾气。人尿、猪胆，性寒而质阴，用之者，一可以制姜、附之热而不使其燥烈于上焦无病之分，一可以同寒湿之性而引姜、附直达下焦受病之区。此佐以所利，和以所宜，乃兵家之向导也。

[批] 向，一本作"嚮"。

愚按：此药乃仲景救少阴证之急剂也。如生附、干姜、甘草，名四逆汤；生附、干姜、葱白，名白通汤，再加猪胆汁、人尿，即此方也。仲景先生救阴回阳之药，曰生附子、炮附子，曰生姜、干姜，君臣佐使相配，出入增损，而不骤用硫黄、灵砂等物，而治病神妙迥出万古者，二味之有妙用耳。如久坐湿地伤肾，乃缓病也，于吴氏有所稽古①用之或当焉，晚学宁可小心，而用肾着汤之类缓图可也。且猪胆汁之苦、葱白之辛同剂，倭人难受，入口便作呕逆者有焉，慎之！

玉屏风散

黄芪　防风各一两　白术二两

[批]《得效》玉屏风散，药品分两同，每服三钱，水二盏，姜三片，煎六分，不拘时温服。

六曰风雨寒湿伤形，形伤则皮肤枯槁，宜此方主之。

外胃风雨，则寒湿不免矣，以外得之，故令伤形而皮肤枯槁。然皮肤之间，卫气之所居也。《灵枢经》曰：卫气者，所以温分肉，充皮肤，肥腠理，而司开阖者也。故峻补其卫气，而形斯复矣。黄芪甘温，补表之圣药也，得防风而功愈速，故以防风等之。白术益脾，脾主肌肉，故以白术倍之。三药者，皆补气之品。《内经》曰：形不足者，温之以气。此之谓也。方名曰玉屏风，亦是以其补益卫气，足以为吾身之倚袭②尔。

[批]胃，一本作"冒"。

升阳益胃汤

羌活　独活　防风　柴胡　白术　茯苓　黄芪　人参　半夏甘草　陈皮　黄连　泽泻　白芍药

七曰大怒恐惧伤志，志伤则恍惚不乐，宜此方主之。

---

①　稽古：考察古代的事迹，以明辨道理是非、总结知识经验，从而于今有益、为今所用。

②　倚袭：倚，依赖，依仗。袭，成套的衣服。此处引申为固卫屏障之义。

怒则气上，恐则气下，一怒一恐，拂于亶中①，则志意不得舒畅，故曰伤志。志者，肾之所主，而畅于亶中。亶中者，两乳之间，心君之分也。心者，神明之所出，故令恍惚。中者，喜乐之所出，故令不乐。下者举之，郁者达之，故用羌活、独活、防风、柴胡升举之品。气乖于中，脾胃受病，故用参、芪、苓、术、橘、半、甘、芍调胃之品。方内有泽泻，则陷下之邪可泄。方内有黄连，则亶中之逆可平。

东垣升阳益胃汤，东垣原治湿热伤脾，吴氏移治一怒一喜②，拂于亶中，志意不得舒畅之病，此处又有左右逢源之妙用，起敬起敬！

磁石 火内煅红，入醋淬七次，为末入药

古人于肾虚腰疼方中每用磁石，时方多不用之。然磁石性能引铁，则用之者，亦是假其引肺金之气入肾，使其子母相生尔。水得金而清，则相火不攻自去矣。呜呼！医之神妙，在于幽微③，此言可与知者道也。

六味地黄丸

熟地黄八两　山茱萸肉　山药各四两　白茯苓去皮　牡丹皮　泽泻各三两

肾虚不能制火者，此方主之。

肾非独水也，命门之火并焉。肾不虚，则水足以制火，虚则火无所制，而热证生矣，名之曰阴虚火动，河间氏所谓肾虚则热是也。今人足心热，阴股热，腰脊痛，率④是此证。老人得之为

---

① 亶中：即膻中。下同。
② 喜：据上文义，疑为"恐"之误。
③ 幽微：深奥精微。
④ 率（shuài 帅）：皆，都。《古今韵会举要·质韵》："率，皆也。"

顺，少年得之为逆，乃咳血之渐也。熟地黄、山茱萸，味厚者也，经曰味厚为阴中之阴，故能滋少阴，补肾水。泽泻味甘咸寒，甘从湿化，咸从水化，寒从阴化，故能入水脏而泻水中之火。丹皮气寒味苦辛，寒能胜热，苦能入血，辛能生水，故能益少阴，平虚热。山药、茯苓，味甘者也，甘从上化，上能防水，故用之以制水脏之邪，且益脾胃而培万物之母也。互考见咳嗽门。

［批］上，当作"土"，下同。

钱氏六味丸，愚按：钱氏治小儿肾症，虽用仲景先生之方，阙其桂、附之二，以为小儿阳旺而阴亏，故去辛温益阳之物，唯用纯阴沉静之六味，于理当矣。所以宋、明诸医与仲景神方，并称其功谓：益火之源，以消阴翳，八味丸主之；壮水之主，以制阳光，六味丸主之。斯言也，是则是，而未尽仲景立法之本旨及仲阳减味之大意也。若非具眼之士，则不免如盲摸象之疑矣。近来医中杰出张景岳氏著《真阴论》以救时弊，其婆心亦切矣，其文简，其理长，学医者宜三复①焉。兹略采其二丸之说，曰：我明薛立斋独得肾间水火之妙，而常用仲景八味丸为益火之剂也，钱氏六味丸为壮水之剂也，每以济人，多收奇效，诚然善矣。第②真阴既虚，则不宜再泄，二方俱用茯苓、泽泻，渗利太过，即仲景《金匮》亦为利水而设。虽曰于大补之中，加此何害，然未免减去补力，而奏效为难矣。使或阴气虽弱，未至大伤，或脏气微滞，而兼痰湿水邪"痰湿水邪"四字，用八味之眼也者，则正宜用此。若精气大损，年力俱衰，真阴内乏，虚痰假火等证，即从纯补，尤嫌不足，若加渗利，如实漏卮矣。故当察微甚缓急，而用随其人，

---

① 三复：犹言三遍。谓反复诵读。《新唐书·忠义传中·张巡》："读书不过三复，终身不忘。"

② 第：但。明·高启《书博鸡者事》："第为上者不能察，使匹夫攘袂群起以伸其愤。"

斯为尽善。予及中年，方悟补阴之理，因推广其义，用六味之意，而不用六味之方，活人应手之效，真有不能尽述者。夫病变非一，何独重阴？有弗达者，必哂①为谬云云。以予观之，斯论也，深合症治阴阳水火之妙义矣。世医不察真理，而只迁就浅近鄙谈②，故有似是而非之谬矣。

崔氏八味丸

淮熟地黄八两　山茱萸肉　山药各四两　牡丹皮　白茯苓　泽泻各三两　肉桂　附子各一两

肾间水火俱虚者，此方主之。

君子观象于坎③，而知肾俱水火之道焉，故曰七节之旁，中有小心。小心，少火也。又曰：肾有两枚，左为肾，右为命门。命门，相火也，相火即少火耳。夫一阳居于二阴为坎，水火并而为肾，此人生与天地相似也。今人入房盛而阳事愈举者，阴虚火动也。阳事先委委，与"痿"通者，命门火衰也。真水竭，则隆冬不寒，真火息，则盛夏不热，故人乐有药饵焉。是方也，熟地、山茱、丹皮、泽泻、山药、茯苓，前之地黄丸也，所以益少阴肾水；肉桂、附子，辛热物也，所以益命门相火。水火得其养，则二肾复其天矣。互考见小便不禁门。

《金匮》肾气丸，一名八味丸，宋人称崔氏八味丸，治脚气上入，少腹不仁。

按：崔氏，乃崔世平之呼欤，抑崔季舒之称欤？盖仲景以后之医，未尽其能之人也，观其治诀，乃可知未学仲景之经也。仲景有乌头汤、矾石汤治脚气二法，附于中风之后。其药不用纯补

---

① 哂（shěn 审）：讥笑之义。

② 鄙谈：粗俗的言论。

③ 坎：八卦之一，代表水。

医方考绳愆

二〇八

之物者，谓脚气有风、寒、湿、暑之不同邪，阴阳、左右之不同气，有壅疾①忌补之诫，而不知此，而服八味丸以欲驱逐阴邪乎？抑欲补肾强阴乎？

［批］可与五卷脚气门互考。

再按：《金匮》载八味丸，立治法五条。曰虚劳腰痛，少腹拘急；小便不利者，八味肾气丸主之。曰夫短气有微饮，当从小便去之，苓桂术甘汤主之，肾气丸亦主之。曰男子消渴，小便反多，以饮一斗，小便一斗，肾气丸主之。曰问曰妇人病饮食如故，烦热不得溺也，以胞系了戾，故致此病，但利小便则愈，肾气丸主之。以上四法，乃仲景先生之立也。其一条称崔氏八味丸，治脚气上入，少腹不仁者，乃宋·林亿采崔氏之言而附于第五篇末矣，读其序与目录则了然矣。

补肾丸

杜仲姜汁炒　牛膝　陈皮各二两　黄柏盐酒炒　龟板酥炙，各四两
夏加五味子一两，炒　冬加干姜五钱

［批］丹溪补肾丸，为细末，姜汁糊或酒糊为丸，温酒或白汤下。

此亦滋肾阴之方也。

黄柏、龟板、杜仲、牛膝，皆濡润味厚物也，故能降而补阴。复用陈皮，假以疏滞。夏加五味者，扶其不胜之金也。冬加干姜者，壮其无光之火也。经曰无伐天和②，此之谓也。

按：丹溪曰：败龟板属金水，大有补阴之功，而本草不言，惜哉。盖龟乃阴中至阴之物，禀北方之气而生，故能补阴，治血、

---

① 壅疾：脚气病的别称。
② 无伐天和：语出《素问·五常政大论》："必先岁气，无伐天和。"意谓在岁气当值，不可用与其气相类之药。

治劳也。此补肾丸乃丹溪之方，治肾经火，补下焦筋骨软痿厥重者，气虚以补气药下，血虚以补血药下云。原方无杜仲，乃括苍吴球①所加，以为补肾强腰之备也。若两足湿痹疼痛，或如火燎，从足踝下热起，渐至腿胯，或麻痹痿软，属湿热为病，则宜加苍术如黄柏之数，川草薢、汉防己、当归如牛膝之数。

补天丸

黄柏　龟板各四两　杜仲　牛膝　陈皮各二两　夏加五味子炒，一两　冬加干姜五钱　人胞一具，酒洗，蒸烂捣丸

男女交合非时，天癸虚损者，此方主之。

此即前方补肾丸加人胞也。天癸者，男之精，女之血，先天得之以成形，后天得之以有生者也，故曰天癸。补肾丸，前考已悉。人胞者，亦精血之所融结，乃无极之极，未生之天也。已生之后，天癸虚损，补以草木之药，非其类也，卒难责效。人胞名曰混沌皮，则亦天耳。以先天之天，而补后天之天，所谓补以类也，故曰补天。

李濒湖曰：人胞虽载于陈氏《本草②》，昔人用者尤少，近因丹溪朱氏言其功，遂为时用。而括苍吴球创大造丸一方，尤为世行。其方药味平补，虽无人胞，亦可服饵。其说详见本方下。

按：隋书云：琉球国③妇人产乳，必食子衣。张师正④《倦游

---

① 吴球：字茭山，括苍（今属浙江）人，明代医家。著有《诸证辨疑》（或称《诸证辨疑录》）《用药玄机》《活人心统》《方脉生意》《食疗便民》。

② 陈氏本草：指唐·陈藏器所撰《本草拾遗》。

③ 琉球国：最初是指历史上在琉球群岛建立的山南（又称南山）、中山、山北三个国家的对外统称，后来指统一的琉球国（1429—1879）。地理位置在中国台湾和日本之间。

④ 张师正：名思政，字不疑。撰《括异志》十卷。

录》云：八桂①獠人②产男，以五味煎调胞衣，会亲啖之。此则诸兽生子，自食其衣之意，非人类也。崔行功③《小儿方》云：凡胎衣，宜藏于天德月德④吉方，深埋紧筑，令儿长寿。若为猪狗食，令儿颠狂；虫蚁食，令儿疮癣；乌鹊食，令儿恶死；弃于火中，令儿疮烂。近于社庙、污水、井窖、街巷，皆有所禁。按：此亦铜山西崩，洛钟东应⑤，自然之理也。今复以之蒸煮炮炙，和药捣饵，虽曰以人补人，取其同类，然以人食人，独不犯崔氏之禁乎？其异琉球獠人亦几希⑥矣。

予谓李公之言是也，然而流俗之风有不可易者，我朝天正⑦、文禄⑧以来，蛮人货易⑨干枯之尸，其骨节筋肉俱备，不知作么制作，其气甚恶，名曰咮伊喇。蛮人曰主治金疮折伤外敷，内服兼能起痘，益血扶虚补羸，大低⑩不过以人补人之理矣。无稽之流误为木乃伊而浪誉其功，所以上自士夫，下及民家，莫不蓄藏以为奇药，妄珍秽物，触污己灵。嗟嗟，愚之甚也！治病岂无其药，何须污秽恶臭之尸哉？且犬不食犬，而人食人可乎？况治病或有

---

① 八桂：广西的代称。
② 獠人：为南方民族，族源出于老挝，秦汉时向南中（云南、贵州及四川凉山州）地区扩散。
③ 崔行功：唐代官吏，知医。著《千金秘要备急方》一卷，已佚。
④ 天德月德：星相学术语，象征吉祥。
⑤ 铜山……洛钟东应：比喻同类事物互相感应。语出南朝宋·刘义庆《世说新语·文学》。
⑥ 几希：无几，甚少。
⑦ 天正：日本年号，续元龟之后（1573—1593）。
⑧ 文禄：日本后阳成天皇的第二个年号（1592—1596）。
⑨ 货易：贸易；交易。《资治通鉴·齐武帝永明元年》："会有人告敬儿遣人至蛮中货易，上疑其有异志。"胡三省注："货易，即贸易也，以我所有，易我所无。"
⑩ 低：疑当作"抵"。

小验，未见大效，残忍伤神，殊非仁人君子所须也。

虎潜丸一名补阴丸

黄柏盐酒炒　知母炒　熟地黄各三两　龟板四两，酥炙　虎胫骨一两，酥炙　锁阳　当归各一两半　陈皮去白　白芍药酒炒　牛膝各二两

羊肉为丸。

[批] 加味《宝鉴》虎潜丸，为细末，炼蜜和猪脊骨髓为丸，如梧子大。每服五六十丸，温汤或姜盐汤下。

出自《宝鉴》，而朱丹溪增损之，刘草窗定夺之，虞天民修饰之，收入各家青囊①之册，必有益于医病两家者不待言也，但临机制宜，在人处变耳。

吴之羊肉，京几乌有；朱之猪脊骨髓，日用难备，须代以乌骨鸡卵，通用可也欤。

此亦治阴分精血虚损之方也。

虎，阴也。潜，藏也。是方欲封闭精血，故曰虎潜。人之一身，阳常有余，阴常不足，黄柏、知母所以滋阴，地黄、归、芍所以养血，牛膝能引诸药下行，锁阳能使阴精不泄，龟得天地之阴气最厚、故用以补阴，虎得天地之阴气最强、故用以壮骨，陈皮所以行滞，而羊肉之用，取其补也。互考见疝门。

滋阴大补丸

熟地黄二两　川牛膝　山药各一两五钱　山茱萸肉　杜仲姜汁炒去丝　白茯苓　巴戟天去心　五味子炒　小茴香炒　肉苁蓉　远志去心，各一两　石菖蒲　枸杞子各五钱

红枣肉为丸。

[批] 刘草窗滋阴大补丸，加楮实子一两，《卫生宝鉴》原名

---

① 青囊：古代医家存放医书的布袋。代指医学书籍。

还少丹。师云：此杨氏所立之方，罗氏增损之矣。

为细末，红枣肉和炼蜜为丸，如梧子大。每服七十丸，但盐汤或温酒空心下，与上虎潜丸相间服之佳。所谓补阴和阳，生血益精，润肌肤，强筋骨，性味清而不寒，温而不热，非达造化①之精微者，未足以议于斯也云。

附杨氏原方：补虚劳，益心肾，生精血。山药、牛膝、茯苓、山茱萸、茴香各一两半，续断、菟丝子、杜仲、肉巴戟、肉苁蓉、五味子、桔梗、远志、熟地黄各一两。

方名还少，意可知也，言缓图之法，而非救危之捷方矣。

此阴阳平补之剂也。

地黄、牛膝、杜仲、山萸、五味、枸杞，滋阴药也。巴戟、苁蓉、茴香、远志、石蒲、山药、茯苓、红枣，养阳药也。滋阴者润而不寒，养阳者温而不热。丹溪翁立方之稳，大都如此。中年之人，服之殊当。

补火丸

生硫黄一斤　猪脏二尺

将硫黄为细末，尽实脏中，烂煮三时取出，去脏，蒸饼为丸，如梧子大。每服十丸，日渐加之。

[批]《类编》脏硫丸也，详《本草纲目》，兹不赘。或问脏硫丸之名云何？予曰：脏连丸之例也。

猪脏即猪大肠也，汉俗连猪大小肠俱目②为脏，盖随俗之误称，不可革也。危亦林《良方③》载：脏寒泄泻，体倦食减，用

---

① 造化：创造演化，指自然界自身发展繁衍的功能。

② 目：视。

③ 良方：据下文引证《本草纲目》之文，当指《奇效良方》，但非危亦林所著。

猪大脏一条，洗净，以吴茱萸末填满，缚定蒸熟，捣丸梧子大。每五十九，米饮下云。《本草纲目》附于猪肠下可证，称"肠"为"脏"之俗误也。此药极验，予在长崎累试累应，故并此告知。

冷劳病瘠，血气枯竭，齿落不已，四肢倦怠，语言不足者，此方主之。

凡人之身，有真火焉，寄于右肾，行于三焦，出入于甲胆，听命于天君，所以温百骸，养脏腑，充七窍者，皆是火也。是火也，万物之父，故曰：天非此火不足以生万物，人非此火不能以有生。若此火一熄，则万物无父，故肉衰而瘠，血衰而枯，骨衰而齿落，筋衰而肢倦，气衰而言微矣。硫黄，火之精也，故用之以补火，然其性过热有毒，故用猪脏烂煮以解之。或曰：世方以寒凉之品治劳，而硫黄又世人罕用，今治劳而用之，谁不惊异？余曰：寒因热用，热因寒用，有熊氏之经也。《汤液》云：硫黄亦号将军，能破邪归正，返滞还清，挺出阳精，消阴化魄而生魂，则先医亦尝颂之矣。戴元礼氏，丹溪之高弟也。有言曰：诸寒凉皆滞，唯有黄连寒而不滞。诸热药皆燥，唯有硫黄热而不燥，则戴氏亦尝颂之矣。奈何拂吾心之理而求同俗乎？昔仁和吏早衰，服之年逾九十，此往昔之验也，表之《类编》。它如范文正公①之金液丹，《得效》之玉真丸，《和剂》之来复丹、半硫丸、灵砂丹，《百选》之二气丹，《活人》之返阴丹，杨氏之紫霞丹，往往皆用之，但其所主者，各有攸当，兹不赘尔。凡服硫黄者，忌猪血、羊血、牛血及诸禽兽之血。慎之！

[批] 它，当作"他"。

① 范文正公：范仲淹，字希文，吴县人。北宋名臣，政治家、文学家、军事家，谥号"文正"。

石膏散

石膏一味

细末如面，每夕新汲水服方寸匕，取身无热为度。

热劳，附骨蒸热，四肢微瘦，有汗脉长者，此方主之。

热劳之证，岂曰尽属阴虚？亦有阳邪外袭，传入于骨，不能泄越，内作骨蒸，令人先寒后热，久久渐成羸瘦。有汗者，胃家实也。脉长者，阳邪证也。石膏寒而清肃者也，可以疗里热，以故《外台》集之，处州吴医用之，睦州郑迪功之妻验之，《名医录》载之，所以开曚后学也至哉。或问东垣言血虚身热，证象白虎，误服白虎者必死，非石膏之谓乎？余曰：若新产失血，饥困劳倦之病，合①禁用之。若内热有汗脉长者，则不在禁也。

甘梨浆

劳瘵脉数，燥渴日瘦者，宜服之。

盖天一生水，所以养万物者也。若火盛而水灭，令人五液干枯，则甘梨浆可以急救之。此物匪唯可以救急，曾有回生起死者。师云：生用之可以凉五火，熟用之可以滋五脏。

[批] 灭，一本作"减"。

童 便

咳血者，以童便一物主之。

咳血是肺中有窍，肺是清虚之脏，纤芥②不容，一有其窍，则血渗入肺矣。愈渗愈咳，愈咳愈渗，此为难治。褚澄云以寒凉治之，百不一生，以溲溺治之，百不一死，故特表而出之。又曰血

---

① 合：应该，应当。唐·白居易《与元九书》："始知文章合为时而著，诗歌合为时而作"。

② 纤芥：此处指细微之物。

虽阴类，运之者其和阳乎，所以示人者深矣。

股 肉

割股①之事，古昔有之，盖贤妇急于舅姑夫子之疾，而祈一念以格天②尔。至唐开元间，陈藏器撰《本草拾遗》，云人肉治瘵疾，自是间阎③益多割股，至有假名干誉而为之者。呜呼！同类固不可食，亏体岂曰事亲？且俞、扁、淳、华，上世神良之医也，未闻用人肉以治疾，而闵损④、曾参⑤之孝，亦未尝割股，所以求要名之行者，藏器作之矣。

柴前梅连散

柴胡　前胡　乌梅　胡黄连各三钱　猪胆一枚　猪髓一条　韭白半钱　童便二盏

［批］丹溪柴前梅连散，八味，每服三钱，水煎温服。

风劳骨蒸，久而不瘥，咳嗽吐血，盗汗遗精，脉来弦数者，此方主之。

此治因风成劳者也。盖风者百病之长，乃天之阳气也，主疏泄万物，故在表则令人出汗，在肺则令人咳嗽，在肝则令人吐血，在肾则令人遗精，附骨则令人蒸热盗汗。是论也，《灵枢》函其

---

① 割股：割下自身的股肉以疗父母之病，封建社会所认为的孝行。《宋史·选举志一》："上以孝取人，则勇者割股，怯者庐墓。"

② 格天：感通上天。语本《尚书·君奭》："在昔成汤既受命，时则有若伊尹，格于皇天。"

③ 间（lǘ 驴）阎：此处指民间。《史记·列传第十一》："甘茂起下蔡间阎，显名诸侯，重强齐楚。"间，里巷的门。泛指门户，人家。古代以二十五家为间。

④ 闵损：字子骞。春秋时期鲁国人，孔子的门徒，以孝行超群闻名于世。

⑤ 曾参：字子舆。春秋末年鲁国人，孔子的门徒，著述《大学》《孝经》等，后世儒家尊其为"宗圣"。

妙，自汉、唐以至宋、元诸医，皆未竟其说，无惑乎治劳瘵者之难其人也。柴胡解不表不里之风，胡连清入肌附骨之热，前胡主脾肺表里之邪。褚澄氏曰酸能入骨，则乌梅之用，亦可以收敛骨蒸。猪胆所以养阴，猪髓所以养骨，童便所以济火。韭白辛热，少用之以使向向，一本作"纳"导。经曰甚者从之，此之谓也。

［批］"蒸热"二字，一本作"骨蒸"。

秦艽鳖甲散

秦艽　知母　当归各半两　鳖甲一两　乌梅一枚　青蒿五叶　柴胡　地骨皮各一两

《宝鉴》秦艽鳖甲散，六味㕮咀，每服半两，乌梅一枚，青蒿五叶，水一盏，煎至七分，去滓，临卧空心温服。

风劳骨蒸壮热，肌肉消瘦，此方主之。

风，阳气也，故在表则表热，在里则里热，附骨则骨蒸壮热，久蒸则肌肉消瘦。无风不作骨蒸，此崑之立言也。罗谦甫氏之主此方，盖有神契者矣。柴胡、秦艽，风药也，能驱肌骨之风。骨皮、知母，寒品也，能疗肌骨之热。鳖，阴类也。甲，骨属也。骨以及骨，则能为诸药之向向，见前导。阴以养阴，则能退阴分之骨蒸。乌梅味酸，能引诸药入骨而收其热。青蒿苦辛，能从诸药入肌而解其蒸。复有当归，一以养血，一以导诸药入血而除热于阴尔。

按：王海藏地骨皮枳壳散，有枳壳各等分，无青蒿，有桃柳枝头、生姜三片。治骨蒸壮热，肌肉消瘦，舌红，颊赤气粗，困倦盗汗。

愚谓：罗谦甫、王海藏同时同业者也。罗主秦艽鳖甲散，王主地骨皮枳壳散，以其用药意思相若。当时胡元搅扰，淫风大扇，天运未清，民病欲火，乃取《圣惠方》治急劳烦热，身体酸疼，秦艽、柴胡、生甘草为末，白汤调下之方者也。因此二公并起，相增助阴清热之物，各成一家之名。吴氏一归罗氏神契，使人生不平之心，予故为王氏出气耳。罗用青蒿，王用桃柳枝，各有所取焉。

柴 胡

《衍义》云：柴胡《本经》并无一字治劳，今人治劳方中鲜有不用者，凡此误世甚多。斯言也，谓病原不同，不可一概而施之尔。故又继之曰：如《经验方》中治劳热青蒿煎丸，用柴胡正合宜耳。又尾之曰：服之无有不效。世人因前言而概不用柴胡，虽当用者亦必不用。呜呼！藏器一言，举世割股；丹溪一出，众口滋阴；《衍义》片词，柴胡永弃，更不求其证脉而可否之。此之谓侏儒观场，随众喧喝①尔，求其真知则未也。

三黄丸

黄芩酒炒，春四、夏秋六、冬三两 黄连酒炒，春四、夏五、秋三、冬一两 大黄酒浸，九蒸晒，春三、秋二、夏一、冬五两

消渴羸瘦，不生肌肉，其人善谷者，此方主之。

上件皆火证也。火炎则水干，故令消渴。燥万物者，莫熯乎火，故令羸瘦，不生肌肉。火甚则速于传化，故善谷。芩、连、大黄，苦寒物也，寒能胜热，苦能泻火，火去阴而“阴而”二字，一本作“而阴”自生，阴生而肌肉自长矣。

愚按：吴氏此法，或出于《保命集》防风当归饮子，治烦热，皮肤索泽②，食后煎服，宜以饮子下地黄丸。如积热肺痿，后与大

---

① 侏儒观场……喧喝：比喻自己没有主见，只是跟着别人说。宋·朱弁《曲洧旧闻》卷七："譬侏儒观戏，人笑亦笑，谓众人决不误我者，比比皆是也。"

② 索泽：毫无润泽。索，尽，无。《广雅·释诂一》："索，尽也。"

金花丸，即三黄无大黄，有栀子、黄柏。如大便实者，或白脓后重，下利后重者，加大黄云云。但《保命集》有回护，而吴氏直下用寒治热，如以水灭火焉。或为吴氏辩曰：此三黄丸原在消渴门中，治消渴云云等证矣，今移在此，盖剞劂氏①之误也。予曰：吴氏自叙百病皆足以致虚损劳瘵，治之者必究其因，今考四十三方，聊实诸证云尔。三复门中诸方与三黄丸共得四十三方矣，子何以为吴藏赃哉？或默然。

麦煎散

鳖甲醋炙　柴胡　生地黄　大黄煨　常山　当归　干漆炒焦　赤茯苓　石膏各一两　白术　甘草各半两　小麦五十粒　有汗加麻黄根一两

共为末，每服三钱。

[批]吴判官麦煎散，甘草炙二钱五分，余品十药各一钱半。上㕮咀，分二贴，每服入小麦百粒，水二盏，煎八分，去粗，食后临卧服。有汗加麻黄根一钱半。

此黄州吴判官秘方也，疗骨蒸黄瘦，口臭，肌热盗汗，极效。吴君宝之如希世之珍，奇效如神。

少男、室女②、孀妇郁劳，骨蒸内热，风血攻疰四肢者，此方主之。

此攻郁劳之方也。少男思其女而不得，则有留精；室女思其男而不得，则有留血；孀妇有所思，则气结而有留瘀，其理一而已。谓之留者，精血已离其位，但留于经脉关要之区，阻塞气血留行之道也。气，阳也，阻而塞之，则积阳为热，故令蒸蒸骨热。

---

① 剞劂（jījué 机决）氏：刻工。剞劂，雕板，刻印。
② 室女：旧指未婚女子。宋·齐仲甫《女科百问》："室女者，乃未出闺门之女也。"

血，阴也，阻而塞之，则积阴为痊，故令四肢攻痊。曰风血攻痊四肢者，风血内搏，四肢无力，而倦怠浮肿也。鳖甲、干漆，攻坚削积之品也，所以治精血之留结。柴胡、石膏，解肌清热之药也，所以去骨蒸之内热。思则火结于心包，故用常山以开其结。郁则气留于六腑，故用大黄以推其陈。当归、生地，生新血也。白术、甘草，致新气也。赤茯苓所以导丙丁之邪，浮小麦所以止骨蒸之汗，而麻黄根之加，乃以其形中闭，为止汗之最捷尔。东坡云：此黄州吴判官之方也，疗骨蒸肌热盗汗极效，吴君宝之不肯妄传也。虽然，此攻击之剂，唯少男、室女、孀妇真气完固，始可用之。若男妇交接气弱者，犹禁与也。

按：此方治少男室女骨蒸，中气未为药坏，遑早服之，必得效验。然世医或用弗得其验者，一为中气虚弱，难受药力；二为药不精制，难成厥功也。记得小仓老医原氏曰：今凡诸药店所货干漆，都是本州土产之煤炭也。丰筑之间地名黑崎，其山多出煤炭，下民窟取以充薪炭之用，烧之其气膻臭，为末炒之有烟，烧之其焰不赤，唯如囊萤之色。其炭火亦能炙生鱼，鱼虽熟，气恶而不堪啖。宽永年间，丰州一贾，装载数百斤至畿，诳诸市药店云：我丰西南隅有大山，跨于丰筑，名曰彦山，乃役小角①开山之地，八百年来，子孙继嗣，所以竹木茂盛，甲于九州。山有漆树，极大而繁，至于夏月，脂溢于外，聚而成块，结如黑石，经年累月，雨洒土埋，漆毒全消，诚上色药耳。元来②市③药者多不识

---

① 役（yì 义）小角：即贺茂役君小角，飞鸟时代和奈良时代间的咒术家，日本最初的"仙人"，通称役行者，为修验道的开山鼻祖。役，古同"役"。

② 元来：本来。

③ 市：购买。《广雅·释诂三》："市，买也。"《乐府诗集·木兰诗》："愿为市鞍马，从此替爷征。"

药，将煤炭熏之炒之，并有臭烟，不察其伪，以为真干漆，各先倍价争取，以为得货。其贾回乡，次年如是，复次年亦如是。十余年间，其贾渠①富，人或疑焉。又十年间，连丧妻孥②，自身亦罹大风疾，医祷百计，反成青盲，一旦③遇瘟而死。临死忏悔诸天，亦无益焉，而所蓄之资，亦冰消瓦解矣。计其贾所鬻④，将有万斤，畿内市药所货，交易于七道药店，皆是煤炭，未知此毒何期消散耶。予闻之，寒毛为之倒竖焉。后入京埒，观药店所货，果然都是黑崎之煤炭耳。今以后吾辈将用干漆者，必于生漆店得之为真也，不然仍旧用煤炭，则不能起死，反招杀生之咎矣，附此告知。

桃仁丸

桃仁一百二十枚，去皮尖，双仁不用

只此一味杵丸。平旦井花水下，隔日一服，百日不得食肉。

骨蒸日久者，此方主之。

骨蒸日久，则络有留血，不去其瘀，诸药不效。《外台》此方，以桃仁独味为丸，所以消留瘀也，亦是超人之见。

大黄䗪虫丸

大黄十两，蒸　黄芩二两，炒　干地黄半两　杏仁去皮尖　蛴螬炒虻虫去翅炒，各一升　甘草三两　干漆炒　桃仁去皮尖，各一两　芍药四两　水蛭百枚，炙黄　䗪虫去头足炒，半升

---

① 渠：通"巨"。《尚书·胤征》："歼厥渠魁，协从罔治。"孔传："渠，大。"

② 孥（nú 奴）：原作"拏"。形近之误，据文义改。孥，子女。《小尔雅·广言》："孥，子也。"《诗·小雅·常棣》："宜尔室家，乐尔妻孥。"

③ 一旦：表示不确定的时间，"忽然有一天"。

④ 鬻（yù 与）：卖，出售。

上十二味，为末，蜜丸如小豆大。日三服，每服酒下五丸。

仲景云：五劳虚极羸瘦，腹满不能饮食，食伤、忧伤、饮伤、房室伤、饥伤、劳伤，经络营卫气伤，内有干血，肌肤甲错，两目暗黑。缓中补虚，大黄䗪虫丸主之。

夫浊阴不降，则清阳不升者，天地之道也。小人不退，则君子不进者，家国之道也。故蒸热之久，内有干血，干血不去，则新血不生者，人身之道也。是方也，干漆、桃仁、虻虫、水蛭、蛴螬、䗪虫，去干血之品也。君以大黄，是听命于将军矣。佐以芍药、地黄，生新血也。佐以杏仁、甘草，致新气也。佐以黄芩，驱游热而坚肠胃也。仲景为百代医宗，良有识矣。今世人一遇五劳羸瘦，用滋阴而不愈，则坐以待毙。呜呼！术岂止于此耶？

［批］"家国"二字，一本作"国家"。

《金匮》大黄䗪虫丸，喻嘉言《法律·虚劳门》首论著千三百六十四字，次论六百三十四字，方论五百二十三字，详尽《金匮》叙虚劳于血痹之下之言，欲使人张开眼目，看破治劳之法，有不治、难治，或治之梦觉①，所谓应以得度者，即现身而为说也，为医者尤当读诵。

百劳丸

当归炒　乳香　没药　人参各一钱　大黄四钱，蒸　水蛭炙黄　虻虫去翅足炒，各十四枚

上为末，炼蜜作丸，如梧子大。都作一服，可百丸，五更百劳水下，取下恶物为度，服白粥十日。百劳水者，用杓扬之百遍，即甘澜水也。

［批］许州陈大夫传仲景百劳丸，治一切劳瘵积滞疾，不经药

---

① 梦觉：犹梦醒。

坏症者宜服。即本方有桃仁十四个,共八味,丸,服法同。

一切劳瘵积滞,不经药而成坏证者,此方主之。

此齐大夫传张仲景之方也。疾不经药而成坏证,则中气尚未坏也。有积滞者,蒸热之久,内有干血也。故乳香、没药、大黄、虻虫、水蛭,皆消瘀逐败之品。用当归所以生新血,用人参所以固元气耳。此与鳖虫丸若合一辙,皆推陈致新之义也。

[批] 喻嘉言曰此与世俗所称干血劳①亦何以异云云,《证治准绳》亦称许州陈大夫云云,然则吾从众,而不曰齐大夫。

五尸传疰门第十九

叙曰:五疰②之说,唯古昔神良之医言之,未登神良之堂者,鲜不起而笑之矣。呜呼!知鬼神之原者,自昔难之,彼笑者未必其无见也。盖曰:拘于鬼神者,不足以言至德云尔。今著六考,益滋斯世之笑,不笑者尚谓我哉。

[批] 原,一本作"源"。

予壮年行医,凡治虚劳,固知时师偏于滋阴降火,遂将葛可久《十药神书》用心揣摩,照病用药,颇得其效,人以为吾能耳。数年后,又将劳瘵传尸求治,予或辞之不已,乃习王氏《准绳》及数名家之书为之参著,投药弗能得其一二焉,全八全九,则于予有愧耳。故于五尸传疰之方不敢是非,而待神良之医言之。

---

① 干血劳:虚劳证候之一。多表现为面目暗黑、肌肉枯干而粗糙消瘦、潮热盗汗、口干颧红、易惊、头晕痛、月经涩少,或闭经。干血,血瘀而干。瘀则生热,内伤肝肺,发热咳嗽,日以益甚,久而不已则成劳。

② 疰:有灌注和久住之意,多指具有传染性和病程长的慢性病,主要指劳瘵。

死人枕即死人脑后骨也。得半朽者良，用毕置之原处

［批］杨登父①曰：天灵盖治尸疰。尸疰者，鬼气也，伏而未起，故令淹缠②。得枯骸枕骨治之，则魂气飞越，不复附人，故得瘥也。

病人颜色、声音、形证与脉不合于病者，名曰鬼疰，宜此方主之。

鬼疰，是病人为邪气所凭而致疾也。颜色不合于病者，面生五色而含愧赧③也。声音不合于病者，语言不伦于理，而涉幽微也。形不合于病者，动摇跳跃而无内热也。证不合于病者，为患诡异，不合于病情也。脉不合于病者，乍大乍小，乍长乍短也。凡此五者，不必悉备，但有一焉，便为鬼疰，即邪祟之谓也。然人鬼异途，不相为类，鬼亦何乐于附人哉？能引之以类，则脱然舍人而就鬼矣。故死人枕，鬼物也，以此物煎汤饮之，则鬼邪触类而出，大泻数行而愈者势也。此之谓病气衰去，归其所宗。用毕即以其枕送还原处者，一则使邪疰之气有所依归，一则勿以疗人而伤鬼也。古有徐嗣伯、刘大用者，常验之矣。志之于后，以便观者。

徐嗣伯者，刘宋时人，徐文伯之弟也。有人患滞冷积年不瘥，嗣伯诊之曰：尸疰也，当得死人枕煮服之。于是往古塚取枕，枕已一边腐缺，煮服之即瘥。后秣陵人张景，年十五，腹胀面黄，众医不能疗，以问嗣伯，嗣伯曰：此石蚘耳，极难疗，当得死人

---

① 杨登父：即杨士瀛，字登父，号仁斋，南宋三山（今福建省福州市）人。著有《仁斋直指方论》《仁斋直指小儿方论》《伤寒类书活人总括》《医学真经》和《察脉总括》等。

② 淹缠：缠绵。元·刘唐卿《降桑椹》第二折："他病痛苦淹缠，良方治不瘥。"

③ 愧赧（nǎn 腩）：因羞愧而脸红。

枕煮服之。依语煮枕，以汤投之，下蛔虫头坚如石者五升，病即瘥。后沈僧翼患眼痛，又多见鬼物，以问嗣伯。嗣伯曰：邪气入肝，可觅死人枕煮服之，服竟可埋枕于故处。如其言又愈。王晏问之曰：三病不同，而皆用死人枕而俱瘥者，何也？答曰：尸疰者，鬼气伏而未起，故令人沉滞，得死人枕促之，魂气飞越，不得复附体，故尸疰可瘥。石蛔者，久蛔也，医疗既癖，蛔虫转坚，世间药不能遣，所以须鬼物驱之，然后可散，故令煮死人枕也。夫邪气入肝，故使眼痛而见魍魉①，应须鬼物以勾之，故用死人枕也。气因枕去，故复埋于塚间。

［批］竟，一本作"毕"。

宋季韶州南七十里，乡曰古田，有富家妇人抱异疾，常日无他苦，每遇微风吹拂，则股间有一点奇痒，搔不停手，已而举体皆然，逮于发厥，三日醒，及坐，有声如咳，其身乍前乍后，若摇拽之状，率以百数始定，又经日困卧不知人，累夕方愈，至不敢出尸，更十医弗效。刘大用见之曰：吾得其证矣，先与药一服，取数珠一串来。病家莫知何用也。当妇人摇动时，记而数之，觉微减。然后云：是名鬼疰，因入神庙，为邪鬼所凭，致精采荡越，法当用死人枕煎汤饮之。既饮，大泻数行，宿疴脱然。大用云：枕用毕，即送还原处，迟留则令人癫狂，但借其气耳。崑谓：二医者，古昔神良之流也，知鬼神之原，故能察识异疾。诸医以口耳之识，执方以治之，其不效也固宜！

［批］尸，一本作"户"。

獭　肝

［批］苏颂曰：诸兽肝叶皆有定数，唯獭肝一月一叶，十二月

---

① 魍魉（wǎngliǎng 网两）：古代传说中的山川精怪。一说为疫神，传说颛顼之子所化。也指影子。

十二叶，其间又有退叶，用之须见形方可验，不尔多伪也。师曰：獭，水狗也，正月十月两度祭鱼①，知报本反始②，兽之灵者也，其肝叶应月之数，兽之怪者也。故诸先达用之治怪病，从其类也。

葛洪云：鬼疰是五尸之一疰，其病变动有若干种，大略使人寒热淋沥，沉沉默默，不得知所苦，无处不恶，积年累月，渐就沉滞，以至于死，传于旁人，乃至灭门。觉如是候者，急治獭肝一具，阴干杵末，服方寸匕，日三，未止再作。《肘后》亦云此方神良。夫獭，一兽也，其肝能治鬼疰，此何以故哉？凡物恶人而辟处，夜出而昼伏者，皆阴类也。以阴类而治幽隐之疾，《大易》所谓同气相求，《内经》所谓衰之以属是也。獭有五脏六腑，而独用其肝者，肝为厥阴，其主藏魂，用之尤精良也。谚称鸱枭③能疗心头气痛，亦是假阴类以疗幽隐尔。

獭爪屑

许学士《本事方》云：宣和间，天庆观一法师，行考召④极精严，时一妇人投状，率患人所附。须臾召至，附语云：非吾为患，别是一鬼，亦因病人命衰为祟耳。渠今已成形，在患人肺中为虫，食其肺系，故令吐血声嘶。师掠之，此虫还有畏忌否？久而无语。再掠之，良久云：容某说，唯畏獭爪屑为末，酒调服之

---

① 祭鱼：犹獭祭。《礼记·王制》："獭取鲤于水裔，四方陈之，进而弗食，世谓之祭鱼。"

② 报本反始：指受恩思报，不忘所自。《礼记·效特牲》："唯社丘乘粢盛，所以报本反始也。"

③ 鸱枭（chīxiāo 吃肖）：鸟名。猫头鹰的古称。

④ 考召：指行法拘捕为害鬼神精邪并加刑询拷问，逼其招供。《正一考召仪》："考召者，是考鬼召神也。"古人凡有患病、家遭灾祸而情形不明，常归委于鬼神妖精作怪，便要请法师禁治。而禁治的前提，是查清来历，考召就是面对鬼神的一种刑询法事。考，考校、查验和评定其功过；召，召役遣发。

则去矣。患家如其言而得愈，此予所目见者也。夫獭肝、獭爪一体也，肝极獭之阴，爪极獭之阳，肝蕴獭之精，爪利獭之用，故皆为尽妙。

鳗 煎

《稽神录》云：有人多得劳疾，相因传死者数人。后一女子病，为置之棺中，钉之沉于江，冀绝传热之患。流之金山，有渔人异之，引至岸，见一女子犹然活，因取置渔舍，多得鳗鲡鱼食之，病愈，遂为渔人之妻。又越州镜湖邵长者女十八，染瘵疾累年，刺灸无不求治，医亦不效，有渔人赵十煮鳗羹与食，食竟，内热之病皆无矣。世人得此二说，凡遇瘵疾，即以鳗鱼食之，率多不效。崑谓：鳗鱼之性，天和则伏，风汹则动，是逐风之鳞也。若用之以疗风尸，无不愈者。若概以之治瘵，则恐不能。风尸者，五疰之一，其证淫濯四肢，不知痛之所在，每发昏沉，得风雪便作，渐就危笃，以至于死也。

［批］"传热"之①"热"，一本作"染"。

师云：吴谓治风尸，凿也。鳗鲡所主之病，其功专在杀虫耳。烧烟熏蚊令化为水，熏竹木及屋檐断蛀虫，置骨于书箧断诸蠹，观此则可知其能矣。痔瘘有虫作痒，亦可熏之，小儿疳虫羸瘦腹痛，亦可炙而食焉。由此言之，盖治虫尸也。

传劳百一选方

天灵盖三钱，炙黄为末，年深沉沉溃朽者良　虎粪内骨一钱，酥炙，杀虎于大肠内取者亦可　青蛇脑小豆许，酥炙，色变为度。无此亦可　鳖甲酥炙黄色，一两。九助者尤良　安息香半斤　桃仁一枚，去皮尖，上件皆为细末　槟榔一枚，别为细末　麝香一钱，另研　青蒿六两，取近藁三

---

① 传热之：此三字原无，据文例补。

四寸者　豉三百粒　葱根二寸一个，拍　东引桃柳李桑枝各七茎，如筋大长各七寸，细剉　枫叶二十一片　童子小便半升

　　[批]助，一本作"肋"。桃仁一枚，《选方》原作"半斤"。筋，一本作筯①。

　　上件，先将青蒿、桃柳李桑枝、枫叶、葱、豉，以官升量水三升，煎至半升许，去渣，入天灵盖、虎粪内骨、青蛇脑、鳖甲、安息香、桃仁、童子小便，同煎取汁，去渣有四五合，将槟榔、麝香同研匀调，作一服。早晨温服，被覆取汗，恐汗内有细虫，以帛拭之即焚。相次须泻，必有虫下，如未死，以大火焚，并弃长流水内。所用药切不得令病人知，日后亦然。十来日后，气体复原，再进一服，皆如前法，至无虫而止。

　　《百一选方》云：袁州寄居武节郎②李应，本湘州法司，有男女三人，长子因议买宅，入无人所居之室，忽觉心动，背寒凛凛，遂成瘵疾，既死。次女寻病，又传于第三子，证候一同。应大恐，每日祈神设饭以斋云水，冀遇异人，且许谢钱三十万。后遇一道人，传以此方，不受一钱而去，且教以祈于城隍以为阴助。遂如其言，下虫七枚，其色如红燋③肉而腹白，长约一寸，阔七八分，前锐后方，腹下近前有口，身之四周有足若鱼骨，细如针尖而曲。已死，试取火焚之，以铁火筋劄刺不能入，病势顿减。后又服一剂，得小虫四枚，自此遂安。崑谓：天灵盖，人虫人虫一本作"裸虫"之尸物也。虎粪内骨，毛虫之尸物也。青蛇脑，鳞虫之尸物

---

　　① 筯：同"箸"。筷子。
　　② 武节郎：宋阶官名。徽宗政和（1111～1117）中，定武臣官阶五十三阶，第三十八阶为武节郎，以代旧官庄宅、六宅、文思副使。
　　③ 燋（āo 熬）：把食物埋在灰火中煨熟。

也。鳖甲，介虫之尸物也。二五①之情，各从其类，故假尸物以疗五尸症疾。此《大易》所谓同气相求，《内经》所谓衰之以属是也。更更，或作东引桃柳李桑枝，出乎震者也，得天地升生之气，故能匡正而辟不祥。枫叶、青蒿，相见乎离者也，得天地长养之气，故能正阳而驱邪热。葱根、豆豉，表药也，能疏腠而开鬼门。麝香、安息，窜药也，能利窍而消痒恶。槟榔能杀三虫，桃仁能除恶败。童子小便者，以其得少阳之完气，一能去邪火，一能致新气也。

[批] 乎，一本作"于"。

苏合香丸

白术炒　青木香　乌犀角　香附子炒，去毛　丁香　朱砂研，水飞　诃黎勒煨，去皮　白檀香　安息香另为末，无灰酒一升，熬膏　麝香研　荜拨　龙脑研　苏合香油入安息香膏内　沉香各二两　熏陆香另研，一两

蜜丸，蜡固听用。

古称尸疰有五，飞尸、遁尸、风尸、沉尸、注尸也，宜此方主之。

《本事》云：飞尸者，游走皮肤，穿脏腑，每发刺痛，变作无常。遁尸者，附骨入肉，攻凿血脉，每发不可得近，见尸丧闻哀哭便发。风尸者，淫濯四肢，不知痛之所在，每发昏沉，得风雪便作。沉尸者，缠骨结脏，冲心胁，每发绞切，遇寒冷便发。注尸者，举身沉重，精神错杂，常觉昏废，每节气至，辄变大恶。是方也，香能辟邪恶，故用沉、檀、脑、麝、安息、熏陆、苏油、

---

① 二五：此处指阴阳与五行。宋·周敦颐《太极图说》："五行之生也，各一其性。无极之真，二五之精，妙合而凝。"曹端述解："二，阴阳也。五，五行也。"

青木香①、香附。温能壮胃气，故用荜拨、丁香。朱能辟鬼魅，故用朱砂。甘能守中气，故用白术。酸能致新液，故用诃黎。犀能主虫痓，故用生犀。互考见中风门。

死人枕天灵盖败龟板红铅说

昔，徐嗣伯用死人枕，取半朽者，用毕，曰：复埋故处。师曰：天灵盖，非出《神农本经》，不得已而用，则取年深渍朽者，均之仁人之言也。盖医，仁术也。使其明而利人，幽而祸鬼，如阴责何，故昔人推此心以及物。于凡药内宜用禽虫之类，皆取自死者，如用龟板而曰败龟板是也。孙真人曰杀生以求生，去生益远，皆所以全此心之仁也。近世术家有导取红铅者，使童女内服壮阳泄阴之药，外用异术以取之，往往致瘵，是杀人而疗人也，岂同仁之德耶？

气门第二十

叙曰：气、血，人身之二义也，气为主而血为配，故曰气化即物生，气变即物易，气盛即物壮，气弱即物衰，气正即物和，气乱即物病，气绝即物死，是气之当养也明矣。一或失治，则衰且乱，病且死，故考五方以治气。

［批］义，一本作"仪"。

独参汤

人参二两　烦躁脉微者，加童便一厄。身寒脉微者，加附子三钱。

诸虚气弱危急者，此方主之。

气者，万物之所资始也，天非此气不足以长养万物，人非此

---

① 香：原脱，据文义补。

气不足以有生，故曰一息不运则机缄①穷，一毫不续则霄壤判。是以病而至于危急，良医以气为首务也。人参味甘性温，得天地冲和之气以成形，故用之以补冲和之气，使其一息尚存，则可以次第而疗诸疾矣。烦躁加童便者，虚而有火也。身寒加附子者，回其孤阳也。虽然，虚实之辨，不可不察，独参但可以疗虚耳，若实证危急，犹然攻之，故越人有实实之戒。

独参汤，吴氏治诸虚气弱危急者主之，盖通论也。然察其所以急之病本，如风倒佐以三生饮，寒厥配以干姜、生附，阳虚脱汗配以芪、附，肝气厥逆佐以吴萸，阳虚气喘佐以生姜、熟附，霍乱闷乱佐以桂心，霍乱吐泻佐以生姜、橘皮，气虚卒倒佐以黄芪，伤暑危急佐以麦门、五味，伤寒坏证佐以生姜，产后发喘配以苏木，产后困倦和以当归，吐衄不止配以茅花，房后困倦佐以熟芐、陈皮，吐食佐以姜汁，虚热烦躁佐以童便。如此之类，未可尽记，须医者临机制宜可也。然而不唯危急，既曰诸虚气弱，则用独参汤，量加生姜、红枣煎成，服之多寡在人，而不可一日无也。虽别用对病之汤药，而格②服人参在内护持元气，力助群药，其功更捷。师曰：参即燊字，有参赞人元一气之功能也。设病人不肯服二般汤药，则须别制人参膏与服可也。庸医不谙医书，耻看本草，每谓人参不可轻用，以己之惑，惑于病者，致病越重，误人误己，诚哉庸也！古人云：庸医不早死，误尽天下人。诚哉言也！

四君子汤

人参　白术　白茯苓　炙甘草各二钱

---

① 机缄：机关开合。意谓推动事物发生变化的力量。

② 格：量度，衡量。《广韵·陌韵》："格，量也，度也。"此处谓审视不同病情。

　　[批]《和剂》四君子汤，每四钱，水一盏，煎七分，通口服，不拘时。盐少许，白汤点服亦得。

　　面色萎白，言语轻微，四肢无力，脉来虚弱者，此方主之。

　　失失，一本作"夫"面色萎白，则望之而知其气虚矣。言语轻微，则闻之而知其气虚矣。四肢无力，则问之而知其气虚矣。脉来虚弱，则切之而知其气虚矣。如是，则宜补气。是方也，人参甘温质润，能补五脏之元气。白术甘温健脾，能补五脏之母气。茯苓甘温而洁，能致五脏之清气。甘草甘温而平，能调五脏愆和①之气。四药皆甘温，甘得中之味，温得中之气，犹之不偏不倚之君子也，故曰四君子。

六君子汤

　　人参　白术　茯苓　甘草　半夏　陈皮

　　气虚痰气不利者，此方主之。

　　《内经》曰：壮者气行则愈，怯者着而成病。东南之土卑湿，人人有痰，然而不病者，气壮足以行其痰也。若中气一虚，则不足以运痰，而痰证见矣。是方也，人参、白术、茯苓、甘草，前之四君子也，所以补气。乃半夏则燥湿以制痰，陈皮则利气以行痰耳。名之曰六君子者，表半夏之无毒，陈皮之弗悍，可以与参、苓、术、草比德云尔！

　　愚按：人参、白术、茯苓、甘草、陈皮，乃钱氏异功散也，用治中气虚人之吐泻减食，体弱气乏诸症，诚医家日用之良剂，而虽庸流无不以为然，弗容赘矣。加半夏，即六君子汤也。世医唯以半夏为燥湿治痰之剂，而气虚有痰者主以六君，而不知半夏之益脾润燥，虽无痰人亦可用之之理也。盖半夏质润而滑，味辛

---

　　① 愆和：失和。《明史·弋谦传》："今自去冬无雪，春亦少雨，阴阳愆和，必有其咎。"

气温，质滑故濡燥，辛温故扶气。其能化痰者，性使然也，非特辛温之专能燥其湿痰矣。设曰辛温能燥湿痰，则辛温之药孔夥①，岂一一能如半夏之化痰乎？不思之甚矣。按：经曰肾恶②燥，急③食辛以润之，开腠理，致津液，通其气也。所以半夏之辛润致液，而润大便及长小便矣。丹溪朱氏所谓二陈汤加升提之药，使大便润而小便长者，盖取斯意也。且半夏之辛温，能行脾气，能分清浊，脾气行则清阳上输，清浊分则浊阴下降，使中州无停滞，则痰涎不驱而自消矣。古之哲人邀入君子座中，共称六君子者，岂无其旨哉？

补中益气汤

人参去芦　炙甘草各一钱　黄芪一钱五分，炙　升麻三分　白术炒　当归　陈皮　柴胡各五分

困乏劳倦，伤其中气者，此方主之。

中，脾也，坤也，万物之母。气，阳也，乾也，万物之父。过于困乏劳倦，则百骸皆虚。百骸既虚，必盗父母以自养，而中气大伤矣。不有以补之，则形气不几于绝乎？故用白术、甘草之平补者以补中，用人参、黄芪之峻补者以益气。土欲燥，则当归随以润之。气欲滞，则陈皮随以利之。而升麻、柴胡者，所以升乎甲胆乙肝之气也。盖甲乙者，东方生物之始，甲乙之气升，则木火土金水次第而生生矣。

［批］按：吴公斯言是也，世医以钱公疗小儿之法横于胸次，动辄曰肝有泻而无补者，岂知吴、钱二公之言哉？

---

① 孔夥（huǒ 火）：众多。孔，很。《尔雅·释言》："孔，甚也。"夥，多。《方言》卷一："凡物盛多谓之寇，齐宋之郊、楚魏之际曰夥。"《小尔雅·广诂》："夥，多也。"

② 恶：《素问·脏气法时论》作"苦"。

③ 急：原脱，据《素问·脏气法时论》补。

二十四味流气饮《和剂》

陈皮　青皮　甘草炙　厚朴姜制　紫苏　香附各四两　大腹皮
丁香皮　槟榔　木香　草果　莪术炮　桂　藿香各一两半　人参
麦门冬　白术　赤茯苓　枳壳炒　石菖蒲　木瓜　白芷　半夏各一
两　木通二两

上件，每服五钱。

[批]《和剂》木香流气饮，计药二十五味，为粗末，每服四
钱，水一盏半，姜三片，枣子二枚，煎七分，去渣热服。

如伤寒头痛，才觉得病，入连根葱白三寸煎服，升降阴阳，
汗出立愈。加自利，入粳米煎；妇人血瘕，醋艾煎，并不拘时
候服。

《和剂》二十四味流气，虽与木香流气方相同，无石菖蒲、藿
香，有沉香、枳壳、大黄，出《集验方》云。此方吴氏出入，而
去姜、枣二味，加枳壳一味，乃称二十四味欤，学者察之矣。

腹中气滞，痞闷不快，胸膈走痛者，此方主之。

气，阳也，升降出入，法乾之行健不息，使气无留滞，斯无
痛苦。若人也也字衍以寒、热、怒、恚、喜、忧、愁七气干之，则
痞闷痛楚之疾生尔。今夫寒则气收，收则气不流矣，故用丁香、
肉桂、草果之属温而行之。热则气亢，亢则气不流矣，故用麦门
冬、赤茯苓、木通之属清而导之。怒则气逆，逆则气不流矣，故
用槟榔、枳壳、厚朴、木瓜之属抑而下之。恚则气积，积则气不
流矣，故用青皮、陈皮、腹皮、木香、莪术之属快而利之。喜则
气缓，缓则气不流矣，故用人参、白术、甘草之属补而益之。忧
则气沉，沉则气不流矣，故用白芷、紫苏之属升而浮之。愁则气
郁，郁则气不流矣，故用香附、菖蒲、半夏、藿香之属利而开之。
或问七气之来，岂能并至？方以二十四味，何示人以弗精专也？

余曰：气证与诸证不同，诸证者，痰、血、积、食，属于有形，故着于一处，偏于一隅，可以单方治也。若夫七情之气，属于无形，上下左右散聚无常，故集辛香之品而流动之。虽二十四味，不厌其繁，譬之韩侯之兵，多多益善云尔。

按：此方由《和剂》观之，当称木香流气饮矣，且《和剂》方下所陈调顺荣卫，流通血脉，快利三焦，安和五脏，治诸气痞滞不通，胁膈膨胀，口苦咽干，呕吐少食，肩背腹胁走疰刺痛，及喘急痰嗽，面目虚浮，四肢肿满，大便秘结，水道赤涩。又治忧思太过，怔忡郁积，脚气风湿，聚结肿痛，喘满胀急等症，由气滞而变现者，用之无不痛快矣，故举全文。

闻之一师曰：此方半井家为治积聚胀满之要方也，但其间有增损之诀耳。

血证门第二十一

叙曰：血、营、气、卫，胥有义焉。阴在内，阳之守也，故曰营。阳在外，阴之卫也，故曰卫。二者宜调而不宜病，血一不调，则营守乎中者，反出于外而败之，微者迫于热，盛者真阳不足以运血，而卫亦败也。今考名方二十八首，酌而用之，则调元之手矣。

［批］胥，一本作“皆”。

四物汤

当归酒洗　熟地黄各三钱　川芎酒洗，一钱五分　白芍药酒炒，三钱

血不足者，此方调之。

气血，人身之二仪①也。天地之道，阳常有余，阴常不足。人与天地相似，故阴血难成而易亏。是方也，当归、芍药、地黄，味厚者也，味厚为阴中之阴，故能生血。川芎味薄而气清，为阴中之阳，故能行血中之气。然草木无情，何以便能生血？所以谓其生血者，以当归、芍药、地黄能养五脏之阴，川芎能调营中之气，五脏和而血自生耳。若曰四物便能生血，则未也。师曰：血不足者，以此方调之则可，若上下失血太多，气息几微之际，则四物禁勿与之。所以然者，四物皆阴，阴者天地闭塞之令，非所以生万物者也，故曰禁勿与之。

愚按：古方四物各用等分，初未分君佐也，王海藏或因时令，或因脉候，而摘出一味为君，于理固当矣。此书所采分两，乃薛院使重订耳。予用四物以当归为君，地黄、芍药为臣，川芎为使，以体古人主病之为君。君者，味数少而分两重，所以赖之而为主也。佐君之谓臣，味数稍多而分两稍轻，所以匡②君之不迨③也。应臣之谓使，而分两更轻，所以备通行向导之使也。所以然者，当归味苦辛，气温质润，为通行阴血之长也。血者阴类，非苦不资，非温不化，非辛不行，非润不养，备此四功，所以古人有使阴血当有所归之誉矣。韩飞霞亦云：血药不容舍当归。良有以也，故用为君。芍药敛散发以安血脏，地黄补血以资少阴，故用为臣。川芎上行头目，下抵血海，故用为使。此三者，皆济当归之游行血脉，俾④得补血之功而成其名也。予今用当归（酒洗）三钱，地黄（生熟随宜）、白芍药（酒炒）各二钱，川芎（酒洗）一钱，此分两乃调血之一法也，至于应变，又在吾人活法。

---

① 二仪：天地。

② 匡：帮助。

③ 迨（dài 代）：及，达到。

④ 俾（bǐ 比）：使。

不才蚤年仕小仓城①，主小笠原源公，其夫人那须氏年逾五旬，一日忽患崩漏，心悸头晕，手足颤振。诊之轻弦重涩，因进本方加阿胶、艾叶、甘草三贴而止，再进十余帖而平。此乃仲景先生治妇人漏下之芎归胶艾汤也，其药分两见于《金匮》。

予常与知医者言曰：古方四物汤，原于长沙芎归胶艾汤中选出四味，以为纯阴补血之剂。陈氏《经验方》谓起自华佗《产宝方》，作四物散。前哲辈谓药品简省，纯粹乃补血之总司，女科之圣剂者，良有以也。吴山甫谓"四物皆阴"，何以便能生血？上下失血太多，则禁勿与之，此又千古之妙义，而失血家之三昧②语也。凡上下失血过多，而孤阳亦几于飞越，脉微欲绝者，急用独参汤救之，血脱益气，古圣人之法也。若妇人有漏下者，有半产后因续下血都不绝者，有妊娠下血者，其元气未损，其脉带缓者，但用芎归胶艾汤补血益阴，各从其属也。自陈言《三因方》立芎劳汤治去血过多，晕闷不省，或去血多不止，悬虚心烦，眩晕目暗耳聋，举头欲倒等症尔来，后人易佛手散、神妙散、芎归汤等名，总治脱血诸证，不论元气与脉，一概施治，岂理也哉？然而仲景原方比之四物、芎归二汤，其功用最胜者远矣。所以然者，阴不足者补之以味，阿胶甘以补阴血，其功尤大，不比寻常草木之无情也；血脱血虚，温而调之，艾叶之温能入三阴，利阴气，和群阴，譬如春至，则肃杀之气反为阳和矣；甘草国老而协和诸品为之调停也。世谓仲景立方之祖，非浪言矣。奈何世人不察妙法，凡逢血证，唯用四物、芎归者哉。

---

① 小仓城：位于现今福冈县北九州市小仓北区的城堡。别称胜山城、胜野城、指月城、涌金城、鲤之城，是北九州市的著名观光景点之一。

② 三昧：为梵文 samadhi 的音译，意为"正定"，后以指真谛。

当归补血汤

当归二钱　黄芪一两

男妇肌热，目赤面红，烦渴引饮，脉来洪大而虚，重按全无者，此方主之。

血实则身凉，血虚则身热。或以肌困劳役虚其阴血，则阳独治，故令肌热，目赤面红，烦渴引饮。此证纯像伤寒家白虎汤之证，但脉大而虚，非大而长，为可辨尔，《内经》所谓脉虚血虚是也。当归味厚，为阴中之阴，故能养血，而黄芪则味甘补气者也。今黄芪多于当归数倍，而曰补血汤者，有形之血不能自生，生于无形之气故也。《内经》曰阳生阴长，是之谓尔。东垣云：此证误服白虎者必死，常须识之，勿令误之。

［批］可怜吴氏不识东垣之作用而作是论耳，若悟了《辨惑论》，则无是论矣。致后人误事者，吴氏作俑矣。

谨按：《辨惑论·暑伤胃气论》后所立要方，曰清暑益气，曰参术调中，曰升阳散火，曰当归补血汤也。时当夏至前后，溽暑①迫人之际，恐脾胃虚人误药必死之患，躬制已上四方。其治法大意曰：暑湿喜着于肺脾，则用清暑益气汤清之。暑热喜着于肺，则用参术调中汤调之。当此时也，不在贫富，人人好餐生冷新肴，以及杏李、熟桃、青瓜爽口之物，不觉食之过多，则郁遏阳气于脾胃之间，以致四肢发困热，肌热，筋骨间热，表热如火燎于肌肤，扪之烙手。此辈本因胃虚，过食冷物之故也，先生于此际用升阳散火汤轻扬胃气，发散郁火，则正气复常矣。然后随其所伤，而加调理焉，此东垣言外之妙用也。至于当归补血汤，则其人本来脉虚血虚，难支暑邪令火，虽不犯乎生冷，亦或肌热，燥热，

---

① 溽（rù 入）暑：犹言暑湿之气，指盛夏。溽，湿润闷热。

困渴引饮，目赤面红，昼夜不息，其脉洪大而虚、重按全无。当此时也，不曾谙①炼如此补血之法，则以为暍症，妄投白虎，则误杀之也。东垣当于此时著彩一番，曰血虚发热，证象白虎，误服白虎必死云云者，无非欲使医者悟达此旨矣。但惜乎不明示于当世，特载于《辨惑论·四时六气用药法》中，其法、药似显而密，似密而显，当于静座中自得之为正耳。愚谓：老人此篇，大似卢舍那②如来之说尔。

再按：黄芪驱虚热而实腠理，得当归相佐，能益血以止汗。用斯二味纯粹之物，能胜当令热邪者，正是气血正平，长有天年之计欤。若又伤乎暑气，当用前清暑调中之剂，或擢用③二方之中所备人参、五味、麦门亦可也。由此观之，盖非常例之烦渴引饮也，唯明者会取吾言焉。

独参汤

人参二两，去芦

凡上下失血过多，脉微欲绝者，急以此方主之。

血者气之守，气者血之卫，相偶而不相离者也。一或失血过多，则气为孤阳，亦几于飞越矣，故令脉微欲绝。斯时也，有形之血不能速生，几微之气所宜急固。故用甘温之参以固元气，所以权轻重于缓急之际也。故曰血脱益气，古圣人之法。或者不达此理，见其失血而主四物汤，则川芎之香窜，能散几微之气，而当归、芍药、地黄，皆滋阴降下之品，不能生血于一时，反以失

---

① 谙：原作"暗"，据文义改。

② 卢舍那：佛有三身，分别是毗卢遮那佛、卢舍那佛和释迦牟尼佛，卢舍那是报身佛，实则是法身"毗卢遮那"的简称，释迦如来在立名时，把他的报身和法身立在同一名中，表示法、报不二。

③ 擢（zhuó 浊）用：选拔任用。擢，选拔。《正字通·手部》："擢，今俗凡迁官曰擢。擢，犹升也，进也。"

救死之权，而遗人夭殃①矣，医云乎哉？

　　按：新产脱血之际，气亦近于飞越，故脉微或似绝，此时独用参之甘温，以保肺、胃、肾之气，则元元②不致散失而脉亦复耳。然不达通变者，把住独参，使产妇多服，反生眩晕，兀兀欲吐者有焉。予寓江都时，一商妇产后失血，一医用调血饮，则目暗而不见光。一医用独参汤三钱，鼻尖有汗，再用五钱许，脉回正而眼明，将使离草，再用五钱则头眩，医疑人参之少，再煎五钱，使服一口。产妇曰：吾命将绝耳。于是或荐予商之，予曰：是其治耳，但少四物、黑姜相佐，而残血不能归经矣。于是医亦始知气血正平之教，撮四物汤三钱许煎成，投入独参汤服之，一口头眩定，再服兀兀欲吐亦已，三服索粥，粥毕，离草就床后，服八物汤全愈。由此观之，用独参者救死之权，用四物者补血之常也，医而不识经权，医云乎哉？

八珍汤

　　人参去芦　白术炒　茯苓去皮　炙甘草　当归酒洗　川芎酒洗芍药酒炒　地黄

　　[批]《药院③》八物汤，八味，每五钱，水二盏，煎至一盏，去滓，食后温服。

　　气血俱虚者，此方主之。

　　人之身，气血而已。气者百骸之父，血者百骸之母，不可使其失养者也。是方也，人参、白术、茯苓、甘草，甘温之品也，所以补气。当归、川芎、芍药、地黄，质润之品也，所以补血。气旺则百骸资之以生，血旺则百骸资之以养。形体既充，则百邪

---

　　①　夭殃：灾祸。
　　②　元元：物之原始。此指人之真元。
　　③　药院：指元代著名宫廷医家许国祯所著《御药院方》。

不入，故人乐有药饵焉。

犀角地黄汤

生犀角镑　生地黄　白芍药　牡丹皮

吐衄不止者，此方主之。

口出血曰吐，鼻出血曰衄。火逆于中，血随火上，有此二证。然吐血责之腑，衄血责之经，求其实，则皆炎上之火也。火者心之所司，故用生犀、生地以凉心而去其热。心者肝之所生，故用丹皮、芍药以平肝而泻其母，此穷源之治也。今人治吐血者，以凉水濯①其两足，此灶底抽薪之意也；治衄血者，以凉水拊②其后颈，此责其火于太阳经也，皆是良法。互考见咳嗽门、痘门。

［批］灶，一本作"釜"。

止吐衄法，见前虚劳门。

四生丸

生荷叶　生艾叶　生地黄　生柏叶

四件烂捣，丸如鸡子大。每服一丸。

［批］丹溪四生丸，治吐血、衄血，阳乘于阴，血热妄行。如法丸之，每服一丸，水煎或盐汤化下。

阳乘于阴，血热妄行，或吐或衄，此方亦良。

统而论之，生之则寒，则四生皆能去火。析而论之，则荷、艾轻香，去火于气。苄、柏质实，泻火于阴。火去则血归经，而吐衄愈矣。

黄连解毒汤

黄连　黄芩　黄柏　栀子炒，各三钱

---

①　濯（zhuó 浊）：洗。
②　拊（fǔ 府）：拍，轻击。《玉篇·手部》："拊，拍也。"

[批]《活人》黄连解毒汤，每四钱，水一盏半，煎一盏，温服。

阳毒上窍出血者，此方主之。

治病必求其本。阳毒上窍出血，则热为本，血为标。能去其热，则血不必治而自归经矣，故用、芩、栀、柏苦寒解热之物以主之。然唯阳毒实火用之为宜，若阴虚之火，则降多亡阴，苦从火化，而出血益甚，是方在所禁矣。

[批]"解热"之①"热"，一本作"毒"。

人中白

新瓦上逼干，温汤调下三钱。

衄血不止者，此方主之。

人中白，即本草溺白垩也，其味咸寒，咸则能入血，寒则能胜热。其味厚于人便便，一本作"溺"，故其奏功尤捷。

生地黄自然汁

取生苄十余斤，只用新布拭净捣绞取汁，勿用生水洗之。

吐衄不止者，此方亦良。

东垣曰：生地黄，凉心火之血热，泻脾土之湿热，止鼻中之衄热，除五心之烦热。故吐衄之疾，取自然汁呷之，血凉而止。

茜根散

茜根　阿胶　黄芩　侧柏叶　生地黄各一两　炙甘草五钱

[批]《医通》茜根散，治衄血终日不止，心神烦闷。㕮咀，每服三钱，水二钟，姜三片，煎八分，去渣，食远温服。

阴虚衄血者，此方主之。

阴阳之在人，平则治，偏则病。若肾阴一虚，则阳胜矣，故

---

① 解热之：此三字原无，据文例补。

载血上行而令衄。是方也，阿胶能补虚，黄芩能养阴，甘草能缓急，茜根、侧柏、生地黄，则皆去血中之热，能生阴于火亢之时者也。

黄芩芍药汤

黄芩炒　白芍药酒炒　甘草各三钱

[批] 仲景黄芩汤，有大枣，原四味，治太阳与阳明合病，自下利者，水一斗，煮取三升，去滓温服。若呕者，加半夏、生姜。

阴火载血上行，衄而不止者，此方亦主。

黄芩之苦能降火，芍药之酸能收阴，甘草之甘能缓急。

愚按：吴氏移治阴火载血上行，衄而不止者，非无其谓也。但黄芩疏木中之火，芍药泄土中之木，余证似无关系。学者不可以芩、芍降火收阴而无毒令人多服，而使虚火燎原变成大病可也。此方不唯治衄，治肠垢属热之第一物也。

止衄散

黄芪六钱　赤茯苓　白芍药　当归　生地黄　阿胶各三钱

[批]《得效》止衄散，六味为细末，食后黄芪汤调服二钱。

饥困劳役，动其虚火，致衄不止者，此方主之。

饥困劳役而动其火，其人本虚可知矣。虚火可补，故用黄芪、当归、阿胶甘温之品以补之。然赤茯苓能导丙丁①，白芍药能收阴气，生地黄能凉血热。三物者，去血中之热自是冲和，与芩、连苦寒之剂殊别。实火宜用连、芩，虚火则唯此类为宜也。或问虚火、实火何以辨之？余曰：声高气壮为实火，言而微终日复言为虚火。

---

① 丙丁：此处借指火。古人以天干配五行，丙丁皆属火，火分阴阳。丙火为阳火，内应手太阳小肠经；丁火为阴火，内属手少阴心经。

吴氏既知饥困劳役，动其虚火而致衄，则汤使黄芪尤为要物，何省却而不录，何哉？

愚治阴虚人致衄，动中肯綮①者，良由黄芪汤之力也，且终日复言之虚，用独参又恐不及。

人参饮子

人参 黄芪各一钱五分 麦门冬 当归 甘草 白芍药各一钱
五味子九粒

[批] 东垣人参饮子，治脾胃虚弱，精神短少，衄血吐血。七味㕮咀，每服四钱，用水二盏，煎至一盏，去渣，稍热服。

暑月衄血，此方主之。

《内经》曰：必先岁气，无伐天和②。故时当暑月，则肺金受克，令人乏气之时也，理宜清金益气。清金故用麦冬、五味，益气故用甘草、参、芪。芍药之酸，所以收其阴。当归之辛，所以归其血。此亦虚火可补之例也。

榴花散

百叶榴花晒干为末

衄不止者，以此末吹入鼻中立止。榴花之红可使入血，榴花之涩可使止血，一夫当关，此药近之。

丹溪咳血方

青黛飞 瓜蒌仁去油 诃子肉 海粉去砂 山栀炒黑，等分

咳嗽痰血者，此方蜜丸噙化。

肺者，至清之脏，纤芥不容，有气有火则咳，有痰有血则嗽。

---

① 肯綮：筋骨结合处，常用作比喻要害或最重要的关键。綮，原作"啓"，形近之误，据文义改。

② 必先……无伐天和：语出《素问·五常政大论》。意谓在岁气当值，不可用与其气相类之药。

咳者有声之名，嗽者有物之义也。青黛、山栀所以降火，瓜蒌、海粉所以行痰，诃子所以敛肺。然而无治血之药者，火去而血自止也。

丹溪医按云：嗽出痰内有血，痰盛心热，多是血虚，用青黛、瓜蒌仁、诃子、贝母、海石、栀子为末，姜汁、蜜丸噙化。嗽盛者加杏仁，后以八物汤加减调理。

按：此乃药按，未立为方，学者详之。

人　溺

咳血者，宜此一物饮之。

褚澄，齐之圣医也，其《遗书①》曰：咳血不易医，喉不容物，毫发必咳，血渗入喉，愈渗愈咳，愈咳愈渗，饮溲溺则百不一死，服寒凉则百不一生。吾于是乎师其言矣。

按：服人溺而治吐血咳血，自齐褚公发明而后，医皆效之，用之无不便宜②矣。兹年前坂阳良民结伊势③拘为名，饮馔极富，赏玩极丽，良由天下承平，而民安其业，传谓乐乐利利④，是此时也。一厨宰⑤年三十许，患衄一升余，拘中老医青木玄智为之治疗，弥药弥重。计自衄之始，至于投拜于吾之日，已三十五日矣。其衄每日夜子午时溢，溢则盈升，自料必死。老医亦曰：此证无治法。你监厨有年，手尾尚有余物，可遗你母。如其欠乏，拘中量而养之尔，勿忧也。拘中有个布施性清，曰：生死有限，不在老壮。然吾欲请吾知爱之医为之送殡，如何？满座皆曰：此举是

---

① 遗书：即《褚氏遗书》，医论著作，旧题南齐·褚澄编，系唐朝人从褚氏椁中发现石刻整理而成，宋嘉泰年间刊行流传，后收入《六醴斋医书》中。
② 便宜：便利。
③ 伊势：日本本州中部城市，位于三重县志摩半岛西北部。
④ 乐乐利利：快乐与利益，犹幸福。
⑤ 厨宰：掌管膳食之小吏。

也。于是请予，告诉病能①，予脉之三五不调②，当下急与独参汤，煎成交入童溺而服之。次日脉稍和，又如前调理，以第三日脉和。予笑谓厨宰曰：尔命在吾手里，今欲生耶？厨宰流涕曰：怜老母未死，乞延数年。于是予命之曰：尔之一身津液具③亡，非寻常草木之可存，唯当服尔小便，道家所谓轮回酒也。所以然者，饮入于胃，而脾之所输，肺之通调，五经并行，化为小水。今以小水又调于上而服之谓也，再用壮年妇人血余④烧灰去火毒，为极细末，每一钱匕，就用轮回酒化下服之，一日衄血势稍弱，二日则点滴，三日全止。宰曰：于今何如？予曰：只管服吾所教之药，余无望也。间或服参汤爽口。至三十日，予脉之曰：可止药也，唯其淡美之食以养胃气可也。厨宰后日⑤谢以金帛，用报全命之百一。予却之曰：此番造化，出于布施氏之举焉，你当尽力供侍可也，予吾安可受尔汗血之物乎？厨宰拜谢。

圣饼子

青黛一钱　杏仁四十枚，去皮尖

以黄芪煎汤炒黄色，二味研作饼子，入柿饼内，湿纸包煨，连柿饼研细，米饮调服。

［批］丹溪圣饼子，青黛一钱，杏仁四十枚（以黄蜡炒黄色）。上细研杏仁，入青黛，捏作饼子。用时以柿饼一个破开，以药饼子置于柿中合宜，湿纸包煨，连柿饼研细，米饮调下。

愚尝试此方有验，因细及之。本文"黄芪煎汤"四字，疑黄

---

①　病能（tài 太）：病情。能，通"态"。《素问·阴阳应象大论》："此阴阳更胜之变，病之形能也。"
②　三五不调：指涩脉。
③　具：通"俱"。《正字通·八部》："具，又与俱通。"
④　血余：人发。炮制烧灰，又称血余炭。
⑤　后日：后来，日后。

蜡字误，盖剞厥氏之误欤？抑吴氏未试欤？

咯血者，此方主之。

咯血者，咯而出血，责之脾胃也。青黛去土中之火，杏仁利中宫之气。气利火去则不咯，不咯则不血矣。

荷叶散

荷叶不拘多少，焙干为末

咯血，此方亦良。

气分有火，则令人咯，久久咯之，则动其血。褚氏曰：血虽阴类，运之者其和阳乎。荷叶有仰盂之形，得震卦①之象，有轻香之气，得清和之体，故能和阳定咯而运血。

大补丸

黄柏

一物炒褐色，作丸。

呕血者，此方主之。

呕与咯不同，声出于上焦为咯，重而短也。声出于下焦为呕，浊而长也。黄柏苦而润，苦故能泻火，润故能就下也。

［批］师云：咯血出于肾，呕血出于肺，然则上下焦之说倒置。

侧柏散

侧柏叶

一味为末，米饮调下三钱。

此亦治呕血之方也。

侧，阴象也。柏遇寒而不凋，得阴气之最厚也，故能入阴而泻呕逆之火。然其性微香，则其妙又能和阳而不偏于阴矣，此其

---

① 震卦：六十四卦卦名之一。震的卦象，就像一个仰着的盂，即一爻为阳，二爻、三爻为阴。震，亨。亨通畅达。

所以为良也。

[批] 性，一本作"气"。

晚漱治牙宣

牙宣者，齿根出血也，此以肥甘之热致病。每于晚膳后，以茶漱而洁之，则病愈矣。

小蓟饮子

小蓟　生地黄　滑石　通草　蒲黄炒　藕节　淡竹叶　当归　栀子炒　甘草各半两

[批]《济生》小蓟饮子，十味咬咀，每服四钱，水一盏，煎八分，空心温服。

下焦结热血淋者，此方主之。

下焦之病，责于湿热。法曰病在下者引而竭之，故用生地、栀子凉而导之以竭其热，用滑石、通草、竹叶淡而渗之以竭其湿，用小蓟、藕节、蒲黄消而逐之以去其瘀血。当归养血于阴，甘草调气于阳。古人治下焦瘀热之病，必用渗药开其溺窍者，围师必缺①之义也。

按：《济生》本文作"下焦结热，尿血成淋"，吴作血淋者，非。尿血出于胞而不痛，血淋滴于肝而作痛也。

小蓟琥珀散

小蓟　琥珀等分

为末。

[批]《直指》小蓟琥珀散，小蓟、琥珀等分，为末。每一钱匕，空心灯心汤下。

---

① 围师必缺：《孙子兵法·军争篇》中用兵八条原则之一，意谓包围敌人时要虚留缺口。此处借喻治病祛邪时，当使邪有出路。

此亦治血淋之方也。

蓟根能治下焦瘀血，琥珀能治膀胱结热。

牛膝膏

牛膝三斤

煎膏一斤，空心盐水化下四钱。

此亦血淋之方也。

牛膝质润而苦咸，形实而修长，质润故能活血，苦咸故能胜热，形实故能就下，修长故能导小肠而利膀胱。

玄胡索散

玄胡索一两　朴硝三分

分二次服。

[批]《活人》玄胡散，玄胡索一两，朴硝七钱半，为末，每服四钱，水煎服。治小便尿血。

此治阳邪陷入下焦，令人尿血之方也。

阳邪者，热病伤寒之毒也。下焦者，阴血所居，阳邪入之，故令尿血。玄胡索味苦而辛，苦故能胜热，辛故能理血。佐以朴硝，取其咸寒，利于就下而已。

胃风汤

人参去芦　白术炒　茯苓去皮　川芎洗净　当归酒洗　白芍药炒
桂炒，等分

[批]《和剂》胃风汤，治大人小儿邪乘虚入，客于肠胃，水谷不化，泄泻注下，肠胁虚满，肠鸣疞①痛，及肠胃湿毒，下如豆汁，或下瘀血，日夜无度，并宜服之。药共七种，各等分，为粗

---

① 疞（jiǎo 绞）：同"疠"。腹中急痛。《广韵·巧韵》："疠，腹中急痛，俗作疞。"

末，每服二钱，水一大盏，粟米百粒，同煎七分，去滓，空心稍
热服。

风邪入于肠胃，泄下鲜血，或肠胃湿毒，下如豆汁瘀血者，
此方主之。

风，阳邪也，血得之则善行，故下鲜血。湿，阴邪也，血得
之则败坏，故如豆汁。气血虚而后邪凑之，故用人参、白术、茯
苓以补气，用川芎、当归、芍药以养血。肉桂之辛可以散风邪，
肉桂之热可以燠湿毒，血药得之可以调营，气药得之可以益卫。
又曰：白术、茯苓能壮脾而疗湿，川芎、肉桂能入血而驱风。

按：用古方者，当详药品补泻温凉，然后商之可也。是方也，
于十全大补汤中只欠黄芪、地黄、甘草之三，其余即十全之七也。
为其人本虚，又致风邪乘虚入客肠胃，则不能克化米谷，泄泻注
下诸证作焉。诊其脉，则必虚浮缓，日久则或带弦，而无滑实长
之脉矣。故本文曰风邪乘虚入客肠胃云云。若其人本不虚而患前
证，因风邪，则败毒散加陈仓米；因湿邪，则不换金正气散加术、
苓即除湿汤治之，无余蕴矣。兹因吴氏考方有滞于自智，用药不顾
于虚实，一概立言，故辩及焉。且胃风汤用药二钱，能治方下所
陈诸证者，实由粟米百粒同煎之力也，吴氏置而弗论，其失也大
矣。夫粟米味咸且淡，大能渗利小便，清虚热而降胃火，利小便
则泄渐止，清虚热则腹不痛，降胃火则瘀浊清矣。观夫《生生编》
单用一味煮粥，而治反胃热利，可见粟米之功大矣，吴氏不录
何哉？

槐花散

槐花炒　侧柏叶　荆芥穗　枳壳麸炒，等分

共为末，每服三钱，空心下。

[批]《良方》槐花汤，四味各等分，水二钟，煎八分，空心

温服。

肠风脏毒下血，此方主之。

槐花、侧柏能凉大肠之血，荆芥、枳壳能疗大肠之风。风热相搏者治之良。

酒煮黄连丸

黄连十二两　好酒五升

煮干，为末作丸。每服三钱。

湿热酒毒，令人便血者，此方主之。

黄连，苦寒枯燥之物也，苦寒故能胜热，枯燥故能胜湿。而必煮以酒者，非酒不能引之入血也。

柏灰散

侧柏叶一味，春东、夏南、秋西、冬北取来

烧灰，调下二钱。

脏毒下血不止者，此方主之。

脏毒之初宜凉血，凉血皆苦寒之药，久久则气寒，而血益不固矣。法曰：涩可以固脱，故用柏灰之涩以止之。四时采之必辨其方者，取其得气之厚也。他如干柿饼烧灰亦良。

人参樗皮散

人参去芦　樗根白皮等分

每末三钱。

[批]《仁存方》治下血经年，樗根二钱，水一盏，煎七分，入酒半盏服，或作丸服。虚者加人参等分云。

脏毒挟热下血，日久不止者，此方主之。

脏毒，肠毒也。挟热者，谓挟客热与饮酒之类也。日久不止，则气亦虚，而不足以固血矣，故用人参之甘以补气，樗根之涩以固血。补以举之，涩以劫之，杂霸①之治也。

按：李濒湖曰：椿皮色赤而香，樗皮色白而臭；椿皮入血分而性涩，樗皮入气分而性利，不可不辨。其主治之功则同，而涩利之效则异。凡血分受病不足者宜用椿皮，气分受病有余者宜用樗皮，此心得之微也。由此观之，吴谓樗根之涩以固血者，恐未然也。此盖耽饮②嗜腥之辈，蓄毒在脏，经年下脓者，用樗根推荡陈积，用人参以补必虚之气也。所以《仁存方》只用樗根一种，"虚者加人参等分"云者，正如《金匮》治下利已差，至其年月日时复发者，以病不尽，故主大承气汤下之之法，而效《内经》"平治于权衡，去菀陈莝"之圣训也。吴氏生得敏慧过人，故取古方而评焉者，多新奇之法，是其人之癖也。如愚好朴，尝训徒云：说得一丈，不如行得一尺，你辈且要徐意缓行，日久自到家耳。

脱肛门第二十二

叙曰：脱肛一也，有寒热之判焉，又能进之而辨气血中之寒热，则精艺者也。今考古方三首，表其要者尔。

丹溪脱肛方

人参　黄芪　川芎　当归　升麻

久泻脱肛者，此方主之。

泻久则伤气，下多则亡阴，是气血皆亏矣，故令广肠虚脱。气不足者，补之以甘温，故用参、芪。阴不足者，养之以厚味，故用芎、归。下者举之，故用升麻。

---

① 杂霸：谓用王道挽杂霸道治理国家。此处指该方用药补涩兼用，标本并举。

② 耽饮：犹酣饮。

按：丹溪治脱疰①法曰：脱疰属气血虚与热，气虚参、芪、升麻、川芎，血虚四物，热加黄柏，外以五倍子为末，托而上之。一次未收，至五七次必收。又方，以陈壁土泡汤，先熏后洗。以上丹溪之法也。然则气血两虚者，八珍、黄芪、升麻，在所必用。

举肛丸

半夏　天南星　枯白矾各五钱　枯红矾　鸡冠花炒　白附子各五两　诃子肉煨　黑附子生　枳壳各一两　猬皮二枚，炙　瓜蒌一枚，烧存性　胡桃仁十五枚，烧存性

共为末，醋糊作丸。空心温酒下三十丸。

[批]《直指》钓肠丸，治大肠虚冷，脱肛不收及肠风诸痔。白矾（枯）、绿矾（枯）、诃子（煨，取肉）、枳壳（麸炒）、白附子、生南星、生半夏、生附子（去皮脐），以上各一两，黄瓜蒌一个（烧存性），猬皮一个（剉碎，瓷罐烧存性），鸡冠花（炒）二两半，胡桃仁七个（不用油者，烧存性）。上细末，醋煮，面糊丸桐子大。每服二十九，空心温酒下，或枳壳散送下。

按：吴氏易名举肛丸者，非也。方中并无举扬之药，何其失考也，当复原名钓肠丸可也。且诃子煨取肉，二附、星、半生用者，杨氏妙用或在是也。吴氏用诃子灰，取其性涩而固脱，又杜撰也。诃子苦酸，苦能下气降火，酸能敛肺涩肠，方名钓肠，实藉诃肉涩住如钓故也，张仲景用此单味治气痢者，岂无以乎？

泄泻虚寒脱肛者，此方主之。

湿盛则濡泻，久泻则胃虚，胃虚则脏寒，脏寒则无阳以升举，故令肛肠脱而不止。燥能去湿，故用半夏、南星。枯能制湿，故

---

① 疰（gāng 肛）：直肠脱垂之病。《玉篇·疒部》："疰，下病也。"脱疰，即直肠脱垂，后作"脱肛"。《广韵·东韵》："疰，《文字集略》云：'脱疰，下部病也。'"

用红、白枯矾。温能暖脏，故用黑、白附子。乃若鸡冠花、猬刺皮、枳壳所以驱风。而诃子、瓜蒌、胡桃仁之灰，取其涩以固脱也。

收肛散

熊胆五分　孩儿茶三分　冰片一分

共为细末，乳调涂肛上，热汁下而肛收矣。

热泻脱肛者，用此方涂之良。

热则肛门涩，涩则便不易出。不易出则令人努责，努责之久则令脱肛。此与寒脱不同者，此则肛门涩，寒脱则洞泄而不涩也。苦可以胜热，故用熊胆。涩可以固脱，故用儿茶。辛可以拔邪，故用冰片。

按：此收疮之物，为外科者亦所必知也。然脱疮非为危病，而药亦不须如此求备难备之物可以收功。肛门因热脱出，日久其肛则生小虫甚痒，以热汤荡之，则快一时许者，乃虫也。熊胆治热，杀虫当耳，若乡里一时难备，可以胡黄连膏代之，孩儿茶以五倍子代之。至于冰片，所治非为辛以散邪矣，肛门至秽至臭之地，所以古来用冰片以敌①于臭也。若无冰片，代以麝香亦得。所谓医者意也，此乃董炳②治痔疮方也。

呕吐门第二十三

叙曰：呕有声长、声短之辨，吐有见痰、见食之分，参之以脉证，合之以颜色，问之以从来，始为无失。毋但曰呕吐小疾而忽之，常见肝实之证，令人呕吐不已而死者。兹考六方，志其略尔。

---

① 敌：原作"献"。形近之误，据文义改。
② 董炳：字文化，号怀鹤，泗州（今江苏宿迁东南）人，明代医家。

二陈加山栀黄连生姜汤

半夏　陈皮去白　茯苓　甘草炙　山栀子炒黑　黄连炒　生姜
等分

胃中有热，膈上有痰，令人呕吐者，此方主之。

[批]丹溪曰：胃中有热，膈上有痰，二陈加炒栀子、姜炒黄连、生姜煎服。又云挟虚者，加人参、白术。又云胃虚弱呕者，二陈汤加砂仁、藿香、白术。又云痰饮为患，或因多食生冷，脾胃不和，以致呕吐、恶心，或头晕，或胃脘懊恼不快，或发寒热，二陈汤加丁香、乌梅、生姜煎服。心下痞而痛者，加草豆蔻仁。

愚按：此法乃丹溪翁因膈上有痰涎或胃中素有痰饮者，一时因物相感，以致呕吐之一斑也。欲观全豹，则有活套在。

有声之谓呕，有物之谓吐。声者，气与火也。物者，痰与涎也。半夏燥痰湿，茯苓渗痰湿，陈皮利痰气，甘草益脾气，此二陈治痰之旨也。苦可以泻火，故用栀、连。辛可以行滞，故用生姜。

吴氏谓有声之谓呕，有物之谓吐，因此二言，使本朝大医误读呕字为"加罗惠津几"。由乎病名不正，安得能顺其治乎？《金匮》原立干呕之名，即"加罗惠津几"，而呕字即可训曰"惠津几"，吐字训"波几"可也。盖吐出于上焦，故无声有物。呕出于中焦，故有声有物。干呕出于上中二焦，属气病也。盖此三者，多主于胃。胃其总司也，以其受病浅深为异耳。

六君子汤

人参　白术　茯苓　甘草各二钱　半夏　陈皮各一钱

[批]《圣惠》六君子汤，每服一两，生姜七片，枣一枚，水二盏，煎至一盏，温服。原方甘草减半，余各等分。

久病胃虚，闻谷气而呕者，此方主之。

胃者，水谷之海，仓廪之官也，故胃强则善谷，胃弱则闻谷而呕。经曰：安谷者昌，失谷者亡。奈之何而不急治乎？故人参、白术、茯苓、甘草气味甘温可以益胃，陈皮、半夏气味辛利可以破呕。

按：成氏曰：呕家不喜甘，须多服生姜，辛以散之。然则生姜决不可阙，此书失载，乃缺陷耳。

理中加丁香汤

人参　白术炒　甘草炙　丁香　干姜炒

呕吐腹痛者，此方主之。

呕吐而痛即止者为火，呕吐而痛不止者为寒。然寒则收引，胡然能吐？师曰：寒胜格阳，故令吐也。治寒以热，故用丁香、干姜之温。吐多损气，故用人参、白术、甘草之补。

竹茹汤

葛根三钱　半夏制　竹茹各二钱　甘草一钱

[批]《蕴要》竹茹汤，有生姜、大枣，共六味。

伤寒正汗后，余热留于阳明、少阳，必令作呕，此方主之。

阳明胃也，少阳胆也，有辨焉，口渴者热在胃，口苦者热在胆也。兼而有之，则二经均有留热矣。是方也，干葛清胃，竹茹清胆，半夏破逆，甘草调阳。

按：伤寒乃大病，作呕非细故也，医者临机当考全编。

雄矾瓜蒂散

雄黄　明矾　苦瓜蒂炒，各五分

共为末，酒服。

[批] 苦瓜，见前伤寒门。

《苏沈良方》：雄黄、生矾等分，端午日研化，蜡丸梧子大。每服七丸，念药王菩萨七遍，熟水下。治虫毒蛊毒。

呕而流涎，脉平者，虫家证也。主此方吐之。

虫动则流涎，胃痒则令呕。脉平者，得平人无病之脉，不迟不数，无寒无热也。雄黄气悍，明矾苦涩，杀虫之品也。佐以瓜蒂之善涌，则虫立吐而出矣。又曰：实而能吐者，主以此方。虚而不能吐者，宜主伤寒门乌梅丸。

六味地黄丸

熟地黄八两　山茱萸　山药各四两　牡丹皮　白茯苓　泽泻各三两

蜜丸。

阴虚于下，令人多呕者主此方，盐汤吞之。

《脉解》篇曰：诸阳气浮，无所依从，故呕咳上气喘。此阴虚于下，而令孤阳上浮尔。是方也，熟地、山萸质润味厚，可使滋阴。丹皮、泽泻气味咸寒，可制阳光。山药、茯苓味甘而淡，可使调下土①。是六物者，皆有益于阴也，故主之。

［批］"下土"之②"下"字衍。

呃逆门第二十四

叙曰：呃逆一也，中下判焉。中焦呃逆其声短，水谷之病也。下焦呃逆其声长，虚邪相薄③也。今考古方三首，辩其上下，察其虚实，则十全之工矣。若呃逆日久而且吞酸，则翻胃之前驱也，从火治之。

橘皮竹茹汤

橘皮　竹茹各一升　人参　生姜各半两　甘草炙，二两　大枣三

---

① 下土：《医方考》卷三作"中土"。

② 下土之：此三字原无，据文例补。

③ 薄（bó 波）：通"搏"。搏击。清·朱骏声《说文通训定声·豫部》："薄，假借为搏。"《淮南子·兵略》："击之若雷，薄之若风。"

十枚

[批]《金匮》橘皮竹茹汤，六味，以水一斗，煮取三升，温服一升，日三服。

大病后，呃逆不已，脉来虚大者，此方主之。

呃逆者，由下达上，气逆作声之名也。大病后，则中气皆虚，余邪乘虚入里，邪正相薄，气必上腾，故令呃逆。脉来虚大，虚者正气弱，大者邪热在也。是方也，橘皮平其气，竹茹清其热，甘草和其逆，人参补其虚，生姜正其胃，大枣益其脾。

或曰《方考》所载与《金匮》分两有所不同，今何故唯书其煎法耶？曰：非唯此方也，其他诸方，应病为要者，乃煎法也。若发散之剂，过熟则不能汗，虽汗也不透。补养之药，煎炼不熟，则不为益而反滞。又如大黄黄连泻心汤，二味以麻沸汤二升，渍之须臾，绞去渣，分温再服。此二味之大苦，以常例煎之不能纳故也。详观仲景先生之药，取用俱在煎法服法耳，医者其可忽乎？吾于此书每方后详载作者之煎法者，实为此也。

丁香柿蒂竹茹汤

丁香三粒　柿蒂　竹茹各三钱　陈皮一钱

[批]《济生》柿蒂散，治呃逆胸满，用柿蒂、丁香各二钱，生姜五片，水煎服。或为末，白汤点服。洁古加人参一钱，《三因》加良姜、甘草等分，《卫生宝鉴》加陈皮，王氏《易简方》原有半夏、生姜。

按：竹茹、陈皮，吴氏之加乎？抑出于他手乎？师曰加枇杷叶等分，其验异常。

大病后，中焦气塞，下焦呃逆，此方主之。

大病后，五脏皆伤，升降失常，故令中焦否①塞。五脏之阴既伤，则少阳之火奋于下，故令下焦呃逆，直冲清道而上也。是方也，丁香、陈皮辛温者也，理中气之否塞。竹茹、柿蒂苦寒者也，疗下焦之呃逆。或问降逆何以不用栀、柏？余曰：此少阳虚邪，非实邪也，故用竹茹、柿蒂之味薄者以主之。若栀、柏味厚，则益戕其中气，否塞不益盛乎？古人盖亦深权之矣。

愚谓：既曰大病后中下二焦升降失常，何不效丹溪翁之用补中益气加五味、麦门、黄柏、附子、生姜、大枣之大法乎？

木香调气散

木香　檀香　白蔻仁　丁香各三两　砂仁四两　甘草炙　藿香各半两

共为末，每服二钱，盐汤下。

［批］《直指》调气散，《和剂》原号匀气散，治气滞不匀云云，止呕吐恶心。七味为细末，每服一钱，入盐一字，沸汤点服。

中焦呃逆者，此方主之。

中焦者，水谷之海，仓廪之区也。其呃逆责之谷气，故用砂仁、蔻仁以化食，木香、丁香、檀香、藿香以调气，甘草以和中，盐汤以润下。或问中焦呃逆与下焦呃逆何以辩？余曰：彼则由于大病后，此则得之饮食后也。又中焦之呃逆轻而短，下焦之呃逆恶而长，其辩判然矣。

［批］恶，当作"重"。

按：近来王氏《准绳》编入气门者，盖有所效《直指》《回春》等书矣。吴氏治中焦呃逆者，乃超出诸师之见，亦可法也。如中焦呃逆之下，加"因寒"二字，则敢曰青宵独步。

---

① 否（pǐ 匹）：痞塞，闭塞，阻隔不通。《广雅·释诂一》："否，隔也。"《广韵·旨韵》："否，塞也。"

翻胃门第二十五

叙曰：翻胃一证，古今难之。若胃脘未枯，皆为可治。借曰枯之，则从容用药，犹可久延。若造次①不察病理，非唯无益，而又害之矣。今著六考，宜于言外而变通之。

韭汁牛乳饮

韭汁　牛乳等分

时时呷之。

[批] 朱丹溪曰：反胃宜用韭汁二杯，入姜汁、牛乳各一杯，细细温服。盖韭汁消血，姜汁下气消痰和胃，牛乳解热润燥补虚也。

胃脘有死血，干燥枯槁，食下作痛，翻胃便秘者，此方主之。

翻胃者，胃不能安谷，食下即出之名也。嗜酒燥暴之人，多有此疾。胃脘有死血者，醇酒渍胃，久积瘀热之所致也。干燥枯槁者，燥急心热之所致也。有枯燥，故令食下作痛。有积热，故令翻胃便秘。韭汁味辛，能消瘀行血。牛乳甘温，能养血润燥。

驴尿一物饮

驴尿

每服呷二合。

郁火翻胃者，此方主之。

火郁于中，治以辛香开胃之药，益滋其燥，非所宜也。驴尿辛膻，可使开郁，然为浊阴之所降，则可以济火矣。唐贞观中，许奉御及柴蒋等，时称名医，奉敕治翻胃，竭其术竟不能疗，渐至羸惫，死在旦夕。忽有术士云：服驴子小便极验。旦服二合，午食唯吐一半，晡时又服二合，人定时食粥，吐即定。后奏知大

内中，五六人患翻胃同服，一时俱瘥。卢和著《丹溪纂要》，谓入驴尿以防生虫，此未究理者也。

螺泥丸

取田中大螺，不拘多少，用新水养之，取其吐出之泥，阴干为丸。每服三十丸，藿香汤下。

积热翻胃，此方亦良。

螺性至凉，泥性至冷，故可用之清胃。吞以藿香汤，假其辛芳开胃而已。

九蒸大黄

诸逆冲上，皆属于火，故用大黄酒润九蒸晒之，取其无伤胃气而能去火，此久练之将军也。

[批]《金匮》大黄甘草汤，食已即吐者主之。大黄四两，甘草一两。二味，水三升，煮取一升，分温再服。

按：此治膈胃热甚则为呕吐，火气炎上之象也。《金匮》又治胃反，吐而渴欲饮水者，茯苓泽泻汤主之者，折水逆之法也。此等圣法非其人勿传，故山甫亦默而止欤。

附子散

附子一枚

干姜煎汤润十①次，为末，每服三钱。

[批]《经验方》治久冷反胃，事详李氏《本草②》。《卫生家宝方》用姜汁打糊，和附子末为丸，大黄为衣，每温水服十丸。按：此法新奇，似有超人之作，故并录焉。

寒痰翻胃者，此方主之。

---

① 十：《医方考》卷三作"七"。
② 李氏本草：指李时珍所著之《本草纲目》。

膈上有寒痰，壅塞中下二焦之气，阴遏其阳，蓄极而通，则令翻胃。附子辛热，能解寒痰，寒痰既解，则气道疏通，而无畜极①之阳矣，故翻胃顿除。

芫花神祐丸芫，一本作三

甘遂　芫花　大戟拌粗一本作"酢"② 炒，各半两　黑丑二两，取头末　大黄一两　轻粉一钱

共为末，水丸。每服五丸，渐加五丸，以快利为度。

积痰满胃，食下即吐，宜主此方。

胃中纯是痰，则遏下焦少阳之火，畜极而通，必作翻胃者势③也。以平剂治之，则经年不效，故聚甘遂、芫花、大戟、黑丑、大黄峻厉之品以下之。方内有轻粉，一可以逐风涎，一可以解遂、芫、戟、丑之辛烈。此大毒类聚为丸，瞑眩④之剂也，唯声重脉来有力者能行之。若言微，脉来无力者，勿轻与也。

噎膈门第二十六

叙曰：近代医籍，翻胃、噎膈混作一证。今考于汉唐之上，有翻胃，有噎，有膈。要之，翻胃自是不同，而噎而膈，则可混一而治也。考方八首，明者辩之。

---

① 畜：积聚。后作"蓄"。

② 酢（cù 醋）：调味用的酸味液体。也作"醋"。《说文·酉部》："酢，醶也。"徐锴系传："酢，今人以此为酬醋字，反以醋为酒酢，时俗相承之变也。"段玉裁注："酢，本载浆之名，引申之凡味酸者诸谓之酢……今俗皆用醋，以此为酬酢字。"

③ 势：原作"热"，据《医方考》卷三改。

④ 瞑眩：服药后出现的恶心、头眩、胸闷等反应。《尚书·说命》："若药不瞑眩，厥疾弗瘳。"孔颖达疏："瞑眩者，令人愤闷之意也。"

深师七气汤

干姜　黄芩　桂心　半夏　甘草　橘皮　干地黄　芍药各二两
桔梗三两　枳实五枚　人参一两　吴茱萸五合

[批]《千金》七气汤，只本方十二味内，桂心作厚朴，橘皮作瓜蒌根，桔梗作蜀椒二两。以水一斗，煮取三升，分三服，日三。治吴氏所述七气之外，或因饮食为膈气，或劳倦内伤，五脏不调，气衰少力。

《深师方》三十卷，闻而未见，故阙其制法及煎煮服法，待博览者补焉。夫药无制法、煎法，则如将糙米以水煮干为饭，其不成馔者不待言焉，况于治病之药而不精选者，其误不胜数焉。

李濒湖云：深师①即梅师也，有《脚气论》传世。

气噎膈者，此方主之。

噎膈者，有物噎塞，防碍饮食之名。今人与翻胃浑然无辩，非古也。深师，孙真人之传也。七气者，寒气、热气、怒气、恚气、喜气、忧气、愁气也。气者，运行不息之物，故气行则治，气郁则病，冲和则治，乖戾则病。是方也，辛可以行气，故用干姜、肉桂、吴萸、半夏、陈皮之辛。苦可以降气，故用黄芩、枳实、桔梗之苦。脾虚则不能运气，故用人参、甘草以益脾。肝肾弱则不能吸气，故用地黄以滋肾，芍药以和肝。

韭汁饮

生韭汁　醇酒等分
每服二合，日二。

[批]丹溪生韭饮，生韭叶捣取自然汁一盏，上先以生桃仁连

---

①　深师：号文梅。南北朝时宋齐间僧人、医家，撰《深师脚气论》《梅师集验方》《僧深集方》（或《深师方》），已佚。佚文散见于《外台秘要》《医心方》《证类本草》等书。

皮细嚼十数个，后以韭汁送下。治食郁久则胃脘有瘀血作痛，妨碍饮食，此药大能开提气血。

血噎膈者，此方主之。

汉医但称噎、称膈而已，后之方书称五噎、五膈。五噎者，气噎、忧噎、劳噎、食噎、思噎也。五膈者，忧膈、恚膈、气膈、寒膈、热膈也。立言虽曰有五，说证其实未周。今不拘其说，只据世人所有之证而订其方焉。血噎膈者，或因跌扑，或因大怒，血积胸膈，久久凝结，令人妨碍①饮食，得热则宽，得寒则痛是也。生韭汁能解畜血之瘀结，佐以醇酒行其势也。

愚按：《金匮》治胸痹之病，喘息咳唾，胸背痛，短气，寸口脉沉迟，关上小紧数，用瓜蒌薤白白酒汤。胸痹不得卧，心痛彻背者，更加半夏。仲景先正治胸痹用薤白者，取其辛温能散胃脘痰饮恶血之义也，丹溪取用薤白，是此微意也。王金坛谓膈噎病瘀血在膈间阻碍气道而成者居多是也，详前韭汁牛乳饮下。

瓜蒌实丸

瓜蒌仁　枳壳　制半夏　桔梗

姜汁米糊为丸。

[批]《济生》瓜蒌实丸，四味各等分为末，姜汁打糊为丸梧子大。每服五七十九，食后淡姜汤下。

痰噎膈者，此方主之。

痰随气上，亦随气下，故瓜蒌、枳壳、桔梗，皆下气药也。痰以湿生，必以燥去，故半夏者，燥湿之品也。或问桔梗为诸药之舟楫，浮而不沉者也，何以下气？余曰：甘者恋膈，苦者下气，轻者上浮，苦者下降，此药之性也。桔梗甘而苦，为阳中之少阴，

---

① 碍：原作"凝"。形近之误，据《医方考》卷三改。

故初则恋膈，久则下气矣。痰盛者，宜于痰门诸方消息之。

　　按：此方严氏治胸膈痛彻背，胁胀喘急妨闷之药也，吴氏移治噎膈因痰者，可谓善于调御①矣。然痰膈之证，因火者多，再加黄连为之相制，则庶乎成功也速矣，予尝治《济生》所述之证，诊得左手寸关见数，必加而用之，其效愈著，其黄连用吴茱萸制炒。后来龚云林加木香、砂仁、陈皮、片芩、杏仁、香附、抚芎②、苍术、甘草，而半夏易以贝母，改号瓜蒌枳壳汤，用治痰郁，动则喘满气急，痰嗽不出，胸胁痛，脉沉滑者极效，盖效《济生》方而变之也。

回令丸

黄连六两　吴茱萸一两，水煮少时，晒干

共末，为丸。

火噎膈者，此方主之。

此即左金丸也。曰回令者，黄连之苦能胜热，可以回其火令也。以吴茱萸之辛热佐之，取其反佐以从治尔。

食郁越鞠丸

山楂　神曲　砂仁　香附童便制　苍术米泔浸七日　抚芎　栀子

[批] 丹溪越鞠丸，七味为细末，水丸绿豆大。每服五七十丸，温水下。

食噎膈者，此方主之。

食不自膈也，或由气塞，或由火郁，然后停食而作食膈。故用香附、苍术、抚芎以顺气，栀子以泻火，山楂、神曲、砂仁以消食。昔齐王中子诸婴儿，病烦急食不下，时沤沤，一本作“呕”

---

①　调御：调理驾御。

②　抚芎：芎䓖之产于江南者。《本草纲目》卷十四“芎䓖”条：“出江南者，为抚芎，皆因地而名也。”

沫。仓公①视之曰食膈病也，作下气汤以饮之。其方今不可考矣，若芩连枳术丸、木香槟榔丸，义亦近之。

蒜齑酢

《太平御览》云：华佗行道，见一人病噎，嗜食而不得下，家人车载欲往就医。佗闻其呻吟，驻车往视，语之曰：向来道旁卖饼者，有蒜齑大酢，从取三升饮之，病即当瘥。即如佗言，立吐蛇一条，悬之车边，欲造②佗。佗尚未还，佗家小儿戏门前迎见，自相谓曰：客车边有物，必是遇我公也。疾者前入，见佗壁悬此蛇辈以十数。崑谓：蒜味辛热，为阳中之阳，能令人气实闷乱而自吐。若蛇虫蛊瘕，犹为宜之。《褚氏传》曰：褚澄以蒜一升，吐李道念之鸡雏。《齐谐记》云：郭坦之儿，食蒜一畦，吐消食笼于顷刻。蒜之妙用如此，今之医者罕能知之。或问何以不用瓜蒂散？余曰：伤寒内热者，宜吐以瓜蒂散之苦寒。虫瘕痼冷者，宜吐以蒜酢之辛热。人知苦能吐热，而不知热能吐寒，故特表而出之③。

染 靛

《广五行记》：永徽④中，绛州有僧病噎，防食数年，临死遗言令破喉视之。得一物似鱼而有两头，偏⑤体悉是肉鳞，致致，一本作"置"钵中，跳跃不止，以诸味投钵中，皆化为水。时寺中

---

① 仓公：即淳于意。曾任齐太仓令，精医道，辨证审脉，治病多验，尤以望诊和切脉著称。《史记》记载了他的二十五例医案，称为"诊籍"，是中国现存最早的病史记录。

② 造：去，到。《广雅·释言》："造，诣也。"《小尔雅·广诂一》："造，适也。"此处意谓造访，拜访。

③ 之：原脱，据《医方考》补。

④ 永徽：唐高宗李治的第一个年号，历经六年（650—655）。

⑤ 偏：通"徧（biàn 变）"，遍。《墨子·非儒》："远施周偏。"孙诒让闲诂："偏，与徧同。"

方刈蓝作靛，试取少靛致钵中，此虫绕钵畏走，须臾化为水。崑谓：此虫湿热所生，湿从土化，热从火化。靛之为物，色青而性寒，是禀东方之木色，与北方之水味最厚者也。水足以制火，木足以克土，此五行之理也。故足以化湿热之虫。自有五行以来，上而万象，下而万类，一为克制，无不化之，况于此虫乎？

［批］足，一本作"可"。

楮实汤

南唐烈祖①，因食饴喉中噎，国医皆莫能愈。时吴廷绍②尚未知名，进楮实汤一服，疾失去。群医默识之，他日取用皆不验，或叩之，答曰：噎因甘起，故以楮实汤治之。其方今不可考，但发此二句，便知其为良医。《内经》曰甘者令人中满，故其气上溢，奈何不作噎乎？又曰酸胜甘，则治法思过半矣。

［批］噎，一本作"噎"。

按：本草楮实气味甘寒，吴作酸解，多见其未莹③也，李濒湖谓此乃治骨哽④软坚之义尔。

情志门第二十七

叙曰：情志过极，非药可愈，须以情胜。故曰：怒伤肝，悲胜怒，喜伤心，恐胜喜，思伤脾，怒胜思，忧伤肺，喜胜忧，恐伤肾，思胜恐。《内经》一言，百代宗之，是无形之药也。今考神

---

① 南唐烈祖：李昪，字正伦，小字彭奴，徐州人，一说海州人，五代时期南唐建立者。

② 吴廷绍：五代时南唐医生。精于医术，尝为太医令。时烈祖因服食而喉中有痒疾，群医进药无效，服廷绍药而愈，所进乃"楮实汤"。另又以"姜豆汤"治宰相冯延巳之脑痛病，亦药到病除。

③ 莹（yíng 营）：明白。

④ 哽：原作"硬"，形近致误，据文义改。

良之医十一事，明者触类而通之，则术在我矣。

文挚①，齐人也。齐威王病，发使召文挚。挚至，谓太子曰：王病，怒则愈。王若即杀臣，奈何？太子曰：无虑，我当救之。文挚于是不时来见王，及来不脱履而登床，王大怒，使左右持下将烹之。后及太子叩头请救，王怒遂解，赦挚，因此病愈。所以然者，王之病得于思，故以怒胜之。

《魏志》云：有一郡守病，华佗以其人甚怒则瘥，乃受其货而不加功，无何弃去，留书骂之。守果大怒，令人追杀，守子知之，嘱吏勿逐，瞋恚②不已，吐黑血数升而愈。所以然者，守之病，亦本于思也。经曰思则气结，气结者，阴翳之根也。故用暴怒以伤其阴，使之归于平调而已。

《邵氏闻见录》云：州监军病悲思，其子迎赫允治之。允告其子曰：法当甚悸即愈。时通守李宋卿御史严甚，监军内所畏也。允与其子请于宋卿，一造问责其过失，监军惶怖汗出，疾乃愈。盖悲思则气结，惊怖则气浮，浮则气不结矣。此亦以情相胜也。

［批］"内"，一本作"因"。

赵知则，太原人，因喜成病。巢氏医脉之，为之惊异，出取药，竟不与。数日，赵悲哭辞家人曰：处世不久矣。巢知其将愈，使人慰之。诘其故，引《素问》恐胜喜以对，可谓得玄关③者也。

一妇正产之时，收④生妇以温水进之，误进鹿角脂。鹿角脂，女子涂鬓物也。因哇⑤而舌出，产后数日不能收，医药屡不应。甄

---

① 文挚：战国时期宋国人，洞明医术。事迹出自《吕氏春秋·至忠》。
② 瞋恚（chēnhuì 抻会）：忿怒怨恨。瞋，发怒时睁大眼睛。恚，恨，怒。
③ 玄关：佛教称入道的法门。此指玄秘深奥的关键。
④ 收：原作"取"，据《医方考》卷三改。收生妇，即接生婆。
⑤ 哇：呕吐。

立言①最后至，以朱砂涂其舌，仍命作产子状，以两妇人掖之，乃使人潜于壁外，多捧缶器，向危处掷地作声，声闻而舌收矣。所以然者，恐则气下故也。先用朱砂涂其舌者，恐其惊气入心，故为未然之防尔。

韩丞相疾，天方不雨，更十医罔效。左友信最后至，脉已，则以指计甲子曰某日当雨，竟出。韩疑曰：岂谓吾疾不可为耶，何言雨而不及药我也？既而其夕果雨。韩喜，起而行乎庭，达旦，疾若脱去。乃召左至而问之，对曰：公相之疾，以忧得之。私计公相忠且仁，方今久旱，必为民忧，以旱为忧，必以雨而瘳②，理固宜然，何待药而愈耶？此亦《素问》喜胜忧也。

一女许昏③后，夫经商二年不归，因不食，困卧如痴，无他病，竟日向壁而卧。其父迎丹溪翁治之，告以故，翁脉毕，谓其父曰：此思则气结也，药难独治，得喜可解，不然令其怒。于是，掌其面，诬以外情，果大怒而号泣者三时，令解之，即求食矣。所以然者，悲则气消，怒则胜思故也。翁谓其父曰：病虽瘥，得喜方已。乃谕④以夫回，既而果然，疾亦不举。

［批］昏，一本作"婚"。

一县差拿犯人，以铁索项所犯至县，行至中途，其犯投河而死。犯家告差人索骗威逼至死，及能脱罪，未免破财，忧愤成病，

---

① 甄立言：甄权之弟，医术娴熟，精通本草，善治寄生虫病，与兄甄权同以医术享誉当时。著有《本草音义》七卷、《本草药性》三卷、《本草集录》二卷、《古今录验方》五十卷，均已散佚，部分佚文散见于《千金要方》和《外台秘要》中。

② 瘳（chōu 抽）：病愈。《说文·疒部》："瘳，疾愈也"。

③ 昏：结婚。后作"婚"。《正字通·女部》："昏，古作婚。"《诗·邶风·谷风》："宴尔新昏，不我屑以。"

④ 谕：告诉。《说文·言部》："谕，告也。"

如醉如痴，谬言妄语，无复知识。其主延①戴念仁视之。戴曰：此以费财而病，必以得财而愈。乃命作三锡锭如银状，预置于泥沟之中，候其至时，诈以锁钥误堕其中，命探之，乃出三锡锭。主曰：银也，吾不用此弗义之财，悉以与汝。其差握视不置，病遂日愈。此亦喜胜忧也。

一女，子母甚是相爱，既嫁而母死，遂思念不已，精神短少，恹恹嗜卧，诸药不应。其夫延韩世良治之。韩曰：此病得之于思，药不易愈，当以术治之。乃赂一巫妇，授以秘语。一日，夫谓妻曰：汝之念母如此，不识彼在地下亦念汝否，吾当他往，汝盍②求巫妇卜之？妻欣诺，遂召巫至。焚香礼拜，而母灵降矣。一言一默，宛然其母之生前也。女遂大泣，母叱之曰：勿泣，汝之生命克我，我遂早死。我之死，皆汝之故，今在阴司欲报汝仇，汝病恹恹③，实我所为，我生则与尔母子，死则与尔寇仇矣。言说说一本作"讫"，女改容大怒，诟之曰：我因母病，母反我害，我何乐而思之？自是而病愈矣。此亦以情疗之。

谭植，素谨言，为韶州佐。一日会堂属官，筵中有萝卜颇大，众羡之。谭曰：尚有大如人者。众皆笑以为无。谭悔恨自咎曰：人不见如是大者，而吾以是语之，宜其以吾言为妄且笑也。因而忧愤，连日不能食。其子煌读书达事，思父素不轻言，因愧赧④成疾，必实所言，始可疗病。遂遣人至家，取萝卜如人大者至官所，复会堂属，强父扶疾而陪，酒至数巡，以车载至席前，众皆惊讶，其父大喜，厥且疾愈。此亦《素问》喜胜忧也。

---

① 延：邀请；请。晋·陶渊明《桃花源记》："各复延至其家，皆出酒食。"
② 盍（hé 何）：犹"何不"。《玉篇·皿部》："盍，何不也。"
③ 恹（yān 烟）恹：困倦，精神萎靡。用以形容病态。
④ 赧（nǎn 腩）：因惭愧而脸红。

［批］“且疾”二字，一本作“疾且”。

何解，陈留人也。一日与河南尹乐广会饮于赵修武宅，酒至数杯，忽见杯底有似一小蛇，咽之入口，亦不觉有物，但每每思而疑之，日久觉心疼，自思小蛇长大，食其五脏，医药不愈。久之，又会酒赵宅，才执杯，又见小蛇，乃置杯细视之，见赵宅梁上有角弓①，却是弓梢影于酒底，因此解疑，其疾遂无。此以情疑而病，必以疑解而瘥，向来以药治之，皆无验也。

［批］粱，一本作“梁”。

---

① 角弓：用动物的角和竹木、鱼胶牛筋制作的弓。

卷之四

脾胃门第二十八

叙曰：脾胃，人身之坤元也。至哉坤元，万物资生，故脾胃为百骸之母。东垣所以擅名当世者，无他长焉，知脾胃之为要尔。庸师治病坏人脾胃者多矣。此欲养其子者，先戕其母也，岂豫养之道哉？今考六方于下，庶几乎①调元之补也。

参苓白术散

人参　茯苓去皮　白术炒　砂仁　甘草炒　山药　桔梗炒　薏苡仁炒　扁豆　莲肉

[批]《和剂》参苓白术散，白扁豆一斤半（生姜汁浸去皮，微炒），参、术、苓、甘、山药各二斤，莲肉、桔梗（炒令深黄色）、薏苡仁、缩砂仁各一斤。上为细末。每服二钱，枣汤调下。小儿量岁数服之。

脾胃虚弱，不思饮食者，此方主之。

脾胃者土也，土为万物之母，诸脏腑百骸受气于脾胃而后能强。若脾胃一亏，则众体皆无以受气，日见羸弱矣。故治杂证者，宜以脾胃为主。然脾胃喜甘而恶苦，喜香而恶秽，喜燥而恶湿，喜利而恶滞。是方也，人参、扁豆、甘草，味之甘者也。白术、茯苓、山药、莲肉、薏苡仁，甘而微燥者也。砂仁辛香而燥，可以开胃醒脾。桔梗甘而微苦，甘则性缓，故为诸药之舟楫，苦则喜降"降则"之间脱"降"字，则能通天气于地道矣。

---

① 庶几乎：大概可以。

予目击世医用此散调理脾胃虚泄泻，唯以白汤①送下数日，其药似不应，予谓此果脾胃虚泄泻，莫非汤使之故乎？用大枣数枚去核，煎成浓汁与之服，不二日告疗②。由此言之，用古方者，不违煎法不待言，至于汤使，亦不可忽焉。

钱氏益黄散

陈皮十两　丁香一两　青皮　诃子肉　甘草各五钱

每服末二钱。

小儿脾虚不实，米谷不化，滑肠滞颐者，此方主之。

胃主受纳，脾主消磨，故能纳而不能化者，责之脾虚。滑肠者，肠滑而飧泄也。滞颐者，颐颔之下多涎滞也，皆土弱不能制水之象。火能生土，故用丁香。甘能补土，故用甘草。香能快脾，故用陈皮。涩能去滑，故用诃子。用青皮者，谓其快膈平肝，能抑其所不胜尔。

《小儿准绳》曰：巢氏③论滞颐之病，是小儿多涎唾流出，渍于颐下，此由脾冷液多故也。按《内经》"舌纵涎多，皆属于热"，而此专责脾冷，恐一偏之见也，吾固知吴氏所本乎巢尔。

按：东垣李氏曰阎孝忠编集钱氏方，以益黄散补土，又曰风旺必克脾土，当先实其脾。昧者不审脾中或寒或热，一例用药，又不审药中有丁香、青皮辛热大泻肺金，脾虚之证，岂可反泻其子哉？为寒水反来侮土，中寒呕吐，泻利青白，口鼻中气冷，益黄散神治之药也。如因服热药巴豆之类过剂损其脾胃，或因暑天伤热、积热损其脾胃而成吐泻，口鼻中气热，而将成慢惊者，岂

---

① 汤：热水，沸水。《说文·水部》："汤，热水也。"

② 疗：止，解除。此处意为病愈。三国·魏·曹植《远游篇》："琼蕊可疗饥，仰首吸朝霞。"

③ 巢氏：此指巢元方，隋代医家。大业中任太医博士、太医令，曾奉诏主持编撰《诸病源候论》。

可服之哉?

补中益气汤

人参　炙甘草各一钱　黄芪一钱五分　陈皮　白术　当归　柴胡各五分　升麻三分

饥困劳倦,中气虚弱者,此方主之。

中气者,脾胃之气也,五脏六腑,百骸九窍,皆受气于脾胃而后治,故曰土者万物之母。若饥困劳倦,伤其脾胃,则众体无以受气而皆病,故东垣谆谆以脾胃为言也。是方也,人参、黄芪、甘草,甘温之品也,甘者中之味,温者中之气,气味皆中,故足以补中无无,一本作"气"。白术甘而微燥,故能健脾。当归质润辛温,故能泽土。术以燥之,归以润之,则不刚不柔,而土气和矣。复用升麻、柴胡者,升清阳之气于地道也。盖天地之气一升,则万物皆生;天地之气一降,则万物皆死。观乎天地之升降,而用升麻、柴胡之意,从可知矣。或曰:东垣谓脾胃一虚,肺气先绝,故用黄芪以益皮毛,不令自汗而泄肺气,其辞切矣。子考古人之方而更其论,何也? 余曰:东垣以脾胃为肺之母故耳。余以脾胃为众体之母,凡五脏六腑、百骸九窍,莫不受其气而母之,是发东垣之未发,而广其意耳,岂曰更论。

友松子曰:补中益气汤乃东垣老人自调中益气汤中变化出来,虽治当时内伤劳役之病,直至今日,医家、病家蒙其遗惠者不可以笔罄焉。老人自有立方本旨一条,学者扩而推之,则治脾胃之大事不外乎是焉,吾敬服而不敢措辞矣。

调中益气汤

黄芪一钱,炙　升麻三分　陈皮六分　木香二分　人参　甘草炙　苍术　柴胡各五分

[批]《兰室秘藏》调中益气汤,用橘皮、黄柏(酒洗,各二

分。细注云：如腹中气不转运，加木香一分，如无此证不加），柴胡、升麻（各三分。细注云：此二味为上气不足，胃气与脾气下溜，乃补上气，从阴引阳），人参、炙甘草、苍术各五分，黄芪一钱。上件剉如麻豆大，都作一服，水二大盏，煎一盏，去租，稍热食远服之。

脾胃不调而气弱者，此方主之。

脾胃不调者，肠鸣、飧泄、膨胀之类也。气弱者，语言轻微，手足倦怠也。补可以去弱，故用人参、黄芪、甘草，甘温之性行，则中气不弱，手足不倦矣。苍术辛燥，能平胃中敦阜之气。升麻、柴胡轻清，能升胃家陷下之气。木香、陈皮辛香，能去胃中陈腐之气。夫敦阜之气平，陷下之气升，陈腐之气去，宁有不调之中乎？

谨按：此一方盖东垣授自易水脾胃一科之秘方也，历观方书调理脾胃之药，无有出其右者也。其补中益气汤者，乃因壬辰改元，京师严戒，民大惊恐，元气下溜，受围之间，劳役粗食，因此胃气大伤，病者多似外感之候，而实内伤也。故去苍术、黄柏下气之物，而加白术、当归纯和之品，专补脾胃之气与血矣。本方调中云者，大有妙义存焉。经曰：足太阴者里也，其脉贯胃属脾络嗌，故太阴为之行气于三阴。阳明者表也，五脏六腑之海也，亦为之行气于三阳。脏腑各因其经而受气于阳明，故脾者为胃行其津液。又曰：足阳明脉从头走至足，足太阴脉从足上入腹。又曰：阳脉上行极而下，阴脉下行极而上。今夫方中苍术带黄柏从上而下行至足，升麻与柴胡从下而上行至头，而辅弼黄芪、人参、甘草三品保元之神物，而下而上也。乃陈皮者，行气于太阴、阳明之间不使停滞，则荣卫之气能健运而不息矣。合此八种，能调一身之正气，益脾胃之冲和，故曰调中益气汤耳。

又按：苍术、黄柏与白术、当归有对待之义者，前乎此则《和剂》用苍术、黄柏之二妙以治湿热之脚气，后乎此则《类注》

用白术、当归之补而代人参以治疟，此皆得乎医药之精义者之所发挥也，可谓前贤后贤其揆①一也。后世编方书而效颦者，每载木香而不及黄柏者，不知其有师承耶？或自上度医经耶？或曰先贤此方既不说破，则先生虽得其旨，何不效古人而亦莫说破乎？予曰：医固禁传非其人，然吾老退闲天王之邑，而病者托命于小子辈者多，故不得不如是强违古人之诫矣。《诗》云：于乎小子，未知臧否②。匪手携之，言示之事。匪面命之，言提其耳③。以故婆心热血不能默止矣，设使青出于蓝的出，来续吾医命脉，则此言不亦苍生之厚幸乎？或礼而退。

升阳顺气汤

升麻　陈皮去白　柴胡　草豆蔻　当归各一钱　黄芪四分　甘草　柏皮各五分　半夏姜制　人参各三分　神曲一钱五分

清气在下，浊气在上，令人胸膈饱胀，大便溏泄者，此方主之。

上件病由于饮食伤其脾气，不能升清降浊故耳。是方也，升、柴辛温升其清，清升则阳气顺矣；柏皮苦寒降其浊，浊降则阴气顺矣；人参、黄芪、当归、甘草补其虚，补虚则正气顺矣；半夏、陈皮利其膈，膈利则痰气顺矣；豆蔻、神曲消其食，食消则谷气顺矣，故曰升阳顺气。

予初读《辨惑论》，唯为东垣之书长于升清气，降浊阴，以故用药多主升阳而已。及至老成，始悟东垣之法顺乎升降浮沉，逆乎寒热温凉，一一皆从《内经》中出，阐明调理脾胃之法，无不

---

① 揆：道理，准则。《孟子·离娄下》："先圣后圣，其揆一也。"
② 臧否（zāngpǐ 赃痞）：善恶；得失。《左传·隐公十一年》："师出臧否，亦如之。"杜预注："臧否，谓善恶得失也。"臧，善，好。
③ 匪面……其耳：语出《诗·大雅·抑》。郑玄笺："我非但对面语之，亲提其耳。此言以教道之，孰不可启觉。"

与经旨相照应矣。如升阳顺气汤，主用于少阴君火、少阳相火二气之间，先生文义炳然①明白，唯为吾人贵耳贱目②，而不关心细读其书故。如吴氏擅考医方旨，亦只迁就药中所用十一物，谓清气在下，浊气在上，令人胸膈饱胀、大便溏泄主此方者，可谓教坏门生，遗误于后昆③矣。吾恐子弟依样葫芦，故特标出全文，使之明知老人之法也。

本文云治因饮食不节，劳役所伤，腹胁满闷，短气言病因也，遇春则口淡无味，遇夏虽热犹有恶寒言时气也，饥则常如饱，不喜食冷物言症候也。脾胃不足之证，须用升麻、柴胡苦平，味之薄者，阴中之阳，引脾胃中清气行于阳道及诸经，生发阴阳之气，以滋春气之和明顺时用药之法也。又引人参、黄芪、甘草甘温之气味上行，充实腠理，使阳气卫外以为固也补夫妙义在此。凡治脾胃之药，多以升阳补气名之者，此也可见。东垣老人唯论及升麻、柴胡引三种甘温保元之品上行，而不论及半夏以下六味者，欲使后觉④自觉之也。于《辨惑论》次方升阳补气汤亦复如是者，无不是老婆心切，待个伶利的人欲自得之矣。此无他，只如枳术丸用荷叶烧饭之法，洁古老人亦不与东垣说破，而东垣老年始悟制用之妙也，今复东垣老人用前方调中益气汤及此等方之理，亦不与罗谦甫、王好古辈说破，至于老年唯详载于《辨惑论》，待千年后之知音耳，《诗》云"心乎爱矣，遐不谓矣，中心藏之"者乎。

① 炳然：明显貌。《汉书·刘向传》："（陛下）决断狐疑，分别犹豫，使是非炳然可知，则百异消灭而众祥并至。"
② 贵耳贱目：比喻相信传说，不重视事实。语出张衡《东京赋》："若客所谓，末学肤受，贵耳而贱目者也。"
③ 后昆：亦作"后绲"。后嗣；子孙。
④ 后觉：觉悟较晚者。《孟子·万章上》："天之生此民也，使先知觉后知，使先觉觉后觉也。"

升阳益胃汤

羌活　独活　防风　柴胡　白术　茯苓　泽泻　黄芪　人参
半夏　陈皮　黄连　甘草　白芍药

湿淫于内，体重节痛，口干无味，大便不调，小便频数，饮食不消，洒淅恶寒，面色不乐者，此方主之。

湿淫于内者，脾土虚弱不能制湿，而湿内生也。湿流百节，故令体重节痛。脾胃虚衰，不能运化精微，故令口干亡味。中气既弱，则传化失宜，故令大便不调、小便频数，而饮食不消也。洒淅恶寒者，湿邪胜也，湿为阴邪，故令恶寒。面色不乐者，阳气不伸也。是方也，半夏、白术能燥湿，茯苓、泽泻能渗湿，羌活、独活、防风、柴胡能升举清阳之气而搜百节之湿。黄连苦而燥，可用之以疗湿热。陈皮辛而温，可用之以平胃气。乃人参、黄芪、甘草用之以益胃，而白芍药之酸收用之以和荣气，而协羌、防、柴、独辛散之性耳。仲景于桂枝汤中用芍药，亦是和荣之意。古人用辛散，必用酸收，所以防其峻厉，犹兵家之节制也。

升阳益胃汤，东垣主治太阴湿气之一方也，吴氏未悟李家妙旨，唯考方中所用十四味之药，而断之曰湿淫于内，体重节痛，口干无味，大便不调，小便频数，洒淅恶寒，面色不乐者拶曰那①个病人面色有带喜色者？呵呵，主用此方者，犹似未达立方本旨也。虽然，今以此方治湿淫于内云云之言，或庶几其不差远矣，学之必当知东垣老人本旨，然后或从吴氏变治，则临病无差无误，敢曰溯流穷源之医也。今此俱载东垣之言者，欲子弟详悉故也。

《辨惑论》治肺之脾胃虚方

脾胃虚则怠惰嗜卧，四肢不收，时值秋燥令行，湿热少退，

---

① 那：疑问代词。后作"哪"。《晋书·谢安传附谢玄》："玄尝称曰：'我尚生瑛，瑛那得生灵运？'"

升阳益胃汤

体重节痛，口干舌燥，饮食无味，大便不调，小便频数，不欲饮食，食不消。兼见肺病，洒淅恶寒，惨惨不乐，面色恶而不和，乃阳气不伸故也。当升阳益气，名之曰升阳益胃汤。

黄芪二两　半夏洗。此一味脉涩者用　人参去芦　甘草炙，已上各一两　独活①　防风以秋旺，故以②辛温泻之　白芍药何故秋旺用人参、白术、芍药之类反补肺？为脾胃虚则肺最受邪，故因时而补，易为力也　羌活已上各五钱　橘皮四钱　柴胡　茯苓小便利不渴者勿用　泽泻不淋勿用　白术已上各三钱　黄连一钱

上㕮咀。每服秤三钱，水三盏，生姜五片，大枣二枚，煎至一盏，去柤温服，早饭后。或加至五钱。

服药后，如小便罢而病加增剧，是不宜利小便，当少去茯苓、泽泻。若喜食，初一二日不可饱食，恐胃再伤，以药力尚少，胃气不得转运升③发也，须薄味之食或美食，助其药力，益升浮之气而滋其胃气，慎不可淡食，以损药力，而助邪气之降沉也。可以小役形体，使胃与药得转运升发。慎勿太劳役，使气复伤。若脾胃得安静尤佳。若胃气稍强，少食果以助谷药之力，经云"五谷为养，五果为助"者也。

愚按：东垣先生调理脾胃之法，非已上四方之所尽也，必也熟读《辨惑论》及《兰室秘藏》等书，而其中《辨惑论》四时用药之方二十三道，及易张先生枳术丸以及东垣增味五法可也，东垣拨云治法已试验者，学者当以意求其的，触类而长之，则不可胜用矣。

---

① 独活：原在"防风"之后，今据《内外伤辨惑论》卷中乙正。
② 以：原脱，据《内外伤辨惑论》卷中补。
③ 升：原作"少"，据《内外伤辨惑论》卷中改。

伏龙肝

伏龙肝者,灶中之土也。土性可以益脾,久于薪火可以温中,脾胃虚弱者,药内宜加入之。

伤食门第二十九

叙曰:食以养生,夫人之所急也。食以伤生,夫人之所失也。炎帝①教民耒耜②,为养生也。既而品尝百药,惧伤生也。养生之中,而有伤生之患,此君子所以慎口体之奉也。今考方药十九首,卫生③者其小补哉。

升阳顺气汤

升麻　柴胡　当归　草豆蔻　陈皮各一钱　黄芪四钱　半夏　人参各三钱　甘草炙　柏皮炒,各五分　神曲炒,一钱五分

食饮胸膈饱胀,大便溏泄者,此方主之。

《内经》曰:清气在下,则生飧泄。浊气在上,则生䐜胀。此由饮食伤脾,不能运化,失其升清降浊之令故耳。是方也,用升麻、柴胡以升其清阳之气,用柏皮以降其浊阴之膜,用半夏、陈皮以利其膈,用豆蔻、神曲以消其食,用人参、黄芪、当归、甘草以益其脾。如此则清气升,浊气降,滞气利,食气磨,而脾胃之气复其常矣。

此吴氏变治之常例也,以予言之,再加茅山苍术(土炒)与黄芪并用更可也。原方绳愆见上,兹不赘及。

---

① 炎帝:又称赤帝、烈山氏,中华民族的始祖之一。
② 耒耜(lěi sì 垒四):上古时的翻土农具。后借指耕种。唐·韩愈《寄卢仝》诗:"国家丁口连四海,岂无农夫亲耒耜。"
③ 卫生:卫护生命,维护健康。

保和丸

山楂肉二两　神曲　半夏　茯苓各一两　萝卜子　陈皮　连翘
各五钱

[批] 丹溪保和丸，有麦芽曲一两，共得八味，为细末，别用
生神曲一两，入生姜汁一小盏，水调打糊为丸，如梧桐子大。每
服三五十丸，白汤或清米饮送下。一方有白术一两，名太安丸，
健脾胃、消食积最效。

饮食内伤，令人恶食者，此丸主之。

伤于饮食，故令恶食，诸方以厉药攻之，是伤而复伤也。是
方药味平良，补剂之例也，故曰保和。山楂甘而酸，酸胜甘，故
能去肥甘之积。神曲甘而腐，腐胜焦，故能化炮炙之腻。卜子辛
而苦，苦下气，故能化面物之滞。陈皮辛而香，香胜腐，故能消
陈腐之气。连翘辛而苦，苦泻火，故能去积滞之热。半夏辛而燥，
燥胜湿，故能消水谷之气。茯苓甘而淡，淡能渗，故能利湿伤
之滞。

虞天民云：脾虚者，当以意消息服之，若服之过多，虚虚之
祸，疾如反掌，或以四君子等作汤使送下。盖山楂一物，大能克
化食物，若胃中无食，脾虚不运不思食者服之，则克伐脾胃之气，
故云然也。

愚按：天民之言诚然，不唯山楂，方中有神曲、麦芽消化之
物相佐，则克制之力愈大矣。赵养葵①谓：山楂、神曲、麦芽三味
举世所常用者，予独永弃。盖山楂能化肉积，凡年久母猪肉煮不

---

① 赵养葵：赵献可，字养葵，自号医巫闾子。明代医家，著有《医贯》
《内经钞》《素问钞》《经络考》《正脉论》等。

熟者，入山楂一撮，皮肉尽烂。又产妇儿枕痛①者，用山楂二十粒，砂糖水煎一碗服之，儿枕立化，可见其破气又破血，不可轻用。曲、蘖者，以米与水在瓷缸中，必藉曲以酿成酒，必藉蘖以酿成饴。脾胃在人身中，非瓷缸比，原有化食之能，今食不化，其所不能者，病也。唯补助其能，而食自化，何必用此消谷之药哉？愚按：赵氏之说，虽曰矫枉过正，今详录之，以为子弟辈得中一助。

枳术丸

白术二两，土炒　枳实一两，麸炒

荷叶包陈米饭煨干为末，糊丸。

［批］易张先生枳术丸，治痞，消食强胃。术、枳二味，极为细末，荷叶裹烧饭为丸，如梧子大。每服五十丸，多用白汤下，不拘时。白术者，本意不取其食速化，但久令人胃气强实，不复伤也。

健脾消痞，此方主之。

一消一补，调养之方也，故用白术以补脾，枳实以消痞，烧饭取其香以益胃，荷叶取其仰以象震。象震者，欲其升生甲胆之少阳也。此易老一时之方，来②东垣末年之悟，孰谓立方之旨易闻耶？

愚按：古人受一方于师而施治于人，极为珍重，盖以传授为珍，而人命为重故也。是以东垣李氏临老虽神志既惰，仅力疾成《辨惑论》，于其中论枳术丸一方，乃用一千七百三十多字，言言

---

① 儿枕痛：产后小腹疼痛。又名儿枕、儿枕不安、块痛、产枕痛、血枕痛、血块痛、血母块、产后儿枕腹痛、产后腹中块痛等。多因产后恶露未尽，或风寒乘虚侵袭胞脉，瘀血内停所致。

② 来：《医方考》卷四无此字。

有准，字字有则，如不是圣贤，转身焉能如是诚实告世哉？世之言医用药者，不可不熟记此篇矣。

或问东垣本文荷叶裹烧饭为丸云云，于《方考》作荷叶包陈米饭煨干为末糊丸，似不相同矣。予曰：有是哉。医要师承教谕，不可藉智生端焉。闻之师曰：荷叶为舟，载米而裹之烧作饭，捣为糊而丸之，而藉此升腾胃气者也。江北人煮饭谓之烧饭耳。答话间，忽觉"林间暖酒烧红叶"之句，乃吾倭朝亦先有其训也。

再按：枳术丸乃上世授受之方也，见于《金匮》治心下坚，大如盘，边如旋盘，水饮所作之枳术汤也。易水秘授其方，用荷叶烧饭为丸，传于东垣李氏。而东垣老年每每治痞之药虽改佐使，而二味为主药，改换汤丸之名者，盖有秘之之意也。

枳实导滞丸

白术土炒　茯苓去皮　黄芩酒炒　黄连酒炒，各三钱　泽泻二钱　大黄一两　枳实麸炒　神曲各五钱

[批] 东垣方。上八味，为细末，汤浸蒸饼为丸，如梧桐子大。每服五十九至七十九，温水食远送下，量虚实加减服之。

伤湿热之物不得消化，而作痞满者，此方主之。

湿热之物，酒面之类也。燥以制湿，淡以渗湿，故用白术、茯苓、泽泻。苦以下热，寒以胜热，故用芩、连、枳实、大黄。盦①盦，一本作"罨"造变化者，可以推陈而致新，故用神曲。

红丸子

京三棱醋煮　蓬莪术醋煮　陈皮去白　青皮麸炒，各五两　干姜炮　胡椒各二两

---

①　盦（ān 安）：原作"盒"，据《医方考》卷四改。下同。盦，遮盖或封闭有机物使变质发酵。

共为末，醋糊为丸，如梧桐子大，矾红①为衣。每服三十丸。

[批]《和剂》红丸子，六味为细末，醋煮面糊为丸，如梧桐子大，矾红为衣。每服三十粒，食后姜汤下。小儿临时加减与服。

伤寒冷之物，腹痛成积者，此方主之。

三棱、莪术，攻坚药也，故可以去积。干姜、胡椒，辛热物也，故可以去寒。青皮、陈皮，快气药也，故可以去痛。而必以醋糊为丸者，经曰酸胜甘，故用之以疗肥甘之滞。必以矾红为衣者，取其咸能软坚，枯能着癖也。

按：《三因方》同名者无陈皮、干姜，有阿魏，共五种。醋化阿魏，入陈米粉为糊丸，煎生姜甘草汤下。予尝试二方，伤寒冷之物腹痛者，《和剂》之方似优；而宿食留癖肠胃或疟母作患者，《三因》之方似优。以故用药笼预备之红丸子，用《和剂》全味六种，再加阿魏一物，共成七味，丸以待病，未知是否。然乃疏懒之故，合二为一，固在未为善也欤。

附子理中汤

附子去皮脐,炮　干姜炮　人参去芦　白术炒　甘草炙

口食冷物，客寒犯胃，中焦痛甚，脉沉迟者，急以此方主之。

凡吞冰饮泉及一切冷物，食之过其分量，则寒气凝于中焦，故令肚腹大痛，脉来沉者为里，迟者为寒。是方也，干姜、附子之辛热，所以温中散寒。人参、白术、甘草之甘温，所以益胃于被伤之后也。

按：《活人》附子理中汤，此方盖仲景主治霍乱，头痛发热，身疼痛，寒多腹满者之增损之法也。吴氏今移治口食冷物，客寒犯胃，中焦痛甚，脉沉迟者，急以此方主之云者，大似没分晓也。

---

① 矾红：绿矾之赤色者。《本草纲目》卷十一"绿矾"条："赤者俗名矾红。"《本草经疏》"绿矾"条："能消肉食坚积。"

若脉沉迟上加"或吐或泻"四个字，则为的确，不然又似后方备急丸，主治饮食自倍，填塞至阴，上焦不行，下脘不通，令人腹痛欲死，则脉岂不沉迟短细而似绝乎？弗若世医治食填至阴则消导之，伤食吐泻之后，以药补之于被伤之后也。如只是吞冰饮泉，则不在此例，东垣所谓无形之物也，用附子理中汤温之益之是也。一切冷物食之过其分量，虽寒气凝于中焦，又当寻被伤之物的对之药损之可也，不然死矣。

葛花解醒汤

葛花　砂仁　白豆蔻　木香　陈皮去白　人参　茯苓各五分
神曲炒　白术炒　干生姜　青皮去穰，炒　泽泻各二分

[批] 葛花解醒汤分两大异，故并载。

白豆蔻仁、缩砂仁、葛花已上各五钱，干生姜、神曲炒黄、泽泻、白术已上各二钱，橘皮（去白）、猪苓（去皮）、人参（去芦）、白茯苓已上各一钱五分，木香五分，莲花青皮（去穰）三分。上为极细末，秤和匀。每服三钱匕，白汤调下。但得微汗，酒病去矣。此盖不得已而用之，岂可恃赖日日饮酒？此药气味辛辣，偶因酒病服之，则不损元气，何者？敌酒病故也。若频服之，损人天年。

酒食内伤者，此方主之。

葛花之寒，能解中酒之毒。茯苓、泽泻之淡，能利中酒之湿。砂仁、豆蔻、木香、青皮、陈皮之辛，能行酒食之滞。生姜所以开胃止呕，神曲所以消磨炙腻。而人参、白术之甘，所以益被伤之胃尔。

东垣葛花解醒汤原有猪苓，共十三味，吴氏却去猪苓，吾不知其所以然也。猪苓为物，味甘质轻，气味俱薄，故可以驱上焦之湿。茯苓甘淡，可以行中焦之湿。泽泻甘咸，可以利下焦之湿

也。东垣氏总用三品而渗泄三焦之湿，故曰上下分消其湿，何酒病之有？其余无不是补脾胃，消宿食之辈也。君以葛花，解其酲也。《韵书》：酲，酒作病也。兹本朝承平日久，家家户户乐乐利利，至于三民以酒为浆，以妄为常，多淫于酒，丧身失命，不可枚举。医家虽不用酒癥丸，而例用黄连、葛根以救一时，用之日多，却损脾胃，以致头痛面浮，胸胁逆满，心腹膨胀，痰逆恶心。其损甚者，言语謇①涩，心胸嘈杂不知所苦，时或呕吐，心下膜胀，饮食减少，短气羸困，以至肠鸣泄泻，水谷不化，四肢浮肿。虽服黄连、葛花等物，唯是汤水而已，病者不堪其苦，而唯念佛数珠，待死而耳。当斯时也，吾辈以救患为事，则须慎戒。病家服药忌毒，或十死之中而得一生，不亦少报先圣之遗惠哉？以故虽似多事，以酒客病论详载简端，并附东垣老人原方有验者。

《辨惑论》曰：夫酒者，大热有毒，气味俱阳，乃无形之物也。若伤之，止当发散，汗出则愈矣，此最妙法也，其次莫如利小便。二者乃上下分消其湿，何酒病之有？今之酒病者，往往服酒癥丸大热之药下之，又有用牵牛、大黄下之者，是无形之元气受病，反下有形阴血，乖误甚矣！酒性大热，已伤元气，而复重泻之，况亦损肾水，真阴及有形阴血俱为不足，如此则阴血愈虚，真水愈弱，阳毒之热大旺，反增其阴火，是谓元气消亡，七神何依，折人长命。不然，则虚损之病成矣。《金匮要略》云：酒疸下之，久久为黑疸。慎不可犯此戒，不若令上下分消其湿，葛花解酲汤主之云。

备急丸

大黄　巴豆去皮膜油　干姜各等分

---

①　謇：原作"寋"，据文义改。

共为末作丸。每服六分，以利为度。

饮食自倍，冷热不调，腹中急痛欲死者，急以此方主之。

[批]《金匮》三物备急丸，主心腹诸卒暴百病。若中恶、客忤，心腹胀满，卒痛如锥刺，气急口噤，停尸卒死者。大黄、干姜、巴豆（去皮心，熬研如脂），上药各须精新，先捣大黄、干姜为末，研巴豆，内中合捣一千杵，用为散，蜜和丸亦佳，密器中贮之，勿令见风。暖水苦酒服大豆许三四丸。或不下，捧头起灌令下咽，须臾当差。若不差，更与三丸，当腹中鸣，即吐下便差。若口噤，亦须拆齿灌之。

吴氏主治饮食自倍，冷热不调，腹中急痛欲死，是谓急则治标也。待吐泻后，又当以所伤软硬杂物以调之，庶无后患矣。是方之用，不唯一端，故详抄本文以证之。

脾胃以饮食而养，亦以饮食而伤，故饮食自倍，填塞至阴，上焦不行，下脘不通，则令人腹痛欲死，经曰升降息则气立孤危是也。以平药与之，性缓无益于治，故用大黄、巴豆夺门之将军以主之，佐以辛利之干姜，则其性益速而效益捷矣。

三味备急神丸所治，如《金匮》所陈试之，莫不神应，以故用心思之，似有所得，故陈蛙见。夫巴豆大热，号为斩关夺门之猛夫，若伤冷者，假此而急推逐之也。大黄大寒，号为推陈致新之将军，若伤热者，假此而急驱泄之也。二味性急于泄，一寒一热，入咽相斗，则不能直透肠胃而滞留胃脘，寒热相争，故令吐逆也，药力稍老而为泄也。仲景先生二物并用等分，以推阴阳痞塞，寒热乖戾之暴邪，此乃奇正夹攻之法也。此际用干姜亦等分者，使之守备中营以树赤帜，欲令队伍无散失之患云。

盐汤探吐法

烧盐四合　温汤二升

和匀饮之，以指探吐。

饮食自倍，胸膈饱胀，宜以此法吐之。

经曰：阴之所生，本在五味。阴之五官，伤在五味。故饮食过之，则胸膈饱胀者势也。与其胀而伤生，孰若吐而去疾，故用盐汤之咸以软坚，复使探喉以令吐。

杏　仁

厨家造索粉①，杏仁近之即烂。今后凡遇粉伤者，宜加焉。此唯《医余》志之，诸书皆未道也。

糯　米

客有货瓜果者，一遇糯米，无不化烂。今后凡遇伤于瓜果者，宜入之。

醇　酒

《内则》② 志八珍以养老，取牛肉必新杀者，绝其理而薄切之，湛诸美酒，期朝而食之，则酒之善于烂牛味也可知矣。今后凡遇伤于牛味者，宜使饮之。

橄　榄

舟人以橄榄木为樯，凡鱼触之，无有不死。又尝以橄榄木为卓③，以鱼骨置之，少时柔软。今后凡遇食鱼而伤者及噎鱼骨者，皆宜用之。

［批］樯，当作舵，或橹，或桨。

---

①　索粉：豆类做的粉丝，也称线粉。

②　内则：《礼记》中篇名，主要记载妇女在家庭内必须遵守的规范和准则，以及饮食制度、养老礼，曾子论孝等内容。

③　卓：几案。《金史·礼志六》："俟有司置香案酒卓讫。"

白 曲

糯米一石，得白曲一斤，皆酿为酒。今后凡遇伤于粽糯①者，宜用之。

芽 茶

凡造饭成团，以芽茶沃之，粒粒散解。今后凡遇伤于百谷者，宜入之。

既伤百谷，可知胃之虚极矣，只当用六君子汤加所伤之蘖一种，消之化之、调之补之可也。茶味苦气寒，非胃虚伤食之可试，后学不可好奇，唯存纯厚可也。

河内一农老妻，伤于煎茶，作呕，一村医用香砂平胃散二三贴，精神将脱。及请予一诊，脉脱肢冷，急用独参汤五钱许而脉生，改用理中汤而痊，可见茶之消气损胃尔。

山楂 即棠球子

客有烹猪首者，或告之曰：是草猪母彘之首也，皮厚而不易烹，能多入山楂，则易烹矣。试之果然。今后但遇伤于肉味者，唯此足矣。

淡豆豉

凡食煎炙、面食、肥甘、椒辣等物，令人焦烦消渴者，宜以淡豆豉一物煎汤主之。盖万物归于腐，又曰腐胜焦，淡豉原经盦 一本作"罨"造，而质已腐，则能腐化诸味矣，故称其良。

麝 香

凡花果草木，一触麝香，无不萎落。今后凡遇伤于果实蔬菜

---

① 糯（yè 叶）：以糯米为原料做成的粽子一类的食物。《广韵·屑韵》："糯，粽属"。

者，宜主之。

枳椇子俗呼鸡距子

门外植枳椇木者，门内造酒必不熟，屋内有此木作柱亦然，故曰枳椇解酒，过于葛花。今后凡遇伤酒中酒者，宜用之。

吞酸门第三十

叙曰：吞酸，小疾也，可暂而不可久。或以疾小而忽之，此不知其为翻胃之渐也。《语》曰"毫末不斫，将寻斧柯①"，是故慎之。今考古方四首，盖曰防微杜渐云尔。

茱连丸

黄连一两，酒炒　黄芩酒炒　吴茱萸煮少时，晒干　陈皮各五钱　苍术七钱五分，泔浸七日

[批] 丹溪茱连丸，五味为细末，神曲糊丸，如绿豆大。每服二三十丸，津唾咽下。一方吴茱、连二味，随时令为佐使，苍术、茯苓为辅助，汤浸蒸饼为小丸服之。

胃中湿热，抑遏肝火，令人吞酸者，此方主之。

湿郁则热，热郁则酸，故夏月饮食之类，以物覆冒之，其味必酸。曰肝火者，《洪范》曰"木曰曲直，曲直作酸"，故责之肝。是方也，连、芩治热，热去则不吐酸。苍术燥湿，湿除则不生热。陈皮理气，气行则湿不郁。吴茱萸辛热而气臊，辛热可使就燥，气臊可使就肝，故能引连、芩入肝而泻肝火，此从治之义也。他如火门左金丸亦良。

① 毫末……斧柯：语出《孔子家语·观周》。比喻祸害萌生时，若不重视将酿成大患，再要消除就很难。斫，砍。

加味平胃散

苍术泔浸七日　陈皮去白　厚朴姜汁炒　甘草炙　神曲炒　麦芽

宿食不化，吞酸呃臭，右关脉滑，此方主之。

食经宿而不化，有热则令人吞酸，无热则但呃臭而已。右关主脾胃，脉滑主停食。治此者，宜宽中下气，健脾消食。辛者可宽中，故用苍术、陈皮。苦者可下气，故用厚朴。甘者可健脾，故用甘草。盦盦一本作"罨"造变化者能消食，故用神曲、麦芽。

按：此亦丹溪之法，为治吞酸因食郁者。本方六味加姜、枣煎服之，予云弗若加随所伤对治之药，再加连、萸。

火郁越鞠丸

山栀炒黑　青黛飞　香附童便浸五日　抚芎　神曲炒　苍术米泔浸七日

七情怫郁，吞酸，小便赤，脉来沉数者，此方主之。

一念动处便是火，故七情怫郁，皆能令人内热吞酸。小便赤为火，脉沉为郁，数为热。是方也，山栀、青黛之苦寒，可以导热。香附、苍术、抚芎之辛芳，可使解郁。神曲之陈腐，可使推陈而致新。

茱萸六一散

滑石六两　甘草一两　吴茱萸汤泡过，一两

此亦治湿热吞酸之方也。

滑石寒而淡，寒能胜热，淡能导利，故足以治湿热。吴茱萸味辛性热，能反佐以从治。甘草性温气平，能和中而泻火。

此方亦丹溪之设也，谓上可治吞酸，下可治自利。又谓治湿而气滞者，湿热甚者，为之向导。

痞门第三十一

叙曰：痞，虚中之实也。许学士云：邪之所凑，其气必虚，留而不去，其病则实。故治痞者，一补一消。考方二首，表昔人之法尔。

枳实消痞丸

枳实麸炒　黄连炒，各五钱　厚朴姜炒，四钱　半夏曲　人参　白术各三钱　干生姜　甘草　茯苓　麦芽各二钱

[批]《宝鉴》枳实消痞丸，共十六味，为细末，水浸蒸饼为丸。每三五十丸，温水下。

心下虚痞，恶食懒倦，右关脉弦者，此方主之。

痞与否同，不通泰也，《易》曰：天地不交而成否。故肺气不降，脾气不运，升降不通，而名痞也。脾为邪气乘之，不足以胜谷，故令恶食。脾者卑脏，役气于四肢，而后肢体强健，脾病则不能致气于肢体，故令懒倦。弦，肝脉也，木来乘土，故令右关脉弦。是方也，枳实、黄连、厚朴之苦可以下气，半夏曲、干生姜之辛可以行滞，人参、甘草、白术、茯苓之甘可使健脾，麦糵善消，则可以推陈而致新矣。是疾也，功在慎口。经曰阴之五宫，伤在五味，奈何不慎乎！

按：此方长沙半夏泻心汤加减法也，内有枳术汤、四君子汤，乃利湿、消痞、开胃进食之计较也。《宝鉴》本文亦有治右关脉浮弦等言，恐未必当也。闻之师曰：右关脉弦者，乃木来克土也，须用酒炒白芍药益脾而和肝，李时珍所谓白芍益脾，能于土中泻木是也。如此方而论脉治，唯作滑而无力带数庶可。

木香化滞汤

木香　生姜　陈皮各六分　柴胡七分　当归梢　枳实各四分①　半夏一钱五分　红花二分　草豆蔻　炙甘草各二钱

---

① 分：原作"两"，据《医方考》卷四改。

［批］东垣木香化滞汤，十味剉如麻豆大，每服五钱，水二大盏，生姜五片①，煎至一盏，去渣，稍热食远服。忌酒、湿面。

忧气郁结，腹皮里微痛，心下痞满，不思饮食，此方主之。

上件病证，即六朝之医所谓气膈也，今人谓之气痞耳。经曰：脾主行气于三阴。三阴之脉皆行腹里，今忧气郁结，营卫之行涩，故令腹皮里微痛，心下痞满者，升降之道乖也。不思饮食者，忧气伤脾也。辛香可以化气，故用木香、豆蔻、生姜、陈皮、半夏之辈以主之。升降者，交泰之道也，故用柴胡之辛以升之，枳实之苦以降之。营卫涩而后腹皮痛，故用归尾、红花以和营，炙甘草以和卫。

愚按：此药乃东垣治因忧气食湿面，结于中脘，腹皮底微痛，心下满，不思饮食，食之不散，常常痞气者之医按也。《辨惑论》立以为方者，盖欲使知音医者，治病识必求于本之法也。本者，何忧气是也，后学幸诚心求之。

嘈杂门第三十二

叙曰：嘈杂，火证也，而痰次之。终岁嘈杂者，必夭天年。此胡云哉？熯万物者，莫若火也。故考三方以疗嘈杂。

痰火越鞠丸

海石研，水飞　南星牛胆者　瓜蒌仁去油　山栀炒黑　青黛水飞过　香附童便浸　苍术泔浸七日　抚芎

痰因火动，令人嘈杂，此方主之。

嘈杂者，痰火内动，如粗食在膈，令人不自安也。是方也，海石之咸可以软顽痰，南星之燥可以枯湿痰，瓜蒌之苦可以下逆

---

① 生姜五片：此四字原脱，据《内外伤辨惑论》卷下补。

痰。山栀、青黛，苦寒之品也，所以泻火。香附、抚芎、苍术，辛香之品也，所以发越鞠郁。

丹溪曰：大抵嘈杂是痰因火动，令人心嘈，似饥非饥，有积有热也。宜用栀子、黄连为君，南星、半夏、陈皮为臣。热多加青黛。若食郁有热，山栀与姜炒黄连不可无。

按：此即来吴氏穿痰火越鞠丸之本也。为丸须用神曲糊，此亦丹溪之设也。

再按：此方盖吴氏论嘈杂食郁有热，痰因火动之言，而制痰火越鞠丸尔。其说散见丹溪门徒诸书，兹不及赘。

加味三补丸

黄芩　黄连　黄柏　香附醋浸五日　苍术泔浸七日

郁火嘈杂，此方亦良。

辛香能开郁，故用香附、苍术。苦寒能泻火，故用黄芩、黄连、黄柏。然三黄之寒，得苍、附而不滞；苍、附之香，得三黄而不燥，其互以成功又如此。

加味三补丸者，丹溪之余涎也。丹溪曰：热痰气滞①，用三补丸加苍术，倍香附。愚按：此方若无二陈汤兼用，恐不能济事，善读丹溪翁之书，必知之也。

二陈加黄连栀子汤

半夏制　陈皮去白　茯苓去皮　甘草炙　黄连酒炒　栀子炒黑

此治嘈杂之汤液也。

痰之生也本于湿，故用半夏燥湿，茯苓渗湿，湿去则痰不生。甘草能健脾，脾健则能制湿。陈皮能利气，气行则痰亦行。黄连、栀子之加，取其寒能胜热，苦能降火尔。

---

① 热痰气滞：《丹溪心法》卷三作"湿痰气郁"。

丹溪曰：此为食郁有热，炒栀子、姜炒黄连乃必用之药也，肥人宜二陈汤少加抚芎、苍术、白术、栀子。所以吴氏又立此方，煎成为嘈杂之汤液也。然而气郁者、食滞者、痰火者，多成此候必也。审思病症，重者轻者以此等药增损。如气郁者越鞠丸为君，食郁者平胃散，痰者二陈汤，火者三黄，各量其本而施之可也。更有脾虚、血虚嘈杂者，又不在此例。

郁门第三十三

叙曰：天地以升生而万物发陈，故气血以四布而百体敷荣。一有怫郁，则象天地之闭藏矣，是岂升生之道乎，此诸病之所以生也。今考名方六首，而郁之情状见矣。

越鞠丸

香附醋炒　苍术米泔浸　抚芎　栀子炒黑　神曲炒，等分

水丸，小豆大。每服百丸。

诸郁者，此方主之。

越鞠者，发越鞠郁之谓也。香附理气郁，苍术开湿郁，抚芎调血郁，栀子治火郁，神曲疗食郁。此以理气为主，乃不易之品也。若主湿郁，加白芷、茯苓。主热郁，加青黛。主痰郁，加南星、海石、瓜蒌。主血郁，加桃仁、红花。主食郁，加山楂、砂仁。此因病而变通也。如春加防风，夏加苦参，秋冬加吴茱萸，乃经所谓升降浮沉则顺之，寒热温凉则逆之耳。

［批］"白芷"之"芷"，当作"术"。

丹溪越鞠丸，一名芎术丸，能解诸郁云。丹溪曰：气血冲和，百病不生，一有怫郁，则病生焉。其证有六，曰气郁，曰湿郁，曰热郁，曰痰郁，曰血郁，曰食郁云云。因是开示六郁之药，斑斑可考焉。如此方者，乃提治郁纲领之物。其于条目，又当用药

者参酌焉。

按：病机所谓郁，不得畅达之谓也。医者随其因而调之，胡莫能治。然而一等病久脾虚心弱者，恐非此等品物之所能治，须效薛立斋用归脾汤，多服久服而使之平复可也，况丹溪亦有用补剂兼施之药乎。吴氏治郁，一无补虚之言，故不得已以证之。

再按：丹溪曰：气血冲和，百病不生，一有怫郁，诸病生焉。其证有六，气郁、湿郁、热郁、痰郁、血郁、食郁。气郁加香附、苍术、抚芎，湿郁加白术、茯苓，热郁加栀子、青黛，痰郁加海石、南星、瓜蒌子，血郁加桃仁、红花、青黛，食郁加山楂、神曲、缩砂。其外候则高弟戴元礼《要诀》详矣；其大意，则虞天民《正传》备矣；其用苍术、香附、川芎药考，王宇泰《准绳》说极明白。学之者，尤当考之，则治当时之病不难为也。时维承平，王法森严，人人守己，个个习业，君子则怀远虑小心，小人亦不敢放肆，所以郁证多于他病，虽患酒色，亦从郁证而成疹①矣。唯其识时务之医，诊病可以察焉。当今之贵人、贵妇以及商贾死于郁证者极多，临证须当体察，可以为世之大医也。

贝　母

《诗》曰：陟彼阿丘②，言采其虻③。朱子曰：虻，贝母也，采之以疗郁结之疾。故疗郁结者每加之。

盐汤探吐法

烧盐三两　温汤二升

和服探吐。

---

① 疹：病。《集韵·屑韵》："疹，疾也。"《国语·越语上》："令孤子、寡妇、疾疹、贫病者，纳宦其子。"

② 阿丘：偏高之山丘。

③ 虻：原作"盲"，系音近之误，据《诗·卫风·载驰》改。

木郁，两胁大痛，脉代者，此方主之。

木，肝木也，有垂枝布叶之象，喜条达而恶抑郁。若膈间有停痰宿食，抑其肝气，不得上达，则肝木自实，两胁大痛。脉来代者，痛盛而脉止也。得吐则生，不吐则死，故主盐汤探吐。盐取润下，吐取肝木之宣畅而已。经曰：木郁则达之，此之谓也。

火郁汤

羌活　葛根　升麻　芍药　人参各七分　柴胡　生甘草各三分
防风五分　葱白五茎

[批] 东垣火郁汤，九味细切，作一服，水一盏半，煎至一盏，稍热服①。

火郁者，内热外寒，脉沉而数，此方主之。

火，心火也，禀炎上之体，喜畅而恶郁，郁之则火无焰，故令身寒。脉沉为在里，沉而数，为里热。是方也，羌活、防风、升麻、柴胡、干葛、葱白，皆辛温升举之药，故足以扬无焰之火，而令炎炎。若芍药、人参、甘草者，乃所以和营卫于升发之余尔。经曰火郁则发之，此之谓也。

按：东垣曰火郁汤治四肢热，及五心烦热，因热伏土中，或血虚得之，或胃虚多食冷物，抑遏阳气于脾土之中。予谓东垣用药，直如韩侯②之兵，神出鬼没，使人忖度不得其所以然之法者也。如吴氏之敏，亦唯作治内热外寒，脉沉而数者，为火郁病而编之于册，其他何足筭也。欲学东垣者，须善读其书，则有自得之日也。事长不赘，若欲明者，须以李公阴火乘其坤土之位一句参究，不被王安道误说，则此方之旨，了然明白矣。

---

① 服：原阙，据《兰室秘藏》火郁汤方补。
② 韩侯：即韩信。西汉开国功臣，杰出的军事家，"汉初三杰"之一。曾先后为齐王、楚王，后贬为淮阴侯。

大承气汤

大黄　芒硝　厚朴　枳实

土郁者，痞满燥实坚全俱，脉来有力而实，此方主之。

土，脾胃土也，为仓廪之官，无物不受，喜传化而恶停滞，若里邪作实，则令人痞满燥实坚全俱。脉来实者，为里实。是方也，厚朴苦温以去痞，枳实苦寒以泻满，芒硝咸寒以润燥软坚，大黄苦寒以泻实去热。经曰土郁则夺之，此之谓也。

麻黄葛根汤

麻黄去节　赤芍药各三钱　葛根一钱五分　淡豉半合

金郁者，喘满脉浮，此方主之。

金，肺金也，为清虚之脏，皮毛之合，喜清虚而恶壅塞，塞之则气自实，令人喘满。肺主皮毛，故令脉浮。是方也，麻黄、葛根之轻可以去实，淡豆豉之腐可以推陈，赤芍药之酸可以泻壅。经曰金郁则泄之，此之谓也。

大补丸

黄柏

一味炒褐色，作丸。

水郁者，腰股痛，足下热，此方主之。

水，肾也。水郁者，肾部有郁火也。腰者，肾之府，故令腰痛。肾脉斜走足心，上股内后廉，故股内亦痛，而足心热。黄柏苦而润，润能益水，苦能降下。经曰水郁则折之，此之谓也。

愚按：以上五方，似治五郁之法也。《六元正纪大论》曰：木郁达之，火郁发之，土郁夺之，金郁泄之，水郁折之。然调其气，过者折之，以其畏也。所谓泻之，王安道《溯洄集》论之详也。夫五法者，经虽为病，由五运之郁所致而立，然扩而充之，则未尝不可也，唯其吴氏只举五方而治五郁，则未是也。学者用心求诸东垣、丹溪、安道之书，则治五郁、六郁之病不难知矣。

五疸门第三十四

叙曰：疸，黄疾也，初学易谈之，此未遇盘根错节耳，以故芒利不若干将，鲜有不断其锋者。今即名人之方十三首而考之，疸证之难易，概可见矣。

丹溪治黄疸方

黄芩炒　黄连炒　栀子炒黑　茵陈　猪苓　泽泻　苍术制　青皮去穰，炒　草龙胆各五分

谷疸加三棱、莪术、缩砂、陈皮、神曲。

[批] 九味细切，作一服，水煎服之。若气实伤湿，浑身发黄，宜吐法。抚芎、栀子、桔梗各二钱，上细切，姜煎，入齑汁服，探吐之。

愚按：此药与下方瓜蒂散参考可也。患者充实，瓜蒂散虽可；稍虚者，宜此药探吐。仲景有云：虚者，不可与瓜蒂。

丹溪曰：疸证不必分五，同是湿热。故以此方主之。

疸，病黄之名也。五疸者，黄汗、黄疸、酒疸、谷疸、女劳疸也。疸分五证，始于仲景之《金匮要略》，此先圣示人以博也。不必分五，同是湿热，此后贤示人以略也。是方也，芩、连、栀子、龙胆之苦，所以去热。猪苓、泽泻之淡，所以去湿。茵陈蒿气微寒而味苦平，为阴中之阳，则兼湿热而治者也，故为黄家君主之药。苍术所以燥湿，青皮所以破滞。而谷疸诸品之加，乃推陈致新之意也。虽然，丹溪翁之言不能无弊，使后之学者宗其言，至于举一而废百，宜乎视仲景之堂若登天也。故古方治疸，有吐者，有汗者，有下者，有寒者，有温者，有润者，有燥者，有软坚者，有消导者，有逐血者。今曰不必分五，则仲景之门犹不入，

奈何而窥百家之奥乎？

瓜蒂散

瓜蒂　赤小豆　淡豆豉各五分

疸证腹满欲吐，鼻燥脉浮者，宜以此方吐之。酒疸欲吐者同。

腹满欲吐，邪在上也。鼻燥者，邪在气分也。脉浮者，邪未尽入于里也。吐中有发散之义，故吐于浮脉正宜。瓜蒂苦而善涌，赤小豆平而解热，淡豆豉腐而胜燥，此古人之宣剂也。如头额两太阳痛者，令病人噙水一口，以瓜蒂散一字，吹入鼻中，泄出黄水而愈。

疸门瓜蒂散，虽载于《金匮》，非仲景意，乃宋人附于《金匮》疸症篇末耳，学者不可不知。如西昌喻氏亦作仲景之设法，曰：瓜蒂汤，吐药也，邪在膈上，浅而易及，用此汤而吐去其黄水，正《内经》"高者因而越之"之旨也。然亦仲景治伤寒之正方，何为治瘅症但附于后？是亦不欲轻用之矣。按：《法律》论《千金》麻黄汤与此方为仲景所编者，虽云大非，论用之之法则是，何吴氏排在疸门第二，先欲使人瞑眩者乎？仲景曰：酒黄疸者，或无热，靖言，小肠满①欲吐，鼻燥，其脉浮者先吐之，沉弦者先下之。此仲景用栀子大黄汤之遗意也。又曰：酒疸，心中②热，欲呕者，吐之愈。此际仲景唯用栀子豉汤，不待卜而可知也。脉浮为在表，故用栀子豉汤因而越之。脉沉者为在里，故君以大黄、枳实下之。仲景此际不用大、小承气汤重剂则可知，不用瓜蒂散也明矣。且仲景于伤寒方中，有虚者不可服瓜蒂散之戒乎，

---

① 靖言小肠满：《金匮要略·黄疸病脉证并治》作"靖言了了，腹满"。靖言，安静地。言，助词。《魏书·世宗宣武帝纪》："贵游之胄，叹同子衿，靖言念之，有兼愧惭。"

② 中：原作"下"，据《金匮要略·黄疸病脉证并治》改。

虽伤寒当吐，亦有此戒，况杂病乎？

桂枝加黄芪汤

桂枝　芍药　生姜各三两　甘草　黄芪各二两　大枣十二枚

[批] 上六味，以水八升，煮取三升，温服一升。须臾饮热稀粥一升余，以助药力，温覆取微汗。若不汗，更服。

黄汗，身体疼重，发热，两胫自冷，此方主之。

黄汗者，汗出皆黄，沾衣有色也。得之汗出时入水取浴，水从汗孔入，湿郁于表，故病黄。邪伤其卫，故自汗。湿热相搏，故身体疼重而发热。病原寒水所伤，寒气属阴，水性就下，故两胫自冷。客者除之，故用桂枝之辛甘以解肌表之邪。泄者收之，故用芍药之酸寒以敛荣中之液。虚以受邪，故用黄芪之甘温以实在表之气。辛甘发散为阳，故生姜、甘草可以为桂枝之佐。乃大枣者，和脾益胃之物也。

诸病黄家，但利其小便。假令脉浮，当以汗解，宜桂枝加黄芪汤。可见治疸大法，当利小便，其人脉浮，始可言表。然疸证之脉，多有荣卫气虚，湿热乘之而脉浮，故用桂枝加黄芪汤和其荣卫，用小柴胡汤和其表里。但取和法为表法，乃仲景之微旨也。已上喻氏论。

按：《金匮·水气病》篇有曰：黄汗之病，两胫自冷；假令发热，此属历节。又《历节病》篇曰：身体羸瘦，独足肿大，黄汗出，胫冷，假令发热，便为历节，乌头汤主之云云。吴氏不曾读《金匮》，因前论插入桂枝加黄芪汤之前，以故误选于此而误后世，其咎谁当哉？仲景曲节问答，缕析条分，使人知其同病异证，如历节病也，劳气病也，生恶疮也，胸中痛也，黄汗也，无非欲使后学辨明，故审详如此，非哲人谁能如是。

茵陈五苓散

茵陈　猪苓　茯苓　泽泻　白术等分　桂少许

[批]《金匮》茵陈五苓散，茵陈蒿末十分，五苓散五分。上二物和，先食饮服方寸匕。

发黄，小便不利者，此方主之。

热病小便不利，湿热内蓄，势必发黄。茵陈，黄家神良之品也，故诸方多用之。猪苓、泽泻、茯苓、白术味平而淡，故可以导利小便。官桂之加，取其辛热，能引诸药直达热邪蓄结之处，经曰甚者从治，此之谓也。

愚按：仲景治疸，大用茵陈蒿末十分，小用五苓散五分，二物和而服，盖以茵陈能治黄证，能驱湿热，通关节，利小便故也。五苓不过佐茵陈同导三焦之湿也，所以于谷疸则用茵陈栀子大黄汤，而不用五苓矣。吴氏弗达此法，四苓与茵陈同用等分，其误不胜笔削。世医往往误用五苓，杀人极多，今不得已连赃证之于后栀子大黄汤条，冀高明断焉。

茵陈茯苓汤

茵陈二钱　茯苓　猪苓　桂枝各一钱　滑石一钱五分

[批]《医通》茵陈茯苓汤，五味为末。每服半两，水煎服。如脉弱，加当归。《玉机》云：此太阳例药也。

发黄，小便涩，烦躁而渴者，此方主之。

实热在内，其热不得泄越，故发黄。小便涩者，热之所注也。烦躁者，热犯上焦清阳之分也。渴者，邪热蒸灼，不能生液润喉也。是方也，茵陈主黄疸，佐以茯苓、猪苓则利水，佐以滑石则利热，佐以桂枝则同气相求，直达热邪之巢穴。内热既去，则津液自生，气自化，小便自利，烦渴自除，身黄自愈矣。

愚按：近来治疸之方，总不出如此等物，由乎丹溪"疸证不必分五，同是湿热"一言之作俑也。以故据病立言，因证制方者，诚不易易也。

茵陈栀子大黄汤

茵陈一两　栀子三枚　大黄三钱五分

发黄，小便赤涩，大便秘结，此方主之。

茵陈苦寒，能利黄疸。栀子泻火，屈曲而下，能疗小便之赤涩。大黄能攻大便之秘结，此众人之所共知。大小既利，则湿热两泄，而黄自除矣。

王好古曰：张仲景茵陈栀子大黄汤治湿热也，栀子柏皮汤治燥热也。如苗涝则湿黄，苗旱则燥黄。湿则泻之，燥则润之可也。然二药治阳黄也，韩祗和、李思训治阴黄用茵陈附子汤，大抵以茵陈为主，而佐以大黄、附子，各随其证也。

愚按：黄证有阴阳虚实之异，世医不能读医门经书，凡见黄证，辄用茵陈大泄湿热之物，而损人者多矣。予蚤年仕小仓，侍从小笠原公，戊申夏，遍身发黄，侍医西玄周用茵陈五苓散多日，其证不退。因请西湖客僧老于医者独立易公①诊视，立曰：此阴黄证也，凡发表、逐水之药，毫不可进。闻君蚤年从东照宫于坂阳开国战斗，失血极多，以故年至古稀，计算五十年间，躯体不泽，颜色如萎者，良由此也。今年少阳相火司天，而运亦火，两火相扇，而金不能受制，发于通身而燥黄矣。法当滋补其本，佐以退火之物，须延及冬月，贵证自治耳。群下嚣嚣曰：吾主老矣，岂比少壮之病不治自愈焉？急召大阪古林立庵洛外、渡边玄春二人星夜到丰，而与玄周曰：世上岂有待时自愈之病乎？是唐僧之迂也。三人立议，强进茵陈五苓散，溲涩则或加滑石、木通，热则或加栀子、柏皮，腰痛加延胡，虚胀加腹皮等物，杂霸混治，迁

① 独立易公：即戴曼公，原名观胤，后易名笠，字子辰，号曼公，明末清初名医。清初东渡后，削发为僧，释名性易，字独立。后又号天涯戴笠人、就庵、独立一闲人、西湖独立等，亦行医，亦游禅。

延时日，未及两月，吁殂落矣。前是一月，立翁闻三人确用五苓，摧驾回长崎焉。越人之于齐侯，殆若是乎。吁嗟！痛哉恨哉。

栀子柏皮汤

栀子十五枚　黄柏二两　甘草一两

发黄，身热不止，大小便利者，此方主之。

发黄，身热不止者，阳邪未去也。大便利，故不用大黄。小便利，故不用五苓。但以栀子、柏皮之苦胜其热，甘草之甘缓其势，则治法毕矣。

按：此方自《金匮》大黄硝石汤减味之变法也，吴氏说得有理矣，后进幸试之。

枳实栀子豆豉大黄汤

枳实五枚　栀子十四枚　大黄一两　豆豉一升

[批]《金匮》枳实栀子豆豉大黄汤，四味，水六升，煮取二升，分温再服。治例云：酒黄疸，心中懊憹或热痛，栀子大黄汤主之。

发黄，身热，腹痛，右关脉滑者，名曰谷疸，此方主之。酒疸同。

发黄，身热，少火郁也。腹痛，右关脉滑，水谷积也。故用枳实、大黄攻其水谷之积。栀子、豆豉解其少火之郁。又曰：栀子、豆豉，仲景尝用之以吐懊憹，枳实、大黄，仲景尝用之以下胃实。故酒疸欲吐，谷疸腹痛，此方皆主之。

闻之师曰：此方仲景吐下兼用，一举两得之方也。然其人壮旺，可用本方分两，一任吐下。若其人不壮实者，须可分开吐下二途。如心中懊憹，或欲吐，加倍栀子、豆豉治懊憹，少用大黄、枳实治热痛；若热痛甚，则加倍大黄、枳实，少用栀子、豆豉以散懊憹。此法盖非世人之所得知，秘之秘之云。

茵陈四逆汤

茵陈二两　附子一枚　干姜一两半　炙甘草一两

发黄，脉沉而迟，肢体冷逆，腰以上自汗者，此方冷服。

[批] 韩氏茵陈四逆汤，治发黄，脉沉细迟，肢体逆冷，胸以上自汗。用四味为粗末，分作四贴，水煎服。

此阴证发黄也。阴寒盛于下，则戴阳于上，故上体见阳证，下体见阴证。阴盛于下，故见阴脉之沉迟，兼阴证之四逆。阳戴于上，故见阳证之发黄，上体之自汗也。茵陈，治黄之要药，故无分于寒热而用之。附子、干姜、炙甘草，回阳之要品也，故有阴寒即用之。然必冷服者，恐姜、附发于上焦阳盛之区，而下部阴寒之分反不及也。是方也，韩祗和、李思训、朱奉议咸用之矣。使据丹溪翁"不必分五，同是湿热"之言，而执其方以疗之，则药与证不相反耶？韩、李事见《汤液本草》，朱奉议见《活人书》。

按：寒犯三阴，误治多死，而其人素盛，一时被伤，医不得法，为其药误，遂变阴黄。如罗氏之言者，理或有之，盖非仲景所示之五疸、阴黄、阳黄之比也。《宝鉴》罗氏治真定韩君祥阴症发黄，用茵陈附子干姜汤工案，亦一时用，权以救前药混杂之失也。如外感发黄一证，阳明篇①中已悉，《金匮》五疸所重又在内伤矣，学者二经并读，自有了期。

硝石矾石散

硝石　矾石烧，等分

二共为末，大麦粥汤和服方寸匕，日三。

仲景《金匮要略》云：黄家日晡所发热，而反恶寒，此为女劳疸。得之膀胱急，小腹满，额上黑，足下热，因作黑疸。其腹

---

① 阳明篇：指《伤寒论》"阳明病脉证并治"篇。

胀如水状，大便必黑，时溏，此女劳之病，非水也。腹满者难治，此方主之。

阳邪传至于胃，热无以越，土色自见而发黄，则日晡所必发热。所以然者，土位旺于日晡故也。今反恶寒，则知其以女劳虚乏矣。女劳虚者责之肾，膀胱者肾之腑，前阴者肾之窍，肾虚而阳邪袭之，故令膀胱急、小腹满。黑者，北方肾水之色，额上黑者，肾病而色自见也。足下热者，肾脉起于涌泉，肾水一虚，则相火凑之，故足下热也。因作黑疸者，阳邪尽陷于肾，而肾色尽显于外也。腹胀者，肾脉行于腹里，邪气居之，故令胀如水状，实非水也。若是水病，则大便澄澈而濡泻，今是肾病，故大便必黑而时溏。盖肾主二便，病故黑溏而失其常也，此可以辨其为女劳之病，而非水矣。腹满难治者，腹满与腹胀不同，腹胀是肾脉行于腹，故令胀于外；腹满是脾胃受邪，不能健运，而满于中也。脾胃属土，能克肾水，故曰难治。硝石、矾石，咸寒者也，咸能入肾，寒能胜热，故以二物主之。和以大麦粥汤者，恐二物之损胃也。呜呼！仲景公说证立方，精良曲当，大都如此，譬之选将练兵，知人善任，则万举万当，罔不奏功。彼用方不合证者，譬则出师无名；用药不知性者，譬则将不知兵。其不丧师辱国者鲜矣，恶乎①建功？

喻嘉言云：此女劳疸之要方也。夫男子血化为精，精动则一身之血俱动，以女劳而倾其精，血必继之。故因女劳而尿血者，其血尚行，犹易治也。因女劳而成疸者，血瘀不行，为难治矣，甚者血瘀之久，大腹尽满而成血蛊，尤为极重而难治矣。味②仲景之文及制方之意，女劳疸非亟去其膀胱、少腹之瘀血，万无生路

---

① 恶乎：怎么。

② 味：通过用心阅读和思考、观察和实践求得知识。

在。伤寒热瘀膀胱之证，其人下血乃愈，血不下者，用抵当汤下之，亦因其血之暂结，可峻攻也。此女劳疸蓄积之血，必匪朝夕，峻攻无益，但取石药之悍，得以疾趋而下达病所。硝石咸寒走血，可消逐其热瘀之血，故以为君。矾石，本草谓其能除锢热在骨髓，用以清肾及膀胱脏腑之热，并建消瘀除浊之功，此方之极妙者也。以陈无择之贤，模棱两可其说，谓：无发热恶寒，脉滑者，用此汤。若发热恶寒，其脉浮紧，则以滑石、石膏治之。青天白日，梦语喃喃，况其他乎？世岂有血蓄下焦，反见浮滑且紧之脉者乎？妄矣妄矣。

抵当丸

水蛭三十枚，炒褐色　虻虫三十枚，去翅足，炒　桃仁二十枚，去皮尖　大黄三两，酒浸

畜血发黄者，此方主之。

阳邪瘀热在里，少腹硬满，小便自利而发黄者，为畜血发黄。苦走血，咸软坚，故用水蛭、虻虫以逐败血。滑利肠，寒下热，故用桃仁、大黄以下血热。他如伤寒门桃仁承气汤亦可酌用。

按：《伤寒论·太阳病》篇第六十五法曰：太阳病，身黄，脉沉结，小腹硬，小便不利者，为无血也。小便自利，其人如狂者，血证谛也，抵当汤主之。喻嘉言《尚论篇》曰：此一条乃法中之法也。见血证为重证，抵当为重药，恐后人辨认不精，不当用而误用，与夫当用而不敢用，故重申其义。言身黄，脉沉结，少腹满，三者本为下焦畜血之证，然唯现此候，尚与发黄相邻，必如前条其人如狂，小便自利，则血证无疑，而舍抵当一法，别无药可代之矣。又第六十六法曰：伤寒有热，少腹满，应小便不利，今反利者，为有血，当下之，不可用余药，宜抵当丸。方有执《伤寒条辨》曰：此与上篇第二十一已下三条同，以风寒俱有，而

比上篇为难解，故用上篇之方，而变汤为丸。然名虽丸也，犹煮汤焉。夫汤，荡也；丸，缓也。变汤为丸而犹不离乎汤，其取欲缓不缓，不荡而荡之意欤。且曰不可余药，言即使如上篇之用汤，犹未为妥，必如此而后可，亦奇制也，其犹武侯①之阵②欤云云。愚谓：此法仲景治伤寒蓄血之方也，然则不可列于杂病五疸之次可也。所以然者，伤寒与杂病各自归宗，则使后学无胡乱用药之愆也。或有富于医学者，比类而施法，是通神妙手也，不在寻行数字之例焉。予尝以伤寒结胸用大陷胸汤丸、蓄血用抵当汤丸之法而诘门生辈，总不与之说破，欲其自得之也。严头禅师曰：从门入者，不是家珍，各自勉旃③。

大湿中丸

陈皮去白　厚朴姜汁炒　三棱醋炒　苍术泔浸七日　莪术醋炒　青皮各五两　甘草炙，一两　香附一斤，醋炒　针砂二两，醋炒红七次

忌犬肉、果菜。

[批] 按：此方原号大温中丸，丹溪所定用治黄胖之方也。丹溪更有小温中丸，治证虽同，宜于草野贫贱人服。盖其饮食无积，但补脾阴，治湿热而已。药用针砂一斤，以醋炒通红七次为末，入糯米炒极黄为末，亦用一斤，醋糊丸如梧子大。每米饮下四五十九，忌口。轻者服至五两，重者不过七两取愈。所谓大温中丸，即本方也，更有苦参、山楂、芍药、白术、茯苓，无三棱、莪术，全料十二味，为细末，丸如梧子大。面黑筋骨露，气实者，米饮下五六十九。面肥白与气虚羸弱者，白米汤下三四十九。忌一切生冷、油腻、鸡鸭、生硬并糍粽难化之物。服过七日后，便觉手

---

① 侯：原作"候"，据《伤寒论条辨》卷三改。
② 阵：原作"陈"，据《伤寒论条辨》卷三改。
③ 勉旃（zhān 沾）：努力。多于劝勉时用。

掌心凉，口唇内有红晕起，调理半月愈云。

此调理谷疸、酒疸之方也。

方名湿中者，主疗湿郁于中之义也。水谷酒食，无非湿化，传化得宜则治，一或积于中宫，则遏少火，热而病黄矣。故用苍术、香附、陈皮、青皮、厚朴，以平胃中之敦阜而利其气，气利则水谷不滞。用三棱、莪术以削坚，削坚则积滞渐除。用针砂者，一借其兑金之令，以化土中之木邪；一用其清肃之气，以除少火之蒸热也。甘草之用，和中而协诸药尔。

按：此方载于丹溪方策及《正传》《医统》诸书，并作大温中丸，不知吴氏考何等蛙筒，妄改大温中丸之号，而曰方名湿中者，主疗湿郁于中之义云者，真可揜鼻①焉。

一方号暖中丸，与《方考》同药，无莪术，有白术，共九味，如法为细末，醋糊丸，空心盐姜汤下，晚食前酒下。治黄胖，杀肝邪，舒脾气，虚者不宜用云云。吴氏调理谷疸、酒疸之谓，恐未然也，黄胖与黄疸条理不同故矣。

枣矾丸

绿矾半斤，火煅通红　枣肉二斤，煮，去皮捣烂丸　平胃散四两，为衣

每服三十丸，姜汤下。

谷疸，身目俱黄，此方亦良。

水谷癖积于中，抑遏肝肾之火，久久郁热，故身目俱黄。是方也，绿矾咸寒，能软痰癖而胜湿热。枣肉甘温，能益脾胃而补中宫。平胃散者，苍术、厚朴、陈皮、甘草也。苍术、厚朴，所以平胃家敦阜之气而除积饮；陈皮、甘草一以利气，一以和中，

---

① 揜（yǎn 眼）鼻：掩住口鼻低语。揜，遮蔽。《说文·手部》："揜，覆也。"《广雅·释诂四》："揜，藏也。"

乃调胃之意也。

枣矾丸出自《宝鉴》，原无平胃散，唯用枣、矾二物。愚臆①为吴氏所增之品也。李时珍《纲目》亦加平胃散，用治贱役腹满，果有效验云云。因肝木气盛，脾土衰弱，木来克土，病心腹中满，或黄肿如土色。盖绛矾燥湿，解毒，化涎，利小便，消食积，故中气未败者，依法服之，往往有效。

消渴门第三十五

叙曰：消渴，无水也。《易·义》曰：火炎则水干。故消渴责之无水。然证有三焦之判，病有虚实之分，常变不同，治疗亦异。方药十二考，示人以一得耳。

[批] 焦，一本作"消"。

丹溪消渴方

黄连末　瓜蒌根末　人乳汁　藕汁　生苄汁

古称三消，上消者，令人消渴，此方主之。

《气厥论》曰：心移热于肺，传为膈消。夫心，火也。肺，金也。金得火而燥，故令膈消。燥者润之，故用瓜蒌、人汁、藕汁、生苄。火原于心，故泻以黄连，此言可治者尔。又曰：饮一溲二者死不治，得非②以火来贼金之故乎。若时热者，主暑门人参白虎汤。

[批]"人汁"之③"人"，一本作"乳"。

按：丹溪曰：消渴，养肺、降火、生血为主，须分上、中、下治云云。大法黄连、天花粉二味为末，藕汁、人乳汁、生地汁，

---

① 臆：原作"憶"，形近之误，据文义改。
② 得非：犹得无。莫非是。
③ 人汁之：此三字原无，据文例补。

佐以生蜜、姜汁为膏，和二味，留舌上，徐徐以白汤少许送下。能食者，加石膏云。

按：此丹溪启治消渴之一端，未曾立为方法也。故其活套云：三消者，多属血虚不充津液，俱宜四物汤为主。治上消者，本方加人参、五味子、麦门冬、天花粉煎，入生藕汁、生地黄汁、人乳。饮酒人，加生葛汁。中消者，本方加知母、石膏、滑石、寒水石以降胃火。下消者，本方加黄柏、知母、熟地黄、五味子之类以滋肾水，又间当饮缫丝汤为上策。

按：本草瓜蒌根与天花粉虽未曾分出，其中不无些斯异应。吴氏既曰丹溪消渴方，则当还原名，以就天花粉治消渴圣药之言矣。用根作粉，洁白美好，其味纯甘，故名天花。瓜蒌根为末，未必如天花之润枯止渴之纯，且后学多从简省，或厌烦者多，医方所题之药务要精详。

调胃承气汤

大黄四钱　芒硝五钱　甘草二钱

中消者，善食而溲，此方主之。

[批] 溲，一本作"瘦"。下同。

经曰：瘅成为消中。瘅者，热也。消中者，善食而溲也。大黄苦寒，可以攻热。芒硝咸寒，可以润燥。甘草甘平，可以调中。

按：东垣曰：膈消者，以白虎加人参汤治之。中消者，善食而瘦，自汗，大便硬，小便数。叔和谓①：口干饮水，多食肌②虚，成消中者，调胃承气、三黄丸治之云云。此吴氏取则编方之

---

① 叔和谓：当为"高阳生《脉诀》谓"。该引文出自《脉诀》，而非《脉经》。下文六味地黄丸按语"叔和谓"亦同。

② 肌：原作"饥"。形近之误，据《古今医统》改。

依怙①也，愚谓不然。当是时也，精气被热火消烁，胃中血气已虚，岂能消受大黄、芒硝之苦寒重泻胃液哉？医者临机审问病情，或误伤于酒色耶，误服热药耶，思虑忿怒过制耶，其他一一问得病情明白，然后药之，是治本也。间以硝、黄劫之，乃治标也，用之不中，徒伤肠胃，转增其危，须谨护之，稍中其标，即当治本转正可也。张子和惯用泄剂者也，于《儒门事亲》立三消，当从火断论，用一千九百余字，竟无言及吐、下之法者，为其血耗液消之故也。又刘河间《三消论》六千五百余字，广引《内经》诸论，立方八首，亦阙自拟之三一承气也。兹因弽短事长，姑置弗论，唯能者得之。

大黄甘草饮子

大黄一两五钱　甘草四两　大豆五升，先煮二三沸，去苦水再煮

三物用井花水一桶，者一本用"煮"熟，冷服无时。

[批] 河间大黄甘草饮子，三味用沸水一桶煎药，同煮三五时，如稠强，更添水，煮豆烂软为度。盛于盆中放冷，令病人食豆，渴饮汤水，无时。候食尽，如燥渴止，罢药。未止，依前再煮食之。不过三剂，其病悉愈。

此治中上二焦消渴之方也。

大黄能去胃中实热，甘草能缓燥急之势，大豆能解诸家热毒。而必冷服者，寒因热用也。

六味地黄丸

熟地黄八两　山茱萸　山药各四两　白茯苓　牡丹皮　泽泻各三两

---

① 依怙（hù户）：依仗；依赖。怙，依靠，仗恃。《说文·心部》："怙，恃也。"《诗·小雅·蓼莪》："无父何怙，无母何恃。"

下消者，烦渴引饮，小便如膏，此方主之。

先有消渴善饮，而后小便如膏者，名曰下消。惧其燥热渐深，将无水矣，故用此方以救肾水。熟地、山萸，质润味厚，为阴中之阴，故可以滋少阴之肾水。丹皮、泽泻，取其咸寒，能制阳光。山药、茯苓，取其甘淡，能疗膏浊。

东垣六味地黄丸，东垣曰：烦燥引饮，耳轮焦干，小便如膏，叔和谓烦燥①水易亏，此肾消也，六味地黄丸治之云云。或问此非钱氏所定耶？曰：虽定于仲阳补小儿之肾，至于易水师弟始制肾消，故云然。

八味丸

熟地黄八两　山茱萸肉　山药各四两　白茯苓　牡丹皮　泽泻各三两　肉桂炮　附子炮，去皮脐，各一两

［批］"肉桂炮"之"炮"字，恐衍。

渴而未消者，此方主之。

此即前方六味地黄丸加附子、肉桂也。渴而未消，谓其人多渴，喜得茶饮，不若消渴之求饮无厌也。此为心肾不交，水不足以济火，故令亡液口干。乃是阴无阳而不升，阳无阴而不降，水下火上，不相既济耳。故用肉桂、附子之辛热壮其少火，用六味地黄丸益其真阴，真阴益则阳可降，少火壮则阴自升。故灶底加薪，枯笼蒸溽，槁禾得雨，生意维新，唯明者知之，昧者鲜不以为迂也。昔汉武帝病渴，张仲景为处此方②，至圣玄关，今犹可想。

《金匮》肾气丸，本经云：男子消渴，小便反多，以饮一斗，

---

①　烦燥：《兰室秘藏·消渴门》作"焦烦"。

②　昔汉武帝……处此方：汉武帝与张仲景非同时代人，疑汉武帝为"魏武帝"之讹，或武帝为"献帝"之误。

小便一斗，肾气丸主之。西昌《法律》曰：按王太仆①注《内经》云，火自肾而起谓龙火，龙火当以火逐火，则火可灭。若以水治火，则火愈炽，此必然之理也。昌更谓用桂、附蒸动肾水，开阖胃关，为治消渴吃紧大法。但至理难明，浅见易惑。《局方》变其法为加减八味丸，加五味子一两半，全去附子，岂非以五味子之津润，胜于附子之燥热。即举世咸乐宗之，大惑不解，可奈何哉。

用药之说，详见《全书》。愚谓：西昌之言是也，夫消渴证，小便反多，尝之味尚带咸者，则有可生之理，或甘或酸，则唯有死而耳。此时此候，精于医者，徒用燥热乎，或用五味子津润乎？斯犹南渡以后，敌势愈强，议者唯以割地乞和为事，和之不已，直至祚②亡，纵有岳武穆之忠勇，而当事者不用而反戮，此盖君臣并懦之故也。《和剂》之弃附子而加五味子之方，殆若是也。小便味尚不变，纵变而淡，当以《金匮》神方蒸动肾水，开阖胃关。味甘酸，纵虽神方，亦不能济者，亦犹宋末文天祥之孤忠，非不然也，祚已亡也。本经明言饮一斗，溲一斗者，肾气丸主之。至如饮一斗，溲二斗者，喻氏所谓饮入胃中，游溢精气而上，则肺通调水道而下。今火热入之，高源之水为暴虐所迫，合外饮之水，建瓶而下，饮一溲二，不但不能消外水，且并素酝水精竭绝而尽输于下，较大腑之暴注暴泄，尤为甚矣，故死不治也。

按：仲景先生姓张，名机，南阳人，受业于同郡张伯祖，举

---

① 王太仆：王冰，号启玄子，曾任唐代太仆令，故称。中唐著名医家，著有《补注黄帝内经素问》二十四卷。

② 祚：帝位。《广韵·暮韵》："祚，位也。"汉·班固《东都赋》："往者王莽作逆，汉祚中缺。天人致诛，六合相灭。"

孝廉①，官至长沙太守。《三国志》载：张松见曹操，以其川中医有仲景为夸，后在京师为明医，当时为上手云。然则后汉献帝，建安时人也，吴氏谓汉武帝病渴，张仲景为处此方云者，却差三百年事实矣，况见于《伤寒论》自序中，历历可考乎。

朽木汤

取朽木方寸者三十枚，煎汤饮之，得水土中者良。

此消渴之良方也。

经曰：热中消中富贵人。盖以消渴之病，责之肥甘炮炙、嗜酒耽辛之所致也，非富贵人何以得之。朽木年深而质腐，腐者水之气，水足以制火，故腐足以胜焦。热中消中，皆焦证也，故此物主之。

按：朽木汤用朽腐之木，安能止消渴哉？作河中朽木或可。时珍云：凡手足挛痛，不仁不随者，朽木煮汤，热渍痛处甚良。而本草未载治消渴之能也。予蚤年从事先达化林公，有一贫士患消渴两月，服药不愈。予请治，公曰：贫士无腰缠，难以辨②药饵，可用堤边近河水橛，截作方寸，以千里流水煎汤饮之。予教服之，不十日告愈。盖扶堤之在河水间，不计年月自朽成橛者，得水土之气化纯也，故制火胜焦之良能也速矣。此乃手裁造化，意夺天机，物理之妙，非寻行数墨之事也。

葛花葛根

饮酒消渴，宜主葛花，以其善解酒毒故耳。或用葛根，其功不相上下也。

---

① 举孝廉：汉代时采用的一种官吏选拔制度。孝廉是汉武帝时设立的察举考试，以任用官员的一种科目。孝廉，意谓"孝顺亲长、廉能正直"。

② 辨（bàn 办）：同"办"。治理，办理。

淡豆豉

喜食肥甘焦炙，令人消渴者，此物宜用。盖以豆豉由于盦造，味苦而气腐，苦能胜热，腐能胜焦故耳。

［批］盦，一本作"罨"。

乌　梅

前有梅林，闻者生液，故胃干暴渴者宜用之，所谓酸能致液也。

前有梅林，闻者生液，乃曹操征北，军士途中苦渴，乃曹公一时计智之所发也。人之舌下有四窍，两窍通胆液，梅得木之全气，故言梅则胆溢，触类相从也。然其人津液未干者，用之可也，稍干则不宜用之。方中不得不用酸收，则五味、芍药辈之事，而非乌梅之所关也。吴氏谓胃干消渴者宜用，又粗疏也，故绳"胃干"二字。

香　薷

夏月消渴者，多是暑邪入于心包络，宜以香薷君之。

比梨甘蔗

［批］按："比"字，当是"北"字。李氏《本草》曰：好梨多产于北土云云。盖北梨云者，谓好梨也。

富贵之人，饮酒必多置酢酱海味，酒能灼人真阴，咸能丧人真液，故每每病致消渴。然酒以酿而浓，以水而淡；咸以燥而坚，以湿而化。故食比梨、甘蔗可以解酒，亦可以解咸。冬月宜煲而啖之。

人　参

凡汗吐下后渴者，皆胃液不足，宜以人参补之，盖气能蒸溽故耳。

吐汗下后渴者，皆胃液不足，以人参补之之言，乃正法也。然富家尚不肯辨，其如贫家何教以琼玉膏或肯首焉？所以然者，倭人不至脉微气脱，不敢服参汤焉。

水肿门第三十六

叙曰：水由地中行，顺道也，怀山襄陵①，逆道也。治之者行其所无事，则智大矣。故治水肿者，亦因其势而利导之，宜汗，宜下，宜渗，宜清，宜燥，而药唯宜焉，则医之大智也。考方八首，而治水之大可知矣。

九味羌活汤

羌活　防风　苍术　细辛　川芎　白芷　生苄　黄芩　甘草

水病，腰以上肿者，此方微汗之即愈。

腰以上皆肿，谓头面俱病也。《内经》曰：上盛为风，下盛为湿。故腰以上皆肿，必兼风治。盖无风则湿不能自上于高巅清阳之分也。是方也，羌活、防风、苍术、细辛、川芎、白芷，皆辛甘之品，可以疏风，亦可以除热，所谓辛药能疏风，风药能胜湿也。风湿相搏，必有内热，故用生苄、黄芩之凉。而甘草者，所以调和营卫，使其相协而无相争也。

按：《金匮》曰：诸有水者，腰以下肿，当利小便，腰以上肿，当发汗乃愈。今也吴氏既宗腰以上肿当发汗乃愈之言，而不察《金匮》分五水之名，以及五脏表里、主病细论、脉症详明而不录用，乃不加意于往圣之法，而考杂霸之方八首而治水之大云者，乃欲聋瞽后人耶，抑未达《金匮》之旨欤。

---

① 怀山襄陵：怀，原作“坏”，据《医方考》卷四改。怀山襄陵，语出《尚书·尧典》。大水包围山岳，漫过丘陵。怀：包围；襄：上升至高处。

师云：水肿用风药微汗愈者亦多，如诸风药散之之中九味羌活，虽似新奇，弗若消风败毒散加木瓜为愈，即人参败毒散加荆芥、防风。仲景之汗法，必兼用黄芪回护，此方用人参为君保佑元气，是以用之无碍，与九味羌活实差远矣。

加味五皮饮

五加皮　地骨皮　生姜皮　大腹皮　茯苓皮　姜黄　木瓜

[批]丹溪加味五皮散，加姜黄、木瓜，共七种，水煎服。一方有陈、桑，无五加、地骨皮。

水病腰以下肿者，此方主之。

[批]腰以下肿者，须用《金匮》木防己桂枝茯苓汤可也。治皮肤中之水用五皮汤，述类象形故也。

腰以下肿者，水性就下之象也。药之为道，辛者轻者可使走表，枯者淡者可使渗利，苦者寒者可使去热，味厚质重者可使走下。是方七味，或各一其性，或兼而有之，故可以渗利皮肤中之水，而调其气血也。

按：此方水气渗透皮肤，遍身并肿，胃气未至虚败者，登时服之，使水从溲而泄也。东垣曰：疗肤革肿，孙真人以五皮散，乃述类象形之故也。

疏凿饮子

羌活　秦艽　商陆　槟榔　泽泻　木通　大腹皮　茯苓皮
赤小豆　椒目等分

遍身水肿，喘呼气急，烦渴，大小便不利者，此方主之。

[批]《济生》疏凿饮子，十味等分。每服四钱，水一盏，姜五片，煎七分，不拘时温服。原本"大小便不利"下，有"服热药不得者"六字。

遍身水肿，则外而肌肤，无一而不病矣。喘呼气急，烦渴，大小便不利，内而三焦，无一而不病矣。是方也，羌活、秦艽，疏表之药也，水邪之在表者，得之由汗而泄。泽泻、木通、腹皮、苓皮，渗利之药也，水邪之在里者，得之由溺而泄。商陆、槟榔，攻水之药也，水邪之壅塞者，得之由后而泄。赤小豆、椒目，燥湿之品也，水气之蒸溽者，得之以燠而竭。随在而分其势，病其不衰去乎？

大橘皮汤

陈皮一钱半　木香二分半　滑石六钱　槟榔三分　猪苓去皮　白术炒　泽泻　肉桂炒，各五分　茯苓一钱，去皮　甘草二分

[批] 桂炒之"炒"字，恐衍。《经验》大橘皮汤。每服四钱，姜二片，水二盏，煎八分，食远服。

湿热内攻，腹胀，小便不利，大便滑泄，此方主之。

湿热内攻，故令腹胀。小便不利，故令大便滑泄。陈皮、木香、槟榔，行气药也，气行则湿行。滑石、甘草，暑门之六一散也，用之所以治湿热。茯苓、猪苓、泽泻、白术、肉桂，伤寒门之五苓散也，用之所以利水道。二方各有正考。

严氏实脾散

厚朴姜汁炒　白术　附子　木香　大腹子　白茯苓　草果仁木瓜　干姜炮，各一两　炙甘草半两

[批]《济生》实脾饮，十味。每服四钱许，姜三片，枣三枚，水二盏，煎七分，不拘时服。一方无白术、茯苓。

水气，肢体浮肿，口不渴，大便不秘，小便不涩者，阴水也，此方主之。

脾胃虚寒，不能制水，则水妄行，故肢体浮肿。以无郁热，故口不渴而大小皆利。是方也，用白术、茯苓、甘草之甘温者补其虚，用干姜、附子之辛热者温其寒，用木香、草果之辛温者行

其滞，用厚朴、腹子之下气者攻其邪，用木瓜之酸温者抑其所不胜。名曰实脾散者，实土以防水也。虽其药味不皆实土，然能去其邪，乃所以使脾气之自实也。

舟车丸

牵牛四两，炒　大黄二两，酒浸　甘遂面裹煨　大戟面煨　芫花炒　青皮炒　陈皮去白，各一两　木香五钱

[批]《宣明》舟车丸，黑牵牛（炒，头末）四两，大黄二两，甘遂、大戟、芫花各一两（俱醋炒），陈皮、木香、槟榔各半两，轻粉一钱。取虫，加芫荑半两。上为末，水丸，空心服。

水肿证，病气形气皆实者，此方主之。

通可以去塞，牵牛、大黄、甘遂、芫花、大戟，皆通剂之厉者也。辛可以行滞，陈皮、青皮、木香，皆行滞之要药也。此方能下十二经之水，下咽之后，上下左右无所不至，故曰舟车。

太史损庵曰：河间依仲景十枣汤例制出此方，主疗一切水湿为病。戴人云：十枣泄诸水之上药，所谓温药下者是已。如中满腹胀，喘嗽淋闭，水气蛊肿，留饮癖积，气血壅滞，不得宣通，风热燥郁，肢体麻痹，走注疼痛，新久疟痢等患，妇人经病带下，皆令按法治之，病去如扫，故贾同知称为神仙之奇药也。缘此方河间所定，初服五六丸，日①三服，加至快利后，却常服，以病去为度。设病愈后，平人能常服保养，宣通气血，消运饮食。若病痞闷极甚者，便多服，反烦满不开，转加痛闷，宜初服二丸。每服加二丸，加至快利为度，以意消息。小儿丸如麻子大，随强弱增损，三四岁者三五丸，依据前法加减。至戴人变为神芎丸，神秘不传。然每令病人夜卧先服百余粒，继以浚川等药投之，五更

---

① 日：原脱，据《证治准绳·类方》"痰饮"补。

当下，种种病出，再服和膈药，须以利为度。有五日一下者，三日一下者，病轻者，可一二度止，重者五六度方愈。是擒纵卷舒之妙，临证制宜，非言可论。观其药，虽峻急，认病的确，自非老手谙练，有大负荷者，焉敢见诸行事？予每亲制用之，若合符节。然又随人强弱，当依河间渐次进服，强实之人，依戴人治法行之，神效。

按：此方治中满蛊肿，痰饮癖积之劫药也，如法而行，则有如太史公之言者也。然用之不当，当下杀人，后觉须慎，而不可孟郎矣。详载一篇，庸示世之好补者，设与王阖斋学士所集《薛氏医案》并行，则意圆而不偏，乃医之能事有在尔。

千金苦瓠丸

取苦瓠白穰实，捻如大豆，以面裹煮一沸，空腹吞七枚，至午当出水一升，如此三四日，水自出不止，大瘦乃瘥。三年内慎口味。苦瓠须好，无厌翳细理者，不尔，有毒不堪用。

按：《千金方》注：崔氏用子作馄饨，服二七枚。若恐虚者，牛乳服之。如此隔日作服，渐加至三七枚，以小便利为度。小便若太多，即一二日停止。愚谓：泄水用此法便的，所以然者，苦瓠用子，则可以预备以应仓卒之求，故并录之。

又方，大枣肉七枚，苦瓠膜如枣核大，捣丸，一服三丸。如行十五里久，又服三丸，水出，更服一丸，止后。

愚按：此方虚人服之亦可，所以然者，用大枣甘缓，补脾之物十倍于瓠膜，盖似《金匮》十枣汤例也。

大水，头面遍身肿胀者，此方主之。石水者，亦主之。

经曰：苦能涌泄。故用之在上，则令人涌，用之在下，则令人泄。今以熟面裹之，空腹而吞，盖用之于下也，宜乎水自泄矣。石水者，四肢皆瘦，唯有少腹坚硬如石，肿胀而便不利也。

麦门冬饮

麦门冬五十枚，去心，姜炒　粳米五十粒

[批]《千金》麦门冬饮，门冬二十五粒，米二十五粒。上二味，以水一升，和煮米熟，去滓以下前件丸药，逐服作用之云。所谓前件丸药者，载在同页，吴氏不录，而单用麦门饮，却是省事欤。

水出高源者，此方主之。

[批] 源，一本作"原"。

肺非无为也，主降下之令焉。凡人饮入于胃之时，脾气散精，上归于肺。肺热，失其降下之令，不能通调水道，下输膀胱，渍于高源，淫于皮肤，则作水肿。诸医罕明乎此，实土导水皆不能愈。故用麦门冬清肺，以开其降下之源。粳米益脾，而培乎金之母气，此治病必求其本也。或问此证何以辨之？余曰：肢体皆肿，少腹不急，初病便有喘满，此其候也。

鼓胀门第三十七

叙曰：鼓胀是虚中之实，宜分气、血、虫、食而治之，以朝宽暮急，能食不能食而辨之。实者可攻，虚者渐磨可也。例之相道焉，国内空虚，则宜惠养元元，恶①能黩武？今考名方七首，示大法耳。或较形气病气而攻补兼施，此在人之妙用，初不必泥也。

大安丸

山楂肉二两，炒　白术炒　神曲炒　半夏制　茯苓各一两　陈皮去白　连翘　萝卜子生用，各五钱

---

① 恶：怎。

[批] 丹溪大安丸，原有麦芽曲一两，共九味。别用生神曲五两，入生姜汁一小盏，水调打糊为丸，如梧子大。每三五十丸，白汤送下。健脾胃，消食积最效云。山甫用治饮食伤脾，将成鼓胀，主药甚为有理，后学须遵其意法。

饮食伤脾，成鼓胀者，此方主之。

鼓胀者，腹皮虚大，鼓之坚急而有声也。经曰：阴之五宫，伤在五味。故饮食过其分量则伤脾，脾伤则不能运化，积其谷气，虚大而鼓胀矣。然五味之变，酸性甘，腐胜焦，苦胜热，香胜腐，燥胜湿，淡胜饮，利胜滞，气胜味。故用山楂之酸以消肥甘，用神曲之腐以化焦炙，用连翘之苦以磨积热，用陈皮之香以开腐秽，用半夏之燥以胜土湿，用茯苓之淡以利水饮，用萝卜子之利以行食滞，用白术之气以胜五味。五味能胜，则脾不伤；脾不伤，则中气运行而无鼓胀矣，此大安之旨也。

导气丸

青皮水蛭炒　莪术虻虫炒　三棱干漆炒　槟榔斑蝥炒　吴茱萸牵牛炒　干姜硇砂炒　胡椒茴香炒　附子盐炒　赤芍药川椒炒　石菖蒲桃仁炒

上件同炒药熟，去水蛭等不用，研末，酒糊为丸，如梧桐子大。每服五丸至七丸，空心紫苏汤下。

[批]《澹①察》导气丸，按此制法似奇，然如吾之庸工，年过半百，犹未敢试，姑待明眼人出，以继洪道人此法庶可。呵呵。

诸腹胀大，痞塞不通，大便虚秘，此方主之。

青皮、莪术、三棱、菖蒲，气积药也，炒以水蛭、虻虫、干漆、桃仁，则逐败血矣。干姜、附子、胡椒、茱萸，温中药也，

---

① 澹：原作"淡"。据文义改。

炒以硇砂、食盐、茴香、牵牛，则软坚而疏利矣。槟榔炒以斑蝥，下气者得破气者而益悍。赤芍药炒以川椒，泻肝者得疏肝者而益利。制度之工如此，以之而治气实有余之证，斯其选矣。

大黄䗪虫丸

大黄十两，蒸　黄芩二两　甘草三两　干漆炒　桃仁各一两　芍药四两　杏仁去皮尖　虻虫去翅足，炒　蛴螬炒，各一升　䗪虫半升，炒　水蛭百枚，炙黄　干地黄半两

共为末，蜜丸小豆大。日三服，每五丸。

[批]《金匮》大黄䗪虫丸，大黄十分（蒸），黄芩一两，甘草三两，桃仁、杏仁各一两，干地黄十两，干漆一两，水蛭百枚，虻虫、蛴螬各一升，䗪虫半升，芍药四两。上十二味，末之，炼蜜和丸，小豆大。酒饮服五丸，日三服。

腹胀有形块，按之而痛不移，口不恶食，小便自利，大便黑色，面①黄肌错者，血证谛也，此丸与之。

腹胀有形块，按之而痛移者，气与火也。今痛不移，则属有形矣。然食与血皆有形，食而腹胀则恶食。今不恶食，则知其为血矣。小便自利者，血病而气不病也。大便黑色者，病属于阴也。面黄肌错者，血病则不能荣养其容，濡泽其肤，故令委黄甲错耳。大黄，攻下之品也，引以干漆、虻虫、蛴螬、水蛭、䗪虫、桃仁之辈，则入血而攻血。芍药、地黄，生新血于去瘀之际。杏仁、甘草，致新气于逐败之余。而黄芩之苦，又所以厚肠坚胃，而不为攻下所伤耳。

[批]委，一本作"萎"。

愚按：大黄䗪虫丸，乃《金匮》治五劳虚极，羸瘦不能饮食，

---

① 面：原作"而"。形近之误，据《医方考》卷四改。

七伤①内有干血，肌肤甲错，两目黯黑，缓中补虚之神方也。吴氏移治腹胀有形块云云之证者，乃发前人之所未发之秘旨也。吴氏敏慧有过人之作，往往有如是之妙义，所谓权变合宜，不失胜算者也。但药种、分量载之有差，此等神方，须要遵法，不可改易。

鸡矢醴散

大黄酒润　桃仁去皮尖　鸡屎白者，酒炒，等分

共为末。每服三钱，姜汤下。

此方治血蛊良。

大黄苦寒，利于攻下。佐以桃仁，逐败血也。佐以鸡屎，杀蛊虫也。《腹中论》曰：有病心腹满，旦食则不能暮食，此为何病？岐伯对曰：名为鼓胀。黄帝曰：治之奈何？岐伯曰：治之以鸡矢醴，一剂知，二剂已。王冰注曰：鸡屎利小便，微寒。此注还未妥。

《宣明》鸡矢醴散，三味各一钱，水煎服。谨按：《腹中论》曰：有病心腹满，旦食而不能暮食，此为何病？岐伯对曰：名为鼓胀。帝曰：治之奈何？岐伯曰：治之以鸡矢醴，一剂知，二剂已。其时有复发者何也？岐伯曰：此饮食不节，故时有病也。虽然其病且已，故当病气聚于腹也。王冰注曰：鸡屎微寒，利小便。吴氏以为未妥，且曰鸡矢，秽物也，秽从阴化，可以入营血，又其气悍，可以杀蛊虫。予断之曰：二师之说，总为未妥。若就后世刘氏之加桃仁、大黄则用治血鼓，大逐瘀血，或可取效焉。然岐伯对帝曰"此饮食不节，故时有病也，虽然其病且已，故当病气聚于腹也"之言观之，盖鸡屎消磨食积之物之最尤也。夫鸡吞完谷，藉肫肠之化以成矢醴，乃啄乃消，其消化之速者也。故饮

① 七伤：《金匮要略·血痹虚劳脉证并治》谓之"食伤、忧伤、饮伤、房室伤、饥伤、劳伤、经络营卫气伤"。

食不节，停滞于腹，旦食不能暮食，用鸡屎以导之，其饮食必消化，而心腹不满不胀，则何鼓证之有？由此思之，虞天民用鸡矢调木香、槟榔末，或有所授乎。

鸡矢白不炒干，则黏人手而不得为丸，用之者识之。

香枣丸

苦丁香一物为末，熟枣肉作丸，梧子大。每三十丸，空心枣汤下。

诸鼓胀内热者，此方主之。

苦丁香，即苦瓜蒂也。散用之则吐，丸用之则泻，凡有形之邪无不出之。亦良方也。

[批]《瑞竹堂》苦丁香丸，治十种蛊气。

按：苦丁香，乃甜瓜蒂也。一名瓜丁，象形也。吴氏作苦瓜蒂者，大误也。苦瓜即锦荔枝矣，详见本草菜部。

大戟枣子

大戟连根果一本作"叶"一握　大枣一斗

二物同煮一时，去大戟不用，旋旋①吃枣无时。服尽决效。

[批]《机要》治水肿腹大如鼓，或遍身浮肿，用大枣一斗，入锅内，以水浸过，用大戟根苗盖之，瓦盆合定煮熟，取枣，无时食之，枣尽决愈。

此攻水证鼓胀之方也。

大戟，气大寒而味苦甘，有小毒，能下十二经之水。大枣味甘，取其大补脾胃，而不为攻下所伤耳。服此方大忌甘草，以其与大戟相反故也。

愚谓：鼓证愈后更要病者守禁忌，如孙真人所云可也，今录

---

①　旋旋：频频。

如下：丧孝、产乳、音乐、房室、喧戏、一切鱼、一切肉、一切生冷、酢、滑、蒜、黏食、大①豆、油腻，上禁不得犯之，及不得用心过制，其房室犹慎三年，永不得复发。不尔者，虽瘥，复发不可更治也。

六君子汤

人参　白术　茯苓　半夏姜煮　陈皮　甘草

脾虚鼓胀，手足倦怠，短气溏泄者，此方主之。

经曰：脾主行气于三阴。三阴者，太阴脾、厥阴肝、少阴肾也，其脉皆行于腹里。脾病则三阴之气不行，故令鼓胀。手足倦怠者，四肢受气于脾，脾病则无以受气，故倦怠。短气者，脾病而中气弱也。溏泄者，土弱不能制湿也。是方也，人参、白术、茯苓、甘草，甘温益脾之物也。半夏、陈皮，快脾利气之物也。然温者益气，甘者守中，下咽之后，必增胀满，此勿疑之。经曰：塞因塞用。故用补剂以治胀满，初服则胀，久服则通。此唯精达经旨者知之，庸医未足道也。

小便不通门第三十八

叙曰：溲溺不通，匪细故也。期朝②不通，便令人呕，名曰关格。又曰不通而死矣。一见呕证，便不可救。经曰：出入废则神机化灭，升降息则气立孤危。此之谓也。故考五方以通溲溺。

倒换散

大黄一两　荆芥二两

每服末二钱。

---

① 大：《千金要方》卷二十一"水肿第四"作"米"。
② 期（jī 机）朝：一昼夜期，周期。

[批] 河间倒换散，无问新久癃闭①，大小便不通，小腹急痛，肛门肿。二药别研，为细末。小便不通，大黄减半用；大便不通，荆芥减半用。每服二钱，温水调下。

内热小便不通者，此方主之。

内热而小便不通者，郁其少火，而气不化也。《内经》曰：膀胱者，州都之官，津液藏焉，气化则能出矣。然气化之道，莫妙于升降。天地以升降而化万物，奈何而昧于人乎？故用荆芥之轻清者以升其阳，用大黄之重浊者以降其阴，清阳既出上窍，则浊阴自归下窍，而小便随泄矣。方名倒换者，小便不通，倍用荆芥；大便不通，倍用大黄。颠倒而而，一本作"换"用，故曰倒换。

八正散加木香汤

车前子　瞿麦　萹蓄　滑石　山栀子炒黑　甘草梢　木通　大黄　木香

[批]《和剂》八正散，八味等分。每服二钱，水一盏，入灯心煎至七分，去滓温服。小儿量力少少与之。

按：此类聚迨②尿之物，无一味开上窍之药，盖劫剂也。奇哉，山甫加木香，化气救得一半矣。

湿热下注，少腹急，小便不通者，此方主之。

湿热下注，令人少腹急，则小便有可行之势矣。而卒不通者，热秘之也。陶隐君曰：通可以去滞，泻可以去秘，滑可以去着。故用木通、瞿麦、萹蓄通其滞，用大黄、山栀泻其秘，用车前、滑石滑其着。用甘草梢者，取其坚实，能泻热于下。加木香者，取其辛香，能化气于中。

---

① 闭：原作"闷"，为"閟"字之误，据文义改。
② 迨：催逼。

铁服丸

[批] 服，一本作"脚"。

大皂角一物，炒焦为末，炼蜜为丸梧子大。每服七丸，白汤下。

[批] 河间铁脚丸，治大小便不通，神效。大皂角烧存性为末，炼蜜丸梧子大。每服七十丸，白汤下。

《千金方》用皂荚烧研，粥饮下三钱，立通。

少腹急，小便不通，气不化者，此方亦良。

皂角之气，能通关开窍；皂角之味，能去垢涤污。故能化下焦之气，通膀胱之滞。

熨脐法

用炒盐热熨脐腹，冷复易之。

咸可以软坚，热可以行滞，此炒盐之意也。然必熨其脐者，脐为吾身之枢，有生之系也，故能进气以化滞。

探吐法

烧盐二两，温水二升，服之探吐。

经曰：升降出入，无器不有。故不升则不降，而道器灭矣。是以观于注水之瓶，上窍通，则下窍自利，此用吐之意也。

大螺着少腹法

宋季，饶医熊彦诚，年五十五岁，病前后便溺不通五日，腹胀如鼓。同辈环视，皆不能措力。与西湖妙果果，一本作"杲"僧慧月相善，遣信邀至诀别。月惊驰而往，于钓桥逢一异客，揖之曰：方外高人，何子子走趋若是？月曰：一善友久患秘结病危，急欲往问。客曰：易事耳，待奉施下药。即脱靴入水，探一大螺而出，曰：事济矣，抵家以盐半匙，和壳生捣，置病者脐下一寸三分，用宽帛紧系之，仍办溺器以须其通。月未以为然，姑巽①谢之。至熊家，彦诚昏不知人，妻子聚泣。诸医知无他策，慢使试之，曾未安席而暴下，诸医愧叹而散。月归访异人，无所见矣。熊后十六年乃终。崑谓：便溺不通者，热秘之也。大螺性寒而善分清，故浊水之中一着大螺，便能澄澈，剂之以盐，取其善润而已。

小便不禁门第三十九

叙曰：溲溺唯宜形气治也。溲溺不禁，形气病也。轻者脬中有痹气，重者大气虚而且绝尔，辩之者以他证合之。姑考四方，以志大法。

缩泉丸

乌药　益智仁等分

共为末，山药糊为丸，梧子大。每服七十丸，空心盐汤下。

［批］《集验》缩泉丸，小便频数，脬气不足也。雷州益智子（盐炒，去盐）、天台乌药等分为末，酒煮山药粉为糊云云。

脬气虚寒，小便频数，遗尿不止者，此方主之。

脬气者，太阳膀胱之气也。膀胱之气，贵于冲和，邪气热之则便涩，邪气实之则不出，正气寒之则遗尿，正气虚之则不禁。是方也，乌药辛温而质重，重者坠下，故能疗肾间之冷气。益智仁辛热而色白，白者入气，故能壮下焦之脬气，脬气复其天天，一本作"元"，则禁固复其常矣。

八味丸

熟地黄八两　山茱萸去核　山药各四两　牡丹皮　白茯苓去皮泽泻各三两　肉桂炒　附子炮，去皮脐，各一两

---

① 巽：义同"逊"，谦恭。《字汇·己部》："巽，与逊同。"

［批］愚按：用熟节，乃不如用元方干生地黄为正尔。

"肉桂炒"之"炒"字，恐衍。

肾间水火俱虚，小便不调者，此方主之。

肾具水火，主二便，而司开阖。肾间之水竭，则火独治，能阖而不能开，令人病小便不出。肾间之火熄，则水独治，能开而不能阖，令人小便不禁。是方也，以附子、肉桂之温热益其火，以熟地、山萸之濡润壮其水。火欲实，则丹皮、泽泻之酸咸者可以收而泻之。水欲实，则茯苓、山药之甘淡者可以制而渗之。水火既济，则开阖治矣。正考见虚损劳瘵门、渴门。

四君子汤

人参　白术　茯苓　甘草各三钱

诸急病，遗尿不禁者，此方主之。

诸急病，谓卒然暴仆诸疾也。遗尿不禁者，形气将脱，无形之气不足以固有形之溺也。甘温为阳，可使益气，故人参、白术、茯苓、甘草，皆甘温也，可以用之。或问茯苓淡渗，当遗尿不禁之时，可以去否？余曰：苓有二品，枯而不泽者宜去，苦坚洁而润者，则亦不嫌其为苓也，用之引人参以就下，直补膀胱，谁曰不可？正考见气门。

［批］苦，一本作"若"。

韭子一物丸

大人遗溺，小儿遗尿，以韭子一物作丸，服之神良。

经曰：淫气遗溺，痹聚在肾。痹聚者，湿气聚而为痹也。韭子润而辛热，辛热则能散湿，润则能就下，故孙真人每用之，令其就下而疗痹气尔。

淋涩门第四十

叙曰：淋一也，五疾判焉，必剖析其病情，治疗如法，始可奏功。若冒厥禁忌，纵若情欲，则曰药之不足矣。考方八首，而治法之大者庶几哉。

三生益元散

生柏叶　生藕节　生车前各汁一杯　益元散三钱，调服

此主血淋之方也。

[批]《经验方》：治血淋神效云。

丹溪云：淋虽有五，皆主于热。此知要之言也。是方也，三物之生，皆能疗热。析而论之，则柏叶凉心，藕节消血，车前导利。益元散者，滑石、甘草也。滑石能清六腑之热；而甘草者，和中泻火，能协木石之性者也。

木香汤

木香　木通　槟榔　茴香小者，略炒　赤芍药炒　当归　青皮炒　泽泻　橘皮去白　甘草各五分

[批]《选方》木香汤，有肉桂，共得十一种，各等分，计五钱五分，作一服，水二盏，姜三片，煎一盏，食前服。治冷气凝滞，小便淋沥作痛。

里气凝滞，小便淋沥，身冷者，名曰气淋，此方主之。

气行则利，气滞则涩，故里气凝滞，则小便淋沥。身冷者，阳气不舒也，乃天地闭塞而成冬，阳气潜藏之象也。药味辛香而轻枯者阳胜，故能理气于阳，木香、茴香、橘皮、木通是也。辛苦而润实者阴胜，故能理气于阴，青皮、槟榔、当归、赤芍是也。泽泻之咸，能引诸药直走膀胱。甘草之甘，能调诸药以和六腑。脬气不滞，则淋沥愈矣。

萆薢分清饮

川萆薢　石菖蒲　益智仁　乌药各二钱

膏浊频数，溲①白如油，光彩不足者，名曰膏淋，此方主之。

[批] 足，一本作"定"。

杨氏萆薢分清饮，四味㕮咀，每服四钱，盐一捻，水一盏，煎七分，食前温服。一方有茯苓、甘草。治真元不固，不时白浊，或小便频数，凝如膏糊等证。

愚按：此证因思虑过制，清浊相干，良由脾精不固，小便漏浊，淋沥不止，随气血之虚弱，有赤白之分矣。

膀胱者，水渎之区也，胃中湿热乘之，则小便浑浊，譬之湿土之令行，而山泽昏瞑也。陶隐君曰燥可以去湿，故萆薢、菖蒲、乌药、益智，皆燥物也，可以平湿土之敦阜。湿土既治，则天清地明，万类皆洁矣，而况于膀胱乎。

石韦散

石韦去毛　冬葵子各二两　瞿麦一两　滑石五两　车前子三两

每服三钱，日二。

[批]《宣明》石韦散，五味为末，服方寸匕，日三。治小便不利，茎中作痛。

按：《和剂局》有标石韦散者，比此方用之似觉更效，学者审之。《宣明》此方，乃从《和剂》中出焉。

砂淋痛盛盛，一本作"甚"。俗音相通，或误文也者，此方主之。

砂淋者，溺出砂石也。此以火灼膀胱，浊阴凝结，乃煮海为盐之象也。通可以去滞，故用石韦、瞿麦。滑可以去着，故用滑石、车前、冬葵。虽然，治此证者，必使断盐，方能取效。断盐有二妙，一则淡能渗利，一则无咸不作石也。

清心莲子饮

黄芪炙　石莲肉　白茯苓　人参各七分半　炙甘草　地骨皮

---

① 溲：小便。

黄芩炒　车前子　麦门冬各五分

[批]《和剂》清心莲子饮，九味剉散，每服三钱，麦门冬十粒，水一盏半，煎取八分，去滓，水中沉冷，空心食前服。发热加柴胡、薄荷。治心中蓄积，时常烦躁，或因思虑劳心，忧愁抑郁，是致小便白浊云云。文繁故略。

劳淋者，此方主之。

遇劳即发者，名曰劳淋。此以体弱，故不任劳。然五脏各有劳，劳者动也，动而生阳，故令内热，内热移于膀胱，故令淋闭。是方也，石莲肉泻火于心，麦门冬清热于肺，黄芩泻火于肝，地骨皮退热于肾，黄芪、人参、茯苓、甘草泻火于脾，皆所以疗五脏之劳热也。唯车前子之滑，乃以治淋去着云尔。

琥珀散

滑石二钱　木通　当归　木香　郁金炒　萹蓄　琥珀各一钱

[批]《选方》琥珀散，七味，倍用琥珀、滑石，余各减半，郁金不炒。上为末，每服五钱，芦苇叶五片，流水二盏，煎一盏，食前日三服。

按：用此方治淋者，苇叶不得付之度外。所以然者，芦叶味甘性寒，甘能益脾，寒能治热，故为要品。

气淋、血淋、膏淋、砂淋，此方皆主。

滑可以去着，故用滑石、琥珀。通可以去滞，故用木通、萹蓄。用当归者，取其活血。用木香、郁金者，取其利气也。

大补丸

黄柏一味炒褐色，为丸。

淋证遇房劳即发者，此方主之。

房劳虚其肾水，则火独治，故灼而为淋。黄柏苦而润，苦能泻火，润能补水。

拐云：效丹溪翁以四物汤送下何如？

参苓琥珀汤

人参五分　茯苓四分　玄胡索七分　川楝子炒　生甘草各一钱
柴胡　泽泻　当归梢　琥珀各三分

长流水煎。

[批]《宝鉴》参苓琥珀汤，小便淋沥，茎中痛不可忍，相引胁下痛。用长流水三盏，煎至一盏，食前服。

脬气不足，小便淋沥，常有余滴不尽者，此方主之。

经曰：壮者气行则愈，怯者着而成病。是以房劳老弱之人，多有此疾。补可以去弱，故用人参、茯苓。滑可以去着，故用琥珀、归梢。泻可以去闭，故用泽泻、生甘草。用柴胡者，使之升其陷下之清阳。用玄胡、川楝者，使之平其敦阜之浊气。煎以长流水者，取其就下之意也。

吴谓玄胡、川楝者，使之平其敦阜之气者，盖凿之甚也。症由脬气不足，小便淋沥，茎中痛不可忍者，与土气太过之敦阜有何干哉？玄胡活血利气止痛、通小便者，李濒湖之说也。川楝利小便水道，乃神农氏之教也。而柴胡者，引诸药入厥阴之分。直行于下，止茎中痛者，以有茯、泽、归梢故也。吴谓用柴胡者，使之升其陷下之阳，更非。柴胡味苦微寒，不与升麻同用，焉能升其陷下之阳乎哉？欲引生发之气上行，舍升麻岂其能乎？

精浊门第四十一

叙曰：精浊，肾之液也。所以精浊者，心为之也。一动其心，而天君摇摇，则精浊走失矣。所谓主不明则十二官危，以此养生则殆是也。故欲养其身者，先正其心。今考名方六首，外来之药耳。若能正其心，则吾身之大丹也。

九龙丹

枸杞子　金樱子　山楂肉　石莲肉　莲花须　熟地黄　芡实粉　白茯苓　川当归等分

[批] 按：丹溪九龙丹，治精滑。共九味，各等分。原用山茱肉，后人误写作山楂肉，极无谓也。共为细末，酒打面糊为丸，如梧子大。每服五十九，或酒或盐汤送下。二三日，溺清如水，饮食倍常。

精浊者，此方主之。

精浊与便浊不同，便浊是便溺浑浊，即前之膏淋也，乃是胃中湿热，渗入膀胱，与肾经绝无相干。精浊则牵丝黏腻，虽不便溺，亦是有之，此是肾水不足，淫火易动，精离其位，故令渐渍而出耳。治此者，宜滋肾清心，健脾固脱。是方也，枸杞、熟地、当归，味厚者也，可以滋阴，滋阴则足以制阳光。金樱、莲须、芡实，味涩者也，可以固脱，固脱则无遗失。石莲肉苦寒，可以清心，心清则淫火不炽。白茯苓甘平，可以益土，益土则制肾邪。而山楂肉者，又所以消阴分之障碍也。

[批] 山楂肉云云十四字未妥，吾故易之曰山茱肉者，又所以助水脏之阴精也，如何如何？

愚按：此方主治精滑不禁之良剂，而吴氏改作治精浊者，非也。精浊又当清之，以萆薢、茯苓诸物，而非枸杞、金樱以下补塞之所宜也。所以王太史《准绳》列于治遗精方中，可谓真知丹溪之心法也。

珠粉丸

牡蛎粉取血色者，炙　黄柏各一斤　珍珠三钱

[批] 丹溪珍珠粉丸，厚皮黄柏、真蛤粉各一斤，珍珠三两。一方无珍珠，有青黛三两。为细末，水和丸，如梧子大。每服一

百丸，空心温酒下，有加樗根皮、滑石、青黛之药者。

湿热在中下二焦，令人便浊者，此方主之。

燥可以去湿，故用牡蛎粉。苦可以胜热，故用黄柏。滑可以去着，故用珍珠。

水陆二仙丹

金樱膏一斤　芡实粉一斤，熟

共为丸，豆大，空心服七十丸。

[批]《录验》水陆二仙丹，治梦泄脱精、遗精、白浊。金樱子一斗，芡实十斤。上以芡实去壳，杵为细末；取金樱子黄熟者，用器盛于水中杵去刺，又于石臼中杵碎，去核净，再杵细，绞取自然汁，煎熬成饴糖，和芡实末为丸梧子大。每服五十丸，空心姜盐汤下。

此主精浊之方也。

金樱膏濡润而味涩，故能滋少阴而固其滑泄。芡实粉枯涩而味甘，故能固精浊而防其滑泄。金樱生于陆，芡实生于水，故曰水陆二仙。

妙香散

人参五分　山药二两，姜汁炒　麝香一钱，别研　木香二钱半，煨
远志去心，炒　茯神　茯苓各一两　桔梗　甘草各二钱　辰砂二钱，别研

[批]"木香煨"之"煨"，恐衍。

共为细末。每服二钱，酒下。

《和剂》妙香散，分两与此不同，医者临事须详察之。闻之丰阳老医原氏曰：昔日导道连师从国信使南游，遍历大国诸医之门而择其尤，探其赜①而归，盖本朝医门之中兴也。连师尝以《和

---

① 赜（zé 泽）：精微，奥妙。

剂》妙香散中去麝香，改号安神散。因麝香窜，倭国虚者难支其猛峻之气，故去之。余药十味，各有增损，授于一溪叟焉，叟传于门生辈，用为安神正气妙物矣。今也家家户户凡带病者，各怀安神散为救急之神药者，实连师之功遍于倭国耳。

[批]按：延寿院东井先生医系云：一溪叟云，明监寺在大明十有二岁，游于钱塘月湖之门，相承朱丹溪之遗风而归，以医活人不可枚计。后居镰仓圆觉寺江春庵，其徒助书记，又承医学，鸣于下野。书记弟子号玉鼎鼎，还俗而生三男，长号周琳藏主，次颐生轩，其次田代法眼，皆受学业医，鸣于当时。而当流者，乃颐生轩，真子三喜翁之相传也，喜传虽知苦户道三老人云。

此安神正气而精自固之方也，梦中遗失者，宜主之。

精气神，人身之三宝也。神役气，气役精，三宝之用也。是以神昏则气荡，气荡则精离。神明则气正，气正则精固。是方也，不用固涩之剂以固精，但用人参、茯苓、茯神、远志、辰砂以安神，用麝香、木香、黄芪、桔梗、甘草、山药以正气，神清气正，则淫梦不作，邪火不起，精不必涩而自固矣。《内经》曰"主明则下安，以此养生则寿，没世不殆"，此之谓也。

治浊固本丸

莲花须　黄连炒，各二两　猪苓二两五钱　白茯苓　砂仁　益智
半夏姜制　黄柏炒，各一两　炙甘草三两

[批]东垣治浊固本丸，九味为末，蒸饼为丸，空心温酒下五十九。

胃中湿热，渗入膀胱，浊下不禁者，此方主之。

凡浊下不禁，牵丝者责之精浊，肾家之病也。不牵丝者责之便浊，胃中湿热也。是方也，半夏所以燥胃中之湿，茯苓、猪苓所以渗胃中之湿。甘草、砂仁、益智，香甘益脾之品也，益脾亦

所以制湿。而黄连、黄柏之苦，所以治湿热。莲花须之涩，所以止其滑泄耳。名之曰固本者，胃气为本之谓也。

韭 子

《千金方》精极类用韭子以治遗精，梦失，小便白浊者，盖九方焉，而单用韭子者居其半。夫韭子辛热物耳，何孙思邈取之深也？崑谓：用之以治便浊者，用其辛热之气燔其湿土，使蒸溽上行而不下，乃灶底加薪之法，益火之原以消阴翳也。用之以治遗精者，用其辛热之气以壮真阳，使之涵乎阴精而不漏，乃益土防水之法，卫外而为固也。凡此方外不传之秘，唯可与知者道耳。

［批］灶，一本作"釜"。

自汗门第四十二

叙曰：有因而自汗，非病也，所谓阳之汗以天地之雨名之，乃阴阳和而雨泽降也。唯无因而自汗，则为病矣，宜以甘剂补之。今考古人四方，率甘剂耳。

玉屏风散

黄芪炙　防风各一两　白术二两

共为末。每服三钱。

［批］《得效》玉屏风散，哎咀，水二盏，姜一片，枣一枚，煎六分，不拘时温服。

李中梓：为末，每服二十钱，白汤下。

气虚自汗者，此方主之。

自汗者，无因而自汗也。常人不自汗者，由卫气固卫于外，津液不得走泄，所谓阳在外，阴之卫也。卫气一亏，则不足以固津液而自渗泄矣，此自汗之由也。白术、黄芪，所以益气。然甘者性缓，不能速达于表，故佐之以防风。东垣有言，黄芪得防风而功愈大，乃相畏而相使者也。是自汗也，与伤风自汗不同，伤风自汗责之邪气实，杂证自汗责之正气虚。虚实不同，攻补亦异，临证者宜详别之。

大补黄芪汤

黄芪炙　人参　肉苁蓉　山茱萸去核　白术炒　当归　肉桂略炒　五味子炒　甘草炙　川芎　防风各一钱　茯苓一钱五分　熟地黄二钱

［批］魏氏大补黄芪汤，按王氏《准绳》标明，然则出于何世魏氏乎？予未之见也，姑仍之而再考。

每服五钱，水三盏，姜三片，枣二枚，煎八分，不拘时温服。原用肉苁蓉三钱为君，此用一钱为佐，临机学者要自裁焉。

气血俱虚自汗者，此方主之。

人参、黄芪、白术、茯苓、甘草、防风、肉桂实表气而止自汗，当归、川芎、熟芐、肉苁蓉、山茱萸、五味子生津液而收阴气，此气血两补之剂也。

调卫汤

麻黄根　黄芪各一钱　麦门冬　生地黄各三分　生甘草　当归稍　生黄芩　半夏各五分　羌活七分　猪苓　苏木　红花各二分　五味子七粒

［批］稍，当作"梢"。

湿热自汗，一身尽痛，脉濡者，此方主之。

湿无热不作汗，湿得热而蒸之，则能令人自汗。湿流百节，故一身尽痛。湿为阴气，故脉濡。风能胜湿，故用羌活。辛能燥湿，故用半夏。淡能渗湿，故用猪苓。湿伤气，黄芪、甘草、麦冬所以益气。湿伤血，苏木、红花、归稍所以消瘀。五味子、麻黄根，收汗液而固表虚。生地、黄芩，凉阴血而除湿热。

［批］稍，当作"梢"。

《脾胃论》调卫汤本文云：治湿胜自汗，补卫气虚弱，表虚不任外寒。吴氏增"一身尽痛"四个字，诚似有理，今后用是方者，可留心而施药。

艾煎茯苓散

以艾煎汤，调茯苓末一钱服。

别处无汗，独心孔一片有汗者，此方主之。

［批］《证治要诀》艾汤煎，心孔有汗，思虑多则汗亦多，宜养心血云云。

此是心火自旺，膈有停饮。火热蒸其湿饮，故令此处有汗。茯苓甘而淡，甘能养心，淡能渗湿。艾叶香而涩，香能利气，涩能固津。

盗汗门第四十三

叙曰：汗孔谓之鬼门，故盗汗不止，久久令人丧魄。今考名方五首，而治盗汗之法大可知矣。临证而权度其宜焉可也。

当归六黄汤

当归　生地黄　熟地黄　黄芩　黄连　黄柏各等分　黄芪倍用

［批］洁古当归六黄汤，东垣曰：治阴虚盗汗之圣药也。为粗末，每服五钱，水二盏，煎一盏，食前服。

阴虚有火，令人盗汗者，此方主之。

醒而出汗曰自汗，睡去出汗曰盗汗。自汗阳虚，盗汗阴虚也。曰有火者，谓其证有面赤、口干、唇燥、便赤、声音重、脉来数也。然阴虚所以盗汗者，阴虚之人睡去，则卫外之阳乘虚陷入于阴中，表液失其固卫，故令漐然而汗出。人觉则阳用事，卫气复出于表，表实而汗即止矣。当归、熟节，养阴之品也。黄芩、黄连，去火之品也。生芐、黄柏，可以养阴，亦可以去火。而黄芪者，所以补表气于盗汗之余也。是盗汗也，与伤寒盗汗不同，伤寒盗汗是半表半里之邪未尽，杂证盗汗则阴虚而已，彼以和表为主，此以补阴为主，明者辨之。

愚按：睡中出汗，宜乎易水师弟、河间、丹溪诸师以盗汗为阴虚，故用苦寒益阴之物对治，孰为不可。然有一等盗汗，睡中肢冷者，属阳虚，当用建中，甚则加附子不去皮，此乃阳虚阴乘之病也。阴虚盗汗，其人必发热，须用当归六黄及正气汤之类，更加地骨皮为妙，此乃阴虚阳凑之病也。此等奥妙，古之人藏于中心不妄吐露，予幸得异人之传，识得一二，恐后日多失却救人一着，故于《绳愆》露其端倪，留与子弟辈焉。

黄芪六一汤

黄芪六两，炙　甘草一两，炙

[批]《外科精要》黄芪六一汤，本书用法极好，治渴补虚之奇物也。有司命之责者，不可不自三复焉。

虚脱已后盗汗者，此方主之。

虚脱者，阴虚而形气将脱，如大病之余，新产失血之后也。斯时也，更有盗汗，宁不复伤其气血乎？故用黄芪七之六，甘草七之一，大补其气而汗自止。或问何以不用养血之药？余曰：太极之妙，阴生于阳，故无形能化有形，无形者气，有形者血耳。若虚脱之际，而责养阴之药以固脱，是以阴及阴，二女同居，焉能卫外？

[批] 及，一本作"与"。

吴氏此考可移于黄芪建中汤下。

正气汤

黄柏炒　知母炒，各一钱五分　甘草炙，五分此治阴虚有火，令人盗汗之方也。

[批] 东垣正气汤，治热在阴分，盗汗。水煎，食远服。

阴虚则阳独治，故令有火，火益亢则阴益亏。阴亏，则睡去之时，卫外之阳乘虚而入，卫虚无以固表，故令盗汗。经曰：壮水之主，以制阳光。故用黄柏、知母苦寒质润之品以主之，苦能泻火，寒能胜热，质润能滋阴。佐以甘草者，和其阴阳耳。

麦煎散

知母　石膏　人参　白茯苓　赤芍药　滑石　葶苈　杏仁地骨皮　麻黄根　甘草

共为末，浮小麦煎汤，调下二钱。

湿热内淫，肺病喘急，以致皮毛之气不充，令人盗汗，四肢烦疼，肌肉消瘦者，此方主之。

《内经》曰：肺主皮毛。《灵枢经》曰：卫气者，所以温分肉，充皮肤，肥腠理，司开阖者也。今肺以喘而虚，故皮毛之气不充，气不充，则腠理失肥，开阖失宜，而令盗汗。是方也，滑石、茯苓可以泻湿，石膏、知母可以消热，杏仁、葶苈可以泻喘，人参、甘草可以益肺，地骨皮、赤芍药可以去热于里，麻黄根、浮小麦可以止汗于表。

桑　叶

此物能主五脏之风热。故焙干研末，空心米饮调服，能止盗汗，人所罕知。

《医说》止汗方，详载第五卷五页。老笔腕痹，又非发明所关，而可以直截读焉，故不载。但《本经》曰除寒热出汗，《医说》曰止汗妙品，学者须参详焉。

积聚癥瘕门第四十四

叙曰：积聚癥瘕，夫人心腹之疾也。凡有此疾者，宜与明医攻疗之。失而不治，复协他邪，不可为矣。譬之奸人蠹国，乘人之危而利之，虽有智者，不能善其后尔。

倒仓法

以肥嫩黄牡牛肉三十斤，切成小片，去筋膜，取长流水煮糜烂，以布滤去渣滓，取净汁，再入锅内慢火熬至琥珀色，则成剂矣。令病者预先断肉食淡，前一日不食晚饭，设密屋一间，明亮不通风处行之，置秽桶瓦盆贮吐下之物，一瓷瓶盛所出之溺。令病者入室，以汁饮一杯，少时又饮一杯，积数十杯，寒月则重汤盪而饮之，任其吐利。病在上者，欲其吐多。病在下者，欲其利多。病在中及在上复在下者，欲其吐利俱多，全在活法而为之缓急多寡也，视所出之物必尽病根乃止。吐利后必渴甚，不得与汤，以所出之溺饮之，非唯可以止渴，抑且可以荡涤余垢。行后倦怠觉饥，先与稠米欲①，次与淡稀粥，三日后方可与菜羹。调养半月或一月，自觉精神涣①发，形体轻健，沉疴悉能去矣。自后须忌牛肉数年。

　　[批]"稠米欲"之②"欲"，异本作"饮"。

　　丹溪曰：牛，坤土也。黄，土之色也。此以顺为性，而效法乎乾以为功，牡③之用也。肉者，胃之乐也。熟而液④，无形之物也，横散入肉络，由肠胃而渗透肌肤，毛窍爪甲，无不入也。积聚久则形质成，依附肠胃回薄曲折处，以为栖泊之窠臼，阻碍气血津液，熏蒸燔灼成病，自非刮肠剖骨之神妙，可以铢两丸散窥犯其藩墙户牖乎。肉液之泛溢，肠胃受之，其厚皆倍于前，有似

---

①　涣：同"焕"。清·朱骏声《说文通训定声·乾部》："涣，字亦作焕。"下文"涣然"之"涣"亦同。

②　稠米欲之：此四字原无，据文例补。

③　牡：原作"牝"，据《丹溪心法》卷五改。

④　熟而液：《丹溪心法》卷五作"熟而为液"。

乎肿，回薄曲折处，肉液充满流行，有如洪水泛涨，其浮槎陈朽，皆推逐荡漾，不可停留。在表者因吐而汗，其清道者自吐而涌，浊道者自泄而去，凡属滞碍，一洗而尽。牛肉全重厚和顺之性，盎然涣然，润泽枯槁，补益虚损，宁无精神涣发之乐乎。正似武王克商，散财发粟，以赈殷人之仰望也。其方得于西域之至人。凡人于中年后行一二次，亦却疾养寿之一助也。

[批]性，原本作"德"。劢，原本作"效"。乾，原本作"健"。"胃之乐"之①"乐"，一本作"药"。"而液"之间脱"为"。

又尝与人书曰：全在自饮轮回酒十数杯，以却逐余垢，迎接调匀新宿营卫，使脏气肓膜生意敷畅，有脱胎换骨之功也。多嫌其秽，因致中辍而功亏一篑，若非明物理、通造化者，其肯视为美酝良味乎？

愚按：丹溪倒仓一法，明末诸医纷纭议论，或是或非，未有归一。予谓：君子观人，以其平日言行，则如见其肺肝焉。死则观其著述，如指其掌耳。宋景濂学士谓：其刚明正直，不可干以私，其安贫守道，虽古君子弗过也。其师叶山许文懿公始病心痛，十数年后，自分②为废人，众工技亦穷矣，丹溪因作此法，得为全人。并治数人，俱得倒仓之法而痊。凡属滞碍，一洗而定，载于《格致余论》。倘无应验，何故乃以一千三百五十字而欺人乎？盖非之者，未之思耶。予虽未之试，蚤年亲闻长崎镇守冈野公自道：强仕之年，积痞交攻，肚腹时痛，痰涎稠黏，胸膈满闷，食饮不化，于江都名医求治殆尽，后逢涩谷医官之教，作倒仓之法服之二次，十余年痼疾一旦而瘳，至今康健，诚妙药也。予曰：敬承

---

① 胃之乐之：此四字原无，据文例补。
② 自分：自料，自以为。分，料想。

大教。

肥气丸息贲丸伏梁丸痞气丸奔豚丸五方总考

东垣百世之师也，其制肥气丸以治肝积，制息贲丸以治肺积，制伏梁丸以治心积，制痞气丸以治脾积，制奔豚丸以治肾积，率以攻下温热之品类聚为丸。夫五脏积气，辟在肠胃之外，而用巴霜、厚朴辈峻剂以攻肠胃之内，非其治也。人皆曰东垣方，余直以为非东垣之剂也，借曰东垣为之，则无脾胃论矣，明者辩之。

按：洁古曰：壮人无积，虚人则有之，皆由脾胃怯弱，气血两衰，四时有感，皆能成积。若遽以磨坚破结之药治之，疾似去而人已衰矣。干漆、硇砂、三棱、牵牛、大黄之类，得药则暂快，药过则依然，气愈①消，疾愈大，竟何益哉？故善治者，当先补虚，使血气壮，积自消。如满座皆君子，则小人自无容地也。不问何脏，先调其中，使进饮食，是其本也。

高弟东垣便知古来治积之药，不问气候，多以刚剂误人，自《三因方》中变化五积各随时候用药之例五首，今吴所谓肥气以下五丸是也。东垣犹恐此药误投无益，反损其气焉。所以继之曰：许学士曰大抵治积，或以所恶者攻之，所善者诱之，则易愈。如硇砂、阿魏治肉积，神曲、麦芽治谷积，水蛭、虻虫治血积，木香、槟榔治气积，牵牛、甘遂②治水积，雄黄、腻粉治涎积，礞石、巴豆治痰积，各从其类也。若用群队之药分其势，则难取效，须要认得分明是何积聚，兼见何证，然后增加佐使之药，不尔反有所损，要在临时通变也。庸医遽以大毒之剂攻之，积不能除，反伤正气，终难复也，可不慎欤！合此二说观之，道并行而不相悖也。东垣从易水传得调中益气，至于壬辰改元，京师戒严，解

---

① 愈：原脱，据《证治准绳·杂病》补。
② 遂：原作"逐"，形近之误，据文义改。

围之后，民人多病内伤之与劳役，因作《脾胃论》矣，明者辨之。吴氏直以为非东垣之剂者，非也。

三因散聚汤

半夏　槟榔　川归各四分　大黄酒浸　陈皮　杏仁　桂心　茯苓各一钱　甘草　附子　川芎各五分　枳壳　厚朴　吴茱萸各一钱五分

[批]《三因》散聚汤，十三味，原无大黄。上判散，每服四钱，水一盏半，煎七分，去滓，食前服。大便不通，加大黄云。治法病论，须好者求之。

聚气在六腑，随其上下发作有时，令人心腹疞痛，攻刺腰胁，少腹膜胀，大小便不利者，此方主之。

上件皆六腑之病也。气之所积名曰积，气之所聚名曰聚。积者五脏之邪，聚者六腑之病也。是方名曰散聚者，所以散六腑之聚气耳。盖中气之道，热则施①张，施张弗聚也。寒则收引，收引则气斯聚矣。故桂心、附子、吴茱萸辛热之品也，半夏、陈皮辛温之品也，川芎、当归、杏仁辛润之品也。辛则能散聚，热则能壮气，温则能和中，润则能泽六腑。乃茯苓、甘草之甘平，可以使之益胃。而槟榔、枳壳、厚朴、大黄，则皆推陈之品也。

[批] 施，一本作"驰"。

伏翼屎

此即天鼠②之粪也，又名夜明沙。古人治血积，每用水蛭、虻

---

① 施：通"驰"。清·朱骏声《说文通训定声·随部》："施，假借为驰。"

② 天鼠：即蝙蝠。又称伏翼、飞鼠、仙鼠、夜燕。《新修本草》卷十六"伏翼"条："伏翼，以其昼伏有翼尔。李氏《本草》云：即天鼠也。"《本草蒙筌》卷十一"天翼"条："原名蝙蝠，古寺多生。昼伏夜飞，改称伏翼。"

虫辈，以其善吮血耳。然其性毒，人多患之。而伏翼屎者，食蚊而化之者也。蚊之吮血，不减蛭、虻，故亦可以攻血积。本草称其能下死胎，则其能攻血块也何疑？书此以待同志者用之。

古方治积聚药总考

古方有用曲蘖者，化水谷也。用硇砂、阿魏者，去肉食也。用陈皮、紫苏、生姜者，化鱼蟹也。用丁香、桂心者，腐果菜也。用牵牛、芫花者，攻水饮也。用三棱、鳖甲者，去癥瘕也。用附子、硫黄者，除痼冷也。用水蛭、虻虫者，攻血块也。用木香、槟榔者，攻滞气也。用雄黄、腻粉者，攻涎积也。用礞石、巴豆者，攻痰食也。甘遂、甘草并用者，假其相战以去积也。但立方之人，未入神妙，鲜有不类聚群毒以为丸者，此之谓猎不知兔，广络原野，冀一人获之，术亦疏矣。今考古人神异数事于下，以广见闻。

［批］蘖，可作"糵"。

蛲瘕

《史记》曰：临菑女子薄吾病甚，众医以为寒热笃当死。臣意胗其脉曰：蛲瘕。为病腹大，上肤黄粗，循之戚戚然。臣意饮以芫花一撮，即出蛲可数升，病已，三十日如故。病蛲得之于寒湿，寒湿气郁笃不发，化为虫。所以知薄吾病者，切其脉，循其尺，索刺粗而毛美奉发，是虫气也。其色泽者，中脏无邪气及重病。崑谓：仓公以病蛲得之寒湿者，谓寒水湿土之气也。寒水湿土之气郁极而不能宣发，则化为虫，所谓湿热生虫是也。芫花气微寒而味苦辛，有毒，能下十二经之水而攻积聚，故能下水土生化之蛲。

［批］胗，一本作"诊"。

按：《本经》芫花辛温，有小毒。《别录》曰：苦，微温。今吴氏反之曰气微寒者，乃好奇之过也。杨登父云：破癖须用芫花，行水后便养胃可也。王好古云：以芫花泄水湿，当知病在何脏何经方可用之。若误投之，则害深矣。予谓如此峻药，须让有识良手行之，非常医之所妄试也。非唯试也，于病于药，各守小心，必有大报焉，所谓天鉴不远矣。用三花神祐丸者，亦当留神焉。

鸡子致积

北齐褚澄，善医术，建元中为吴郡太守。民有李道念者，以公事至郡，澄遥见谓曰：汝有奇疾。道念曰：某得冷疾五年矣。澄胗其脉曰：非冷也，由多食鸡子所致。令取蒜一升服之，即吐物如升许，涎裹之动，抉涎出视，乃一鸡雏，翅距已具而能走。澄曰：未也，盍服其余。从之，凡吐十三枚，疾乃瘳。嵓谓：蒜性辛热，可以壮气，正气壮则病邪不能容，故上涌而出，乃君子道长小人道消之象。经曰：壮者气行则愈，怯者着而成病。此之谓也。

[批] 胗，一本作“诊”。“鸡子”上，一本有“白瀹”二字。

按：蒜辛温，有小毒，故陶氏有损人不可长食之戒。而吴氏云辛热可以壮气，乃大误也。盖蒜辛温，除邪去毒，治溪毒蛊毒，以其气味辛熏甚臭故也。本草有病后忌食之戒，而吴氏作壮正气之物者，又其失也。蒜能温中解毒，消肉食之积者，少食则下气，多食则呕吐，为其辛臭故也。

发 瘕

刘宋时徐文伯者，徐嗣伯之兄也。笃好医术，宫人有患腰痛牵心者，发则气绝，众医以为肉瘕。文伯视之曰：此发瘕也。以油灌之，即吐物如发，引之长三尺，头已成蛇，又能摇动，悬之柱上，水尽沥，唯余一发而已。嵓谓：发者，血气之余也。入腹成蛇者，乃无情而化有情，离形而自成形也。无情而化有情，一腐草可以为萤。离形而自成形，一折枝可以植林。文伯治之以油者，投其先天之宜也。油性善泛，故哇之而出矣。或问文伯何以便知其为发瘕？余曰：人患艺弗精耳，精艺自然入神。

蛇 瘕

隋有患者，尝病吐食，医作噎气、膈疾、翻胃三疾治之无验。任度视之曰：非此三疾，盖因食蛇肉不消而致斯病，但揣心腹上有蛇形是也。病者曰：素有大风，常求蛇肉食，风稍退，复患此疾矣。遂以芒硝、雄黄治之愈。芒硝取其软坚，雄黄解其蛇毒。此本草之论，世人之所共识也。

鳖 瘕

宋有温革郎中者，自少壮健无病，执不信医，见方书有云食鳖不可食苋者，故并啖之，自此苦腹痛。每作时，几不知人，始疑鳖苋所致而未审也。复以二物令小苍头①并食之，遂得病与革类，而委顿尤剧，未几遽死。舁②其尸置马厩，未殓也，忽小鳖无数，自上下窍涌出，散走厩中，唯遇马溺，辄化为水。革闻，自视之，掊聚③众鳖，以马溺灌之，皆化为水。革乃自饮马溺，其疾亦愈。巢元方亦谓有患鳖瘕者死，其主破其腹，得一白鳖，鳖乃活，有乘白马来看者，白马遂尿随落鳖上，即缩头，乃以马尿灌之，随化为水。崑谓：鳖苋并啖而成瘕者，苋能回鳖之生气故也。瘕成遇马溺而化者，象数克之故也。昔尼父系易，系鳖于离，以其外刚内柔，肖其象也。故鳖瘕者离象，马溺者坎象也。离为火，坎为水，天地变化，坎离交媾，则火涵乎水，水涵乎火，而鳖生于水，各正性命，象数相制，则火仇于水，水制其火，而鳖瘕化

---

① 苍头：指奴仆。
② 舁（yù 于）：抬起。
③ 掊（póu 抔）聚：聚敛。

于马溺。然马溺能化鳖瘕，而不能化鳖者，气生者可化，形生者可死而已。他溺不可化，而唯马溺能化者，马得乾之刚，其气悍味厚，非凡溺可例故耳。

京三棱

本草云：昔有人患癥瘕死，遗言开腹取之，如其言，得块干硬如石，文理有五色，人谓异物，窃取削成刀柄，后因以刀刈三棱，柄消成水，乃知此可疗癥瘕也。

卷之五

痿痹门第四十五

叙曰：痿痹，二病也。今详《内经》，亦有称痹为痿者，故合而为一。考方八首，举其略耳，尽其变化，则在医之方寸焉。

吴氏既曰痿痹二病，《素问》各立其论，则不可合而为一，致后生误事也。今曰详《内经》，亦有称痹为痿者，当引本经而证之，则是非有所明也。然痹似痿者多，而实不可为痿矣。如风寒湿三气杂至合而为痹，以冬遇此者为骨痹，骨痹不已，内舍于肾，则骨重不可举，善胀，尻以代踵，脊以代头。如此之候，不究其本，乃痿证也。六朝尔来浑治，是以丹溪翁出，惧乎后世浑同论治，而作《局方发挥》者，于吾人大有所惠也。

按：徐春甫曰风、痿、痹三证相类，治法不同。如痹为证，有筋挛不伸，肌肉不仁，与风证相似，故世俗多类于风。痿痹之证，混同通治，此千古之弊也，固当分其所因。风则阳受之，痹为风寒湿所感，则阴受之为病，多重着沉痛。痿因血少气虚，火盛克金，肺叶燥枯，宗筋不润，肝木乘胜，脾土受伤，饮食少，四肢倦，为精血虚耗，故筋骨痿而不用，治宜润燥养血滋阴。非若痹之气血凝滞，留而不行，或痛而手足为之麻木不仁，治以行气胜湿为主。三证虽大略相似，而所以施治迥然不同，执事者其辨诸斯言也，为时医浑治者之大鉴矣。

肺热汤

羚羊角　玄参　射干　薄荷　芍药　升麻　柏皮各三钱　生地黄一合　栀子仁四钱　竹茹二钱

[批]《千金》治肺热喘息鼻衄血方，十味哎咀，以水九升，煮取三升，分三服。须利者，下芒硝三钱，更煮三沸。

肺鸣叶焦，令人色白毛败，发为痿躄，脉来短数者，宜此方主之。

痿，犹萎也。痿躄者，手足不用之义。肺鸣者，火来乘金，不得其平而自鸣，今之喘急是也。叶焦者，火盛金衰，故叶焦也。色白者，肺病而色自见也。毛败者，肺主皮毛，病故折败也。发为痿躄者，肺主气，气者万物之父，肺者五脏之天，所以出纳天地冲和之气，而百骸资始者也，肺病则百骸失其天，而无以资始矣，故令人手足痿躄。脉来短者，肺之真脏脉也。脉来数者，火来乘金也。斯证也，持于冬，死于夏，十有九危。然而主是方者，冀其为十中之一尔。羚羊、玄参、射干，凉膈之品也，肺居膈上，故能清肺热。薄荷、升麻者，辛凉之品也，金郁则泄之，故用其辛凉以解肺中郁热。柏皮能益肾水，肾水益，则子可以救母。生地能凉心血，心君凉，则火不之乘金。栀子、竹茹能泄肝肾中相火，相火熄，则肺金可清。芍药味酸，和肝之品也，肝和则不至于侮肺。侮肺者，谓金本以制木，今肺金自病，肝木乘其虚而轻侮之，臣强之象，势使然也。

痿者，手足痿软而无力，百节缓纵而不收也。圣人以痿病在证不一，故特著篇目，分五脏之热名病，其所属皮毛筋肉骨之痿，致足不任于地。及叙五脏得热之邪，则以一脏因一邪所伤，观其微旨是用。五志五劳六淫，从脏气所关者，各举其一以为例耳。若会通八十一篇而言，便见五劳五志六淫尽得成五脏之热，以为诸脏之痿也，学者临机大要观察圣经施治可也。由此言之，虽东垣、丹溪诸公治痿之法，亦似欠审耳。吴氏此方于治肺热叶焦，发为痿躄之言，吾未敢是矣。用是方冀其为十中之一者，乃吴公自道也。学者且从东垣、丹溪而作治病之阶，虽不中，或不远矣。

天民谓丹溪痿论一出，扫尽千古之弊，云者或有所试焉，当以《千金》论治为正。

人 尿

肺痿者，取人尿无时呷之，良于诸药。盖天一生水，地二生火，人尿润下咸寒，人身之天一也，故可以交吾身之坎离，济吾身之水火。或者因其秽而拒之，夫夫，未闻道者也。

三补丸

黄连 黄柏 黄芩等分，为丸

心气热，下脉厥而上，色赤，络脉满溢，枢纽折挈，胫纵而不任地者，名曰脉痿，宜此方主之。

心者，君主之官也。《内经》曰：君火以名，相火以位。言君火正其名而无为，相火守其值以听命。故心气热，下脉厥而上者，此相火听命于君也。色赤者，心病而色自见也。络脉满溢者，孙络充满而溢于表，炎上作火者象也。枢纽折挈者，言肢节折挈而不便，乃阳光用事，邪居百节故耳。胫纵不任地者，脉溢于上则下脉空虚而痿弱，故胫纵而不任地也。脉空而痿，故曰脉痿。是方也，黄连泻心火，黄柏泻相火，黄芩泻五脏之游火，火去则脉不厥逆，各循其经，而手足用矣。正考见火门。

[批] 值，一本作"位"。

按：君火以名，相火以位之说，吴山甫以为未在，见于吴注《六微旨大论篇》之下。张景岳类注①运气类第三篇亦详辨其非矣，吴氏既能注经，何不详察，而袭王启玄之非哉？兹因事长，不及细绳。

再按：《痿论》曰：心气热，则下脉厥而上，上则下脉虚，虚

---

① 类注：此指张介宾所撰之《类经》。

医方考绳愆

三五四

则生脉痿，枢折挈，胫纵而不任地也。类注：凡四肢关节之处，如枢纽之折而不能提挈，足胫纵缓而不能任地也。愚按：此以心为神明之官，故主脉为要而言之也。其人必先前有七气相干，阳气内动，或阴气本虚，虚变为假火，而成前证者多矣。误服三黄丸，无可救之理也，须用琼玉膏为主，或佐以下方六味丸加黄柏知母之类等方可也。如三黄丸者，其人本躁，因一时恼怒而肝火扇动心火，以致下脉厥而上，似枢折胫纵，则以此丸药劫之，亦一时之权也，未可日经常治脉痿之物耳，学者详之。

又按：《内经》"心气热"下有"则"字，无"色赤脉满溢"五字及"枢纽"之"纽"字。夫有《内经》以来，自立言立法者不少其人矣。其人也，如东垣之脾胃，丹溪之相火，其意思虽本自《内经》而发，各立其义，而圆经言之不逮矣。吴氏陶铸经文，或增或减，而必欲人之我从，其罪有不胜言矣。

龙胆泻肝汤

柴胡一钱　人参　知母　麦门冬　天门冬　草龙胆　山栀子
生甘草　黄连各五分　黄芩七分　五味子七粒

[批]《良方》龙胆泻肝汤十一味，水二盏，煎一盏，去粗温服，食远。忌辛热物。

肝气热，色青，爪枯，口苦，筋膜干而挛急者，名曰筋痿，宜此方主之。

肝者，东方木也。色青者，肝病而色自见也。肝主筋，爪者筋之余，肝热故令爪枯也。口苦者，胆为肝之腑，咽为之使，胆热则汁上溢于咽，故令口苦也。肝主筋膜，筋膜干，则燥而挛急，挛急则手足不用，故曰筋痿。是方也，黄芩、黄连、山栀、胆草，皆足以泻肝火。君之以柴胡则能条达乎肝胆矣。木盛而兼燥金之化，故令挛急。天麦门冬、知母、五味，味厚而润者也，故足以养筋而润燥。若生甘草、人参者，所以养乎阳气也。经曰：阳气者，精则养神，柔则养筋。是故用之。互考见火门。

蠲痹汤

羌活　赤芍药酒炒　姜黄酒炒　甘草各五分　黄芪　当归酒炒
防风各二钱五分

[批]《济生》蠲痹汤，七味，姜三片，枣二枚，水二钟，煎一钟，温服，不拘时。

按：此乃《和剂》五痹汤之类方也。《和剂》有防己，无黄芪、归、芍。愚谓：风寒湿三气杂至，始觉手足缓弱，麻痹不仁，便作《和剂》方药服之，其效速焉。日久则当用《济生》之药，其效虽缓，可久服也，以有黄芪、归、芍补气血故。

有渐于湿，以水为事，痹而不仁，发为肉痹者，此方主之。

湿气着于肌肉，则营卫之气不荣，令人痹而不仁，即为肉痿。肉痿即肉痹耳。是方也，防风、羌活，风药也，用之所以胜湿。经曰营血虚则不仁，故用当归以养营。又曰卫气虚则不用，故用黄芪以益卫。用夫赤芍、姜黄者，活其湿伤之血也。用夫甘草者，益其湿伤之气也。

愚按：痹证，《素问》别立《痹论》，《灵枢》立《周痹》篇者，以其为病最难处治，故圣人谆谆言论自多。而吴氏编一部《名医方》，只考《济生》蠲痹一方者，无乃太简乎？且痹之与痿，《素问》各立其论，而吴氏混为一门者，非学岐伯之徒也。

六味地黄丸加黄柏知母方

熟地黄八两　山茱萸去核　山药各四两　牡丹皮　白茯苓　泽泻各三两　黄柏　知母各二两

肾气热，则腰脊不举，骨枯而髓减，发为骨痿，宜此方主之。

肾者水脏，无水则火独治，故令肾热。肾主督脉，督脉者，行于脊坏坏，一本作"中"，肾坏则督脉虚，故令腰脊不举。骨枯髓减者，枯涸之极也，肾主骨，故曰骨痿。是方也，熟地黄、山茱萸，味厚而能生阴。黄柏、知母，苦寒而能泻火。泽泻、丹皮，能去坎中之热。茯苓、山药，能制肾间之邪。王冰曰"壮水之主，以制阳光"，此方有之矣。互考见虚损劳瘵门。

四君子汤

人参　白术　茯苓　甘草

阳明虚，宗筋失养，不能束骨而利机关，令人手足痿弱者，此方主之。

阳明者，胃也。胃为土，土者万物之母。《易》曰：至哉坤元，万物资生。若胃土一虚，则百骸失养，而绝其生气矣。故宗筋纵驰，不能束骨而利机关，令人手足痿弱。是方也，人参、甘草，甘温之品也，甘者土之味，温者土之气，故足以益阳明。白术、茯苓，燥渗之品也，燥之则土不濡，渗之则土不湿，故足以益脾胃。凡人大病之后，手足痿弱者，率是阳明虚也。能于胃而调养之，则继东垣之武矣。

吴氏曰阳明虚，宗筋失养，不能束骨而利机关，令人手足痿弱者，四君子汤主之云者，似就阳明一经而主药，此不能无疑也。原夫痿证，五脏因肺热叶焦，则皮毛虚弱急薄，著则生痿病也，随其四脏之热，而作筋脉骨肉之痿也。四脏之痿各异，以其因肺热叶焦发为痿症则一也，故东垣李氏以黄芪、黄柏为主，随所挟之候临病制方，此丹溪朱氏所以善之也。今曰阳明虚，阳明虚则宗筋纵，带脉不引，故足痿不用，此岐伯答帝治痿独取阳明之结语也，药治之法，岂敢印定？若欲效颦吴氏者，弗如用《兰室》调中益气汤增损，吾为胜用四君子汤远矣。

八味丸

熟地黄八两　山茱萸去核　山药各四两　牡丹皮去木　白茯苓

泽泻各三两　附子盐煮　肉桂盐炒，各一两

[批]"附子""肉桂"之"盐"字，恐衍文。

入房太甚，宗筋纵弛，发为阴痿者，此方主之。

肾，坎象也。一阳居于二阴为坎，故肾中有命门之火焉。凡人入房甚而阴事作强不已者，水衰而火独治也。阴事柔痿不举者，水衰而火亦败也。丹溪曰：天非此火，不足以生万物；人非此火，不能以有生。奈之何而可以无火乎？是方也，附子、肉桂味厚而辛热，味厚则能入阴，辛热则能益火，故能入少阴而益命门之火。熟地黄、山茱萸味厚而质润，味厚则能养阴，质润则能壮水，故能滋少阴而壮坎中之水。火欲实，则泽泻、丹皮之咸酸，可以引而泻之。水欲实，则山药、茯苓之甘淡，可以渗而制之。水火得其养，则肾宫不弱，命门不败，而作强之官得其职矣。

[批]"得其养"之"养"，当作"正"，以应上文"泻之""制之"之义。

既曰宗筋纵弛发为阴痿，则须察脉证。加后考天雄以下至小茴香八物中之物可也，此吴氏之大意也。

天雄附子川乌硫黄蜀椒蛇床子韭子小茴香八物考

痿证大都主热，痹证大都主寒，然痿证亦有寒者，痹证亦有热者，此不可泥也。《内经》曰：淫气喘息，痹聚在肺。淫气忧思，痹聚在心。淫气遗溺，痹聚在肾。淫气乏竭，痹聚在肝。淫气肌绝，痹聚在脾。此五证者，非温药不足以疗之也，宜于天雄、附子、川乌、硫黄、蜀椒、蛇床子、韭子、小茴香辈消息之。

厥证门第四十六

叙曰：六经皆有厥证，率是火尔。今表杂证之厥数条，以示大者。若伤寒阴厥、阳厥，宜于伤寒方考求之。

愚按：厥证未易言也，故《内经》别立篇目君师问答，其义甚详。帝问厥之寒热，师对：阳气衰于下，则为寒厥；阴气衰于下，则为热厥。有暴不知人之厥，有六经之厥，有三阴三阳之厥逆，《奇病论》有五有余二不足之死证，决非"率是火尔"四字之所能析其蕴也。至于伤寒寒厥、热厥，犹当可共吾同师张长沙也。

六物附子汤

附子　肉桂　防己各四钱　炙甘草二钱　白术　茯苓各三钱

[批]《三因》六物附子汤，六味㕮咀，每服四钱，水二盏，姜七片，煎一盏，去滓温服。原治四气流注于足太阴经，骨节烦痛，四肢拘急，自汗短气，小便不利，恶风怯寒，头面手足时时浮肿，乃太阴经脚气之药也。

阳气衰于下，令人寒厥，从五指至膝上寒者，此方主之。

进退消长者，阴阳之理也，故阳气衰乏者，阴必凑之，令人五指至膝上皆寒，名曰寒厥。寒厥者，寒气逆于下也。附子、肉桂，辛热之品也，故用之以壮元阳。而防己、甘草、白术、茯苓，甘温燥渗之品也，可佐之以平阴翳。

大补丸

黄柏一物，炒褐色，为末作丸。

[批] 须知丹溪用四物汤送下之言。

阴气衰于下，令人足下热，热气循阴股而上者，名曰热厥，此方主之。

阳消则阴长，阴退则阳进，故阴气衰于下，则阳往凑之，令人足下热也。热盛则循三阴经而上逆，因谓之热厥。黄柏味苦而厚，为阴中之阴，故能补阴气之不足，泻热气之有余。王冰曰：壮水之主，以制阳光。此方之谓也。

八味顺气散

白术　人参　白芷　白茯苓　台乌药　青皮　陈皮各一钱　甘草五分

［批］七气怫郁，手足厥冷，兼有眩运①，脉不流利者，加半夏、天麻，累作奇效。严氏方也，见前中风。

七气怫郁，令人手足厥冷者，此方主之。

气者，人身之阳也，一有怫郁，则阳气不能四达，故令手足厥冷。是方也，白芷、台乌、青皮、陈皮，开郁顺气之品也，可以宣发诸阳。人参、白术、茯苓、甘草，补中益气之品也，可以调其不足。经曰：邪之所凑，其气必虚。是故用夫补尔。

人参固本丸

人参二两　天门冬　麦门冬　生地黄　熟地黄各四两

《内经》曰：阳气者，烦劳则张，精绝辟积于夏，使人煎厥。宜此方主之。

诸动属阳，故烦劳则扰乎阳而阳气张大，阳气张大则劳火亢矣。火炎则水干，故令精绝。是以迁延辟积，至于夏月，内外皆热，水益亏而火益亢，孤阳厥逆，如煎如熬，故曰煎厥。是方也，生、熟地黄能救肾水而益阴精，天、麦门冬能扶肺金而清夏气，人参能固真元而疗烦劳。以之而治煎厥，诚曲当之方也。

［批］天门、生地、人参，三才丸也。加熟地黄、麦门冬者，李时珍所谓熟地黄能补精血，用麦门冬引入所补之处是也。

---

① 运：通"晕"，眩晕。《灵枢·脉经》："五阴气俱绝，则目系转，转则目运。

蒲黄汤

蒲黄一两，炒褐色　清酒十爵①沃之，温服

《内经》曰：大怒则形气绝，而血菀于上，使人薄厥。宜此方主之。

肝藏血而主怒，怒则火起于肝，载血上行，故令血菀于上。菀，乱也。薄，雷风相薄之薄。血气乱于胸中，相薄而厥逆也。蒲黄能消瘀安血，清酒能畅气和荣，故用之以主是证。

［批］雷风，当作"风雷"。

二十四味流气饮和苏合香丸

尸厥者，破阴绝阳，形静如死。医者不知针石，宜此二方主之。

尸厥者，五尸之气，暴痒于人，乱人阴阳气血，上有绝阳之络，下有破阴之纽，形气相离，不相顺接，故令暴厥如死。所谓一息不运则机缄穷，一毫不续则霄壤判也。昔虢太子病此，扁鹊以针石熨烙治之而愈。今之医者，多不识针石，苟临是证，将视其死而不救欤。故用二十四味流气饮和苏合香丸主之，使其气血流动，阳无绝络，阴无破纽，则亦五会之针、五分之熨、八减之剂尔。

流气饮见气门，苏合香丸见风门、五痓门。

二方治暴厥当矣，然而苏后便可处治。其人因气虚血虚，素有五积六聚，疝气癖块之类，逐一诊明，易药而治，则病斯平复，不可因其药验，杌守一隅而不知通变也。虞天民亦谓：苏合香丸

---

① 爵：古代酒器，三足。《说文·鬯部》："爵，礼器也。象爵之形，中有鬯酒，又持之也，所以饮。"以不同的形状显示使用者的身份。《礼记·礼器》："贵者献以爵，贱者献以散。"郑玄注："凡觞，一升曰爵，二升曰觚，三升曰觯，四升曰角，五升曰散。"

治卒厥不知人，未详风痰气厥，先与此药，每用一丸，以汤调化，灌之即醒。醒后察脉，后用他药。

痉门第四十七

叙曰：痉，风胜之病也，而寒湿每兼之。然疏风之物不可独用，独用则筋益燥而痉益坚，此养血之品所必加也。方药三考，唯同志者广之。

按：《至真要大论》曰：诸痉强直，皆属于湿。滑伯仁①曰：痉乃痓字之误。喻嘉言曰：痓者强也，后名为痉，乃传写之误也。刘守真谓：阴痓曰柔痓，阳痓曰刚痓。今吴氏曰痓，痓字之误也，痓痉二字，笔画相近，不无差误，从吴说焉。

小续命汤

麻黄去节　人参　黄芩酒炒　芍药酒炒　川芎酒洗　防己　杏仁去皮尖，炒　桂枝洗净　甘草各一钱　防风　附子炒，去皮脐，各五分。"炒"，当作"炮"。

[批] 每服四钱，生姜、枣水煎，温服。闻之师曰：病者身热足寒，颈项强急，恶寒，时头热②，面赤目赤，独头摇动，卒口噤，背反张者，痉病③也。娄全善以来，通用小续命汤，然有诀焉。发热无汗，反恶寒者，名曰刚痉，去芍药；发热汗出，不恶寒者，名曰柔痉，去麻黄，以谓此方通治风寒湿之故也。然非仲景先生金针暗度④之法，学者广读诸家，非卒尔施治之病也。所以

---

① 滑伯仁：滑寿，字伯仁，晚号樱宁生。元末明初著名医家，著有《难经本义》《读素问钞》《诊家枢要》《伤寒例钞》《本草发挥》《五脏补泻心要》等。

② 热：原脱，据《金匮要略·痉湿暍病脉证并治第二》补。

③ 病：原脱，据《金匮要略·痉湿暍病脉证并治第二》补。

④ 金针暗度：喻传授秘诀。

然者，有因外感六淫，或因发汗过多，或因疮家误汗，或风病误下，或因灸后火炽，或因阴血素亏，或因阳气素弱，各有不同。如妇人妊娠、产后、经后多有痉证，若非暗炼妙手，则误病者虽不死，成废人耳，慎之慎之！

病强痉者，此方主之。

痉，痉字之误也。强痉者，坚强而劲直，颈项牵急而背反张也。此以风寒湿三者客于太阳，伤其大筋，筋牵而急，故令痉也。然得之风湿者，令人有汗不恶寒，名曰柔痉，昔人以桂枝加葛根汤主之是也。得之寒者，令人无汗恶寒，名曰刚痉，昔人以葛根汤主之是也。是方也，有麻黄、杏仁，则可以发表散寒。有桂枝、芍药，则可以解肌驱风。有防风、防己，则可以驱邪胜湿。有人参、甘草，则可以益气柔筋。有川芎、黄芩，则可以和阴去热。乃附子之热，可以温经，而亦可以去湿者也。正考见中风门。

十全大补汤

人参　黄芪蜜炙　茯苓　白芍药酒炒　白术炒　当归酒洗　甘草炙　熟地黄　川芎等分　桂枝少许

[批] 桂枝即肉桂也。当加生姜、大枣。

学者临期用此等方，须查薛院使之书，有"用十全散不应，急加附子，或用参附汤，缓则不救"之言，且治痉病井井有法，可点吾人眼目。

发汗过多，因而致痉者，此方主之。疮家虽身疼，不可发汗，发汗则痉者，亦此方主之。

上件皆是过亡津液，无以养筋，筋牵而急，故令百节强痉耳。经曰：阳气者，精则养神，柔则养筋。故用人参、白术、茯苓、黄芪、甘草之甘温者以益阳气。又曰：手得血而能握，足得血而能步。故用当归、川芎、芍药、地黄、桂枝之味厚者以养阴血。

桂　枝

《钩玄》① 云：以桂熬成浓汁，着于诸木嫩苗之上，必致萎谢。故痉者筋病也，肝木主筋，药内用桂，可以伐肝缓筋，所谓木得桂而柔也，以故痉病宜之。

痫门第四十八

叙曰：痫，沉痾②也。一月数发者易治，周年一发者难治，此虚实之判也。实者即攻之，虚者先补可也。考方三首，识其大耳。临证变化，岂曰拘之？

愚按：《奇病论》曰：痫，胎病也。得之在母腹中时，其母有所大惊，惊气聚于肾，与儿呼吸相接，已有个病种而受生也，世俗呼为胎里疾者是也。有初生即发者，有三五岁后因佗病而发者，有毕姻③后屡发者，妇人产后发者，因禀质厚薄，发有早晏④也。总之，有患痫病之人，当时不能全治而成常症者，难得六六之寿也。纵得良药之治，其人不知节调者，亦难得七七之寿也。虽能节调，亦不过八八之寿也，吴氏断曰沉痾是也。

续命汤加紫苏陈皮方

竹沥一升二合　生姜汁五合　生苄汁一升　龙齿末　防风　麻黄各四两　防己　附子炮　石膏　桂枝各二两　陈皮去白　紫苏各半两

[批]《千金》续命汤，治风眩，发则烦闷无知，口沫出，四体角弓，目反上，口噤不得言。徐嗣伯自序谓：风眩者，大人曰

---

① 钩玄：指朱震亨所著之《金匮钩玄》。
② 痾（kē 可）：同"疴"。病。《广雅·释诂一》："痾，病也。"王念孙疏证："痾与疴同。"
③ 毕姻：指男女结婚。
④ 晏：迟，晚。

癫，小儿曰痫，其实则一，此方疗治，万无不愈云云。

　　竹沥一升五①合　　生地黄汁一升　　龙齿四两　　生姜　　防风　　麻黄
各四两　　防己三两　　附子三分　　石膏七两　　桂心二两

　　上十味，咬咀，以水一斗，煮取三升，分三服。有气加附子
作一两，紫苏子五合，橘皮半两。已服续命汤，口开，四肢尚未
好定，而心中尚不除者，紫石汤主之云。

　　愚按：此方明医徐嗣伯自叙救活风眩者数十百人，无不瘥矣，
故珍惜之，而嘱语曰：后人能晓此方，幸勿参余术焉。吴氏之良，
未必过徐，故细载分两及加药法，以晓后进。

　　痫疾者，发则仆地，闷乱无知，嚼舌吐沫，背反张，目上视，
手足搐搦，或作六畜声者是也，宜此方主之。

　　痫疾者，风痰之故也。风，阳气也。《内经》曰：阳之气，以
天地之疾风名之。故其发也暴。然所以令人仆地者，厥气并于上，
上实下虚，清浊倒置，故令人仆。闷乱无知者，浊邪干乎天君，
而神明壅闭也。舌者心之苗，而脾之经络连于舌本，阳明之经络
入上、下齿缝中，故风邪实于心脾，则舌自挺，风邪实于阳明，
则口自噤，一挺一噤，故令嚼舌。吐沫者，风热盛于内也，此风
来潮淘之象。背反张、目上视者，风在太阳经也，足太阳之经起
于睛明，挟脊而下，风邪干之，则实而劲急，故目上视而背反张
也。手足搐搦者，风属肝木，肝木主筋，风热盛于肝，则一身之
筋牵挈，故令手足搐搦也。搐者，四肢屈曲之名；搦者，十指开
握之义也。或作六畜声者，风痰鼓其气窍而声自变也。譬之弄笛
焉，六孔闭塞不同，而宫、商②别异是也。是方也，有麻黄、桂
枝、防风、紫苏，则可以泄在经之邪。有竹沥、姜汁、陈皮，则

----

① 五：《千金要方》卷十四"小肠腑·风眩"作"二"。
② 宫商：古代音律中的宫音与商音，后泛指音律。

可以行痰涎之滞。有芐汁、石膏，则可以清心肺之热。有龙齿，可以安魂。有防己，可以通塞。其夫沉痼之疾，非附子不足以行其滞，而其大热之性，又足以益火之原而消阴翳，譬之太阳中天，幽谷之翳障无不消灭，此古人用附子之意也。

[批] 肺，当作"脾"。

利惊丸

青黛　轻粉各一钱　牵牛末五钱　天竺黄二钱

上件为末，蜜丸黍米大。每服一钱，得利止后服。

[批] 钱氏利惊丸，炼蜜丸小豆大，薄荷汤化下。钱氏云：急惊因闻大声，或大惊而后发搐，发过则如故，无阴症，当下利惊丸。

惊痫气实者，此丸与之。

痫疾之原，得之于惊，或在母腹之时，或在有生之后，必以惊恐而致疾，故曰惊痫。盖恐则气下，惊则气乱，恐气归肾，惊气归心，并于心肾，则肝脾独虚，肝虚则生风，脾虚则生痰，畜极而通，其法也暴，故令风痰上涌而痫作矣。经曰实者泻之，故用竺黄、青黛以泻肝，牵牛、轻粉以泻脾，泻肝所以驱风，泻脾所以驱涎。

茶子吐法

痫证宜下、宜吐。

茶子苦而善涌，能吐顽痰，用者宜取一升，捣烂煎汤五倍之。令患人先一夕勿食夜膳，次早以帛束其少腹，于无风处饮而行之，得大吐便止，不必尽剂。

癫狂门第四十九

叙曰：癫、狂，皆失心也。经曰：主不明，则十二官危。故视、听、言、动皆失其职。初病者宜泻其实，久病者宜安其神。兹考名方八首，而古人之治法见矣。

按：张子和谓：肝累谋虑，胆累不决，屈无所伸，怒无所泄，肝木胆火随炎入心，心火炽亢，神不守舍，久逆而成癫狂，一因也。有思虑过多，脾伤失职，心之官亦主思，甚则火炽，心血日涸，脾液不行，痰迷心窍，以致癫狂，二因也。愚谓：此外复有色癫、酒狂之证，俱是膏粱不知奉养之徒，度外取乐之过也。其色癫者，贪淫无度，日久则肾水干枯，相火妄起，以协心君，得妄为常，乘势炽亢，尤使神志失职，则嘻嘻好笑，多言无准，作事颠倒，而又不能自知其所苦也，非色癫而何？其酒狂者，不知邵康节①美酒饮教微醉之言，贪杯不厌，亡失礼义，甘招狂狷之名，饮之不已，肠胃怫热，气液不能宣通而化为痰涎，胸膈痞满，多呕昏眩，或多恼怒，甚则神明昏暗，痰迷心窍，说话无伦次，作事没分晓者，非酒狂而何？治之者，须求因施法焉，吴氏"泻实""安神"二法不在此例。

大黄一物汤

大黄四两

酒浸一宿，水三升煎之，分三服，不已再作。

癫狂病者，此方主之。

[批] 按：吴荛山用滚痰丸治狂，似出于一物汤之右。

多怒为癫，多喜为狂。癫者，精神不守、言语错乱、妄见妄言、登高骂詈是也。狂之始发，少卧少饥、自贤自贵、妄笑妄动、登高而歌、弃衣而走是也。癫病者，责邪之并于肝；狂病者，责

---

① 邵康节：邵雍，字尧夫，谥号康节，自号安乐先生、伊川翁，后人称百源先生。北宋哲学家、易学家，有内圣外王之誉。著有《皇极经世》《观物内外篇》《渔樵问对》《伊川击壤集》等书。

邪之并于心也。此皆实证，宜泻而不宜补，故用大黄以泻之，取其苦寒，无物不降，可以泻实。又必数日后方可与食，但得宁静，便为吉兆，不可见其瘦弱减食，便以温药补之，及以饮食饱之，病必再作，戒之戒之！缓与之食，方为得体，故曰损其谷气，则病易愈。所以然者，食入于阴，长气于阳故也。

麻仁煎

麻仁四升，水六升，煎七合，空心服。

癫风者，此方与之，三剂效。

麻仁，润药也，多与之令人通利，故足以泻癫风。然可以济火，可以泽肝，可以润脾，可以濡肾，有攻邪去病之能，无虚中坏气之患，足称良也。

苦参丸

苦参一物为末，蜜丸梧子大。每服十五丸，薄荷汤下。

发狂无时，披头大叫，欲杀人，不避水火者，此方主之。

上件诸证，皆神明内乱也，故古人病狂谓之失心。苦参主心腹结气，故足以治时热狂言。

生铁落

黄帝问曰：有病怒狂者，此病安生？岐伯对曰：生于阳也。帝曰：阳何以使人狂？岐伯曰：阳气者，暴折而难决，故善怒也，病名曰阳厥。帝曰：何以知之？岐伯曰：阳明者常动，巨阳、少阳不动，不动而动大疾，此其候也。治之奈何？岐伯曰：夺其食即已。夫食入于阴，长气于阳，故夺其食即已。使之服以生铁落为饮。夫生铁落者，下气疾也。崑谓：怒者，肝木之志也。铁落，金之体也。木欲实，金当平之，此其所以用铁落也。

灵苑方朱砂酸枣仁乳香散

辰砂光明有墙壁者，一两　酸枣仁半两，微炒　乳香光莹者，半两

[批]《灵苑》朱砂散，治风痰诸痫，狂言妄走，精神恍惚，思虑迷乱，乍歌乍哭，饮食失常，疾发仆地，吐沫戴目，魂魄不守。

癫疾失心者，将此三物为末，都作一服，温酒调下。善饮者以醉为度，勿令吐。服药讫，便安置床枕令卧。病浅者，半日至一日觉；病深者，三二日觉。令人潜伺之，不可惊触使觉，待其自醒则神魂定矣。万一惊寤，不可复治。

唐相国寺僧允惠，患癫疾失心，经半年，遍服名医药不效。僧俗兄潘氏家富，召孙思邈疗之。孙曰：今夜睡着，明后日便愈也。潘曰：但告投药，报恩不忘。孙曰：有咸物但与师吃，待渴却来道。夜分僧果渴。孙至，遂求温酒一角①，调药一服与之。有顷，再索酒，与之半角。其僧遂睡两昼夜乃觉，人事如故。潘谢孙，问其治法。孙曰：众人能安神矣，而不能使神昏得睡。此乃《灵苑方》中朱砂酸枣仁乳香散也，人不能用耳。

正肃吴公少时心病，服此一剂，五日方寤，遂瘥。

《本事方》以此方加人参一两，名宁志膏，炼蜜作丸，如弹子大。每服一丸，薄荷汤化下。楼师云：族弟因兵火失心，制此方与之，服二十粒愈。亲旧多传去，服之皆验。崑谓：重可以去怯，故朱砂能镇心安神。酸可使收引，故枣仁能敛神归心。香可使利窍，故乳香能豁达心志。必酒调尽醉者，欲其行药力而成莫大之功也。许学士加人参者，亦谓人参能宁志尔。

[批]李濒湖曰：酸枣其仁甘而润，故熟用疗胆虚不得眠，烦渴虚汗之证；生用疗胆热好眠，皆足厥阴、少阳药也。今人专以为心家药，殊昧此理。

按：此治失心风之妙剂也。但看病不得亲切老成者，必不可

———————————————————

① 角：古代饮料的计量单位。又，古代酒器，容四升，用以温酒和盛酒。

用。所以然者，如病浅者，睡眠一日一夜，自醒而神魂定矣，其看病之人不倦，如教而伺。病者睡至二日三日者有焉，看病人或有疏失，则反误事矣。予因一布贾请治失心风，予曰：药则有焉，但恐看病无人。其家奴数辈愿请教，予曰：服药使醉安眠，要一人潜伺三日五日，以至自寤方可。万一惊触使觉及唤觉，则使神魂无着落而病不可复治矣。家奴辈曰：谨承教，恭请乞药。于是如法制辰砂散，与之半剂，其富贾素好饮，见酒大喜，顿饮至醉，浑浑然而睡去。至第二夜，其奴辈果怠倦，于斯拈阄为戏，不觉大笑，使贾惊醒，急索汤饮数碗，奴辈阻之，贾大怒，原病大作过于常时。次日请予诊之，予与奴曰：言已前定，你辈失机作祸，吾无能为焉。后闻药祷百计，总无少愈矣。厥后①或有请治乞药者，只与《本事方》宁志膏使服之，虽十愈三四，而不与辰砂散者，要之无患于后故也。《本事方》用人参、酸枣仁（炒熟）各一两，辰砂五钱，乳香二钱五分，为细末，炼蜜和丸弹子大，每服一丸，薄荷汤下，日三五次。

白金丸

白矾三两　郁金七两，须四川蝉腹者为真

二共为末，糊丸梧桐子大。每服五六十丸，温汤下。

[批]《经验方》病按相同。李时珍曰：郁金入心去瘀血，明矾化顽痰。

《本事方》云：昔有一妇人癫狂失心，数年不愈。后遇至人授此方，初服觉心胸有物脱去，神气洒然，再服顿愈。至人云：此病因忧郁得之，痰涎包络心窍，此药能去郁痰。崑按：白矾咸寒，可以软顽痰。郁金苦辛，可以开结气。

---

① 厥后：其后。

惊气丸

附子　木香　白僵蚕　白花蛇　橘红　天麻　麻黄各半两　干葛①二两　麝香五分　脑子②二分　朱砂一钱，留少许为衣　天南星姜汁浸一宿　紫苏叶③各一两

上件为末，炼蜜丸如龙眼大。每服一丸，金银薄荷汤下。

《本事方》云：戊寅年，军中一人犯法，褫衣将受刑而得释，精神顿失如痴痴，当作癫。予与一丸，服讫而寐，及觉，病已失矣。提辖张载扬，其妻因避寇失心已数年，予授此方，不终剂而愈。又黄彦奇妻，狂厥者逾十年，诸医不验，予授此方，去附子加铁粉，亦不终剂而愈。崑谓：僵蚕、花蛇、天麻、南星可以豁风痰，麝香、脑子、木香、陈皮可以通脏窍，附子所以正元阳，朱砂所以安神志，麻黄、干葛、紫苏所以疏表而泄其惊气也。以铁粉而易附子者，亦以金能平木，而责厥为肝逆故耳。

《本事方》惊气丸，药剂同，其干葛同上件七味各用半两，《方考》作二两，天南星半两作一两者，传写之误欤。此方乃许叔微家传秘方，治惊忧积气，心受风邪④，发则牙关紧急，涎潮昏塞，醒则精神若痴云，则不宜如此增药作怪而惑世也。或曰许氏治黄彦奇妻狂厥，去附子加铁粉，则此方增减亦有何害乎？曰：不然，许与黄妻药，阳厥狂怒，治以铁落，此岐伯之妙方也。去附子者，为阳证故也。此盖临时制宜，不亦可乎？今无临时之症，

---

① 干葛：《本事方》卷二作"干蝎"，义长。

② 脑子：冰片的别名，又称龙脑香。《本草纲目》卷三十四"龙脑香"条："龙脑者，因其状加贵重之称也。以白莹如冰，及作梅花片者为良，故俗呼为冰片脑，或云梅花脑。番中又有米脑、速脑、金脚脑、苍龙脑等称，皆因形色命名。"

③ 紫苏叶：《本事方》卷二作"紫苏子"。

④ 惊忧积气心受风邪：原作"惊痉积气痉风邪"，据《本事方》卷二改。

先变其药，不亦妄乎？

云　母

此物性寒质重而明，寒可以胜热，重可以镇心，明可以安神，故纪朋用之汤液，以疗开元宫人。

惊悸怔忡门第五十

叙曰：惊悸怔忡，心疾也。心为一身之主，万化之原，失而不治，则十二官次第而失职，所谓主不明则十二官危也。故考古人之方五首以表大法，欲养其心者尚酌而剂之。

养心汤

黄芪　白茯苓　茯神　半夏曲　当归　川芎各半两　柏子仁　酸枣仁炒　人参　远志去心，姜汁炒　五味子　辣桂各二钱半　甘草炙，四钱

每服五钱。

[批]《直指》养心汤，治心虚血少，惊惕不宁。有论文繁不录。十三种为粗末，每服三钱，姜五片，枣二枚，水煎，食前服。心虚而停水者，胸中渗漉，虚气流动，水既上乘，心火恶之，心不自安，使人有怏怏之状，是则为悸，加槟榔、赤苓。

心血虚少，神气不宁，令人惊悸怔忡者，此方主之。

心主血而藏神，故方寸灵台，名曰神室。神室血少而空虚，则邪气袭之，令人如有惊悸而怔怔忡忡不自宁也。《内经》曰：阳气者，精则养神。故用人参、黄芪、茯神、茯苓、甘草以益气。又曰：静则神藏，燥则消亡。故用当归、远志、柏仁、酸枣仁、五味子以润燥。养气所以养神，润燥所以润血。若川芎者，所以调肝而益心之母。半夏曲所以醒脾而益心之子。辣桂辛热，从火化也，《易》曰火就燥，故能引诸药直达心君而补之，经谓之从治

是也。亦有加槟榔、赤茯苓者，因其停水为悸，加之以导利水气耳。非停水者，不之用也。

宁志丸

人参　白茯苓　白茯神　酸枣仁酒浸半日，隔纸炒　当归　远志　柏子仁　琥珀各半两　乳香　石菖蒲　朱砂各二钱五分

蜜丸，梧子大。每服三十丸。

［批］《直指》宁志丸，治心虚血虚多惊。十一味，蜜丸。每三十丸，食后枣汤下。

气血虚，梦中多惊者，此方主之。

重可以去怯，故用朱砂。明可以安神，故用琥珀。香可以利窍，故用乳香、菖蒲。气可以生神，故用参、苓、茯神。仁可使归心，故用柏仁、枣仁。酸可使养津，故用远志。润可以益血，故用当归。

朱砂安神丸

朱砂五钱，水飞，别研　黄连酒洗，六钱　生地黄一钱五分　炙甘草　当归各二钱五分

梦中惊悸，心神不安者，此方主之。

梦中惊悸者，心血虚而火袭之也。是方也，朱砂之重，可使安神。黄连之苦，可使泻火。生苄之凉，可使清热。当归之辛，可使养血。乃甘草者，一可以缓其炎炎之焰，一可以养气而生神也。

治异梦多惊，外有二法：一于髻中戴粗大灵砂一纱囊，一于枕中置真麝香一囊，皆能杜绝异梦而疗夜魇。

心血虚，火袭之，用此当耳。若非火袭之候，唯是心虚或痰作怪，又当别处治法。

朱雀丸

白茯神二两　沉香五钱

[批]《选方》朱雀丸，治心神不定，恍惚健忘不乐，火不下降，水不上升，时复振跳，常服消阴降火全心气。二种为末，炼蜜丸小豆大。每服三十丸，人参汤送下。

愚按：朱雀丸养心安神，或主惊气怔忡者，功力全在汤使之人参，不可不知而忽之。

惊气怔忡者，此方主之。

因惊而得者，名曰惊气怔忡。《内经》曰：惊则气乱。宜其怔怔忡忡，如物之扑也。是方也，茯神之甘平可以宁心，沉香之坚实可使下气，气下则怔忡瘥矣。

密陀僧一物散

每服匕许。

惊气入心，暗不能语者，此方主之。

有人伐薪山间，为狼所逐，暗不能言。一医授以此方，茶调服，寻①愈。又一军人采藤于谷，为恶蛇所逢趋归，证状亦同，以此方与之亦愈。盖此物镇重而燥，重故可以镇心，燥故可以劫其惊痰。

[批]逢，一本作"逐"。

健忘门第五十一

叙曰：以虚无寂灭为宗，则弗忘而学忘；以家国天下为念，则健忘而惧其忘。君子有天下国家之责，奈何而可忘耶？此健忘之方所必考也。

---

① 寻：不久。

归脾汤

人参　黄芪　龙眼肉　酸枣仁　茯苓　白术　远志各一钱　炙甘草　木香　当归各五分

[批] 薛氏加味《济生》归脾汤，十种哎咀，每服五钱，姜三片，枣一枚，水二钟，煎一钟，温服。治思虑过度，劳伤心脾，健忘怔忡，虚烦不眠，自汗惊悸。

思虑过多，劳伤心脾，令人健忘者，此方主之。

心藏神，脾藏意。思虑过度而伤心脾，则神意有亏而令健忘也。是方也，人参、黄芪、白术、茯苓、甘草，甘温物也，可以益脾。龙眼肉、酸枣仁、远志、当归，濡润物也，可以养心。燥可以入心，香可以醒脾，则夫木香之香燥，又可以调气于心脾之分矣。心脾治，宁复有健忘者乎？

丸剂，宜主虚损劳瘵门天王补心丹。

孔子大圣枕中方

败龟甲酥炙　龙骨研末，入鸡腹中煮一宿　远志去心苗　九节菖蒲去毛

上四件等分为末，每服一钱，酒调下，日三。

[批] 甲，一本作"板"。

学问易忘，此方与之，令人聪明。

凡人多识不忘者，心血足而无所蔽也。若心血不足，邪气蔽之，则伤其虚灵之体，而学问易忘矣。龟，介虫之灵物也；龙，鳞虫之灵物也。用龟甲、龙骨者，假二物之灵以养此心之灵，欲其同气相求云尔。远志辛温味厚，辛温可使入心，味厚可使养阴。菖蒲味辛气清，味辛则利窍，气清则通神，以之而治易忘，斯近理矣。是方也，出于孙真人之《千金方》，其来必有所自，但曰孔子大圣之方，则未敢是非也。

《千金》枕中方，四种治下筛，酒服方寸匕，日三，令人大聪。一云食后水服。按：《千金方》只载"枕中方"三字，而无"大圣孔子之方"六字。愚按：此六字盖齐东之语也。天生大圣，何必假四物于枕中然后聪明哉？吴氏不思之甚也，曰未敢是非者，便是是非之人矣。

痛风门第五十二

叙曰：风者百病之长，以其善行而数变也。痛风有寒有湿、有痰有血，而唯以风名者，得非以其善行数变，长于诸邪之故乎？今考名方五首，而痛风之情状见矣。

丹溪主上中下通用痛风方

南星姜制　黄柏酒炒　苍术泔浸七日，各二两　神曲炒　川芎各一两　桃仁去皮尖、双仁　白芷　草龙胆　防己各五钱　羌活　威灵仙酒拌　桂各三钱　红花酒洗，一钱五分

[批] 丹溪本门只云治上中下痛风，无"通用"二字。黄柏、苍术、南星各二两，神曲、台芎①各一两，防己、白芷、桃仁各五钱，威灵仙、桂枝、羌活各三钱，龙胆草五分，酒红花一钱五分。为末，神曲糊丸，食前下一百丸。

此治痛风之套剂也。

有湿痰死血而风寒袭之，风则善走，寒则善痛。所以痛者，湿痰死血留结而不通也；所以走痛者，风气行天之象也。是方也，南星燥一身之痰，苍术燥上下之湿，羌活去百节之风，而白芷则驱风之在面，威灵仙驱风之在手，桂枝驱风之在臂，防己驱湿之在股，川芎利血中之气，桃仁、红花活血中之瘀，龙胆、黄柏去

---

①　台芎：即产于浙江天台之芎劳。《本草纲目》卷十四"芎劳"条："出天台者，为台芎。"

湿中之热。乃神曲者，随诸药而消陈腐之气也。然羌活、白芷、威灵、桂枝亲上药也，防己、杏仁、龙胆、黄柏亲下药也，二之并用，则上行者亦可以引之而下，下行者亦可以用之而上，顾人用之何如耳。

愚按：此丸子，丹溪为因湿痰、湿热而兼死血之医按，非治痛风活套之剂也。所以然者，为君者用二两，臣者一两，其他佐使，或三钱、或一钱五分、或五分者制此方，当时必有对治之病，不然安得用药有如此之悬隔乎？且丹溪论痛风，属痰、属风热、属湿，大法用苍术、南星、台芎、白芷、当归、酒芩，在上者加羌活、桂枝、桔梗、灵仙，在下者加牛膝、防己、木通、黄柏，气虚加人参、白术、龟板，痰加南星、半夏，血虚加芎、归，佐以桃仁、红花，加药俱同倍云，此乃吴氏所谓套剂矣。

二妙散

黄柏乳润　苍术米泔浸七日，等分

［批］乳润，一本作"酒炒褐色"。

共为末，每用酒调下三钱。

湿热作痛，不拘上下，此方用之每良。

苍术妙于燥湿，黄柏妙于去热，二物皆有雄壮之性，亦简易之方也。

［批］丹溪二妙散，治筋骨疼痛因湿热者。如有气加气药，如血虚加补血药，如痛甚，以姜汁热辣服。二种为末，生姜研，入汤煎沸调服①。此二物皆有雄壮之气，如表实气实者，少酒佐之。

愚按：丹溪此法，实出于东垣李氏谓"苍术、黄柏治痿要药"之言矣。张易水父子受授调中益气，乃藉此二妙之力居多。

---

① 　生姜……煎沸调服：《丹溪心法》卷三作"沸汤入姜汁调服"。

赶痛汤

乳香　没药　地龙酒浸,炒　香附童便浸　桃仁　红花　甘草节　牛膝酒浸　当归　羌活　五灵脂酒淘去土

[批] 赶痛汤一名趁痛散,共十一味,各等分为末,每服二钱,酒调下。或加炒芩、柏等分,尤效。

按:《韵书》:赶,古旱切,追也。趁,丑慎切,践也,逐也。二字俱谓追践患处以驱痛也。

瘀血湿痰畜于肢节之间而作痛者,此方主之。

肢节之间,筋骨之会,空窍之所也,故邪易居之。是方也,桃仁、红花、牛膝、当归养血而活血也,乳香、没药、五灵脂散结而定痛也,羌活所以驱风,香附所以理郁。乃地龙者,湿土所化之物,同类相从,故能达湿邪结滞之区。甘草节者,取其性平,能和营卫而缓急痛之势也。或问湿痰瘀血,何以辨之? 余曰:肢节沉重者是湿痰,晚间病重者是瘀血。

按:虞天民曰:夫古之所谓痛痹①,即丹溪所名②之痛风也。诸方书又谓之白虎历节风,以其走痛于四肢骨节,如虎咬之状,而以其名名之耳。愚谓:丹溪翁归重湿痰流注污血凝涩为痛,而有因风、因湿、因火、因痰、因血虚、因瘀血者,须当问明受病之原,并诊其脉以辨别之。如浮者风也,紧者寒也,缓细者湿也,滑者痰也,洪大者火也,芤者血虚也,涩者瘀血也。如审是瘀血,便投是药,不过二三夜,其验著矣。若误投血虚之人,其害匪轻,丹溪别有方法医按,宜加察焉。此痛风者,大率③因血受热已自沸腾,或再涉冷受湿取凉,或坐卧当风,热血得寒,污浊凝涩,所

---

① 痹:原作"赶",据《医学正传》卷四作改。
② 丹溪所名:《医学正传》卷四作"今"。
③ 大率:大概,大致。

以作痛。夜痛甚者，行于阴度故也。

豨莶丸事考

唐江陵节度使成讷进豨莶丸方云：臣有弟訢①，年三十一，中风就枕五年，百医不瘥。有道人钟针者，因睹此患，曰：可饵豨莶丸必愈。其药多生沃壤，高三尺许，节叶相对，五月间收，洗去土，摘其叶及枝头，九蒸九暴，不必太燥，但取蒸为度，杵为末，炼蜜丸，梧子大，空心温酒米饮下二三十丸。所患忽加，不得忧虑，至四千丸，必复如故，五千丸当复丁壮②。臣依法修合，与訢服，果如其言。钟针又言：此药与本草所述功效相异，盖出处盛在江东，彼土民呼猪为豨，呼臭为莶，必缘此药如臭莶气，故以为名。久经蒸暴，莶气自泯。每当服多，须吃饭三五匙压之。奉宣付医院详录。

又，知益州张咏进豨莶丸表云：臣因在龙兴观掘得一碑，内说修养气术并药二件，依方差人访问采觅，其草颇有异，金棱银线，素根③紫荄④，对节而生，蜀号火杴⑤，茎叶颇类苍耳。谁知至贱之中，乃有殊常之效，臣自吃至百服，眼目轻明，即至千服，须发乌黑，筋力较健，效验多端。臣本州有都押衙罗守一，曾中风堕马，失音不语，臣与十服，其病立痊。又和尚智严，年七十，忽患偏风，口眼㖞斜，时时吐涎，臣与十服，亦便得瘥。今合一百剂，差职员史元奏进。

义考见中风门。

---

① 訢：《证类本草》卷十一"豨莶"条作"䜣"。
② 丁壮：壮健。
③ 根：《本草纲目》卷十五"豨莶"条作"茎"。
④ 荄：草根。《说文·艸部》："荄，草根也。"
⑤ 杴（xiān 先）：原作"炊"，《医方考》卷五同。形近之误，据《证类本草》卷十一"豨莶"条改。

桑枝煎

桑枝一小升，细切炒香，以水三大升，煎取二升，一日服尽，无时。

诸痛风者，服此方良。

《图经①》曰：桑枝性平，不冷不热，可以常服，疗中风体痒干涩，脚气及风气，四肢拘挛，上气眼昏，肺气嗽，消食，利小便。久服轻身，聪明耳目，令人光泽，兼疮口干。《抱朴子·仙经》云：一切仙药，不得桑枝煎不服。许学士云：政和间，予尝病两臂痛，服诸药不效，依此作数剂，臂痛寻愈。

[批]"气嗽"之间原有"咳"字。"兼疮口干"四字不通，因查《图经》，原作"疗口干及痈疽后渴，用桑枝嫩条细切一升，熬香煎饮，并无禁忌。久服终身不犯偏风"。

疠风门第五十三

叙曰：疠风一证，古今难之，是以斯世之妄治者多也。深达疠风之奥者，洁古、东垣二人而已，余皆未有言也。今考古人之方六首，庶几乎精练之奇哉。

按：丹溪曰：大风病是受天地间杀物之气②，古人谓之疠风者，以其酷烈暴悍可畏耳。自非医者神手，病者铁心，罕能免此。予治五人矣，其不死者唯一妇人，因贫甚③无物可食耳，余皆三四④年后再发。孙真人云：尝治四五百人，终无一人免于死，非真人不能治，盖无一人能守禁忌耳。愚服是言，不习治疠之法，以

---

① 图经：指宋·苏颂等编校的《图经本草》。
② 气：《丹溪心法》卷四作"风"。
③ 贫甚：《丹溪心法》卷四此下有"且寡"二字。
④ 四：《丹溪心法》卷四作"两"。

其天刑难为恶疾，且本朝治疠有专门者，是以一任疠医，故于此病不悬赘焉。或曰子无绳愆，小子何凭焉？予曰：举吾所知，吾所不知，人其舍之。

愈风丹

苦参四两，为末　土蝮蛇　白花蛇　乌稍蛇头尾全者，各一条，酒浸二三日，去骨，阴干为末　皂角五斤，去皮弦，以无灰酒浸一宿，取出，用水熬膏

上以苦参、蝮蛇、白花、乌稍四味为末，将皂角膏和丸，如梧桐子大。每服七十丸，以玉屏风散煎汤吞下。轻者三蛇得一即效，不必全也。

疠风手足麻木，毛落眉脱，遍身癞疹，搔痒成疮者，此方主之。

疠风者，天地杀物之风，燥金之气也，故令疮而不脓，燥而不湿。燥金之体涩，故一客于人，则荣卫之行滞，令人不仁而麻木也。毛落眉脱者，燥风伐其荣卫，而表气不固也。遍身癞疹者，上气下血俱病也。诸痛属实，诸痒属虚，疠风之痒，固多有虫，而卫气之虚不可诬也。是证也，主燥剂以疏风，则反以助邪，往往血枯而死，故求古方之润剂以主之。白花、乌稍、土蝮三蛇者，血气之属也，用血气之属以驱风，岂不油然而润乎？然其性中有毒，同气相求，直达疠风毒舍之处，岂不居然而效乎？皂角之性，善于洁身，则亦可以洁病。苦参之性，善于去热，则亦可以去风。昔人吞以防风通圣散，此方乃汗下之剂也，非荣卫虚者所宜。今以玉屏风散更之，则黄芪可以排脓补表，防风可以利气疏邪，白术可以实脾而补肌矣。

换肌散

白花蛇　乌稍蛇酒浸各一宿　地龙去土，各三两　当归酒制　苍

术米泔浸七日　木鳖子去壳　细辛　蔓荆子　赤芍药　白芷　威灵仙　天麻　天门冬　川芎　甘菊花　何首乌　紫参　荆芥穗　沙参　石菖蒲　胡麻炒　苦参　不灰木　草乌　炙甘草　白蒺藜　定风草即天麻苗　木贼各一两

上件共为末，每服五钱，食后酒调下，多饮为妙。

大风年深不愈，眉毛堕落，鼻梁崩坏，额颅肿破者，此方主之。

身半以上，天之阳也。病则气受之，气受之则上病，故眉落、鼻坏而颅破也。高巅之上，唯风可到，故用细辛、白芷、天麻、蔓荆、威灵、荆芥、甘菊、木贼、川芎、蒺藜、木鳖子、定风草诸物者，气味轻清，可以亲上，可以驱风，可以胜湿。乃不灰木、石菖蒲、草乌、苍术，则直可以疗湿矣。若苦参、紫参、沙参、何首乌，皆用之以解毒。当归、甘草、门冬、赤芍、胡麻，皆养血清气于驱风燥湿之队者也。地龙者，蛇蟠之物，湿土所化也，故能引诸药以就湿。白花、乌稍者，奔腾之类，风动之象也，故能君诸药以驱风，此《易》所谓"云从龙，风从虎"也。

凌霄散

蝉壳　地龙炒　白僵蚕炒　全蝎炒，各七个　凌霄花半两

上为末，每服二钱，热酒调下，无时。尝坐于浴室汤中一时许服药，神良。

疬风，此方常获奇效。

疬风攻凿气血，木石不能获效者，非其类也，故用血气之属能主风者以治之。蝉退主风热，地龙主风湿，僵蚕、全蝎主风毒，凌霄花主风坏之血。斯五物者，皆有微毒，用之以治疬风，所谓衰之以属也。然必坐于浴室汤中服药者，所以开泄腠理，使邪气有所出尔。

[批] 或问此条既日木石非血气之类，故用生物微毒之品衰之以属，何用凌霄花为君药耶？予笑曰：紫葳一名鬼目，既名鬼目，或属气血未可知也，呵呵。易老更有药汤浴身之方，不可不知。若不知药汤浴身出臭汗之法，而唯用此末药，大似独脚行步。

补气泻荣汤

升麻　连翘各六分　生地黄　黄芩各四分　当归　苏木　全蝎
地龙　黄芪　黄连各三分　桔梗五分　甘草一钱半　人参二分　胡桐
泪一分　桃仁三枚　麝香少许　虻虫一枚，去翅足，微炒　水蛭二枚，
炒烟尽

此东垣治疠风之方也。

补气泻荣，治疠风之妙旨也。卫气虚而邪袭，故用人参、黄
芪、甘草以补气。营血坏而为疠，故用虻虫、水蛭、桃仁、苏木
以消瘀。全蝎、地龙引诸药至风湿结聚之处。乃麝香者，利关窍
而无所不之。升麻、连翘、桔梗入气而解其热，黄连、黄芩入脏
而清其气，当归、地黄入血而调其新。若胡桐泪者，用之以除大
毒之热，又足以杀疠风之虫而除顽肿也。

蚺　蛇

泉州有客卢元钦，患大风，唯鼻根未倒。属五月五日官取蚺
蛇胆，欲进。或言肉可以治风，遂取一截蛇肉食之，三五日渐可，
百日平复。盖蛇之奔腾疾走，皆风象也，故为逐风之鳞。或嫌其
毒而唾之，不知医之所取者，妙在其毒也。《易》曰同气相求，有
此蛇毒，方能就彼疠毒，如水流湿，火就燥，各从其类耳。《内
经》曰衰之以属，正是此意。

皂角刺

疠风眉发堕落者，取皂角刺九蒸九晒，为末，每服酒下二钱。
久服眉发再生，肌肤悦润，眼目倍明。

喉闭门第五十四

叙曰：喉者，气之关隘也，通则利，塞则害，无问其标本而当急治焉者也。今考八方于后，皆古人已试之程规，触类而通之，则活人之机霏霏①矣。

雄黄解毒丸

雄黄一两　郁金一钱　巴豆十四粒，去油皮

共末为丸，每服五分，津液下。

[批] 丹溪解毒雄黄丸，治缠喉风及急喉痹，卒然仆倒，牙关紧急，不省人事。雄黄、郁金各一两，巴豆（去皮出油）十四枚。上为细末，醋煮糊为丸，如绿豆大。热茶清下七丸，吐出顽痰立苏，未吐再服。如至死者心头犹热，灌药不可，即以刀尺铁匙斡②开口灌之下喉，无有不活。小儿惊热，痰涎壅塞，或二丸或三丸，量大小加减。一法用三丸，醋磨化灌之尤妙，其痰立出，即瘥。

按：此证极急，此药极灵，故详及之，以备博雅。

缠喉急闭者，此方主之。

缠喉急闭，躯命之所关也，急治则生，缓治则死。是方也，雄黄能破结气，巴豆能下稠涎，郁金能散恶血。能此三者，闭其通矣。丹溪翁生平不用厉药，而此方者，其不得已而用之乎。

稀涎散

猪牙皂角四条，去黑皮　白矾一两

共为末，每服三字。

喉闭数日不能食者，以此方吐之，涎尽病愈。

---

① 霏（wěi 伟）霏：不绝貌。霏，缓慢流动，无休无止。
② 斡：原作"斡"。形近之误，据《丹溪心法》卷四改。

皂角之辛利能破结气，白矾之咸苦能涌稠涎。数数涌之，涎去而病失矣。

甘桔防风汤

甘草五钱　桔梗　防风各三钱

［批］海藏桔梗防风汤，哎咀，每服三钱，水盏半，煎一盏，温服食远。

咽痛者，此方主之。

甘草之甘能缓喉中之急，桔梗之苦能下喉中之气，防风之辛能散喉中之壅。

火刺缠喉风法

用巴豆油涂纸上，捻成条子，以火点着，才烟起即吹灭之，令患人张口，带火刺于喉间，俄顷吐出紫血半合，即时气宽能言，及啜粥饮。盖火气热处，巴油皆到，火以散之，巴以泻之，烟以吐之，乃一举而三善之方也。

针急喉闭方

于患人手大指外边指甲后一韭叶许，针之出血，男左女右取之，血出即效。如大段危急，两手大指俱针之，其效甚捷。盖喉咙者肺之系，所针之处，乃少商也，为肺之井穴，故出血而愈。

［批］按：少商穴，在手大指端内侧去爪甲角如韭叶许也，吴氏云手大指外边指甲后者，何哉？

喉中红赤用针出血法

凡患人喉中红赤，宜用针从旁针之，出血即愈。所以必欲旁针者，避夫哑门穴，犯之令人失音故耳。

笔　针

《名医录》曰：李王公主患喉痈，数日痛肿，次食不下。召到医官，尽言须用针刀溃破。公主闻用刀针，哭不肯治。痛迫，水谷不入。忽有一草泽医曰：某不用刀针，只用笔头蘸药痈上，霎时便溃。公主喜，令召之。方两次上药，遂溃出脓血一盏余，便宽。两日疮无事，令供其方，医云：乃以针系笔心中，轻轻划破而溃之尔，他无方也。

[批] 次，一本作"饮"。

巧匠取喉钩

宋咸平中，职方魏公在潭州，有数子弟皆幼。因相戏，以一钓竿垂钓，用枣作饵，登陆钓鸡雏。一子学之而误吞其钩至喉中，急引之，而钩须已逆，不能出。命诸医不敢措手，魏公大怖，遍问老妇，必能经历。时有一老妇人年余九十岁，言亦未尝见此，切料有识者可出之。时郡中莫都料性甚巧，令闻魏公。魏公呼老妇责之曰：吾子误吞钩，莫都料何能出之？老妇曰：闻医者意也，莫都料曾在水中打碑，塔添仰瓦。魏公悦，亲属勉之曰：试询之。遂召莫都料至，沉思良久，曰：要得一蚕茧及念珠一串。公与之。都料遂将茧剪如钱，用物柔其四面，以油润之，中通一小窍，贯之钩线，次贯念珠三五枚，令儿正坐开口，渐加念珠引之至喉，觉至系钩处，用力向下一推，其钩已下而脱，即向上急出之，见蚕钱向下裹定钩须，须臾而出，并无所损。魏公大喜，遂厚赂之。公曰：心明者意必大巧，意明者心必善医。

头痛门第五十五

叙曰：头者，身之元首，一有疾苦，无问标本，宜先治之。失而不治，虽有股肱，弗能用矣。今考十方以治头，所以尊元首而用股肱也。有医责者，尚知务哉。

加味二陈汤

半夏　陈皮　茯苓　黄芩酒炒　甘草　川芎　细辛　黄连酒炒

薄荷　苍耳　胆南星

[批] 丹溪二陈汤加味也，别有活套于二陈加分经处治之法更详，学者察之。

头痛常发者，名曰头风；偏于一边而痛者，名曰偏头风，宜此方主之。

丹溪云：湿土生痰，痰生热，热生风，是以头风为病，多见于嗜酒之人也。偏于一边而痛者，其说有二焉：一则曰气血有虚实，左属血分，右属气分也；一则曰半身以上，天气居之，天不足西北，故俱感于邪而右甚也。是方也，半夏、陈皮、茯苓、甘草，治痰之二陈汤也。加南星之燥，皆所以治痰耳。而黄芩、黄连者，用其苦寒以治热也。若川芎、细辛、薄荷、苍耳，皆治风之品也，高巅之上，唯风可到，是故用之。

辛夷散

辛夷　南星　苍耳　酒芩　川芎

[批] 丹溪辛夷散，五味，每三钱，姜三片，水一盏半，煎一盏，温服。

头风鼻塞者，此方主也。

鼻气通乎天，清阳往来之窍也。风盛则气壅，故令鼻塞。《内经》曰：清阳出上窍。又曰：气薄则发泄。辛夷、川芎、苍耳，皆清阳气薄之品也，故可透气窍。佐以南星者，醒其风痰。佐以酒芩者，清其风热也。

三五七散

细辛一两半　防风四两　干姜炮，二两　附子三枚　山茱萸去核　茯苓各三两

共为细末，每服二钱，温酒食前调下。

[批]《千金》大三五七散，治头风眩，口㖞目斜，耳聋方也。

又《千金翼》治面骨疼痛，天雄、细辛各三两，山茱、干姜各五两，薯蓣、防风各七两。上六味，治下筛，清酒服五分匕，日再，不知稍加。

大寒中于风府，令人头痛，项筋紧急者，此方主之。

风府，脑后之穴，督脉之所主也。寒者，天地严凝之气，故令项筋紧急。干姜、附子辛热之物也，可以散真寒。细辛、防风气薄之品也，可使至高巅。山茱养督脉之阴，茯苓和督脉之阳。河图之义，奇者为阳，偶者为阴，此方名曰三五七者，以补阳为义也。

愚按：方名三五七者，因君臣佐之数之谓，而非取补阳之义也，如河间六一散之类也。《千金方》更有名小三五七散者，由乎药味三种，用三五七分两故也。如《和剂》称加减三五七散，则由时师处置矣。用茯苓去薯蓣者，《和剂》之法耶？或误薯蓣作茯苓耶？知者亮之。

半夏白术天麻汤

半夏姜制　陈皮去白　麦芽各七分半　人参　白术炒　黄芪炙　苍术米泔浸七日　天麻　白茯苓　神曲炒　泽泻各五分　黄柏一分半　干姜二分

[批] 愚按：此乃东垣李氏治范夫骈内人之药也。王宇泰用天麻、半夏、茯苓、白附、陈皮、僵蚕、参、芪、甘草、当归、生姜、黄芩，煎汤服之，五六日愈云，盖此法效东垣之方矣。东垣原方本治前医药伤脾胃，兼作吐泄，所以自六君子方中加化食止泄等品，再加天麻、苍术、黄柏降火定运，亦一时之权变矣。医者其可不具活人手眼，而概守死法而能生人者，吾斯未敢信也。

痰厥头痛目眩者，此方主之。

痰厥者，湿痰厥逆而上也，痰气逆则上实，故令头痛。目眩者，目前如见黑色也。东垣曰：头痛苦甚，谓之足太阴痰厥，非半夏不能除。眼黑头旋，风虚内作，非天麻不能疗。人参、黄芪之甘温，可以泻火，亦可以补中。苍术、白术之苦甘，可以去湿，亦可以健脾。泽泻、茯苓能利湿淫之邪。神曲、麦芽能消水谷之滞。橘皮、干姜所以开胃调中。而黄柏者，取其苦辛能疗少火在泉发燥也。

丹溪治头眩方

南星　半夏　枳壳　桔梗　陈皮　甘草　茯苓　黄芩

[批] 上㕮咀，每四钱，姜三片，水一钟半，煎一钟，食远服。

痰火头眩者，此方主之。

痰之生也原于湿，故用半夏、南星以燥湿，茯苓以渗湿，甘草健脾以制湿。痰之滞也原于气，故用陈皮以利气，桔梗以下气，枳壳以破气。气滞则积而有余，气有余便是火，故用黄芩以泻火。

香橘饮

木香　白术　橘皮　半夏曲　茯苓　砂仁　丁香　炙甘草

[批]《直指》香橘饮，治气虚眩晕。六味各半两，丁香、甘草各一分。上剉，每服三钱，姜五片，同煎，吞苏合香丸。本方加当归、川芎各三分，官桂半两，亦治血虚眩运。

气滞不能运痰而作头眩者，此方主之。

木香、丁香、砂仁、橘皮所以流气，白术、半夏、甘草、茯苓所以健脾。脾运则痰运，气行则痰行。

[批]"脾运"之①"运"，一本作"健"。

愚按：吴氏改作气滞不能运痰而头眩者，主治此方云者大似

---

① 脾运之：此三字原无，据文例补。

有理，然犹有说焉。方中所用丁香，纯阳之物，因虚寒而气滞不能运痰而眩晕呕吐者，与香、砂共成其效。若一应本气作滞，则乌药、香附之功胜于丁香多矣。若元气虚，呕吐眩晕，须增人参大力之物作主宰，则事必成焉。加参，乃六君子治气虚眩晕正药耳。

清空膏

羌活　防风各一两　黄连一两，酒炒　黄芩三两，酒制　川芎五钱　柴胡七钱　炙甘草一两五钱

上件共为末，每服二钱，茶汤调如膏，搽在口内，少用白汤送下。

［批］东垣清空膏，治偏正头痛，年深不愈者，善疗风湿热头痛①，上壅损目及脑痛不止。

风热头痛者，此方主之。

风者，天之阳气也。人身六阳之气，皆聚于头，复感于风，是重阳而实矣，故令热痛。辛甘发散为阳，故用羌活、防风、川芎、柴胡、甘草。乃黄芩、黄连者，苦寒之品也。以羌活之属君之，则能去热于高巅之上矣。

按：此方东垣更有加减，不得不详，不详则服之无益，反损病人。所以然者，风药、寒药损人精气，不宜多服，中病则止。如苦头痛，每服加细辛二分。如太阴脉缓有痰，名曰痰厥头痛，减羌活、防风、川芎、甘草一半②，加半夏一两五钱。如偏正头痛服之不愈，减羌活、防风、川芎一半，加柴胡一倍。发热恶热而渴，此阳明头痛，只与白虎汤加吴白芷。

愚尝治劳役伤寒，以补中益气汤分经加药，如太阳则加羌活、

---

① 痛：原脱，据《兰室秘藏》卷中补。
② 一半：《兰室秘藏》卷中无此二字。

独活、细辛，少阳则加黄芩、半夏之类。其证退而头痛者，仍用益气汤加蔓荆子、川芎、藁本、细辛之类，其痛仍不退者，则用此药，得效良多。用时必问病人头上有热乎否乎，有热而用，无不立验，此乃东垣老人之教我也。

八珍汤

人参　白术　茯苓　甘草　当归　川芎　芍药　地黄

血虚头痛眩晕，此方主之。

气血，人身之阴阳也，两相得则治，一有失则病。故阴血虚损，则阳气独治，阳气亲上，故令头痛眩晕。是方也，当归、川芎、芍药、地黄，味厚养血之品也。复用人参、白术、茯苓、甘草甘温之品以养气者，何哉？太极之妙，阴生于阳，故兼用此辈以益气耳。或问头痛而用人参，阳邪不益亢乎？余曰：虚火可补，人参、黄芪之类，此之谓也。

瓜蒂散搐鼻法

苦瓜蒂　赤小豆等分

[批] 苦瓜蒂见前。

湿热淫于巅顶之上，头目偏痛者，令病人噙水一口，以此药一字，吹入痛边鼻中，泄出黄水即减。

苦能涌泄，故用瓜蒂；燥能胜湿，故用赤豆。实者泻之，故行搐法，乃直捣巢穴之兵也。凡云一字者，二分半也，取一文四字之义。

"文"乃"钱"字之惥。用药四字乃曰"一钱"，而不曰"一文"故也。或云"一文"乃"一文钱"之省语也，予笑曰：和汉俗语固同。

出血法

唐高宗苦风眩头重，目不能视。疾甚，召秦鸣鹤、张文中诊之。鸣鹤曰：风毒上攻，若刺头出少血，即愈矣。天后①自帘中怒曰：此可斩也。天子头上，岂是试出血处耶！上曰：医之议病，理不加罪，且吾头重闷，殆不能忍，出血未必不佳。命刺之，鸣鹤刺百会及脑户出血。上曰：吾目明矣。言未毕，后自帘中顶礼拜谢之曰：此天赐我师也。躬负缯宝②以遗③鸣鹤。崑谓：诸痛为实，理宜泻之。《内经》言出血者屡矣，必以血变而止。今南人恶于针石，每畏出血，北人犹然行之。经曰：恶于针石者，不足与言至巧。故医之巧者，必兼针石。呜呼！丹溪之贤，不知针石，今世人群然以医之大成称之，此子禽之贤子贡也。使翁作于九原，则一言以为不知，必于斯人而示之矣。

吴崑编书立言，多訾前圣后贤者，未知其心何心哉。如注《素问》，则经中有所难晓处，则一并删改，任意穿凿悬赘，使高明圣训反成卑近④，不顾后贤者出而有难解能解，难明能明，独以自见为是，狷⑤也甚矣。如伊川程夫子注解《大学》三纲领处，经文原作"亲民"，程子注之曰"亲"，当作"新"。如吴崑则抹却"亲"字，而易作"新"，则免致王阳明⑥先生直作亲解而生是非矣。又如前篇伤寒门人参吴茱萸条讥张仲景先生，复如桃花汤条讥成无己者，何哉？由此二方，崑实未知其要，故出无论之言者，弄巧反成拙也。愚也老钝，于伤寒不敢措词，故无赘语矣。

① 天后：武则天的称号。
② 缯宝：丝绸和珠宝。缯，古代对丝织品的总称。《说文·糸部》："缯，帛也。"
③ 遗（wèi 为）：馈赠。
④ 卑近：浅近。
⑤ 狷（juàn 倦）：固执。
⑥ 王阳明：王守仁，幼名云，字伯安，号阳明，封新建伯，谥文成。明代最著名的思想家、教育家、文学家、书法家、哲学家和军事家，官至南京兵部尚书、南京都察院左都御史。

然于二方误毁昔哲，故少述大意以回护焉。兹于唐高宗风眩，秦鸣鹤刺百会、脑户出血，而眩定目明云云者，与丹溪朱氏有何相干哉？妄谓丹溪之贤不知针石，今世人以医之大成称之，此子禽之贤子贡也云云等论，诚非君子之良度也。且夫医道广大，医理精微，非一人之所能会通也。谨按：《官能》篇曰：雷公曰：愿闻官能奈何？黄帝曰：明目者，可使视色。聪耳者，可使听音。语徐而安静，手巧而心审谛者，可使行针艾，理血气而调诸逆，顺察阴阳而兼诸方。缓节柔筋而心和调者，可使导引行气。疾毒言语轻人者，可使唾痈咒病。爪苦手毒，为事善伤者，可使按积抑痹。各得其能，方乃可行，其名乃彰。不得其人，其功不成。读此圣教，亦未尝求备于一人也。若依崑言，则后贤分十三科者又何如哉？昔一妇人，患热入血室，医者不识，用补血调气药治之数日，遂成血结胸，请许学士乞治。许公曰：小柴胡已迟，不可行也。无已，刺期门穴斯可矣。予不能针，别请善针者治之。如言果愈。如许学士，乃吴崑信用其药方也，何不毁之曰使学士作于九原，则一言以为不知，必于斯人而示之也欤？呵呵！

腹痛门第五十六

叙曰：腹中者，中气之所居也。一有疾痛，则坏中气，百骸、十二官胡然受气而荣养乎？故考名方十一首，以治腹痛。

二姜丸

干姜炮　良姜等分

[批]《和剂》二姜丸，二味等分，为细末，面糊为丸如梧子大。每服十五丸至二十丸，食后橘皮汤下。孕妇不宜服。

腹痛脉迟者，此方主之。

腹痛之由有数种，今曰脉迟，则知寒矣，故用干姜、良姜之辛热者以主之。辛可以破滞，热可以散寒，不滞不寒，痛斯失矣。

丁香止痛散

丁香　小茴香　良姜　炒甘草

[批]《良方》止痛散，治心脾痛不可忍。丁香半两，良姜五两，小茴香、甘草各一两半。上为细末，每服二钱，不拘时，沸汤点服。

此亦治寒气腹痛之方也。

寒气入经，涩而稽迟，故令腹痛。经曰：得炅则痛立止。炅，热也，故用丁香、茴香、良姜之辛热者以主之。而复佐以甘草者，和中气于痛损之余也。

盐汤探吐法

烧盐半升　温汤五大升

和服探吐。

诸腹痛，连于胁膈，手足冷，脉来伏匿者，此方主之。

凡腹痛连于胁膈，多是饮食、痰饮填塞至阴，抑遏肝胆之气。肝者将军之官，胆者少阳上升之令，抑之不得敷畅，两实相搏，令人自痛。所以痛连胁膈者，少阳之经行于两胁，厥阴肝脉贯于膈也。手足冷者，少阳之气不敷也。脉来伏者为痛甚，阳气闭藏之象也。经曰木郁则达之，故用吐法。咸能软坚，故用烧盐。

扶阳助胃汤

附子二钱，炮　人参　草豆蔻　干姜　白芍药　炙甘草　官桂各一钱五分　吴茱萸　陈皮　白术　益智各五分

[批]《宝鉴》扶阳助胃汤，十一味，剉如麻豆大，都作一服，水二盏，姜三片，枣二枚，煎至一盏，去渣温服。

客寒犯胃，胃脘当心而痛，脉来沉迟者，此方主之。

客寒犯胃，多是饮食寒冷，或因食后呼吸冷气所致。脉来沉

者为里，迟者为寒。是方也，附子、干姜、官桂、吴茱萸、草豆蔻、益智仁，辛热之品也，用之所以扶阳。邪之所凑，其气必虚，故用人参、白术、甘草甘温之品以助胃。用芍药者，取其味酸，能泻土中之木。用陈皮者，取其辛香，能利腹中之气。

此罗谦甫治崔云卿误于药治，而诊视脉得弦细而微，手足稍冷，面色青黄不泽，情思不乐，恶人烦冗，饮食减少，微饱则心下痞闷，呕吐酸水，发作冷汗时出，气促闷乱不安，须人额相抵而坐，少时易之云云。罗氏有医按药考明白，最好学者当自求于本书，误用则温热太过，恐负病人。

三因七气汤

半夏姜汁制，五钱　茯苓四钱　厚朴三钱，姜汁炒　紫苏二钱

[批]《三因》大七气汤，治喜怒不节，忧思兼并，多生悲恐。或时振惊，致脏不平，增寒发热，心腹时满，旁冲两胁，上塞咽喉，有如炙脔，吐咽不得，皆七气所生病也。四味剉散，每四钱，姜七片，水盏半，煎七分，去滓，食前服。

七气相干，阴阳不得升降，攻冲作痛者，此方主之。

三因者，内因、外因、不内外因也。七气者，寒气、热气、怒气、恚气、喜气、忧气、愁气也。以三因而郁，七气升降有妨，则攻冲而痛。是方也，紫苏之辛芳可使散七气，厚朴之苦温可使下七气，半夏之辛温，茯苓之淡渗，可使平水谷相干之七气。

按：《三因方》所云七气者，乃七情喜、怒、忧、思、悲、恐、惊，而非总兼寒气、热气矣。陈氏复编七气汤，治脏腑神气不守正位，为喜、怒、忧、思、悲、恐、惊忤郁不行，遂聚涎饮结积，坚牢有如坏块，心腹绞痛，不能饮食，时发时止，发则欲死之方。半夏（汤洗去滑）五两，人参、桂心、甘草各一两。上剉，每服四钱，姜七片，枣一枚，水盏半，煎七分，去滓，食

前服。

《三因》有七气叙论，后学不可不知，《三因》并列二方，须要学者俱眼。

桂枝加大黄汤

桂枝洗净，炒　甘草　生姜各三两　芍药六两　大黄一两　大枣十二枚

[批]"炒"字恐衍。

腹中寒热不调而大痛者，此方主之。

寒热不调而大痛者，先食热物，后食寒物，二者不调而令大痛之类也。是方也，桂枝能散真寒，大黄能泻实热，芍药能健脾而和肝，甘草能调中而益气，生姜可使益胃，大枣可使和脾。

桂枝加大黄汤，《伤寒·太阴篇》云：本太阳病，医反下之，因而腹满时痛者，属太阴也，桂枝加芍药汤主之。大实者，桂枝加大黄汤主之。

谨按：此篇分明须字字细看，句句细读，则无误矣。虽腹中寒热不调而大痛者，尤当审脉色，问症候，不大痛大实者，不可用也。设自便利，则此汤有大禁矣，以其人胃气弱，易动故也。

玄胡酒

玄胡索一两，为末，炒香　清酒一升，淬入温服

妇人气血攻刺疼痛，连于胁膈者，此方主之。

玄胡索，味苦辛，苦能降气，辛能散血，淬之以酒，则能达于经脉矣。

韭汁酒

韭菜汁　清酒等分，和服

胁膈常时疼痛，得热则减，得寒则增者，此方主之。

上件证，死血也，故用韭汁消瘀，清酒行滞。

小胃丹

芫花好醋拌匀，炒黑不令焦　大戟长流水煮一时，洗净晒干　甘遂洗净晒干，各半两　黄柏三两，焙干　大黄酒润蒸熟晒干，一两五钱

上件为末，粥丸麻子大。每服二三十丸，临卧津液吞下，或白汤一口送下。取其膈上之湿痰，以意消息之，欲利则空心服。

[批] 罗氏小胃丹，上可去胸膈之痰，下可利肠胃之痰。又云胃气虚而少食不可与服，唯实者可用。药共五味为末，以白术膏丸，如莱菔子大。一方加木香、槟榔各半两。

愚按：此方与刘氏三花神祐丸，乃克薄峻厉，取快一时之猛物也，然病者脉实病实，形壮气旺，痰涎蓄积，胃脘胸腹作痛者，用之中病即止，不可恃此缓图拔根。说见前痰门三花神祐丸条。

痰涎畜积，胃脘胸腹作痛者，此方主之。

小，消也。小胃者，消去胃中之痰物也。甘遂、芫花、大戟能下十二经之湿痰，大黄佐之下行，黄柏制其辛烈。是方也，大毒之剂，攻杀击刺，一本作"制"之兵也，善用则治，弗善用则乱。故医者人之司命，实实虚虚，弗可弗察也。

雄槟丸

雄黄　白矾　槟榔等分

共为末，饭丸黍米大。每服五分，食远下。

[批]《澹寮》雄槟丸，原治蛊毒虫毒。

腹中干痛有时者，虫痛也，此方主之。

干痛者，不吐不泻而但痛也。有时者，淡食而饥则病，厚味而饱则否也。《浮粟经》曰：腹疾干痛有时，当为虫。此之谓也。是方也，雄黄、白矾、槟榔皆杀虫之良剂也，故主之。虫盛者，以吐、下、驱虫之剂加之，视人虚实可也。

冰煎理中丸

宋徽庙常食冰，因致腹痛，国医进药，俱不效。乃召泗州杨吉老脉之。吉老曰：宜主理中丸。上曰：服之屡矣，不验。吉老曰：所进汤使不同，陛下之疾，得之食冰，今臣以冰煎药，此欲已其受病之原也。果一服而瘳。昆谓是义也，《大易》所谓同气相求，《内经》所谓衰之以属也。自非吉老之良，焉能主此？

胁痛门第五十七

叙曰：胁者，肝胆之区也。肝为尽阴，胆无别窍，怒之则气无所泄，郁之则火无所越，故病证恒多。今考名方三首，示大观尔。

抑青丸

黄连一味，茱萸汤润一宿，暴干为末，作丸

[批] 吴茱萸汤润一宿，其理何如？后学自参可也。吴失考者，事小故耶？

左胁作痛者，此方主之。

肝，东方木也。南面而立，则左为东矣，故左胁为肝之部位。所以痛者，木气实也。木欲实，金当平之。以黄连泻去心火，使金无所畏，自足以平肝，故曰抑青。此古人实则泻其子，治之以其所不胜也。

小柴胡汤

柴胡　黄芩　人参　甘草　半夏　生姜　大枣

两胁作痛者，此方主之。

少阳胆经行于两胁，故两胁作痛责之少阳。是方也，柴胡味辛而气温，辛者金之味，故足以平木，温者春之气，故足以入少阳。佐以黄芩泻其实也，佐以半夏破其滞也。而必用夫人参、甘草者，恐木病传脾，而先实其土也。用夫生姜、大枣者，调其荣卫，不令经气壅滞也。

严氏推气散

枳壳　桂心　片子姜黄各半两　炙甘草一钱五分

［批］《济生》推气散，治右胁疼痛，胀满不食。四味为末，每服二钱，姜枣汤调下。

按：此方严氏治肝邪反侮①肺金，而右胁作痛之药也。《济生》更有一方治左者，今并录之以备搜览。

《济生》枳芎散，治左胁刺痛不可忍者。枳实、川芎各半两，粉草（炙）二钱。上引同上，酒调亦可。

枳实善破气，而化痰之功居多，用川芎引入厥阴搜肝开郁，甘草缓急，而斯三品又各有止痛之良能。药方平常，应病则速，乃严氏立方之奇也。如此两胁并痛，合二方无不立验。散药未备，则作汤药而投之亦应，唯其水要井花，火要芦薪，一或失备，应验亦缓。此二方予屡试而得济生良能也多耳。

肝气胁痛，此方主之。

肝藏血而主怒，故病则气血俱病。越人云：东方常实。实则可以泻矣，故用枳壳破其气，姜黄利其郁，桂心能引二物至于痛处。又曰木得桂而柔，以故用之。乃甘草者，取其和缓之气，以调肝方方当作木之急尔。

腰痛门第五十八

叙曰：腰者，肾之府，水火之司，有生之根也。善调之，则根固而叶荣；不善调之，则根枯而叶萎。考方四首，而治腰之大

---

① 侮：原作"悔"。形近之误，据文义改。

者见矣。

青娥丸加黄柏知母方

破故纸酒浸少时，略炒　知母酒炒　川萆薢童便浸一宿　杜仲姜汁炒断丝　黄柏盐水炒　牛膝去芦，各四两　胡桃肉去皮，炮，八两

蜜丸。

［批］丹溪加味青娥丸也，《和剂》原方用胡桃、破胡纸①、杜仲三味，而增萆薢、牛膝、知、柏，为末，炼蜜丸梧子大，每服五十九，空心淡盐汤下。

但是肾虚腰痛，须用《和剂》原方，兼湿热用丹溪方。

肾虚腰痛者，此方主之。

肾，坎象也，水火并焉。水衰则阳光独治而令肾热，火衰则阴翳袭之而令肾寒，水火俱衰，则土气乘之，而邪实于肾，均之令人腰痛也。是方也，破故纸、杜仲、胡桃味厚而温，黄柏、知母、牛膝味厚而寒。温者可使养阳，寒者可使养阴，均之味厚，则均之能走下部矣。若萆薢者，苦燥之品，足以利水土之邪而平其气也。曰青娥者，涵阳之坎也，假之以名方，明其全夫水火之真尔。

独活寄生汤

独活　细辛　牛膝　桑寄生如无，用续断　秦艽　茯苓　桂心白芍药酒炒　人参　防风　熟地黄　杜仲姜汁炒断丝　川芎酒洗　当归酒洗　甘草各三两

每服五钱。

［批］《和剂》独活寄生汤十五味，独活为君三两，余药各二两。剉散，每服四钱，水一盏半，煎七分，空心服。气虚下

---

① 破故纸：原作"破胡纸"，据《和剂局方》卷五改。

利，除地黄。并治新产腹痛不得转动，及腰脚牵痛痹弱不得屈伸云云。

肾气虚弱，肝脾之气袭之，令人腰膝作痛，屈伸不便，冷痹无力者，此方主之。

肾，水脏也，虚则肝脾之气凑之，故令腰膝实而作痛。屈伸不便者，筋骨俱病也。《灵枢经》曰：能屈而不能伸者，病在筋。能伸而不能屈者，病在骨。故知屈伸不便，为筋骨俱病也。冷痹者，阴邪实也。无力者，气血虚也。是方也，独活、寄生、细辛、秦艽、防风、桂心，辛温之品也，可以升举肝脾之气，肝脾之气升则腰膝不痛矣。当归、熟地、白芍、川芎、杜仲、牛膝者，养阴之品也，可以滋补肝肾之阴，肝肾之阴补则足得血而能步矣。人参、茯苓、甘草者，益气之品也，可以长养诸脏之阳，诸脏之阳生则冷痹去而有力矣。

肾着汤

干姜炮　茯苓各四钱　炙甘草　白术炒，各二钱

[批]《金匮》甘姜茯术汤，四味㕮咀，以水五升，煮三升，分温三服，腰中即温。

肾着于湿，腰冷如水①，若有物者，此方主之。

肾主水，脾主湿，湿胜则流，必归于坎者，势也，故曰肾着。腰为肾之府，湿为阴之气，故令腰冷如水。若有物者，实邪着之也。干姜，辛热之物，辛得金之燥，热得旸②之令，燥能胜湿，旸能曝湿，故象而用之。白术、甘草，甘温之品也，甘得土之味，温得土之气，土胜可以制湿，故用以佐之。白茯苓，甘淡之品也，甘则益土以防水，淡则开其窍而利之，此围

---

① 如水：《医方考》卷五作"如冰"。下文同。
② 旸（yáng 阳）：太阳。

师必缺之义也。

[批]肾着之病，其人身体重，腰中冷，如坐水中，形如水形，反不渴，小便自利，饮食如故，病属下焦，身劳汗出，衣里冷湿，久久得之，腰以下冷痛，腰重如带五千钱。已上《金匮》原文，盖使肾着之症莹然明白，小心读之，自然理会，喻氏《法律》说得明白，学者须读。

猪腰青盐杜仲方

猪腰一具　青盐三钱　杜仲末，五钱

先将猪腰剖开，后入青盐、杜仲于内，湿纸包裹煨熟，空心服之。

按：猪腰，乃猪腰子之脱文。本猪肾，俗名腰子矣。若单称腰，即如字，若脊若腿之类也，吴氏独称猪腰，乃俗语之省语也。

小可①腰痛，此方主之。

《易》曰：方以类聚，物以群分。故猪腰可以补腰。经曰：五味入口，咸先入肾。故青盐可以就下。杜仲辛甘，益肾之物也。君以猪腰，佐以青盐，则直走肾而补之矣。

[批]按：此方不在小可腰痛，用治老人肾虚腰痛之的药也。以水畜②之肾，补吾人之肾，从其类也。杜仲仙物，大补筋骨。引以青盐，直充所虚，其效甚速。

七疝门第五十九

叙曰：疝，隐疾也，证有七，七者皆有虚实。今考七方志七

医方考绳愆

四○二

---

① 小可：轻微的。
② 水畜：猪。古代以五行配五种牲畜，猪为水畜。《淮南子·时则训》："其畜彘。"汉·高诱注："彘，水畜。"唐·孔颖达疏："鸡为木畜，羊为火畜，牛为土畜，犬为金畜，豕为水畜。"

疝耳。若虚实之辨，则在夫人之变通也。

按：吴氏谓疝，隐疾，证有七，而立寒、水、筋、气、血、狐、癞之名者，乃仍张子和之旧贯也。盖子和过于攻击，而吴氏过于温补矣。治斯症者，张吴二法并用，则或不致误焉。如朱彦修、虞天民之大匠，亦从张氏规模，谓子和论七疝至为详审，但其处方，一以攻下之法为主治，不能使人无疑，故别立治法活套，临病之工不可不读矣。以愚观之，识病源，非《灵》《素》则无以明了焉，然《内经》事长，不及细举，乃从张会卿先生之论，盘写于篇末，与众共览焉。

吴茱萸加附子汤

吴茱萸　生姜各三钱　人参一钱　大枣二枚　附子二钱

水煎，凉服。

寒疝，腰痛牵引睾丸，屈而不伸，尺内脉来沉迟者，此方主之。

古称七疝，寒、水、筋、血、气、狐、癞也。寒疝之由，必是寒客下体，如坐于卑令，涉于寒渊之所致也。寒气自外入内，束其少火，郁其肝气，故令腰痛。痛而牵引睾丸者，肝之经络环阴器故也。寒主收引，故令屈而不伸。尺内主腰，脉来沉迟，皆阴脉也，寒亦明矣。故用吴茱萸、附子之辛热者以温其寒，用生姜、大枣之辛温者以和其气。邪伤之后，其正必虚，人参之补，可以去其虚矣。

[批]"卑令"之①"令"，一本作"冷"。

《金匮》吴茱萸汤无附子，原用四味，治呕而胸满者；又治干呕，吐涎沫，头痛者。愚按：此只伤寒厥阴经病也。又治食谷欲

---

①　卑令之：此三字原无，据文例补。

呕者，此属阳明经病也。又治吐利，厥，烦躁欲死者①，此属少阴经病也。由此观之，仲景先生累用救逆之神药也，吴氏加附子主治寒疝腰痛，尺内脉来沉迟者，诚为得体之法也。使②诸方考都若是，则吾岂敢鲁般③堂前弄斧。

升阳除湿汤

柴胡　羌活　苍术黄芪各一钱五分　防风　升麻　藁本　炙甘草各一钱　蔓荆子七分　当归　独活各五分

［批］东垣升阳除湿汤十一味，当归、独活原用各三分，剉如麻豆大，勿令作末，都作一服，以新汲水五大盏，煎至一大盏，去柤，空心热服。待少时以早饭压之，可一服而已。

水疝者，肾囊肿大，阴汗不绝，宜此方主之。

子和云：水疝者，得之饮水醉酒，劳于使内。其言当矣。盖饮水、醉酒，则湿气胜，劳于使内，则肾气虚，肾气虚则湿胜而流坎者，势也，故令肾囊肿大如水晶，阴汗不既④如罅漏也。《内经》曰：下者举之。又曰：风能胜湿。是方也，柴胡、羌活、苍术、防风、升麻、藁本、蔓荆、独活，皆味辛而气清，风药也，亦升药也，故可以胜湿，可以升阳。而黄芪之甘，可使托其陷下之气；甘草之温，可使培其防水之土；当归之润，可使调荣血于风药之队也。

泄泻门胃苓汤亦可酌用。

按：此方东垣治妇人由饮食不节，或劳伤形体得之，脾土受

---

① 厥烦躁欲死者：原作"烦躁厥欲死者"，据《伤寒论·辨少阴病脉证并治》乙正。

② 使：假若。

③ 鲁般：鲁班，姓公输，名般，又称公输子、公输盘、班输、鲁般。鲁国人，我国古代出色的发明家，土木工匠们尊其为祖师。

④ 既：尽，绝。《广雅·释诂一》："既，尽也。"

邪，患漏下恶血，月事不调，暴崩不止，多下水浆之物，故又名曰调经升阳除湿汤矣。吴氏移治水疝阴汗不绝之候，乃一段活法也。

伏龙肝掺法

此即灶心土也。土足以防水，燥足以胜湿。水疝者，以此物细末掺之肾囊，亦良法也。

甘草稍黑豆汤

生甘草稍二两　黑豆半斤

[批] 稍，当作"梢"。

水五倍，煎去半，空心服。

[批] 按：《蜀本草》载黑豆甘草煮汤饮，治一切热毒气，并治风毒脚气。《夷坚志》用大黑豆二合（炒熟），炙甘草一钱，水一盏，煎七分，不拘时饮之，治疫疠发肿云。

筋疝者，此方主之。

筋疝者，茎筋挈痛，挺胀不堪也。子和云：此以邪术得之。邪术者，房术春方之故也。治宜解毒缓急，故用甘草稍、黑豆以主之。

按：二味并用，能解百药热毒，若单用，则似无验。予每试用，其验如印。可知药之为物，有此之奇，方之应病，有此之妙，如吾之辈，其可臆度处方乎哉？学到罗、朱心手，须言古方今病可也。今夫吴氏移治邪术春方之故以致筋疝，即子和所谓其状阴茎肿胀，或脓或溃，或痛或痒，而里急筋缩，或挺纵不收，或白物如精随溲而下等证云云。吴氏不逐其流，而穷其源，用斯妙物者，可谓治病求本之良法也。

按摩法

外肾因扑损而伤，睾丸偏大，有时疼痛者，中有瘀血，名曰血疝。宜于夜分之时，自以一手托其下，一手按其上，由轻至重，丸弄百回，弥月之间，瘀血尽散，陈气皆行，诚妙术也，虽年深日久，无不愈之。

虎潜丸

黄柏盐酒炒　知母盐酒炒　熟地黄各三两　白芍药酒炒　陈皮盐水润，晒干　牛膝各二两　龟板四两，酥炙　锁阳酒润晒干　当归各一两半，酒洗　虎胫骨一两，炙酥

羊肉为丸。

［批］出前虚损门。"炙酥"二字倒置。

气疝者，怫郁则睾丸肿大，悲哀则不药而消，宜此方主之。

邪之所凑，常乘其虚。怫郁而睾丸肿大者，肝气乘肾之虚也。悲哀不药而消者，气有所泄也。先医云肝肾之病同一治，故黄柏、知母、熟地、芍药、牛膝、当归、锁阳，味厚之品也，可以补肾，亦可以补肝。龟得天地之阴气最厚，虎得天地之阴气最雄，以血气中之阴类以补阴，欲其同气相求耳。陈皮者，取其能推陈腐之气。羊肉者，取其能补五脏之阳也。或问何以不用橘核仁、细枳实、川楝子、青皮之辈？余曰：此皆破气药也，昔医固多用之，然而治标云尔，况蹈重虚之戒乎，气实者用之可也。

吴氏既袭子和之七疝名目，则当仍旧处治可也，何无分晓乎？今特表而出之。子和曰：气疝其状上连肾区，下及阴囊，或因忿怒号哭，则气郁滞而胀，忿怒罢则气散者是也，宜以散气之剂下之。愚谓："下之"二字太执，郁则散之，滞则行之，痛则和之，实则下之，虚则补之，斯可也。子和又云：小儿亦有此疾，俗名偏坠，得于父已年老，或年少多病，阴痿精怯，强力入房，因而有妊，胎中病也，此病不治云云。今夫吴氏用虎潜丸治气疝云者，原出自此也。子和谓：此病不治者，盖非良医之度也。吴氏忖用

虎潜丸者，乃医者之良能也，然以愚度之，弗若用肾气丸。何如哉？肾气丸者，有补有收，有温有清，有导有泽，而使所受先天精血不滞于一偏之神方也，更教病者谷肉果菜以自奉之，则庶可也。古者谓虽云沉疴，治而不愈者有焉，未有不治而自愈者也，故从吴氏。

补中益气汤加黄柏知母方

人参　黄芪　白术　当归　升麻　柴胡　陈皮　甘草　黄柏
知母

狐疝者，昼则气出而肾囊肿大，令人不堪，夜则气入而肿胀皆消，少无疾苦，宜此方主之，病愈而止。

狐之为物也，昼则出穴而溺，夜则入穴而不溺，以斯证肖①之，故曰狐疝。夫昼，阳也；夜，阴也。昼病而夜否者，气病而血不病也，故用人参、黄芪、白术、甘草以益气。方内有升麻、柴胡，则能举其陷下之阳。方内有黄柏、知母，则能益夫不足之坎。当归味辛，可以活其壅滞之血。陈皮气芳，可以利其陈腐之气。或问何以不主辛香流气之剂？余曰：本以气不足而致病，复以流气之剂主之，非唯无益，而又害之矣。或又曰：然则子和流气之剂非欤？余曰：吾唯酌之于理而已，胡泥乎子和？

按：子和曰：狐疝其状如仰瓦，卧则入小腹，行立则出腹入囊中，如狐昼出穴而溺，夜入穴而不溺，此症出入往来上下，正与狐相类也，亦与气疝大同小异，宜以逐气流经药下之云云。今吴氏用补中益气汤加黄柏知母方而治狐疝，作方考曲节问答，尾

---

① 肖：像貌相似。《说文·肉部》："肖，骨肉相似也。不似其先，故曰不肖也。"引申为相似。《方言》卷七："肖、类，法也。齐曰类，西楚、梁、益之间曰肖……西南梁、益之间凡言相类者，亦谓之肖。"郭璞注："肖者，似也。"

之曰吾唯酌之于理而已，胡泥乎子和？愚谓：吴氏既云不泥子和，何不上从《内经》立言，次从《金匮》立法，而后逞自己之能？其唯迁就子和及丹溪已来之七疝乎。或问：疝属气血凝聚之候，以故宋明诸医多用行气疏经、导滞消聚等药是也，由此言之，岂宜峻补？吴用虎潜丸、补中益气汤，无乃反乎？予曰：否。仲景先生有治寒疝腹中痛，及胁痛里急者，当归生姜羊肉汤主之。心胸中大寒痛，呕不能食饮，腹中寒，上冲皮起，出见有头足，上下痛而不可触近，大建中汤主之。腹中寒气，雷鸣切痛，胸胁逆满，呕吐，附子粳米汤主之。此皆峻补之大法也，唯其补泻相当，初无定法也。子之所言，乃晚世方书有云"凡疝气挟虚者，必以参术为君，佐以疏导之药，加川楝、茴香、香附、枳实，用山栀以降湿热，乌头以破寒郁，二药皆下焦之药，而乌头为栀子之所引，其性急速，不容疝气胃中停留也"之说，盖后世之医局人意见之言，不可不察也。

癞疝无治法

癞疝者，顽疝也，睾丸虽大而无疾苦也。此以父子相传，得于有生之初已然，非若有生之后三因所致之疾也，故不必主治。或有先是癞疝，后来疼痛疾苦者，此兼前件六证也，宜于前方消息之。

按：《韵书》"癞"与"㿗"同，阴病也。张介宾曰：癞疝云者，顽肿不仁也。张子和曰：癞疝者，阴囊肿大如升斗，不痒不痛者是也。得之于地气卑湿所生，故江淮之间多患之，宜以去湿之剂下之。女子阴户凸出，虽亦以类，乃热则不禁固也，不可便认虚寒而温之补之。本名曰㿗，宜以去湿之药下之，以苦坚之。由此言之，立七疝之方，子和谓之得于地气卑湿所生，而述七疝之吴氏，乃谓之得于有生之初，故不必主治云云者，或有所据乎？

有据则当明载于册，而不载之者，恐杜撰之说也。然则吾且从子和之论，然而不敢从子和之治法者，胸次①未明白故也。戴人之论治法，因病在下，必先下之，然后调之，恐阴精虚弱之人下之，有不旋踵之变故也。

[批] 事无好恶，理长则就，故拐之云。

再按：本朝承平②日久，富贵者安逸，贫贱者乐业，虽上世盛时，岂过于今时哉？然安逸者多患积聚，乐业者多患痹疝，此时世之使然欤，或人自招致欤。记得万历丙子年间，李氏编集《医学入门》，其问症篇亦载问素有疝气否耶一条，此亦由明朝太平将三百年，盖因安逸所生病也欤。为医者，当察时世安危而施治法，庶乎可也。然疝症多端，而吴氏迁就张子和之说，只立七疝名目，虽曰不从子和攻击，自立名方七首，多用补剂者，备子和之未备耶，何不从《金匮》而立法哉？今从张会卿先正之言曰：本经诸篇所言疝证不一，有云狐疝者，以其出入不常也；有癫疝者，以其顽肿不仁也；有冲疝者，以其自少腹上冲心而痛也；有厥疝者，以积气在腹中而气逆为疝也；有疝瘕者，以少腹宛热③而痛，出白，一名曰蛊也；有六经风疝者，如《四时刺逆从》篇之所云也；有小肠疝者，如《邪气脏腑病形》篇曰小肠病者，小腹痛，腰脊控睾而痛时窘之症者，亦疝之属也，是皆诸疝之义。按《骨空论》曰：任脉为病，男子内结七疝，女子带下瘕聚。盖任脉者，起于中极之下，以上毛际，循腹里，上关元，总诸阴之会。故诸疝之

---

① 胸次：心中。
② 承平：太平。《汉书·食货志》："王莽因汉承平之业，匈奴称藩，百蛮宾服。"
③ 宛热：热极而烦闷之意。宛，苦闷，郁闷；烦懑。

在小腹者，无不由任脉为之原，而诸经为派①耳。云七疝者，乃总诸疝为言，如《四时刺逆从》篇所言者六，《邪气脏腑病形》篇所言者一也。盖以诸经之疝所属有七，故云七疝。若狐、癫、冲、厥之类，亦不过七疝之别名耳。后世如巢氏所叙七疝，则曰厥、癫、寒、气、盘、胕、狼。至张子和非之曰：此俗工所立谬名也。盖环阴器，上抵少腹者，乃属足厥阴肝经之部分，是受疝之处也。又曰：凡疝者，非肝木受邪，则肝木自甚，皆属肝经。于是亦立七疝之名，曰寒、水、筋、血、气、狐、癫，治多用下。继自丹溪以来，皆宗其说。然以愚观之，亦未为得夫前阴小腹之间，乃足三阴、阳明、任、冲、督脉所聚，岂得独以厥阴经为言？但如本篇六疝皆兼风言者，本非外入之风。盖风属肝，肝主筋，故凡病各经之疝者，谓其病多在筋而皆挟肝邪则可，若谓必在厥阴则不可也。后世议论徒多，又安能出《内经》之围范哉？学者当以经旨为正。至于治之法，大都此证寒则多痛，热则多纵，湿则多肿坠，虚者亦然。若重在血分者不移，在气分者多动，分察六者于诸经，各因其多少虚实而兼治之，自无不效也。

脚气门第六十

叙曰：脚气类伤寒，则察之难。脚气能令人死，则治之难。一病而有二难，是非可以浅浅论脚气矣。考方八首，同志者尚教我哉。

防己饮

木通　防己　苍术盐炒　生地黄酒炒　白术　槟榔　黄柏酒炒
甘草梢　川芎　犀角

---

① 派（pài派）：同"派"。水的支流。《龙龛手鉴·水部》："派，水之分流也。"

[批] 丹溪防己饮，黄柏、苍术、防己、白术各七分，生地黄、槟榔、川芎、犀角、木通、黄连、甘草节各二分。上十一味，细切，作一服，水一盏半，煎至一盏，去粗，食前温服。

丹溪曰：脚气从湿从下，须提起其湿，在下之药随气血用。有热加芩，热甚及天令暄热加石膏，有痰加竹沥、姜汁或南星，大便秘加桃仁，小便涩加牛膝。如常肿者，专主乎湿热，肥人加痰药。

脚气憎寒壮热者，此方主之。

脚气者，湿热在足，而作气痛也。湿热分争，湿胜则令人憎寒，热胜则令人壮热。此其为证，亦有兼头痛者，颇类伤寒，唯其得病之始，本于脚气为异耳。又不可以脚肿为拘，亦有痛而不肿者，名曰干脚气；亦有缓纵不随者，名曰缓风；亦有疼痛不仁者，名曰湿痹；亦有转筋挛急者，名曰风毒。此在医者体会而辩证尔，各有治法不同。大抵脚气之疾，壅疾也，喜通而恶塞，故孙真人曰：脚气之疾，皆由气实而死，终无一人以服药致虚而殂。故脚气之人，皆不得大补，亦不得大泻。是方也，木通、防己、槟榔，通剂也，可以去塞。犀角、黄柏、生地黄、甘草梢，寒剂也，可以去热。苍、白二术，燥剂也，可以去湿。然川芎能破血中之气，犀角能利气中之血。先痛而后肿者，气伤血也，重用川芎；先肿而后痛者，血伤气也，重用犀角。若大便实者加桃仁，小便涩者加牛膝，内热加芩、连，时热加石膏，有痰加竹沥。全在活法，初勿拘也。凡脚气临心，喘急不止，呕吐不休者，皆死，水犯火故也。

越婢汤

石膏一两　白术半两　麻黄七钱半　附子半两　甘草二钱

[批]《千金》越婢汤，治风痹脚弱方。麻黄六两，石膏半斤，

白术四两，大附子一枚，生姜三两，甘草二两，大枣十五枚。上七味，㕮咀，以水七升，先煮麻黄再沸，掠去沫，入诸药，煮取三升，分三服，覆取汗。《金匮》方只五味，若恶风者加附子一枚（炮①），风水者加白术四两，术、附并加②云。此药乃孙氏之主用也，故标曰《千金》越婢。

脚气痛肿，寒热相搏，脉来沉细者，此方主之。

气不得通则痛，血不得行则肿，此脚气之所以为壅疾也。寒热相搏者，邪气与正气相激搏也。脉来沉者为里，细者为阴。名曰越婢者，越，以发越为义；婢，卑也。是方能发越至卑之气，故以越婢名之。石膏性寒而重，寒能胜热，重能就下。附子味辛而热，辛能行壅，热能壮气。佐之以麻黄，则寒热之壅滞皆从汗孔而泄矣。用白术、甘草，取其气味温平，能致冲和之气于发越之余耳。而甘草独少者，恐其性缓，多之不能速达于卑下之区也。

《金匮》原方越婢则无术、附矣。越婢加半夏，则治肺胀，咳而上气，其人喘，目如脱状，脉浮大者。凡药一种加减，治有如此分别，故并及之，以充越婢之用矣。喻西昌云：越婢汤者，示微发表于不发之方也，大率取其通调荣卫，和缓之性较女婢尤过之，而命其名云云。下文犹长，附与后进。

六物附子汤

附子　桂心　防己各四钱　甘草炙，二钱　白术　茯苓各三钱

水煎，冷服。

［批］《三因》六物附子汤，治四气流注于足太阴经，骨节烦疼，四肢拘急，自汗短气，小便不利，恶风怯寒，头面手足时时

---

① 炮：原作“多”，连下读，据《金匮要略·水气病脉证并治》改。

② 术附并加：《金匮要略·水气病脉证并治》无此加减法。

浮肿。六物附子散每服四钱，水二盏，姜七片，煎七分，去滓温服。

寒湿脚气，疼痛不仁，两尺脉来沉细者，此方主之。

此痹证也，《内经》曰：寒气胜者为痛痹，湿气胜者为着痹。今疼痛不仁，是寒而且着也。两尺主两足，脉来沉者为里，迟者为寒。是方也，用桂心、附子温其寒，防己、白术制其湿。甘草、茯苓，脾家药也，扶土气之不足，制湿气之有余。然必冷服者，欲附、桂之性行于下，而不欲其横于上也。

按：陈鹤溪原作温服，而吴氏改作冷服，欲药下行而不上横云者，弗若陈氏温散足太阴随所中轻重用药之言可师。所以然者，陈氏立三因六经脚气而制此方。治太阴经脚气也，其候则病者腹满，夹咽连舌系急，胸膈痞满，循胻骨①、下股膝内前廉、内踝过核骨后、连足大指之端内侧皆痛者，乃足太阴脾经为四气流注之所为也。四气偏胜，治之各随其气所中轻重温散之云。然变冷服，不无其理，临机审察，或可适从。

椒汤洗法

川椒一两　葱一握　姜如掌大一块，槌碎

水一盆，煎汤洗之。

[批] 杨氏《易简方》原无生姜，只用椒、葱矣。按：生姜辛温，气味俱厚，浮而升，属阳之药。脚气果因寒湿而不仁者，依吴氏洗法可也。若因怒气冲逆，脚筋疼痛者，宁用《易简》原方为是。

凡人患寒湿脚气，疼痛不仁者，内服煎剂，外宜以此汤熏洗之。

---

① 胻（héng 横）骨：即胫骨。《素问·骨空论》："胻骨空在辅骨之上端。"

川椒辛热，能疗寒湿之痹。姜、葱辛温，能利肌肤之气。又曰：诸脚气者，皆壅疾也，洗之无有不良。

当归拈痛汤

当归　知母酒炒　猪苓　泽泻　白术　防风各一钱　炙甘草　黄芩酒炒　羌活　茵陈各一两　升麻　苦参酒炒　人参　葛根　苍术各二钱

[批]《拔萃》当归拈痛汤，十五味，㕮咀，每服三钱，水二盏，煎一盏，空心温服。

脚气疼肿，湿热发黄者，此方主之。

脚气内壅，故令疼肿。湿热不得泄越，故令发黄。是方也，羌活、防风、升麻、葛根、苍术皆辛散之剂也，可以泄越壅塞之脚气。苦参、黄芩、茵陈、知母皆苦寒之品也，可以解除内壅之湿热。乃泽泻、猪苓、白术淡渗物耳，能导利下焦之湿。当归、人参、甘草者，所以养血于败坏之余，益气于泄越之后也。

按：东垣治湿热脚气初发，一身尽痛，或肢节肿痛，便溺阻隔，先用羌活导滞汤导之，后用当归拈痛汤以彻其邪也。羌活导滞汤方，羌活、独活、当归各二钱，防己一钱，枳实（炒）一钱，大黄（酒炒）四钱。上剉，每三钱，水煎，空心服云。愚按：古人立法制方之时，有三方相照应者，有二方先后行者，此皆前辈费却精神，为后昆夜炬焉。吴氏籍生知耶，此等医事亦未授受，以故不载羌活导滞之法者，犹如独脚行程，岂能至远哉？

升阳顺气汤

升麻　柴胡　草豆蔻　陈皮去白　当归各一钱　黄芪四分　半夏　人参各三分　甘草　柏皮各五分　神曲一钱五分

[批]东垣升阳顺气汤，十一味，每服三钱，水二盏，生姜三

片，煎至一盏，去滓温服，食前。

按：东垣原方与此分两大不相称，学者临病增损可也。

脾气虚弱，胃气下注，令人足跗气肿者，此方主之。

脾虽具坤静之德，而有乾健之运，故脾气冲和，则升清降浊，无跗肿也。脾气一虚，土不制水，则胃中水谷之气下注，随经而下，令人跗肿。是方也，半夏、甘草所以益脾，人参、黄芪所以益气，神曲、豆蔻所以消磨水谷，升麻、柴胡所以升举胃气，当归能使诸药归脾，陈皮能利中宫之气。而柏皮者，取其味厚，能引升麻、柴胡下走足跗，而升举其陷下之阳尔。

杉木汤

杉木节一大升　橘叶一升，无叶用皮　槟榔七枚，火伏槌碎　童便三大升

共煮一升半，分二服。得快利，停后服。

[批] 杉木节饮，治脚气发作，恶寒发热，两足肿大，心烦体痛欲死者。杉木节四两，槟榔七枚，大腹皮（酒洗）一两，青橘叶四十片。上细切，作一服，用顺流水三升，煎至一升，分作三服，一日服尽。如大便通利黄水，其病除根。未愈，过数日再煎一剂服之，病根去。为度外，以杉节、橘叶不拘多少，煎汤洗之，神效。出《医学正传》，虞天民谓之祖传经验方，则大腹皮亦不可无。愚虽未试，而花溪老人①岂欺我哉？

唐·柳子厚《救死方》云：元和十二年二月，得干脚气，夜成痞绝，左胁有块大如石，且死，因大寒，不知人三日，家人号哭。荣阳②郑洵美传杉木汤，服半食顷，大下三次，气通块散。病

---

① 花溪老人：虞抟，字天民，自号花溪恒德老人。明医学家，撰有《医学正传》《苍生司命》等医著。

② 荣阳：《本草纲目》卷三十四"杉"条作"荥阳"。

盖死矣，会有救者，因得不死。恐他人不幸有类予病，故以方传焉。崑谓：此云干脚气者，谓脚气入腹，不得通泄也。脚气干于肝，则左胁有块；脚气干于脾，则令人痞；脚气干于心，则令人绝。病绝于夜者，夜气助其阴邪也。因大寒不知人者，阴进而阳不舒也。是方也，杉木节质重而气芳，质重则能达下，气芳则能疏壅。橘叶味苦而厚过于青皮，槟榔质实而重等于铁石，味厚则泄，质重则降，故能令邪气大下。童便，咸寒物也，咸则能引邪气以走浊阴，寒则能平热气使不上逆。经曰道之远者，制大其服，故其量数五升云。

［批］共煮一升半，不知用水几许也。或疑曰：用水五升矣乎？予笑曰：似合本文五升之言。

傅螺法

《医说》云：白石董守约，苦脚气攻注，或告之槌数螺，傅两股上，便觉冷气趋下至足而安。盖螺性能泌别清浊，故能疗脚气之湿热也。

［批］数，当作"田"。

宣州木瓜

顾安中，广德人，久患脚气，筋急腿肿，行履不得，因至湖州附船。船中先有一袋物，为腿疼痛，遂将腿阁①之袋上，微觉不痛，及筋宽而不急。乃问稍人②袋中何物。应曰：宣瓜。自此脚气顿愈。噫！药气相感，且能愈疾，则用药当病者从可知矣。

---

① 阁：置放，搁置。清·朱骏声《说文通训定声·豫部》："凡止而不行皆谓之阁。"唐·元稹《遣春十首》之九："葛巾竹梢掛，书卷琴上阁。"
② 稍人：船工。稍，用同"艄"。元·杨梓《忠义士豫让吞炭》第二折："稍公呵，你与我慢慢行，悄悄地听，好教我把心不定，驾着个小船儿如履薄冰。"

［批］胕，《名医录》原作"附"。

眼疾门第六十一

叙曰：眼，五官之一也。匪明则无以作哲，故眼重焉。医眼有专科，亦以其重耳。今考名方十五首，夫人酌其宜而用之，则复明之一助也。

消风养血汤

荆芥　蔓荆子　菊花　白芷　麻黄去节　桃仁去皮尖　红花酒炒　防风　川芎各五分　当归酒洗　草决明　石决明　白芍药酒炒　甘草各一钱

［批］《拔萃》消风养血汤，治眼暴发赤肿疼痛，因肝肾俱虚，风邪所乘，热气上攻，白睛通赤，隐涩难开。本方无麻黄，有生地黄，共十四味，每服三钱，水一盏半，煎一盏，食远温服。

按：麻黄，或"地黄"之误也。

眼痛赤肿者，此方主之。

痛者，邪气实也；赤者，风热伤血也；肿者，风热注之也。是方也，荆芥、菊花、蔓荆、白芷、麻黄、防风、川芎，可以消风，亦可以去热，风热去则赤肿去矣。桃仁、红花、当归、芍药、草石决明，可以消瘀，可以养血，亦可以和肝，瘀消则不痛，养血和肝则复明。乃甘草者，和诸药而调目气也。

益阴肾气丸

熟地黄二两　生地黄　山药　山茱萸　当归梢　五味子　牡丹皮　柴胡各五钱　泽泻　茯神各二钱五分

［批］《兰室》益阴肾气丸，分两同，十味为细末，炼蜜为丸如梧子，朱砂为衣。每服五十九，空心淡盐汤下。

东垣自叙云：此壮水之主，以镇阳光。

肾虚目暗不明者，此方主之。

精生气，气生神，故肾精一虚，则阳光独治阳光独治，则壮火食气无以生神，令人目暗不明。王冰曰：壮水之主，以制阳光。故用生熟地黄、山萸、五味、归梢、泽泻、丹皮味厚之属，以滋阴养肾，滋阴则火自降，养肾则精自生。乃山药者，所以益脾而培万物之母。茯神者，所以养神而生明照之精。柴胡者，所以升阳而致神明之气于睛明之窠也。孙思邈云：中年之后有目疾者，宜补而不宜泻。可谓开斯世之朦矣，东垣此方其近之。

疗本滋肾丸

黄柏酒炒　知母酒炒，等分

共末为丸，空心盐汤下百丸。

[批]《兰室》疗本滋肾丸，为末，滴水为丸，如梧子大云。

愚按：此方须加桂十分之一，才能疗本矣。所以然者，酒柏入左肾，而知母入右肾，各成滋肾之能者焉。肉桂直入二肾之中，以保命门之火，则不致苦寒坏胃之偏矣。详前虚劳门。

此亦治肾虚目暗之方也。

眼者，肝之窍。肝，木脏也，得水则荣，失水则枯，故用黄柏、知母之味厚者以滋肾水，所谓虚则补其母也。是方也，虽曰补肾，亦泻之之类也，脾强目暗者宜主之。脾胃坏者，非所宜也。

干熟地黄丸

人参二钱　当归身　酒黄芩各五钱　干熟地黄一两　柴胡八钱　生地黄酒洗，一钱半　炙甘草　天门冬去心　地骨皮　枳壳麸炒　黄连酒炒　五味子各三钱

[批]《兰室》干熟地黄丸，十二味同为细末，炼蜜为丸，如梧子大。每服一百丸，茶汤送下，食后，日进二服。

血弱不能着心，心火旺盛，肝木自实，瞳子散大，视物不清

者，此方主之。

肝者，心之母，心火旺盛，故令肝木自实。肝主风，心主火，瞳子散大，风火动摇之象也。瞳子者，主照物，今而散大，宜其视物不清矣。越人云：实则泻其子，虚则补其母。火是肝之子，故用芩、连、骨皮、生地以泻火。水是肝之母，故用熟地、门冬、五味以滋水。《内经》曰阳气者，精则养神，故又以人参、甘草益其阳气，而枳壳者所以破其滞泥，柴胡者所以升其清阳也，清升而目自明矣。经曰目得血而能视，故又以当归佐之。

《兰室》有治阴虚血弱云云一百六十二字，甚好，学者考之。

补阳汤

肉桂一钱，去皮 知母炒 当归酒洗 生地黄酒洗 白茯苓 泽泻 陈皮各三钱 白芍药酒炒 白术炒 人参 黄芪炙 防风 羌活 独活 熟地黄 甘草各一两 柴胡二两

[批]《兰室》补阳汤，十七味㕮咀，每服五钱，水二盏，煎至一大盏，去租，空心服之。

青白目翳者，此方主之。

阳不胜其阴，则生目翳。所谓阴盛阳虚，则九窍不通，乃阴埃障日之象也。是方也，人参、黄芪、白术、茯苓、甘草、陈皮，甘温益气之品也，固所以补阳。柴胡、羌活、独活、防风，辛温散翳之品也，亦所以补阳。知母、当归、生熟地黄、芍药、泽泻，虽曰养阴，亦所以济夫羌、防、柴、独使不散其真阳耳，是亦所以补阳也。用肉桂者，取其辛热。热者火之象，可以散阴翳；辛者金之味，可以平肝木。盖眼者，肝木之窍，以故用之。

按：东垣老人治阳不胜其阴，乃阴盛阳虚，则九窍不通，令青白翳见于大眦云云二百一十一字，甚好，学者详之。

百点膏

蕤仁去皮尖，三钱 防风八钱 黄连净，二两 当归身 甘草各

六钱

前药剉细，以水五碗同煎，半干去渣，再煎至滴水不散，以净蜜等分加入，又熬少时为度，日可五七次用之。名曰百点膏，盖欲使药力相继耳。

［批］《兰室》百点膏，蕤仁（去皮尖）三分，当归身、甘草各六分，防风八分，黄连二钱（剉如麻豆大，水一大碗，煎至一半入药）。上件剉如麻豆大，蕤仁别研如泥，同熬至①滴在水中不散，去沫，入②蜜少许，再熬少时为度。令病人心静点之，至目③中微痛，日用五七次，临卧尤疾效。

东垣云：张济氏病翳六年，以至遮蔽瞳人④，视物有云气之象，因用此药而效。按：此五药，蕤仁能散结气，当归能活滞血，防风能散风邪，黄连能攻久热，甘草能和气血，乃蜜则润之而已。

［批］东垣原文"视物"下有"不明"二字。

光明洗眼方

古青钱十文　黄连一钱　杏仁七枚，去皮　艾叶三片

上药用水一钟，煎去其半，澄清一宿，次日频频洗之良。

［批］按：古青钱，乃古文钱生铜青者之谓也。若无青钱，用铜青亦得。

凡患风热眼眶红烂者，此方洗之。

锢性清肃，可以胜热明目。黄连苦燥，可以泻热坚肤。艾叶辛温，可使驱风胜湿。杏仁辛润，可使利气泽皮。

---

① 至：原脱，据《兰室秘藏》卷上"眼耳鼻门"补。

② 入：原误置于"去沫"之前，据《兰室秘藏》卷上移乙正。

③ 目：原作"日"。形近之误，据《兰室秘藏》卷上"眼耳鼻门"改。

④ 人：用同"仁"。清·段玉裁《说文解字注·人部》："果人之字，自宋元以前，本草方书，诗歌纪载，无不作人字。自明成化重刊本草，乃尽改为仁字。"

［批］锢，一本作"铜"。

本事羊肝丸

黄连一两　白羊肝一具，煮烂

二共为丸梧子大，每服三十丸，忌猪肉、冷水。

《本事方》云：诸目疾翳障清盲，此方皆治。

［批］清，一本作"青"。

唐崔承元者，居官时，治一死囚，出而活之，囚后数年以病死。崔后为内障所苦，丧明逾年后，半夜叹息独坐，忽闻阶除窸窣之声，崔问为谁？徐曰：是昔蒙出死之囚，生不能报公，今来献目疾方耳。遂以前方，言讫而没。崔依此合服，不数月复明。崑谓：眼者肝之窍，肝木自实则病眼，邪害空窍也。越人云：实则泻其子。故用黄连以泻心，能泻其心，则子食气于母，而肝弗实矣，目也岂不莹然而明乎？然必剂以羊肝者，取其为血气之属，同类相从，用之补肝，非若草木之性偏一而失冲和也。

［批］按：治，理也。

按：是方一泻一补，擒纵并存，殆神方也。

按：黄连羊肝丸，盖出于《杂志》，而吴氏迁就张季明《医说》，谓之《本事》羊肝丸矣。许叔微《本事方》别号羊肝丸者，计用药二十味矣。方不及载，不关于此故也。

类说羊肝丸

夜明沙净洗　蝉退　木贼去节　当归各一两　羊肝四两

上药以前四物研为细末，以羊肝水煮，烂捣如泥，入前四物拌和，丸如梧子大，食后温汤下五十丸。

明州定海人徐道亨者，事母至孝，因患赤眼而食蟹，遂成内障。凡历五年，虽抱眼疾，笃孝弗衰。忽梦一僧人授以此方，制而服之，百日复明。崑谓：夜明沙能攻目中恶血，当归身能生目中新血，蝉退能去目中翳障，木贼能散目中翳热，乃羊肝者，同类相从，能引四物入肝而利其窍也。孝道感格，故致神方，所谓诚能动天也。

[批] 诚，当作"孝"。所谓孝感动天心。

张季明《医说》云：出于《类说》云云。愚谓：徐道亨能解暗诵《金刚般若经》，出丐市里所得钱米，仍持归奉老母，故夜梦一僧长眉大鼻，托钵，钵中有水，令徐掬以洗眼，复告之曰：当服羊肝丸，百日乃愈。徐知为佛罗汉，喜而拜，愿乞赐良方，僧授此方云云。愚谓：无漏罗汉哪得许多闲工夫与俗子治目乎哉，是必三十二应大士现孝子身而为济母者焉。

蛴螬明目

晋盛彦之母失明，食必自哺。母既病久，婢仆数见捶挞，心怀怨焉。伺彦他出，取蛴螬炙而饲之。母食以为美，藏以示彦。彦见之抱母痛哭，母目豁然而开，若有神者。崑谓：蛴螬能攻恶血，若目中血障者，用之必然神良。若用之概治目疾，则弗验也。

真人明目丸

生地黄　熟地黄　川椒去目及闭口者，微炒，等分

共为末，蜜丸梧子大。每服五十丸，空心盐米饮下。

江陵傅氏，目昏多泪，家贫，鬻纸为业，性喜云水，见必邀迎。一日有客方巾布袍过之，授以此方治目。如方修服，不一月目明，夜能视物。崑谓：肾主目之瞳子，肾水虚竭，故令目昏。肝之液为泪，肝有风热，故令泪出。是方也，生地所以凉肝，熟地所以补肾。乃川椒者，味辛而热，可以疗肝肾之痹气。痹气者，湿热着而不散之气也。又于空心之时，以盐饮吞之，宜其直达肝肾之区矣。病在标而治其本，可谓神于病情者，此其所以为真人之方欤。

[批] 傅氏，《医说》作"傅"，云出《辛志》。兹谓真人者，乃吕洞宾仙师也。

鼍龙点眼方

猪胆一枚，银铫中微火熬成膏，再入　冰脑米许，点入眼中

郭太尉者，真州人，久患目盲，有白翳膜遮睛，遍服眼药，无能效者。有亲仲监税在常州守官，闻张鼍龙之名，因荐于太尉。太尉请张视之，曰：予眼缘热药过多，乃生外障，视物昏黑，更无所睹，医者以肝肾虚损治之，愈盲。张曰：请太尉将药点眼并服之，一月取翳微消。后果一月翳退，双目如旧。因求点药方。乃只用前件修制，点入眼中，微觉翳轻，后又将猪胆白膜皮暴干，捻作绳子烧灰，待冷点翳。云：盛者亦能治之，此方甚好，勿妄传。崑谓：猪胆汁者，甲木之精也，可以荣润乙窍。冰脑者，辛温之品也，可以旋开目翳。膜灰者，化烂之品也，可以消去翳膜。

二百味花草膏

羖羊胆出其中脂，再填入　好蜜拌匀蒸之，候干，入钵，细研为膏

[批]《医说》云出《癸志》。

福州人病目，两睑赤湿流泪，或痛或痒，昼不能视物，夜不可近灯，兀兀痴坐。其友赵谦子春语之曰：是为烂缘血风眼也，我有一药，正治此疾，名曰二百味花草膏。病者惊曰：用药品如是，世上方书所未有，岂易遽办①，君直相戏耳。赵曰：我适间有药，当以与君。携一钱匕，坚凝成膏，使以匙抄少许入口。一日泪止，二日肿消，三日痛定，豁然而愈。乃往谒赵致谢，且叩其名物。赵笑以前方授之曰：以蜜采百花，羊食百草，故隐其名以

---

① 办：原作"辨"，形近之误，据《医方考》卷五改。

眩人耳。崑谓：内热则睑赤，肝热则出泣①，微热则痒，热盛则痛，或痛或痒，皆火之故也。气热则神浊昏胃，故令昼不能视物。阳胜者喜恶火，故令不可以近灯光。此经所谓天明则日月不明，邪害空窍也。羖羊胆，苦物也，足以胜热。蜜，润物也，足以济火。然曰入口，不曰入眼，则固服食之剂耳。用之者，使频频噙之，药力相继为良。

[批] 间，《医说》作"见"。胃，一本作"冒"。

明目六事方

损读书　减思虑　专内观　简外事　旦起晚　早夜眠

[批] 事，原本作"观"。早夜眠，原作"夜早眠"。"六事"下，原有"戏之"二字。

晋范宁常苦目痛，就张湛求方。湛书此六事，仍尾之曰：上方宋阳子少得其术，以授鲁东门伯，次授左丘明，遂世世相传，以及卜子夏、晋左太冲。凡此诸贤，并有目疾，得此方之用，熬以视火，下以气筛，蕴于胸中七日，然后纳诸方寸，修之一时，近可数其目睫，远可察夫簾垂。长服不已，洞见墙壁之外，非但明目，乃亦延年。许学士评之曰：审如是而行之，非可谓之嘲谑，真明目之奇方也。

[批] 卜子夏，原作"汉杜子夏"。视，原作"神"。无"洞见"以下六字。许学士"嘲谑"二字以应上文脱"戏"字。

目疾者戒沐头宜濯足

崑谓：此二句者，先医之格言也。太极之道，动而生阳，静而生阴。沐头则上动矣，必生阳而损目。况夫湿气难干，乘风而梳拂不已，则风湿袭于首而并于目，甚者至于丧明，此沐头之宜

---

① 泣：眼泪。《广雅·释言》："泣，泪也。"

戒也。然何以宜濯足也？足太阳之经，根于足之小指端，上贯于睛明。足少阳之经，根于足大指歧骨间，上贯于瞳子窌。足阳明之经，根于足中指内间，上贯于承泣。《易》曰：水流湿，火就燥。若能以温水濯其两足，则头目间之热邪亦能引之而下。况夫温濯之余，腠理疏泄，又足以泻经中之邪，是亦去病之一助也，故曰宜濯足。

［批］《医说》云出《泊①宅编》。

耳疾门第六十二

叙曰：耳以司听，匪听弗聪也。君子有思聪之责者，胡然而使褎如②乎？故考四方以治耳。

千金肾热汤

磁石煅红淬七次　白术　牡蛎各五两　甘草一两　生地黄汁　葱白各一升　麦门冬　芍药各四两　大枣十五枚

水九升，煎三升，分三服。

［批］《千金》治肾热，背急挛痛，耳出脓血，或生肉塞之，不闻人声方。原用生麦门冬六两，余分两无差，煎服法同。

肾热耳中脓血，不闻人声者，此方主之。

耳者，肾之窍，故肾热则令人病耳生脓出血，不闻人声也。是方也，磁石能引肺金之气下降于肾，肾得母气，自然清肃而热日愈。生地汁、麦门冬、白芍药，所以滋肾阴而泻肾热。乃葱白者，所以引肾气上通于耳也。牡蛎咸寒，能软坚而破结气，得葱

---

① 泊：原作"白"，据文义改。《泊宅编》，北宋·方勺著，书中所记多为宋仁宗至徽宗政和年间朝野杂事。

② 褎（yòu 又）如："褎如充耳"之略语。像聋子一样塞耳不闻。语出《诗·邶风·旄丘》："叔兮伯兮，褎如充耳。"郑玄笺："充耳，塞耳也。言卫之诸臣颜色褎然，如见塞耳，无闻知也。"

白引之入耳，则能开听户而消脓血。乃白术、甘草、大枣者，健脾之品也，所以培万物之母，益上气而制肾邪尔。

［批］"益上气"之①"上"，当作"土"。

按：吴氏谓磁石引肺气下降于肾者，杜撰之说也。如磁石杀铁，琥珀拾芥，水精向月生水，火齐向日引火，此物性之所然也。肺虽属金，而磁石岂能引之耶？李濒湖曰：磁石法水色黑而入肾，故治肾家诸病而通耳明目。刘完素曰：天地赋形，阴阳形色，自然皆有法象。空青法木色青而主肝，丹砂法火色赤而主心，云母法金色白而主肺，磁石法水色黑而主肾，黄石脂法土色黄而主脾，触类而长之，莫不有自然之理也。欲为医者，上知天文，下知地理，中知人事，三者俱明，然后可以语人之疾。不然则如无目夜游，无足登涉，动致颠殒，而能愈疾者，未之有也。吴氏编书最晚，安得不览李、刘之书乎？只是好奇，故立言不正，吾故辨之。设真好奇，则何不附载《淮南万毕术》云磁石悬井，亡人自归？注云：以亡人衣裹磁石悬于井中，逃人自返也。附赘附赘。

千金补肾丸

人参　黄芪　当归　山茱萸　牡丹皮　芍药　桂心　远志　巴戟天　菟丝子　细辛　苁蓉　附子　熟地黄　蛇床子　茯苓　甘草　干姜　泽泻　石斛各二两　石菖蒲一两　防风一两半　羊肾二枚

［批］《千金方》用二十三味，所用防风七钱五分，余药不差。

为末，炼蜜为丸，如梧子大。每服二十丸，日二三服，加至四五十丸，食后盐汤送下。

《济世全书》西园公加山药二两得效云。西园公即龚云林，乃

---

① 益上气之：此四字原无，据文例补。

尊加药，一似有理，故并载之。

《千金》云：劳聋、气聋、风聋、虚聋、毒聋、久聋耳鸣者，此方主之。

劳聋者，劳火鼓其听户也。气聋者，经气滞塞于听户也。风聋者，风热闭其听户也。虚聋者，气血虚耗而神不用也。毒聋者，脓血障碍妨于听户也。久聋者，病非一日，邪气痹聚也。凡是聋者，势必耳鸣，故总系其耳鸣也。味之甘者，可以补虚，亦可以却劳，人参、黄芪、羊肾、山萸、干地、菟丝、巴戟、苁蓉、泽泻、芍药、当归、茯苓、甘草，均之味甘之品也，能疗虚聋、劳聋。味之辛者，可以驱风，亦可以顺气，防风、细辛、菖蒲、远志、丹皮、石斛，均之味辛之品也，能疗气聋、风聋。性之毒者，可以开结毒，亦可以疗久痹，蛇床、桂心、附子、干姜，均之辛温微毒之品也，能疗毒聋、久聋。

按：《千金方》云前证皆缘肾虚耳，故作补肾方也，又作利九窍药，即瘥。

治耳聋方，头发如鸡子大（烧灰），巴豆、杏仁各七枚，印成盐两颗，生地黄极粗者长一寸半。上五味，治下筛，以绵薄裹，内耳中一日一夜。若小损即去之，直以物塞耳，耳中黄水及脓出，渐渐有效，不得更着。不着①一宿后，更内一日一夜，还去之，依前。

"小损即去之"五字，可见孙真人用药留意精微，殆非后贤云可及也。

再按：吴氏立名补肾丸者，是也。真人虽不立方名，乃方后云缘肾虚，故作补肾方云故也。继之曰又作利窍药云云者，吴氏并不理会，而即用补肾丸子图治大病者，其失也大矣。夫耳不闻

———————————————

① 不着：原脱，据《千金要方》卷六补。

声，有厥聋、暴聋、久聋之异。而暴、厥聋者，一得应病之药，则窍开而声闻。如久聋者，虽得其药，亦难聪矣。虽是阴阳虚人用对病药，亦必与阴阳隔绝未久，其经脉欲行而不通，冲击听户，而作浑浑焞焞嘈嘈风雨诸声者，乃可随其虚实而补不足泻有余，使阴阳和平，则自然清净之气上走耳窍，而听斯聪矣。设若二气不和，则结成干耵聍而塞之。夫如是，虽使病人服丸散无数，安能通其塞乎？于此二方内外互治者，敬服真人之神于医者也。

治三十年久聋方

［批］出《千金方》。

故铁三十斤，以水七斗，浸三日取汁，入曲、酿米七斗，如常造酒法。候熟，取磁石一斤研末，浸酒中三日乃可。饮取醉，以绵裹磁石内耳中，覆头一卧，酒醒，去磁石即瘥。崑谓：磁石引铁，物类之相感也。金石之性寒，可使主内热；金石之性重，可使不怯气。共酿于酒，欲其无所不之。既饮其酒，复以磁石内耳，欲其内外交感，而听户随开尔。

耳脓方

人发烧灰存性，每用分许，吹入耳中即瘥。此湿者燥之之意。而必以人发者，近取诸身而自足也。他如白矾、赤石脂、鸽粪，皆可枯灰用之。

鼻疾门第六十三

叙曰：鼻居五官之中，疾非美观也。《记①》曰：尽饰之道，斯其行者远矣。故考五方以治鼻。

---

① 记：指《礼记》。

苍耳散

白芷一两　辛夷仁　苍耳子炒，各二钱五分　薄荷五钱

共为末，食后葱汤下二钱。

[批]《选方》苍耳散，治鼻流浊涕不止，名曰鼻渊。四味为细末，每服二钱，食后葱茶清下。一方有辛夷仁五钱，余分数同。

鼻渊者，此方主之。

鼻流浊涕不止者，名曰鼻渊。乃风热在脑，伤其脑气，脑气不固，而液自渗泄也。此方四件皆辛凉之品，辛可以驱风，凉可以散热，其气轻清，可使透于巅顶，巅顶气清则脑液自固，鼻渊可得而治矣。

辛夷散

辛夷　川芎　防风　木通去节　细辛洗去土　藁本　升麻　白芷　甘草等分

共为末，每服三钱，茶清调下。

鼻生息肉，气息不通，香臭莫辨者，此方主之。

[批]《济生》辛夷散，治肺虚为四气所干，鼻内壅塞，涕出不已，或气息不通，或不闻香臭。

鼻者，气之窍，气清则鼻清，气热则鼻塞，热盛则塞盛，此息肉之所以生也。故治之宜清其气。是方也，辛夷、细辛、川芎、防风、藁本、升麻、白芷，皆轻清辛香之品也，可以清气，可以去热，可以疏邪，可以利窍。乃木通之性可使通中，甘草之缓可使泻热。

按：息肉者，鼻窍中生肉赘，犹若肛门生痔疮也。此盖厚味醇酒太过，胃积湿热，蒸于肺门，犹如地气伏热，忽得雨湿，则突生芝菌之比也。既生形于外，非汤药之所必愈，须用去毒消息之药点之。如韩飞霞用白矾末加硇砂少许，吹其上，久之则化

为水。

瓜蒂散搐息肉法

[批]《千金方》治齆鼻[1]有息肉，不闻香臭方。瓜丁、细辛，上二味，各等分为末，以绢裹如豆大许，塞鼻中，须臾即通。

《准绳》名瓜丁散，王氏曰：瓜丁，即瓜蒂。又号细辛散。

先将鼻中息肉用针微刺，令患人含水一口，后以瓜蒂散和麝香少许，用水数滴吹鼻内，出涎水则愈。此苦能涌泄也，能泻其实，则息肉愈矣。

补脑散

天雄炮　辛夷仁　苍耳茸等分

共为末，饭后酒下二钱。

[批]按：鼻流清涕，谓之鼻鼽。《内经》运气鼻鼽有二论，详《证治准绳》八卷二十二叶，事长不录。

阳虚脑寒鼻渊者，此方主之。

人身之上，天之阳也，故六阳之气皆会于头。若阳气自虚，则阴气凑之，令人脑寒而流清涕。是方也，天雄辛热而上浮，辛热者太阳之象，故可以温脑而补阳虚。辛夷仁、苍耳茸，皆轻清彻脑之剂，可以佐天雄而透脑。

按：戴元礼云：有不因伤冷而涕多，涕或黄或白，或时带血，如脑髓状，此曰肾虚，不可过用凉剂，宜补脑散、紫灵丹。可惜哉，其方阙载。

大朴散

大黄　朴硝等分，为末

---

① 齆（wèng 瓮）鼻：又名鼻齆。指鼻塞、嗅觉失灵的病证。《诸病源候论》卷二十九"鼻病诸候"："鼻气不宣调，故不知香臭，而为齆也。"

[批]《易简》二神散，二味等分为末，津调涂所患处。

鼻赤如榴者，将此二物为末，酒调付①之。

鼻赤者，热也。所以赤者，血也。大黄之寒能泻热，朴硝之咸能败血。是证也，酗于酒者而后有之。若不绝其酒，而徒用其药，拖薪救火，何益于事？

口齿舌疾门第六十四

叙曰：君子无尺寸之肤不爱焉，则无尺寸之肤不养也。口也，齿也，舌也，何莫而非吾身之肤，则亦何莫而非吾之所当养矣。故考十五方以治口、齿、舌。

口糜散

黄柏　黄连各一两　雄黄　没药各一钱　片脑②五分

五件共为细末，每用分许着于疮上良。

口疮糜烂者，此方主之。

口糜本于湿热，湿热不去，必至疳蚀。寒可以胜热，苦可以坚肤，故用黄连、黄柏。乃雄黄之悍，杀虫而利气。冰脑之窜，杀虫而入腠。没药之苦，散血而愈疮。

按：口糜，小疾也，各随其证而施焉。然记得一件治法有理，书之与众共焉。东垣曰：好饮酒人多有口糜，易老尝用五苓、导赤相合，服之神效。

蔷薇煎

取蔷薇浓煎汁含之，稍稍咽之，日三夜一。冬用根，夏用叶。

孙真人《千金方》云：蔷薇根，口疮之神药，人不知之。故

---

① 付：用同"敷"。宋·曾慥《类说·纪异记》："瓶中有药如膏，曰：'以此付之即瘥。'如其言付，果愈。"
② 片脑：即冰片。

其口齿一门，用蔷薇根者盖六方焉。今尝其药，气平而味苦。《内经》曰：气薄为阳中之阴。又曰：味厚则泄。如此言之，固清气泄热之药也。

柴胡地骨皮汤

柴胡　地骨皮各三钱　实者加大黄、朴硝。

[批]《拔萃》柴胡地骨皮散，治膀胱移热于小肠，上为口糜，或生疮溃烂，心胃壅热，水谷不化等证。二味咬咀，等分，每服五钱，水一钟半，煎一钟，食后温服。如病人大段实者，加大黄、朴硝以利之。

《气厥论》曰：膀胱移热于小肠，膈肠不便，上为口糜。此方主之。

膀胱者，水道之所出。小肠者，清浊泌别之区也。膀胱移热于小肠，则清浊不能泌别，湿热不去，势必上蒸，故令口中糜烂而疮，乃灶底燃薪，笼中肉糜之象也。是方也，柴胡辛温，所以升其清阳。地骨皮苦寒，所以降其浊阴。清浊既判，则乾清坤宁，膈肠利而口糜愈矣。实者加大黄、朴硝，谓大便秘涩，邪气自实，二阴皆秘，地道不通，故用大黄苦寒以泻实，朴硝咸寒以软坚，乃灶底抽薪之法也。

益胆汤

人参　炙甘草　黄芩各一钱　官桂半钱　苦参　茯神各一两　远志肉七分

谋虑不决，肝胆气虚，口苦舌疮者，此方主之。

[批]河间益胆汤七味，原用苦参、茯神各三分，余分数同。上咬咀，作一服，水钟半，煎一钟，温服。治谋虑不决，肝胆虚气上溢而口苦。愚按：本文作肝胆虚气上溢六字，治病之眼目也。吴氏作肝胆气虚，末在。

肝主谋虑，胆主决断，劳于谋虑决断，故令气虚。咽门为胆之使，胆汁上益_{益当作溢}于咽，故令口苦。木能生火，故令舌疮。是方也，人参、甘草所以补其气虚，苦参、黄芩所以清其气热。经曰主明则十二官各得其职，故用茯神、远志以养心。又曰微者正治，甚者从治，故用官桂之辛热。

愚按：贵宦家谋虑不决而患口苦者最多，非一方之所能尽，故采良方龙胆泻肝汤以补之云。《内经》曰：有病口苦，名曰胆瘅。乃肝主谋虑，胆主决断，盛汁七合，是清净之府。肝取决于胆，胆或不决，为之恚怒，则气上逆，胆汁上溢，故口苦，或热甚使然也。方用柴胡一钱，黄芩七分，生甘草、人参、天门冬、黄连、草龙胆、山栀、麦门、知母各五分，五味子七粒。水二盏，煎至一盏，食远，去渣温服。忌辛热物，大效。

滋阴大补丸加鹿茸方

熟地黄二两　川牛膝去芦　杜仲姜炒去丝　巴戟天去心　山茱萸去核　小茴香略炒　五味子炒　远志去心　肉苁蓉　白茯苓　山药各一两　红枣肉蒸熟，十四两　石菖蒲　枸杞子各五钱　鹿茸炙酥

［批］"炙酥"二字倒置。

丹溪滋阴大补丸，十四味为细末，和炼蜜为丸如梧子。每服七十九，淡盐汤或温酒空心下。加楮①实子一两，即还少丹也。

肾虚，齿长而动者，此方主之。

肾主骨，肾虚则髓弱，髓弱则骨枯，骨枯则不能固齿，故令齿长而动。譬之败几焉，几败木枯，则紧窦之寸木摇摇而出，以水泽之，则败几润而寸木固。故治此者，宜滋阴补肾，肾不虚则龈骨润，龈骨润则齿固矣。是方也，熟地、牛膝、杜仲、山萸、

---

① 楮：原作"猪"。形近之误，据文义改。

五味、枸杞，皆味厚之品也，可以滋阴益肾。巴戟、苁蓉、茴香、远志、石菖、山药、茯苓，皆甘温之品也，可以温肾生精。乃鹿茸者，取其为血气之属，得阴气之最完，故用之以为补肾填精益髓之品耳。红枣肉者，味甘益脾，故用之以剂丸也。

按：吴氏治肾虚齿长而动者主此方，而加鹿茸，取其得阴气之最完，以为补肾填精益髓之品，于理固当矣。齿乃骨之余，而鹿茸亦骨之余也。宗奭谓：鹿茸须佐以他药，则有厥功矣。况《本经》有强志生齿之训夫。

苦参汤

齐太夫病龋齿，仓公为之作苦参汤，日漱三升，五六日病已。盖取其苦能安齿蠹，寒能去风热也。后人无风蠹，有用苦参洁齿，久而病腰重者，降多故也。此不知三军之事，而从三军之政，未有不败者也。

[批] 出《史记·仓公列传》。用苦参病腰重之事，见《医说》。

煮牙散

附子尖　天雄尖各二钱　全蝎七个

皆生捣和匀，点少许于痛处。

[批]《永类钤方》治牙痛难忍。附子尖、天雄尖、全蝎各七个，生研为末点之。

若不用天雄，面糊为丸，即《和剂》治厥癫痫碧霞丹矣，用者审诸。

牙痛恶寒喜热者，此方主之。

凡人卧去之时，开口引其风寒，因致牙痛，故得寒饮则助其邪而痛甚，得热饮则散其寒而少宽。是方也，附子尖、天雄尖，辛热之品也，用之所以温寒。乃全蝎者，微毒之品也，假之就寒毒之区，兼疗风邪云尔。或用干姜、荜拔、细辛作汤以漱之，亦是治寒之意。

按：荜拔、细辛不可轻试。《本事方》载取牙不犯手方，用草乌、荜拔各半两，川椒、细辛各三两。上为极细末，每用少许，点在患牙内外一时许，其牙自落云。由此言之，牙既痛则动摇，随之动摇不已，安得不落？且此方亦见于后乎。

定风汤

牙皂角炙，一寸，去皮　白石膏五钱　朴硝一钱　荆芥一钱　葱白三寸

[批]《选方》定风汤五味，有白芷三钱，无葱白。吹咀，每服三钱，水钟半，煎一钟，食远温服。

按：《保寿堂方》用石膏一两，火煅烧，酒淬过，为末，再入防风、荆芥、细辛、白芷各五分，为末。治因胃火牙痛，日用揩牙甚效。此药简省，故并及之。

风热牙痛，喜寒恶热者，此方漱之。

内生风热，并于一颊，邪火自实，因致牙痛。故得寒饮，则阴阳微和而痛少可；得热饮，则以火济火而痛益深。是方也，用牙皂、荆芥、葱白之辛温以散其风，用朴硝、石膏之咸寒以驱其热。

梧桐泪蟾酥莨菪子韭子石灰总考

凡牙间有孔而痛者，以上五件得一治之，皆获奇效。

梧桐泪，主火毒风疳䘌齿，王海藏常奇之矣。蟾酥主牙蚀，到处痛定，林元礼常奇之矣。莨菪子炮气蒸齿去䘌，孙真人常奇之矣。韭子入艾烧烟熏䘌，朱丹溪常奇之矣。此皆古人之方也。新得一方，只是新烧石灰一物，蜜丸，着于齿蚀之处，应手而愈，此则古人之所未道也。

［批］林元礼不识是谁。吴之新得一方示世，可与四先生并行焉。

烧盐灶突煤擦牙方

凡人齿缝中出血，只以烧盐、灶突煤二物研匀，临卧擦牙漱口良。

盐胜血，故用烧盐。血得黑则止，故用灶突墨。

取牙不犯手方

草乌　荜拔各半两　川椒　细辛各二两

《本事方》云：四件共为细末，每用少许，以针揾在患牙内外，如此数次，其牙日伤，则易落矣。盖四物皆辛热之品，入齿龈而数伤之，则齿肉日离，此近理之方也。

［批］可与前方煮牙散考相照顾也。

蒲黄一物散

《本事方》云：一士人夜归，其妻熟寝，士人撼之，妻问何事，不答。又撼之，其妻惊视之，舌肿已满口，不能出声。急访医，得一叟，负囊而至，用药掺之，比晓复旧。问之，乃蒲黄一物。崑谓：《内经》曰热胜则肿，此必心脾之火并于舌，故令肿而满口。蒲黄性寒，能清气凉血，故愈。

槐花一物散

《良方》云：一士人无故舌出血，仍有小窍。医者不晓何病，炒槐花为末，掺之而愈。崑谓：诸见血皆是火证，槐花能疗血中之热，故愈。

冰　片

热证多舌出，有病愈而舌不能入者，以冰片分许，末其舌上则入。所以舌出者，热实于内，而欲吐舌泄气也。所以不能入者，邪气久居，舌强而不柔和也。冰片味辛热而气清香，可以利窍，可以柔筋，可以泄气，故得之而舌入矣。

［批］末，一本作"抹"。"辛热"之间脱"性"字。

蓖麻油捻纸熏舌法

有人舌肿舒出口外，无敢医者。一村人云：偶有此药。归而取至，乃二纸捻，以灯烧之，取烟熏舌，随即消缩。众问其方，村人曰：吾家旧有一牛，亦舌肿胀出口，人教以蓖麻油蘸纸作捻，烧烟熏之而愈。因以治人，亦验。崑谓：舌肿舒出口外，经所谓热胜则肿也。然舌者心之苗，又脾之经络连舌本、散舌下，其热当责于心脾二经。本草云：蓖麻主浮肿恶气，取油涂之。叶主风肿不仁，捣蒸傅之，则其能解风肿内热也可知矣。然用其烟，犹有妙义，烟乃轻清之物，一入其口，呼吸传变，可使径达心脾，匪微治标，亦可疗本。村人用之而不达其理，斯其所以为村人。医者闻之而不察其理，则亦村人而已矣。

［批］微，一本作"唯"，由音相近误写也。

卷之六

虫门第六十五

叙曰：为国者，必欲去夫蠹①国之小人，故为医者，必欲去夫蠹身之蟊蚀。身国不同，理相须也。因著六考以疗虫，君子用之，庶几乎保安之一策也。

化虫丸

鹤虱去土　胡粉炒　苦楝根东引不出土者　槟榔各一两　芜荑
使君子各五分　白矾枯，二钱五分

量人大小服，一岁儿可五分。

［批］《和剂》化虫丸，无芜荑、使君子。原用五味为细末，稀糊丸麻子大，空心米饮下十五丸，小儿五丸。虫病服此药，其虫大者即下，细者尽化为水。

肠胃中诸虫为患，此方主之。

经曰：肠胃为市。故无物不包，无物不容，而所以生化诸虫者，犹腐草为萤②之意，乃湿热之所生也。是方也，鹤虱、槟榔、苦楝根、胡粉、白矾、芜荑、使君子皆杀虫之品，古方率单剂行之，近代类聚而成丸尔。

按：治虫之物，草有蓝叶、百部、藜芦，菜有槐耳、苦瓠，谷有麻仁、薏苡根，果有桃奴、榧子、川椒、乌梅、酸榴根，木有阿魏、芦荟、雷丸、干漆之类，其余不及记载。初不在芜荑、

---

① 蠹：指蛀蚀器物的虫子，以喻侵蚀或消耗国家财富的人或事。
② 腐草为萤：古人认为腐草能化为萤火虫。《礼记·月令》篇："季夏三月……腐草为萤。"

使君子二物也，吴氏之加，不亦赘乎？呵呵。

灵砂丹

水银—斤　硫黄四两

二物于新铫①内炒成砂，更入水火鼎内煅炼为末，糯米糊丸，如麻子大。每服三丸，加至五七丸。忌猪羊血、绿豆粉、冷滑之物。

[批]《和剂》：灵砂性温无毒，主五脏百病云云，文繁不录。其制炒之法，详见《局方》。吴氏主治肠胃诸虫，津津乎有味其言也，敬从其教焉。可惜许②不主于伏火二气丹者，欲使后人自得之也与③？

肠胃诸虫，此方主之良。

尝谓湿热生虫，故知湿热者虫之天也。是方用硫黄以燥湿，用水银以驱热，是夺虫之天矣。虫失其天，未有不杀。

虫药总考

崑按：古方杀虫，如雷丸、贯众、干漆、蜡尘、百部、铅灰，皆其所常用也。有加附子、干姜者，壮正气也。加苦参、黄连者，虫得苦而安也。加乌梅、诃子者，虫得酸而软也。加藜芦、瓜蒂者，欲其带虫而吐也。加芫花、黑丑者，欲其带虫而下也。用雄黄、川椒、蛇床、獐脑、水银、槟榔者，治疥疮之虫也。用胡桐泪、莨菪子、韭子、蟾酥者，治龋齿之虫也。用川槿皮、海桐皮者，治风癣之虫也。用青葙子、覆盆叶者，治九窍蠹蚀之虫也。用败鼓心、桃符板、虎粪骨、死人枕、獭爪、鹳骨者，驱瘵虫也。

---

①　铫（diào 钓）：一种大口、有柄、有流的烹煮器。《说文·金部》："铫，温器也。"段玉裁注："铫，今煮物瓦器，谓之铫子。"

②　可惜许：犹"可惜乎"。

③　与：同"欤"。

或用桃、柳东南枝者，以其得天地春生夏长之气，而假之以为吾身之助也。或用吴茱萸东引根，或用酸石榴东引根煎汤吞药者，一以此物亦能杀虫，一以东方者生物之始，诸虫受气之所也，东引根能引诸药行夺其生生之气，乃伐根之斧也。

［批］獐，一本作"樟"。心，一本作"皮"。

蓝

《泊宅编》云：永州通宅听军员毛景得奇疾，每语喉中必有物作声相应，有道人教之读本草药名，至蓝而默然。遂取蓝挼汁①而饮之，少顷吐出肉块，长二寸余，人形悉具。刘思在永州亲见其事。《千金翼》云：蓝主疳蚀。则固杀虫物尔。

［批］出于《医说》。

雷 丸

陈正敏《遁斋间览》云：杨勔，中年得异疾，每发言应答，腹中有小虫效之。数年间，其声渐大。有道士见而惊曰：此应声虫也，久不治延及妻子。宜读本草，遇虫不应者，当取服之。勔如言，读至雷丸，虫忽无声，乃顿服数粒，遂愈。

［批］出于《医说》。"间览"之②"间"，《本草纲目》作"闲"。

槟榔散石榴根煎

蔡定夫戡之子康，积年③苦寸白虫，医者教之以月初三日前，先炙猪肉一脔，置口中，咀咽其津而勿食，诸虫闻香争唼，如箭攻攒，却以槟榔细末一两，取石榴东引根煎汤调服之。蔡如其言，

---

① 挼（liè 累）汁：犹"绞汁"。挼，扭。《玉篇·手部》："挼，拗挼也。"《广韵·屑韵》："挼，物挼。"

② 间览之：此三字原无，据文例补。

③ 年：原脱，《医方考》卷六同。据《医说》补。

不两时，腹中雷鸣急泻，虫下如倾，以杖挑之，皆连绵成串，其长几丈，尚蠕蠕能动，乃悉置之于火，宿患顿愈。

［批］出于《医说》。

古称九虫，一曰伏虫，长四寸，为群虫之长。二曰白虫，相生至多，形长一寸，其母长至四五尺。三曰肉虫，状如烂杏，令人烦闷。四曰肺虫，其状如蚕，令人咳而声嘶。五曰胃虫，状如虾蟆，令人吐逆呕哕。六曰弱虫，状如瓜瓣，令人多唾。七曰赤虫，状如生肉，令人肠鸣。八曰蛲虫，至微细，状如菜虫，居洞肠间，居则为痔漏痈疽诸疮。九曰蛔虫，长一尺，贯心则杀人。又有三尸虫，状如大马尾，薄筋依脾而居，乃有头尾，皆长三寸。又有劳虫、膈噎虫、癫虫、蛊虫、狐惑虫，未易悉举，医者推类而治之可也。

［批］出于《医说》。"居则"之①"居"，一本作"巨"。

痔漏门第六十六

叙曰：察痔漏者，疡医之事也，君子鄙谈之。然择疾而疗，非医之任者也，故考二方以大其规，详论药物以要其变。

四物汤加黄芩黄柏槐花方

当归　芍药　川芎　生地黄　酒黄芩　酒黄柏　炒槐花

内热痔漏下血者，此方主之。

痔漏，广肠之毒也。《内经》曰：因而饱食，经脉横解，肠澼为痔。是以痔漏之疾，多见于膏粱富贵之人，而藜藿②之腹，未见其多也。一有病根，则劳思便作，饮酒便作，所以然者，内热而血妄行也。是方也，生地、槐花、黄芩、黄柏清其热也，当归、

---

① 居则之：此三字原无，据文例补。

② 藜藿：指粗劣的饭菜。

芍药、川芎调其血也。

[批] 经，《内经》作"筋"。

丹溪曰：痔病，因风热燥归于大肠也，治血为主。大法当归、芍药、桃仁和血，人参、生地、黄连、槐角凉血①，山栀、黄芩凉大肠，川芎、枳壳宽肠。风邪在下，以秦艽、防风、升麻提之。燥热沸郁，以大黄、麻仁之类调之云云。吴氏此方此考，总不出朱家之门墙耳。

四君子汤

人参　白术炒　茯苓　甘草炙

[批]《和剂》四君子汤，治荣卫气虚，脏腑怯弱，心腹胀满，全不思食，肠鸣泄泻，呕哕吐逆。四味为细末，每服二钱，水一盏，煎七分，通口服，不拘时。盐少许②，白汤点服③。常服温脾胃，进益饮食，辟寒邪瘴雾气。

年高气弱，痔血不止者，此方主之。误服攻痔之药，致血大下不止而虚脱者，亦此方主之。

血，有形之阴也，必赖无形之气以固之，故年高而气弱则血下，久药损气则血下。是方也，人参、白术、茯苓、甘草皆甘温益气之品也，大气充盈，自足以固有形之血。譬之乾元，充溢于两间，自能举乎大地，而无倾陷之危者也。

痔漏诸药总考

崑按：古方医痔漏下血，有用槐角灰者，有用柏叶灰者，有用猬皮灰者，有用露蜂房灰者，有用牛角腮灰者，有用胡桃灰者，俱以方寸匕，酒调下，此皆枯痔之法也。汤液之中，有用防风者，

---

① 凉血：《丹溪治法心要》此下有"生血"二字。
② 许：原作"计"。据《和剂局方》卷三改。
③ 白汤点服：《和剂局方》卷三此下有"亦得"二字。

有用秦艽者，有用皂角仁者，有用荆芥、白芷者，此皆责之风热入脏也。有用芒硝、大黄者，有用槟榔、枳实者，此皆责之实热可下也。有用胡黄连者，有用酒苦参者，有用石莲肉者，有用番木鳖者，此皆责之实热可清也。有用桃仁、红花者，有用蒲黄、苏木者，此皆责之瘀血未消也。有用杏仁、麻仁者，有用地黄、黄柏者，此皆责其燥金无液也。有用地榆、蕲艾者，有用枯龙骨、鹿角霜者，此欲强止其血也。有用象牙、蜣螂者，有用人爪、蟹爪者，此欲放出其肛，而外施药以愈之也。有用熏法者，有用洗法者，有用药坐者，无非枯痔止血之品也。有用插药者，有用挂线者，无非烂肌去腐之辈也。呜呼！任医犹任将，用药犹用兵。神于兵者，叠石可以为营，驱牛可以破敌。神于药者，心解而机自灵，见超而术自神，有不拘拘于纸上之陈言矣。

［批］腮，一本作"䚡"。

疥疮门第六十七

叙曰：人以弗病为安，疥疮虽曰小疾，然流连其痒，弗息其搔，则亦非可观之度矣。因著六考以主之，庶几乎无疮痍也。

防风通圣散

防风　川芎　川归　黄芩炒　麻黄去节　连翘　薄荷　石膏　白术炒　栀子炒黑　大黄　芒硝　桔梗　荆芥　白芍药　滑石　甘草

按：此方乃河间刘先生用了多少精神制成通圣灵药，后世治实火者，莫不藉此为妙物矣。其大黄、芒硝、麻黄三味，对症加入，则其效更神速焉。如自利去硝、黄，自汗去麻黄，为稳当也。其他应变，又在吾人通其圣耳。

表有疥疮，内有实热，此方主之。

诸痛疡疮痒，皆属心火，故表有疥疮，必里有实热。是方也，用防风、麻黄泄热于皮毛，用石膏、黄芩、连翘、桔梗泄热于肺胃，用荆芥、薄荷、川芎泄热于七窍，用大黄、芒硝、滑石、栀子泄热于二阴，所以各道分消其势也。乃当归、白芍者，用之以和血。而白术、甘草者，用之以调中尔。互考见中风门、火门。

玉烛散

川芎　当归　生地黄　赤芍药　大黄　甘草　朴硝各等分

[批]《事亲》玉烛散，以四物、调胃承气七味各等分，水煎去滓，食前温服。

疥疮作痛者，此方主之。

诸痛属实，实者可泻，故用朴硝、大黄泻其实，生地、赤芍凉其血，川芎、当归和其荣，甘草调其卫。是方为攻下之剂，必形气、病气两实者，始可用之。若病气有余，形气不足者，以前方防风通圣散去大黄、芒硝可也。

当归养血汤加防风连翘方

[批]养，一本作"补"。

当归　防风各一钱　黄芪五钱　连翘二钱

[批]《辩惑论》当归补血汤，本治少阳相火主气，其人血虚发热，证象白虎者。吴氏增二种，用治疥疮无脓，事理并当。

疥疮有血无脓，搔痒不止者，此方主之。

有血无脓，此表气不足也。诸痒属虚，虚者可补，故用当归、黄芪大补其气血。乃防风者，引归、芪直达于表，二物得之而效愈速也。若连翘者，解诸经之客热而已。此药服之数剂，诸疮化毒生脓，又更服之，得脓满毒尽，则去病根，而无温瘢之患。若脓日久不干者，去黄芪，加白术、茯苓以燥之，如治烂豆之法则善矣。

［批］满，一本作"干"。温，一本作"疮"。

十全大补汤

人参　黄芪　白术　茯苓　熟地黄　当归　川芎　芍药　甘
草等分　桂少许

［批］按：《和剂》载此方二首。一号十全大补汤，十味等分，
为粗散，每服二大钱，生姜三片，枣子二枚，水一盏，煎七分，
不拘时温服。一号十全饮，每服三钱，生姜三片，枣子一枚，水
一盏半，煎至七分，去渣温服。由此观之，服之多寡，水之煎法，
或由乎病之轻重欤，抑由乎病者之消受，药汁之浓淡欤。为医者，
不可不用心而察之也，洁古老人《机要》乃依十全大补汤煎法也。

疮久血气虚弱，颈面腹背背"背疮"之"背"，一本作"皆"
疮者，此方主之。

疮疥生于手足者为轻，生于颈面腹背者，气血虚羸之盛，小
人道长①之象。故用人参、黄芪、白术、茯苓、甘草大补其气，用
当归、川芎、白芍、熟节、桂心大补其血。气血得其补，则腹背
之疮先愈，而君子道长，小人道消矣。

脾胃门参苓白术散，亦可酌用。

加品　古方有用苦参、沙参、忍冬花、皂角刺者，此皆治疮
善药。若依前法，则此辈不用亦愈。必欲用之，苦参宜用酒炒。

疥疮涂药总考

古方涂药，有用蛇床子、川椒、雄黄、獐脑、水银、槟榔者，
有少入人言者，皆杀虫也。有用木鳖子、大风子者，皆去风也。
有用枯矾、硫黄者，为燥湿也。有用大黄、黄柏、轻粉、铅粉、

① 小人道长：语出《周易·否卦·象传》："小人道长，君子道消。"此
处喻气血虚衰，邪气则盛。下文"君子道长，小人道消"，语出《周易·泰
卦·象传》。喻气血得补则盛，邪气衰而病自愈。

黄丹者，为解热也。或以柏油涂者，或以麻油涂者，或以猪脂涂者。予少时常自用之，率验于此而违于彼，今月少愈，再月即发，竟以服药而瘳，终无益于涂也。然病浅者，间有涂之而愈，故涂药亦所不废。

［批］獐，见前。

暴死门第六十八

叙曰：幻化之躯，不能无死，但曰暴死，则非正命①矣。君子顺受其正，胡然以非命归耶？故考方法八条以拯暴死。

六君子汤加天麻方

人参　白术　茯苓　甘草　半夏　陈皮　天麻

暴死，口噤吐沫，身体温暖，脉来虚大者，中风暴死也，此方主之。

暴死者，卒然而倒，不省人事也。风燥则筋急，故令口噤。吐沫者，风盛气涌使然，乃风来潮淘之象。风为阳邪，故令身体温暖。脉来虚大者，正气虚而邪气盛也。斯时也，主辛散之剂以驱风，则恹恹②之气必绝，非其治也。故用人参、白术、茯苓、甘草之甘温者急固其气，复用半夏、陈皮之辛利者以平其沫，天麻之加，定风邪尔。

按：暴死口噤吐沫，身体温暖，脉来虚大者，有中风暴死，有房劳暴死二候，可以此方济之。方中天麻不但定风，又能长阴固精耳。然天麻若不倍用，或不精制，则事去矣。三山萧京③谓足

---

① 正命：语出《孟子·告子章》。意谓顺应于天道，尽其寿命而终。此下"非命"一词，与之相对。

② 恹恹：微弱。

③ 萧京：明代医家，字万舆，号通隐子。著有《轩岐救正论》六卷。

少阴滋补之剂，而引李东垣"眼黑头旋，风虚内作，非天麻不能治"之言为据，乃发前人之明言也。予累试是方，起死也多，故证之云。

附子理中汤

附子　干姜　人参　甘草　白术

腹痛，额头黎黑，手足收引，脉来沉下，无气以息者，中寒暴死也，此方主之。

腹痛病因固有数种，但额头黎黑，手足收引，脉来沉下，则中寒之验也。所以无气以息者，呼出主阳，吸入主阴，三阴受其真寒，则病不能吸，吸亡则呼不能独存矣，故令人暴死。寒者温之，故用附子、干姜。乃人参、白术、甘草，所以生其呼吸之气也。进药后，更着艾灸其关元，此内外交治之法。是证也，有死一日夜而治之复苏者，幸勿因其危而忽之。

生脉散加香薷方

人参　麦门冬　五味子　香薷

[批]《医录》生脉散，人参五钱，五味子、麦门冬各三钱，水煎温服。

人本阴虚，复遇暑途，饥困劳倦，暴仆昏绝者，此方主之。

人本阴虚则阳独治，复遇暑途则阳易亢，加之饥困劳倦，则阴益亏，所以暴仆昏绝者，一则阴虚而孤阳欲脱，一则暑邪乘虚而犯神明之府也。故用人参益元而固脱，香薷辟邪而却暑，麦冬之清，所以扶其不胜之肺，五味之酸，所以敛其欲脱之真。

李东垣曰：六七月间，湿热方旺，人病骨乏无力，身重气短，头旋眼黑，甚则痿软，故孙真人以生脉散补其天元真气云云。因之三阅《千金翼方》，未能考确，故从王太史《准绳》云出《医录》。

再按：杨氏《简便方》加当归煎成膏，治小儿闻雷即昏倒不知人事者，此气怯也，用此药而效云。予累试之，加辰砂末，共成五种，其效更奇，故立号曰大益膏，取风雷不相搏之义也。

四君子汤加竹沥姜汁方

人参　白术　茯苓　甘草　竹沥　姜汁

暴死有痰声者，名曰痰厥，此方主之。

痰厥者，虚阳载痰上逆之名。所以令人暴死者，顽痰塞其清阳呼吸之道也。痰既塞之，气欲通之，故令喉中有声。经曰：壮者气行则愈，怯者着而成病。故用人参、白术、茯苓、甘草之温补者以壮气，佐之竹沥、姜汁以行痰。

独参汤

人参二两，去芦煎

[批]《兵部手集方》独参汤，治饮食入口即吐，困弱无力垂死者，用上党人参三大两拍破，水一大升，煮取四合，热服。韩飞霞云：人参回元气于无何有之乡。丹溪以后之名医，用独参汤追回元气工案极多，兹不多载。《百一选方》云：凡伤寒时疾，不问阴阳、老幼、妊妇，误服药饵，困重垂死，脉沉伏，不省人事，皆可服之，百不失一，故名夺命散，又名复脉汤。人参一两，水二钟，紧火煎一钟，以井水浸冷服之。少顷鼻梁有汗出，脉复立瘥云云。此乃知医者之寻常茶饭，世有一等畏人参如毒蝎者，故载一二，为之压惊耳。

行立之间，暴眩仆绝，喉无痰声，身无邪热者，阴虚阳暴绝也，此方主之。

阴阳之在人身，互为其根而不可离者也。若阴道亏乏，则孤阳无所依附，亦自飞越，故令人暴眩仆绝。过不在痰，故无痰声。病不因感，故无体热。斯时也，有形之阴血不能急生，无形之呼吸所宜急固，况夫阴生于阳，又太极之妙乎，故以独参汤主之，取其为固元益气之圣品尔。

五磨饮子

木香　沉香　槟榔　枳实　台乌药

五件等分，白酒磨服。

[批]王玺①《医林集》四磨汤，治男妇胁痛不可忍者，用木香、沉香、槟榔、乌药，煎枳壳汤磨服，不拘时。吴氏名五磨饮子，用白酒磨服，曰佐以枳壳破其滞也，磨以白酒和其阴也。然日本不知酿白酒之法，只煎枳壳汤而磨四味，亦通便也。

又，《济生》四磨汤，治七情伤感，上气喘急，妨闷不食。用人参、槟榔、沉香、乌药，上四味，各用水浓磨，共煎三五沸，放温，空心服。《集要》又载六磨汤，治气滞腹急闷，大便秘涩，用沉香、木香、槟榔、乌药、枳壳、大黄各等分，上用白汤俱磨浓汁，空心温服。

暴怒暴死者，名曰气厥，此方主之。

怒则气上，气上则上焦气实而不行，下焦气逆而不吸，故令暴死。气上宜降之，故用沉香、槟榔。气逆宜顺之，故用木香、乌药。佐以枳实，破其滞也。磨以白酒，和其阴也。

戴复庵②云：虚气上逆，遂成痞塞而疼者，六磨饮吞黑锡丹，用枳壳、木香、沉香、乌药、槟榔、人参，上各等分，用粗碗磨水，不拘时温服。黑锡丹，方见《和剂》。

愚按：已上诸方，不过治七情郁结，或上气喘急，或中脘疼

---

① 王玺：字昭时，明代医家，著有《医林类证集要》。
② 戴复庵：即戴思恭，字原礼，号复庵。明代医家，撰有《证治要诀》《证治类方》《类证用药》《推求师意》等著作。

痛，或幽门不通等症矣，用之者宜悉之。汪石山①云：七情郁结，上气喘急，法当散郁为本。经云：辛以散之。是以用槟榔、台乌、沉香诸辛以散之是也。其人参、大黄、枳壳、木香，又在吾人点其手眼而成事矣。小子问曰：方名五磨饮者，何也？予笑曰：有是哉！倭国训磨字不一焉，如磋磨珠玉，如砥磨刀剑。又如云磨茶磨面，乃是石硙②也。兹云磨者，眉波切，通作摩，乃如磨墨之磨也，用砂盆为砚，以药为墨，点水磨之而成浓汁，故云五磨耳。

火醋熏鼻法

凡感臭秽瘴毒暴绝者，名曰中恶，不治即死。宜烧炭火一杓，以醋沃之，令患人鼻受醋气，则可复苏。既苏，以感冒门藿香正气散主之。

礼拜法

凡遇尸丧、玩古庙，入无人所居之室，及造天地鬼神坛场③，归来暴绝，面赤无语者，名曰尸疰，亦曰鬼疰，即中祟之谓也。进药便死，宜移患人东首，使主人焚香北面礼拜之，更行火醋熏鼻法，则可复苏，否者七窍逆血而死。

凡男妇交感而死，在男子名曰脱阳，在女子名曰脱阴。男子虽死，阳事犹然不委。女子虽死，阴器犹然不闭。亦有梦中脱死者，其阳必举，阴必泄，尸容有喜色为可辩也，皆在不救。

［批］委，与"痿"通。

---

① 汪石山：汪机，字省之，别号石山居士。明代医家，著有《石山医案》《本草会编》等。

② 硙（wèi 位）：石磨。

③ 坛场：指为祭神、驱鬼等事而设的神坛道场。

痘门第六十九

叙曰：小儿壮热，呵欠顿闷，时发惊悸，或吐或泻，手足时冷，面颊腮赤，嗽嚏者，为痘证也。盖痘出于五脏，由内达外，是以各显其证。呵欠顿闷，肝之证也；时发惊悸，心之证也；或吐或泻，手足时冷者，脾之证也；颊赤嗽嚏，肺之证也。钱氏①谓：独有肾脏无证。此大不然，若腰痛喜寐，则肾之证矣。五脏之证尽显者，其痘必多，但显一二证者，其痘必少。魏氏②以痘本于淫火，其言高出前古，虽其主方近于执一，然录古人一十四方，则示人以变通也，可知矣。今世之医，率以是短之，使诸子者并作于九原。崑遇魏氏则北面而师之，遇钱、陈③则肩随④而已。所以然者，二子之资不及魏也。兹考群方，则以百家而出入之，初不拘拘于三子矣。

愚按：吴氏谓师事魏氏，肩随钱、陈，或一时翻案之言也。所以然者，魏氏立痘图十六，吴无片言赞成，用古方十四，只取升麻葛根汤以下六方，增损二方，其余并不采用，而附于度外者何哉？盖钱、陈二氏，乃朱丹溪、薛院使⑤二公信从焉，以故吴氏又逞自己见识，而作是叙而卖弄欤。兹排⑥钱氏云，钱氏谓独有肾脏无证，此大不然。予谓此论实大不然也，按钱氏云，痘疹未出

① 钱氏：此指钱乙。北宋著名儿科学家，著有《小儿药证直诀》。
② 魏氏：此指魏直。明代儿科医家，著有《博爱心鉴》。
③ 陈：此指陈文中。宋代儿科名医，著有《小儿痘疹方论》《小儿病证方论》。
④ 肩随：古时礼节与年稍长于己者出行时，并行而稍后，以示尊重。出《礼记·曲礼上》，后用作跟上或比得上之意。
⑤ 薛院使：即薛己，字新甫，号立斋。明代医学家，曾为太医院院士、御医、太医院院判，嘉靖九年以奉政大夫南京太医院院使致仕归里。
⑥ 排：数落。

欲出之时，热动五脏，则五脏之证先见，初欲病时，先呵欠顿闷，惊悸，乍凉乍热，手足冷，面赤腮颊赤燥，咳嗽喷嚏，此五脏证俱见也。呵欠顿闷者，肝也；时发惊悸者，心也；乍凉乍热，手足冷者，脾也；面赤腮颊赤、咳嗽喷嚏者，肺也。唯肾无候，但见平证尔，尻凉耳凉是也。尻耳俱属于肾，其居北方，主寒水也。其候恶者，疮变倒靥而黑陷，则归肾也，此由不慎风冷而不能食，内虚故也。若尻耳俱热者，必变恶候而死。愚谓此候五脏并病，故死。死者，由胎毒之重也。吴氏不详此等之训，妄毁小方脉①之祖者，实大不然也。

痘证三四日前诸方考

升麻葛根汤

升麻　葛根各一钱　白芍药一钱半　甘草一钱

［批］钱氏四味升麻汤，各等分，为粗末。每服二钱，水一盏，煎半盏，去滓温服，不拘时候。亦可为细末，白汤调服。身心烦热即温服，寒多即热服。

小儿初间发热壮盛，为风寒，为痘疹，莫能的辨，此方稳当，宜主用之。

表热壮盛，此邪实于表也。经曰轻可以去实，故用升麻、葛根以疏表。甘草佐之，可以和在表之气；芍药佐之，可以和在表之荣。去其实邪，和其荣卫，风寒则解，痘疹则出，诚初间之良剂也。如至四五日，痘中夹疹者亦此方主之，疹散，只依常法治痘。

按：张翼之云：凡痘见瘫点，忌葛根汤，恐发得表虚也。万

---

① 小方脉：即儿科。宋代始称儿科为小方脉。

氏谓：古人云，但见红点，便不可服葛根汤，恐发得表虚也。此盖为痘疏毒少者言，后人不达立言之旨，遽谓凡出痘子，才见红点，真不可服。殊不知升麻葛根汤四味，乃发表解毒、疏通气血、升降阴阳之剂，痘出太密，正宜常服以解之。令陷者升之，燥者润之，郁者疏之，过者平之，阴精不衰，而阳毒不亢也。苟谓痘疏毒少者，虽他药亦不可服，况葛根汤乎！

愚按：立言之难者，多有如此之相左也。从张言者，一见红点，便不敢用如此良方，妄用他药，至于成浆之时，毒壅咽门，或肿或痛，饮食难进，以致危险者，由不敢服升麻葛根汤四种解毒消热之故也。至如口齿溃烂，手足关节红肿成痈者，亦是发彻不尽之余毒也，当时发透，岂有此候哉！设从万氏之言者，肆用此药，至于收靥结痂之际，变坏危候，难以救济者，由发散太过，致荣枯而卫败也。要之，钱氏本书之外，易水师弟用升麻汤有加减法，万菊轩①亦有随症增损法备载于方册，医者亦当参考焉。

参苏饮

紫苏 陈皮 半夏 茯苓 干葛 前胡 桔梗各一钱 甘草五分 人参七分

[批]《和剂》云每服四钱，水一盏半，姜七片，枣一个，煎六分，去滓，微热服，不拘时。《易简方》不用木香，唯十味，云然则出于王硕《易简方》也。《仁斋直指》云：自今小儿凡觉身热，证似伤寒，而未经疮痘，疑似未明，且先与参苏饮辈，热甚则与升麻葛根汤云云。下文还长，附在原册。

按：参苏饮山甫损却枳壳、木香，于法甚谛当②也。

风寒壮热，体重头痛，痰嗽壅盛者，此方主之。

---

① 万菊轩：万筐，字恭叔，号菊轩。明代名医，尤擅儿科。
② 谛当：恰当。

风寒客于外，故用紫苏、干葛以发表。痰嗽壅于内，故用半夏、前胡、桔梗、陈皮、茯苓以安里。邪去之后，中外必虚，人参、甘草急固其虚。此则表和而痘易出，里和而气不虚，表里无失，斯良剂矣。

麻黄汤

麻黄　杏仁　甘草　桂枝

天寒腠密，表热壮盛者，此方主之。

解表之药有三品，辛凉、辛温、辛热也。夏月表气易泄，宜用辛凉，春秋表气平调，宜用辛温，若天寒之时，表气闭密，辛凉、辛温不能解散，故以麻黄、桂枝之辛热者以主之，亦各当其可而已。佐以杏仁利其气也，佐以甘草和其气也。

愚按：麻黄汤乃张南阳治冬月正伤寒之神方也，若非冬月太阳正伤寒，恶寒发热，头痛身疼，骨节疼痛，无汗而喘，脉阴阳俱紧者，不可施用也。由此方乃斩关夺门之猛将，而非无为之主也，若误施之，有枯荣绝卫之大害，至于收靥①之际，必作倒陷之祸也。吴氏往往逞奇弄巧，故立此等之法惑人，厥害多矣。徐氏②《痘疹泄秘》虽立麻黄汤方，乃主治寒月痘疹伤寒，烦喘甚者，或救急之一法，而非治痘疮天寒腠密，表热壮盛之主方也，贤者察之。王宇泰亦曰：每见痘疹者服发表麻黄药出汗，阳气尽出肤表，遂至瘢烂脏虚，虚则腹痛自利，或作寒战，或作阴痈，死者多矣。

惺惺散

人参　白术　甘草　细辛　白茯苓　天花粉　白芍药　桔梗各七分

---

① 收靥：痘毒透尽将愈。
② 徐氏：此指徐春甫。明代医家，著有《古今医统大全》《痘疹泄秘》《医学未然金鉴》等。

［批］《和剂》惺惺散，治小儿风热疮痒，时气伤寒，头痛壮热，目涩多睡，咳嗽喘粗，鼻塞清涕。原无芍药，只用人参、白术、茯苓、甘草、细辛、桔梗、瓜蒌根，哎咀，每服一钱，水一小盏，入薄荷叶三片，同煎至四分，温服。如要和气，即入生姜煎服，不拘时。

发热之初，未明是痘，形体怯弱者，此方主之。

人参、白术、茯苓、甘草，防其虚也。乃细辛、桔梗，所以疏其阳。天花粉、白芍药，所以和其阴。

按：痘疮，《准绳》云：《和剂》所陈数证，皆为纯阳人所用，古人处为小儿，乃非里寒者可服。大抵浑身壮热，必由风热疮疹、伤寒时气且先与之也。其头痛目涩，鼻流清涕者，用细辛。喘粗者，用桔梗、人参。多睡者，用茯苓。恐伤寒时气乘里弱者，用白术也。治内热疮疹，瓜蒌根也。瓜蒌苦寒，治身热，烦满大热，除肠胃中痼热，八疸面黄燥渴等证，皆攻其热也，故非里寒者可用。其里寒者，身有大壮热，不渴，而大便反利，小便不赤，或面青目白，晴不黄赤，皆里寒证也。人之脏腑寒，则寒药得力，而热药未必能制之，此势之自然也，岂得不辨表里冷热而用药也？又，身虽壮热，大便自利者，不可与服云云，吴氏加白芍药一种，谓和其阴者，尤杜撰矣。细阅痘疹诸书，只《仁斋直指》有增川芎一种，乃魏氏所谓助清阳而调血是也。吴氏不察其所以然，用芍药以去川芎。芍药、川芎，虽曰四物汤中之二，而芎则调血中有发之意，芍乃调血中有敛之性，二味迥异，何可易也？或曰：桂枝汤散风寒也，升麻葛根汤发风热也，二方并佐芍药，吴氏或取此法乎。予曰：紫之夺朱，圣人之所恶也。桂枝汤佐以生姜，发散之紧急也，故臣以芍药，用匡敛发。升麻、葛根，轻清升发之药也，故佐以芍药，亦匡敛发。古之贤哲用药，一发则一敛，一热则一清，皆有阴阳寒温相佐适中妙用，非达者宁莫妄改，而存其旧可也。或曰罗氏①有古方今病之教，亦非耶？予叱之曰：非汝本分事，必如罗、朱二公始得。

加味红绵散

天麻　麻黄　荆芥穗　全蝎　薄荷　紫草　蝉退等分

[批] 原方红绵散，一名天麻散，治痘疹身有大热，面赤气粗，无汗，表未散者可服之。天麻、荆芥（各一分），麻黄（去节）、甘草（炙）各二钱，全蝎七个（用全者）。上㕮咀，每服一钱，薄荷两叶，水半盏，酒四五滴，煎二三沸，带热服之。如疹出，再进一服，次又一服。若是伤风症，服亦不妨。

王氏红绵散②，治小儿四时感冒寒风，遍身热，变蒸，诸惊，胎惊，丹毒等热，并皆治之。及急慢惊风，亦宜服之。人参二钱半，天麻、僵蚕、麻黄（去节）、全蝎（去毒）各二钱，甘草（炙）、辰砂一钱半（细末）。上六件为末，然后入辰砂和匀，再擂极细，每服半钱，煎数沸，入干胭脂少许，再煎一沸，温服，不拘时。

风热惊搐者，以此药调抱龙丸。

痘之出也，自内达外，心热则惊，肝热则搐，所以搐者风也，所以惊者热也。是方也，麻黄、荆芥、薄荷、天麻、全蝎、蝉退，所以消风解热。乃紫草者，所以解毒发痘而活血也。

徐氏曰：此药以天麻、麻黄发表为主，有汗者不得服，腠理以③开，不得再发汗也。有汗而热者，则宜惺惺散，为和解之药。故仲景表证有宜发汗者，有宜和解者，有宜调和荣卫者。今有汗

----

① 罗氏：此即元代医家罗天益，著有《卫生宝鉴》。

② 王氏红绵散：指王肯堂《幼科证治准绳》集之三"心脏部一"所载红绵散。

③ 以：通"已"。《正字通·人部》："以，与已同。"《国语·晋语四》："其闻之者，吾以除之矣。"

而热，则和解为宜。虚而热者，宜调荣卫，如和中散之类是也。

愚按：方名红绵散，似不可解也。陈氏治小儿风热，有用僵蚕、天麻、南星、苏木节、红绵同煎者，此皆有红绵之因也。原方并无红绵之缘而名方者，必有脱文也。吴氏加紫草、蝉退而去甘草，亦未足善也。所以然者，若阴脏小儿，误投紫草，必作泻利故也，唯其犯寒风发热惊搐，亦须用王氏红绵散为稳当也。

抱龙丸

天竺黄一两　胆南星二两　辰砂五钱，水飞七次　雄黄　琥珀珍珠各三钱　麝香二钱五分　檀香　人参各二钱　木香　沉香各一钱金箔二十叶

甘草汁为丸，如大豆大。每服一丸，婴儿半丸。

［批］《和剂》抱龙丸，治伤风瘟疫身热云云，及惊风潮搐①，蛊毒，中暑并可服之。壮实小儿，宜与服之。天竺黄一两，雄黄（水飞）二分，辰砂、麝香各半两（别研），牛胆南星四两。上五味，为细末，煮甘草膏和丸，如皂角子大。每服一丸，温水化下。百晬②内者，作三服。

痘前发惊者，此方主之。

明者可以安神，故用琥珀、珍珠。重者可以去怯，故用辰砂、金箔。气窜可以利窍，故用雄黄、沉、檀、木、麝。甘温可以固元，故用人参。辛燥可使开痰，故用南星。寒凉可使清热，故用竺黄。

按：抱龙丸增味之方甚多，曾氏③加琥珀、檀香、人参、茯

---

① 潮搐：指定时发生的抽搐。

② 百晬（zuì 最）：小儿诞生满百日举行的贺宴。宋·孟元老《东京梦华录·育子》："生子百日置会，谓之百晬。"此指小儿百日。

③ 曾氏：指曾世荣，字德显，号育溪，又号演山翁。元代儿科医家，著有《活幼心书》。

苓、枳壳、枳实、山药、金箔，号琥珀抱龙丸。有加琥珀、僵蚕、人参、茯苓、钩藤、牛黄者，有用琥珀、牛黄、人参、檀香、茯苓、珍珠、枳实、枳壳、山药、金箔、胆南星、天竺黄、辰砂、蜂蜜、黄蜡者，及诸医方收载抱龙丸者。盖唐土医家一时尚用此丸为治小儿惊搐之妙物，乃不察《和剂》所陈"壮实小儿宜与服之"八个字故也。日国太医虽存于预药集中，未闻修和，实婴儿之大幸也，且痘前发惊，多是佳兆。徐春甫曰：痘疮未出而先惊搐者，名曰先惊，痘不治而自愈云云。凡先惊后痘，痘出惊止，系心经之痘，多是吉征，不须药治。或见痘而惊不止，香窜诸药及朱砂镇坠，毫不可用。说详袁氏痘前治法。

羌活透肌汤

羌活　陈皮　柴胡　前胡　半夏　茯苓　甘草　桔梗　川芎　当归　山楂

痘出见点未尽者，此方主之。

表气未疏，则出有不尽，故用羌活、柴胡、前胡、川芎以疏表。里气未利，则出有不速，故用半夏、茯苓、陈皮、甘草、桔梗以调里。当归活表里之血，山楂消表里之滞，血活滞消，则痘之出也易易矣。

［批］利，一本作"和"。

按：此方人参败毒散变法也，只去人参、独活、枳壳，而加当归、山楂、半夏、陈皮而已。学者又当再变其法庶可，如面部出不快，须加升麻、葛根、芍药，减羌活、柴胡、前胡；头项出不快，加荆芥、防风、天麻；胸胁出不快，加紫草茸、紫苏、黄芩；四肢出不快，仍合升麻葛根汤；遍身都出不快，加糯米、苏叶、紫草茸。以上诸部位，亦须依经加药，并加姜、葱为佐，此丹溪之教谕也。愚于此际，多用九味羌活汤为主，仍依三阳部位加药，而成功者多矣，此亦丹溪翁之法也。

透肌散

紫草二钱　木通一钱半　白芍药酒炒　人参　蝉退　升麻　甘草各五分

［批］万氏透肌散，七味各等分，哎咀，每服一钱许，姜一片，连须葱白一茎。水一盏，煎七分，温服，不拘时。

按：此方去升麻，加赤茯苓，而用紫草茸，即人参蝉退散也。主治疮痘不透，小便不利，烦躁多渴，气粗喘满者，不用姜、葱，只用水煎。

气弱痘出不尽者，此方主之。

人参、甘草，能益气而补中。紫草、木通，透肌而起痘。升麻、蝉退，能退热而消风。乃芍药者，所以调阴气而和荣卫也。

甘桔汤

甘草二钱　桔梗三钱

［批］陈氏曰：凡风热咳嗽，咽膈不利，用桔梗甘草防风汤。三味为粗末，每服三钱，水一大盏，煎至六分，温服，不拘时，量大小加减。

薛氏曰：前方若上焦风热，或痰涎上攻，咽喉不利，或口舌生疮，作渴引饮者，须用此药发散解毒，痘虽出，亦在浅轻。

咽喉肿痛者，此方主之。

甘草之甘，泻实火而补虚火。桔梗之苦，清喉热而泻气热。

消毒饮

牛蒡子二钱　荆芥穗一钱　生甘草　防风各五分

［批］杨氏消毒饮，四味细切，每服一钱。水一盏，煎七分，温服。虞天民曰：加生犀角尤妙。海藏名鼠黏子汤，太阳、少阳之剂也。魏氏号解毒汤，无防风。

咽喉肿痛，膈上热盛者，此方主之。

牛蒡子疏喉中风壅之痰，荆芥穗清膈间风壅之热，生甘草缓喉中风壅之气，乃防风者，散诸风不去之邪也。

愚按：用古方者，当详察古人立言之旨，不可草草看过可也。《和剂局方》谓：治小儿疮疹已出，未能匀透，乃毒气壅遏，虽出不快，壮热狂躁，咽膈壅塞，睡卧不安，大便秘涩，及咽喉肿痛，胸膈不利。又，方后云：如治疮疹，若大便利者，不宜服之。愚谓：此乃当时献方于御局惠民者一片忠诚，诉明经验之能毒也，所以有曰治睡卧不安、大便秘涩者，盖阳明实热之候也。方尾曰大便利者不宜服之者，乃有所试也。遍览本草，于荆芥、牛蒡子、甘草并不载及泄人肠胃之说，亦阙典也，为医可不知此禁忌乎？予弱年在长崎习医，目击老医西氏治六岁小儿，痘疹已出，咽喉肿痛，胸膈不利者，用本方加紫草，一服下咽，大便辄利。医曰：吉候也，宜进之。再一服，痰喘。医勉之曰：何不多进？病家从而多进，乃泻利大作，其痘没迹，痰喘大作，气促烦躁，发搐而死。至此虽用峻补，不及济急，可怜可怜。西氏虽老于医，《局方》因《发挥①》弃而不读耶？读而不精耶？误杀人后无嗣，或时令人酸鼻。

加味如圣散

桔梗二钱　牛蒡子　麦门冬各一钱五分　甘草　玄参　荆芥穗各一钱　防风七分　生犀角　黄芩各五分

[批] 汤氏原方如圣汤，治痘疹咽嗌不利，疼痛生疮。桔梗（泔水浸一宿，焙干）两钱，甘草（炙）一钱。上切细，每服二钱。水一盏，煎五分，食后温服。一加牛蒡子一钱，麦门冬五分，四

---

① 发挥：指朱丹溪所著《局方发挥》。

味为细末，每服一二钱，沸汤点服，即名如圣散，治痘攻咽肿痛。

痰嗽风热，声哑喉痛者，此方主之。

牛蒡子、麦门冬疗风痰而清肺热，荆芥、防风散风邪而升郁热，甘草、桔梗、黄芩利咽喉而清气热，犀角、玄参凉心膈而疗结热。热去则金清，金清则声哑瘥矣。

按：加味如圣散，所加犀角、黄芩、防风，即犀角散也，治痘疮热盛，烦躁多渴，小便赤等候矣。再加荆芥与牛蒡子、防风、甘草相合，即荆芥甘草防风汤也，治与消毒饮相通。此盖吴氏串三方为一，以治三方所陈之数证欤。

紫草化毒汤

紫草二钱　陈皮一钱　升麻　甘草各五分　小便赤加木通

[批] 杨氏化毒汤，治小儿痘疮已出未出，并宜服之。友松子曰：小儿大热，大便实，痘出不透者，服之必验，故又名曰透肌散。王海藏曰：出不快者用之。紫草茸、绿升麻、炙甘草各等分。上㕮咀，每服二钱，粳米五十粒，水二盏，煎一盏温服。《本事方》用糯米。

痘已出未出，热壅不快，并宜服之。

紫草活窍利血化毒，陈皮快膈消痰利气，升麻消风发散疮痍，甘草补虚和中解热。木通之加，为导热邪由溺而泄尔。

按：丹溪曰：痘出两日，不甚透，食稍进，汗微出，热略减，但食物口中觉有恶味。此出得迟，发未透，须微微表之。即本方加陈皮、白术、芍药，共六味，各一钱，作一贴，少加酒同煎，白芍须炒。

再按：吴氏化毒活血，发痘透肌，乃用紫草，甚未妥也。除血热毒盛，大便秘涩者，误用恐有肠滑作泄之患，以故识者乃用紫草茸矣。曾世荣曰：紫草性寒，小儿脾气实者可用，脾气虚者反能作泄。古方唯用茸，取其初得阳气，以类触类，所以用发痘疮。今人不达此理，一概用之，非矣。

前胡化斑散

酒红花　当归各一钱　前胡八分　荆芥四分　白芷　甘草节　赤芍药　陈皮各五分　郁金七分，酒浸　胡荽子三十粒

痘中夹斑之轻者，此方主之。

斑之淡红色者，斑之轻也。治痘中之斑，与伤寒杂证不同，伤寒之斑，宜主寒凉。痘中之斑，寒之则血凝而痘不起。杂证之斑，间用温补；痘中之斑，补之则血溢而斑愈盛。此方用酒红花、当归、赤芍药，所以活斑中之血。前胡、白芷、陈皮、荆芥，所以利表里之气。乃胡荽子、甘草节、酒郁金，皆所以散滞气尔。所其为药，利荣调卫，不寒不热，诚得治痘斑之理也。师曰：斑证之原，由初间不能清热解毒。若能于初间清热解毒，胡然有斑？

前胡化斑汤未详出处，盖活血消毒之品也。予壮年侍纪府，曾与法印人见道伯翁于府下为忘年交时，问奉治太上皇帝痘中夹斑险证，御医不敢进药，诏翁奉诊，及察龙颜精明毕，谨撮四物加升麻、葛根、牛蒡子、生甘草，上献二贴，而斑退痘起，发根窠圆，活血亦归附焉。翁奉诊毕，谓近臣曰：此乃气血自理为顺，顺者不必上药耳。后果如言。因自法桥①擢赐法印，世多荣之。万菊轩曰：夹斑者，乃热毒郁遏，煎熬阴血，血得热而不解，浮于肌肉为斑，足阳明胃经主之，以辛凉之药解之是也。

---

①　法桥：日本僧位之一种，授律师之职，负责统领僧尼。乃法桥上人位之略称。

再造丸

生玳瑁一两半　　片脑三钱　　水蛭炒黄，一钱　　蜈蚣炒，三钱　　麻黄去节，一两

猪尾血为丸，龙眼大。每服一丸，日二，得微汗吉。

再造丸未详出处，虽考出亦未得用。如生玳瑁、猪尾血二药，一时难备，故且置而弗论。王太史曰：愚治痘里夹斑者极多，但见形就是斑，不见痘样者，热毒峻烈，克全者十止三四。两日而斑见者，速清逐为尚。患此者必烦躁谵语，渴饮不宁。刘禅师用地龙汁和犀角水投服，亦心得治斑之法者矣。愚谓：此候极多，故详及之。盖二药治瘟疫，解百毒，其性寒而能治大热狂躁，故用之以解蕴毒，诚奇法也。

痘中有赤黑斑，狂言烦躁者，此丸主之。

原是实热之证，失于清热化毒，则令痘中夹斑。治之失道，则热益盛，而斑赤黑矣。若以手按之血散者，可治。是方也，生玳瑁能解毒而化斑，蜈蚣能从毒而化毒，水蛭能散瘀而破血，片脑能化气而利窍，麻黄能透肌而达表，和之以猪尾血，取其动而不滞尔。

黄连解毒汤

黄连炒　　黄柏炒　　黄芩炒　　栀子炒黑，等分

[批]《活人》黄连解毒汤，四味咬咀，每二钱，水一钟半，煎一钟，热服。

愚按：解毒四味极苦，人多斁①服。若强服之，或作呕逆焉。须以麻沸汤一盏，渍解毒汤二钱许，须臾绞去渣，温服可也。此乃张南阳先正用大黄黄连泻心汤之法也，即本邦前辈所用摆药，

---

① 斁（yì义）：厌恶。

乃得之此法矣。

里热壅盛者，此方主之。

无热固不化毒，热壅则毒亦不化。故用黄连泻心火，黄芩泻肺肝之火，黄柏泻肾火，栀子泻上下之火。无他证而唯热壅，故用药亦精专焉。

万氏云：凡痘子之出，最要唇润舌润，红鲜如常，其毒则轻。如唇焦破裂，舌燥有芒，为毒火太甚，表里郁遏，急宜解之，黄连解毒汤加大力子①。予谓：急宜解之四字，不可草草看过。

人参白虎汤

石膏三钱　人参　甘草　桔梗各一钱　知母二钱

[批]《圣惠》人参白虎汤，石膏四两，知母一两六钱，人参一两二钱，甘草节八钱，干葛一两二钱。上㕮咀，每服三钱，粳米二十粒，水一盏，同煎至半盏，去渣温服。

愚按：里热渴甚，须用《圣惠》正方。设或咽痛，桔梗之加，亦庶几焉。

里热渴甚者，此方主之。

石膏清里热，胃清则不渴。人参、知母、甘草、桔梗，化气而生津液，液生则渴自除。

辰砂益元散

滑石飞过，六钱　甘草净末，一钱　辰砂二钱，水飞

[批]刘河间六一散，治诸热证须用。桂府滑石（水飞过，净）六两，大甘草（去皮，为末）一两。上和匀，每用一钱，薄荷汤或冷水调下。内加制辰砂三钱，名辰砂六一散。

汤氏《婴童宝鉴》治狂言发搐惊闷，用防风、荆芥、薄荷、

---

① 大力子：牛蒡子之别称。

四六四

天麻煎汤，候冷调下。更加牛黄三钱，缠豆藤三钱，名退火丹，痘初出时，大热不退，及标影稠密成片者，用紫草、木通、蝉退、地骨皮、红花、牛蒡子、片黄芩、灯草各等分煎汤，候冷调下，能减标稀痘，极良法也。

孙氏《赤水玄珠》，本方加郁金，名牛黄六一散，治痘后疮疖毒壅及天行瘟疫。冷水调下，多服大效。

里热小便黄赤，神气不清者，此方主之。

滑石清利六腑，甘草解热调中，辰砂安神去怯。

加味导赤散

生地黄　人参　麦门冬　木通　甘草等分　竹叶十片　灯薪七根。薪，一本作"心"

[批]钱氏原方导赤散，主治小儿心热，口中气温，视其睡，或合面①卧及上窜咬牙，皆心热也。痘疮热，喷嚏，悸动，耳尖冷，或中指独冷是也。用生干地黄、木通、甘草各等分，每服三钱许，水一盏，入竹叶，同煎至五分，食后温服。

吴氏加人参、麦门、灯心，为化气而生津液之计，诚是稳便。

小便黄赤，口干烦渴者，此方主之。

内热，故用生地黄。小便黄赤，故导以木通、竹叶、灯薪。口干烦渴，故润以人参、麦冬、甘草，乃气化而津液自生也。

七正散

车前子　赤茯苓　山栀仁　生甘草梢　木通　萹蓄　龙胆草

[批]汤氏八正散，治下焦积热，大小便不通，或小便淋涩，脉证俱实者。即七正散无赤茯苓，有滑石、大黄共八味，等分，每二钱，长流水煎服。

---

① 合面：合仆，面朝下。

按：徐氏通关散，治痘疹闷乱烦躁，大小便俱不通，用此以利二便，则热退。即七正散无龙胆草，加人参、瞿麦、滑石、大黄共十味，咬咀，每服五分，水半盏，灯草同煎三分。若禀受不足，只小便不利，宜与五苓散、导赤散、人参白术散之属云。

小便秘涩者，此方主之。

治痘而必欲利小便者，水循其道，而后地平天成故也。是方也，车前能滑窍，赤苓能渗热，木通能通滞，山栀能泻火，草梢能通茎，萹蓄能利水，胆草能利热。七物者，导其热邪，正其中气，故曰七正。

四顺清凉饮

大黄　当归　芍药　甘草

[批]《心鉴》四顺清凉饮，有开济之功，故用之保元之前云。四味各等分，或减甘草之半，每二钱，水一钟，煎至五分，温服。

或曰：此钱氏方也，原每贴二钱，加薄荷二叶，只煎八九沸，便去渣，温服。小便不通，有加灯芯、木通。疮疹余毒，一切壅滞，挟热泄泻不止，加木香，用煨大黄，今胡不详？予笑曰：且随吴山甫定动耳。

实热内壅，腹胀秘结，痘不能出者，此方主之。

痘以热而出，固不能以无热。若实热内壅，腹胀便秘，则三焦之气不化，而痘不能以出矣。故用大黄通其滞，当归活其血，芍药养其阴，甘草调其胃。通利之后，表里气血承顺矣，故曰四顺。

按：张季明《医说》有疮疹后宜服清凉饮子之说，则痘后实热内壅，腹胀秘结者，亦在所必用焉。

再按：钱氏本文，自有"治小儿血脉壅实，脏腑蓄热"二句，则可知血脉脏腑之四者调顺而清凉，其非谓表里气血之四顺者明矣。或问：子尝谕小子以仲景承气汤含蓄乃顺承天之义也，此言承顺，子胡不允？予曰：不可向痴说梦。

蜜枣导法

形质虚弱，而大便秘结不堪下者，用蜜熬滴水成珠，捻作枣子状，用鸡翎为心，少黏皂角末，纳入谷道中，病人以手急抱，即出之，便随通矣。此以正气怯弱，不堪攻下故尔。

痘证五六日间方药考

活血散

木香二钱　当归尾酒浸，焙干　赤芍药酒浸，炒　川芎　紫草酒红花各五钱　血竭一钱

每服三钱。

痘中气血凝滞者，此方主之。

气贵利而不贵滞，血贵活而不贵凝。木香、川芎调其气滞，芍药、归尾、紫草、红花、血竭理其血凝。

按：吴氏乃师魏桂岩[①]曰，痘至五六日，气盛血荣于内，则发扬于外为顺。顺者自愈，为气血丰厚，毒受制也。气虽旺，而血不归附，其色灰陷或紫陷，或发为水泡痒塌为逆。逆者不治，为气弱血衰，致毒陷下而外剥也。气虽正，血虽归附不厚，其色光白不荣为险，险者须药。为气盈血弱不能归附，用保元汤加木香、芎、归，助血归附气位，以全中和之道也。愚谓：痘至五六日，乃是起发之际，不得草草下药。如一误焉，则碍行浆，致气陷血衰，其毒内伏，伏则不成浆，而难救疗矣。然则如当归、赤芍、红花、血竭、紫草之属，可小心而与之。其中，紫草乃通膝理，

---

① 魏桂岩：即魏直，字廷豹、桂岩。明代儿科医家，尤善治痘疹。著有《博爱心鉴》（又名《博爱心鉴痘疹》或《痘疹全书博爱心鉴》）三卷。

利九窍，凉血，故为痘疮欲出未出之时，实热小儿必用之药。若出已透，而大便利者，在所当忌，此王好古之教我也。由此绳之，则乃师魏公之法为长，吴何不从事乎。

退火回生散

滑石水飞　辰砂水飞，各一钱　冰片三厘①

每用冷水调服一钱。

痘证血热枯涩者，此方主之。

火炎则水干，是故枯涩。用滑石、辰砂导去其热，此灶底抽薪之意。入冰片者，欲其速达而无壅滞也。

［批］附万氏大无比散　治热毒太甚，惊狂谵语引饮，痘疮红紫黑陷。

滑石六两　粉草一两　辰砂三钱　雄黄一钱

上为极细末，三五岁儿每服一钱，十岁服二钱。发热之初，用败毒散调下，亦能稀痘。若报痘后，用灯心汤下。

愚按：此方与退火回生散药虽相若，大有径庭焉。何则？雄黄、甘草乃消毒之物也，如冰片者，阳中之阳热物，乃反佐滑石、辰砂之为用也，临病不可不察之也。若热毒郁于心经，欲体古人火郁则发之之法，弗若用《心要》大灵丹为稳也。

大灵丹　壮热颠狂，惊搐谵语，红紫斑焦干陷等证。

滑石三两　辰砂研，三钱半　冰片一钱　雄黄　犀角各三钱　牛黄一钱　麝香五分，上研极细和匀用　升麻　甘草　薄荷　灯草　牛蒡子　红花　紫草　黄连各三钱

水二钟，煎至半钟，细绢滤去渣，加沙蜜四两同熬，滴水成珠，和前药捣丸，如小龙眼大，金箔为衣。每用一丸，灯心汤下，

---

① 厘：原作“枚”。据《痘疹心法》及《医方考》卷五改。

暑月冷水下。

已上二方，乃予累试累验之良方，故标出之，与好生君子共焉。

犀角地黄汤

犀角生者　牡丹皮　白芍药　生地黄等分

[批]《圣济》犀角地黄汤，四味，每三钱，水二盏，煎一盏，温服。热盛者加酒炒黄连。若有瘀血停胸，加醋制大黄。若口鼻出血，加大蓟、茅根。若小便去血，去大黄，加小蓟。水煎服。愚谓：审是血热妄行，此药乃中流一壶①矣，黄芩、山栀、茅花在所当加也。

诸见血、失血、血热者，此方主之。

心主血，生地黄所以凉心血。肝纳血，白芍药所以和肝血。火能载血，牡丹皮所以去血中之火。热热字可考确能行血，生犀角所以解诸经之热。

万菊轩云：气为阳，血为阴；阳主动，阴主静。人身之血，不可妄动也。经曰：阳络伤则血外溢，血外溢则衄血。阴络伤则血内溢，血内溢则后血。今疮疹之火熏灼于里，迫血妄行，血亦随火而动。阳络伤则血从上焦出，或衄血，或呕血。阴络伤则血从下焦出，或溺血，或便血。阴阳俱伤，则血上下出也。诸失血，唯从鼻出者，或有可治之理，其余皆死证也。亦有痘疮灌烂不能收，较出血不止者，此阳疮出血，亦不可治。张氏曰：所云血之妄行，从口、从大小便、从阳疮或痘毒而出者，悉皆不治。盖指出之多而不止者言之耳，若初出之时，苟详推其因，而善为清理，岂俱无生者耶？

若痘疮赤痛，烦热作渴，或便血，或衄血，先用犀角地黄汤。

---

① 中流一壶：语出《鹖冠子·学问》：“中河失船，一壶千金。”意谓船至中流将要沉没，一壶系之，可以不沉。比喻在关键时刻能挽救危亡。壶，瓠类，一种葫芦。

白术茯苓泽泻汤

白术　茯苓　泽泻各一钱

[批] 魏氏方四苓汤止水泻，即此方，有猪苓。

魏氏治烦渴，止水泻，原用四苓散也。吴公减却猪苓，为治水泡者，可谓见过于师也。呵呵！或问：魏氏曰白术、茯苓亦能益气，世多用之，今不加入于保元汤中，何也？曰：茯苓、白术，而性皆利燥淡泄、通利水道之剂，苟用之，则津液随水而下，其湿润生息之气不行于上，譬诸地气不蒸，天气不降，尚何有天泽以救其物哉，由是三焦为之枯燥。

痘而水泡者，此方主之。

[批] 按：水泡，或是"水泻"之误也。

中有实热，膈有停水，湿热外行，初则痘色晶亮，顷则痘皆水泡矣。此乃水不能润下，灶底燃薪，釜中发泡之义。是方也，白术甘而燥，能益土以防水。茯苓甘而淡，能益土以决防。泽泻咸而润，能润下而利水。水利湿消，泡自瘥矣。

补中益气汤

人参　黄芪　白术　当归　柴胡　升麻　陈皮　甘草

中气虚弱，痘不起胀者，此方主之。

《难经》曰：气主呴之。故气者，嘘长万物者也。痘不起胀，气之弱也可知矣。故用人参、黄芪、白术、甘草以补气，用柴胡、升麻以升阳，有当归可以活其荣，陈皮可以利其气。

保元汤

人参二钱　黄芪三钱　甘草一钱，炙　肉桂每用五分至七分

[批] 魏氏保元汤，人参二钱，黄芪三钱，甘草一钱。用水一钟半，生姜一片，煎至五分，不拘时服。

论用药加减法：人参益内，甘草和中，实表宜用黄芪，助阳

须凭肉桂。前三味得三才之道体①，后一味扶一命之颠危②。川芎助清阳而调血，糯米温中内以壮神。豆蔻非泄利而莫投，木香积滞而可用。当归能活动其血，对证方加。芍药能收敛其阴，合宜则用。胃不实，始议白术、茯苓，泻止即止。心烦热，急与麦冬、五味，渴除即除。陈皮解湿痰，黄连退心热。血凝滞不透，紫草当行。气郁闷而不行，山楂莫缺。加之得当，君子登堂。用之不应，小人入室云云。

气虚陷顶者，此方主之。

气者，长养万物者也。气盛即物壮，气弱即物衰。故痘疮陷顶者，责之气虚也。魏桂岩自论云：人参益内，甘草和中，实表宜用黄芪，助阳须凭官桂。前三味得三才之道体，后一味扶一命之颠危。

魏桂岩曰：此即东垣所制黄芪汤，见《兰室秘藏》小儿方。夫是汤之剂，不越人参、黄芪、甘草而已。然此药大抵性味甘温，专补中气而能泻火，故虚火非此不去也。三味之剂借以治痘，以人参为君，黄芪为臣，甘草为佐，上下相济，治虽异而道则同。呜呼！制方之义，何其妙欤！予尝计其药性之功用，黄芪能固表，人参能固内，甘草能解毒，究其痘之宜治，必须此三味之神品。偶用他方，而更密察性味善恶之可否减消而成，暗合前人之旨，非为陋窃东垣之制也。今用以治痘，令其内固外护，扶阳助气，则气平焉，而生血平焉，而附气血正平，斯一身之真元可以保合而无坏乱矣。区区痘毒，藉此领载，则何难治之有哉。惟其是药有起死回生之功，有转危就安之力，予故僭③改为保元汤也云云。

---

① 道体：指“道”之最根本、内在的、实质的内容，即道的本体。

② 颠危：陷于颠困艰危境遇。

③ 僭（jiàn 剑）：超越身分，冒用在上者的职权、名义行事。《公羊传·昭公二十五年》：“诸侯僭于天子。”

下文还长，贤者自求可也。

四物汤

当归　川芎　白芍药　熟地黄

痘根淡，血弱者，此方主之。

痘至五六日，气尊血附之时，痘根淡者为血弱，故用当归活血，川芎行血，熟地补血，芍药敛血。

按：曾世荣曰：四物汤治痘发出不快，不甚红活，不起根窠，缘血虚故也。此药能活血，调顺痘疾，无如此方，自古及今，用之如宝，只加甘草服之。

予添一赘云：更加生黄芪，未知若何，俟后贤议焉。闻之孙一奎曰：色淡红活，血虚以四物汤加减服之，但地黄大能滞血，不可轻用，不得已须姜汁炒云云。此等见成之法，吴不关心，故不载。甘草之妙物，其如黄芪，何开口辄曰阳生阴长？至于议药，又似茫然，可怪可怪。

当归活血汤

当归　川芎　赤芍药　红花　紫草各一钱　生地黄一钱五分，取汁更良

血热壅滞者，用此方活血凉血。

色紫为血热，色枯为血滞。热者凉之，枯者泽之，调血之道也。是方也，生地黄凉血之品也，川芎、赤芍药、红花、紫草滑血之品也。凉者性寒，滑者质润，气利而已。

丹溪活血汤，丹溪先生云：痘疮将成就之际，却淡色者，属血虚，用四物芎、归之类，或加红花、紫草。属热毒者，用升麻、连翘、芩、连之类，甚者用犀角屑大解痘毒。按此论，乃成后人作当归活血汤矣，故标丹溪云。

内托散

人参　黄芪　甘草　当归　川芎　白芍药　厚朴　防风　白芷　肉桂　木香　桔梗

[批]《千金》排脓内塞散，治大疮热退，脓血不①止，疮中内②虚疼痛。即内托散无木香，有远志、附子、赤小豆，十四味，治下筛，酒服方寸匕，日三夜一。《和剂》化毒排脓内补十宣散，治一切痈疽疮疖，未成者速散，已成者速溃，败脓自出，不用手挤，恶肉自溃，无用刀剪。服药后疼痛顿减，其效如神。即内托散无芍药、木香，只用十味为末，热酒调下三钱或五钱。

表虚里实，气血皆弱者，此方主之。

在表者，痘顶灰陷为气虚，痘根色淡为血虚。若息重气粗，则为里实。气虚故用人参、黄芪、甘草，血虚故用当归、芍药、川芎。然防风、白芷、肉桂能引诸药自内而托之于外，木香、桔梗、厚朴能调壅实以归于和。

加减法：红紫黑陷属热毒者，去桂加紫草、红花、黄芩。淡白灰陷属虚寒者，加丁香温里，肉桂温表。当贯③脓而不贯脓者，倍参、芪、当归、糯米，煎熟入人乳、好酒。

《方考》本方所用芍药，乃体《活人》止痛活血之法也。木香之加，调气以归于和，又所以悉王焘氏治斑单行之法欤。后之学者，宜珍重吴公用心焉。然先已有斯人矣，袁氏治里虚发痒不已倒靥者，加木香、紫草、糯米，共十三味，水煎，量儿服之，方名参芪内托散也。

---

① 不：原脱，据《千金要方》卷二十二"痈疽第二"补。
② 内：《千金要方》卷二十二"痈疽第二"作"肉"。
③ 贯：灌注。下同。

八珍汤

人参　白术　茯苓　甘草　当归　川芎　芍药　地黄

气体虚弱，痘证虽顺，此方主之。

医贵未然之防，痘证虽顺，若气体虚弱，不补恐有后失。故用人参、白术、茯苓、甘草以补气，当归、川芎、芍药、地黄以养血。

前自叙曰：使诸子并作于九原，崑遇魏氏则北面而师之，遇钱、陈则肩随之，所以然者，二子之资不及魏也云云。因考《博爱心鉴》有治痘三法，曰：痘顺、逆、险三者之象也，顺者吉之象也，逆者凶之象也，险者悔吝之象也。吉者不必治之，治之反凶。凶者不劳治，治亦无益。险者则可以治之，治则转危就安矣。愚谓：魏桂岩之言是也。痘既顺，用治搅扰，恐有误药之咎矣。今吴氏多用八珍，犹似无风起浪矣。既曰师事魏氏，又似肩随，无乃食言乎？或曰吴氏此法，为气体虚弱者未然之防也。予曰：犹不可也。病者饮食自若，二便调顺，则当随时安顿，而不可用草根树皮无情之物拨正反乱焉。若显气虚之候一二，则须补气，体弱则补中，气血两虚则有养荣补卫、归脾建中诸法，岂一八珍汤能济事乎？子其思之。

独圣散

穿山甲炒，一两　麝香一钱

紫草汤调下一钱。

五六日间黑陷者，此方主之。

黑陷，危证也。黑者，秽恶触之而变其色也。陷者，正气下陷，不能起胀也。穿山甲、麝香，膻腥秽恶之属也，何以用之？盖痘之为物，外触秽恶，则向里而陷，内触秽恶，则向外而凸，原其血气虚怯，故令如此。人牙散亦是此意。

《直指方》云：痘疮陷入者，用加味四圣散，更以胡荽酒薄傅其身，厚傅其足，喷其衣服，以厚绵盖之。若犹未也，用独圣散，穿山甲汤洗净，炒令焦黄，每服半钱，入麝香少许，南木香煎汤调下。若紫草煎汤，入红酒少许调下。若其疮已黑，乃可用钱氏宣风散加青皮主之云云。

愚按：万氏曰：凡痘子黑陷，古方用穿山甲者，取其穿脏透膜而善走也。用人牙者，牙齿乃骨之余，肾主骨，可以入骨也，但借为向导，引解毒之药以施治则可，若单用之，恐不济事。

挑疔散

紫草　雄黄　巴豆各等分

共为细末，油胭脂调用。

[批]《集简方》二圣散，治痘毒黑疔。紫草三钱，雄黄二钱，为末，以胭脂汁调，用银簪挑破点之，极妙。

愚按：挑痘疔之药，紫草、雄黄足矣。巴豆虽云以毒化毒，其性大热，恐惹其毒生热。欲拔疔毒，不若以蓖麻子压去油而代之可也。

有痘疔、痘母者，用针挑破，以此药少许着之。

痘疔之色有二，紫疔、白疔也。痘疔之见有三，先疔见在面，次疔见在腹，后疔见在足也。是方也，紫草解毒利窍，雄黄解毒利气，巴豆化毒拔疔，乃挑疔之捷剂也。所谓痘母者，初出之时，遍身光润，稀少绽凸，其间有一二颗起发胀大，如八九日痘者，名曰痘母，急以此药挑破着之。否则诸痘日渐隐没，以至于无，皮肤之外仅存渣滓，身冷自汗，吐泻烦躁而死矣。

痘证七日八日九日间所用方药考

内解散

人参　黄芪　甘草　白芍药　穿山甲　当归　川芎　木香

金银花　皂角刺　山楂　干姜

　　七八日间，痘色枯淡，不起无浆者，此方主之。

　　痘至七八日，灌脓起胀之时也。若根窝色淡者，责其血弱，不起无浆者，责其气虚。故用人参、黄芪、甘草大补其气，又用当归、川芎、白芍大补其血。穿山甲、皂角刺、金银花长于化毒，干姜、木香、山楂长于化滞。

　　魏氏云：痘至七八日，气旺血附，其毒化浆为顺，顺则不烦，治而自愈，为气旺拘血化毒之故也。气血乖离①，其毒不化浆，逆也，逆则难治，为气血不及，不能振作以制其毒，以发痈发疔者可生，内剥外伤者必死。其气血少缓，毒虽化浆而不满，险也，险则须治，为气血有碍，不能大振，以保元汤加桂末，发阳助浆，斯可以保全生命矣。

　　愚按：此即魏师之教也，吴何不究悉，至于浆行浆足之际，用穿山甲、皂角刺、金银花以图化毒，用山楂以图化滞耶？此际不以保元汤及独参汤，则毒虽化，而人亦化尔。

托里散

　　人参　黄芪　甘草　肉桂　白芍药　当归　川芎　连翘　贝母　山楂子　陈皮　桔梗　木香

　　补虚托里，此方通用。

　　人参、黄芪、甘草，补气药也，佐之以山楂、木香，则气不滞。当归、川芎、芍药，补血药也，佐之以肉桂，则血不滞。桔梗、连翘流气清热。陈皮、贝母利气开痰。

　　按：痘疹，《准绳》以木香、陈皮各五钱，山楂肉二钱半，末之，甘草汤调下一钱，名曰匀气散。王太史云：痘至四五六日，

---

　　① 乖离：背离、违背，不和谐。

先用托里之剂，令其快出，次以和中之剂，多服之和中，保元汤合匀气散主之。由此观之，吴先生谓"人参、黄芪、甘草，乃佐之以木香、山楂，则气不滞"数字，或可为后世法也，然则当以此考为准。

肉豆蔻丸

肉豆蔻　赤石脂各三钱　木香　枯矾各一钱　诃子　砂仁　龙骨各二钱

[批] 陈氏[①]肉豆蔻丸，治泻水谷或白或淡黄，不能止者。木香、砂仁各三钱，赤石脂、枯矾各七钱半，龙骨、诃子肉、肉豆蔻各五钱。上七味，为细末，面糊为丸，如黍米大。一周岁儿每服三五十丸，三岁儿百丸，温米饮下。泻甚者，煎木香散或异功散送下。泻止住服，不止多服。

按：薛新甫曰：此方治阳气虚寒，肠滑泄泻之涩剂。肾主二便，若肾气不固而致前证者，宜用木香散送四神丸。如不应，急煎六君子汤送四神丸补之。盖豆蔻丸收涩之功多，补益之功少也。

七八日间大泻者，此方主之。

痘至七八日，灌脓起胀之时也。若大泻而虚其中，则痘必陷下而不可为矣。然有湿而泻，有滑而泻，有积而泻。湿而泻者宜燥之，枯矾、石脂是也。滑而泻者宜涩之，龙骨、诃子是也。积而泻者宜消之，豆蔻、砂仁是也。乃木香者，调其滞气，和其腹中而已。

黄芩芍药汤

条芩　芍药　升麻各等分　甘草减半

肠胃热泻者，此方主之。

---

① 陈氏：此指宋代儿科名医陈文中。

粪色黄褐为热泻，条芩可以清之，芍药可以寒之，升麻可以举之，甘草可以调之。

愚按：黄芩汤，乃张南阳治太阳与少阳合病自下利者之神方也，盖太阳与少阳合病自下利，乃属半表半里和解之品也。吴氏因治肠胃热泻，加以升麻，一以解痘毒，二以清阳明，三以升清气，诚为心得之妙，虽贤哲裁剪无以加矣。若再将太阳与阳明合病，必自下利之教观之，则葛根之妙物，亦不可不留神于斯也。且升麻与葛根俱在解肌清热之中，不无些斯之异。如表热仍在，或胃热带渴者，葛根胜于升麻多矣。如热泻数至圊而努责者，升麻之提举，胜于葛根之鼓舞矣。昔医王朝奉①芍药、黄芩、升麻、葛根一齐都用，岂无大见识乎？

附子理中汤

附子　人参　甘草　白术　干姜

胃中虚寒，或又误服凉药，泻而手足厥冷者，此方主之。

人参、甘草、白术之甘温，所以补虚。干姜、附子之辛热，所以回阳。

砂仁益黄散

陈皮　青皮各二钱　诃子一钱　丁香　木香　砂仁各五分

[批] 钱氏益黄散，原用陈皮一两，青皮、诃子、甘草各半两，丁香二钱。为细末，每服水一盏，煎六分，食前温服。此方乃吴氏去甘草加木香、砂仁，须名香砂益黄为正，方义见前。

食伤胃寒，呕吐而泻者，此方主之。

仲景云：邪在中焦，则既吐且泻。故用陈皮、青皮理其脾，

---

① 王朝奉：王貺，字子亨。宋代医家，宣和中，任朝请大夫，人称王朝奉。著有《全生指迷方》。

丁香、木香温其胃，诃子所以止泻，砂仁所以消食。

十二味异功散

人参　豆蔻白　白术　当归　丁香　肉桂　厚朴　陈皮　半夏
茯苓　附子　木香

[批] 陈氏曰：凡疮疹已出未愈之间，不光泽、不起发、不红活，谓之表虚，急用十二味异功散治之。当归、木香各三钱半，官桂、茯苓、白术各三钱，半夏一钱，人参、陈皮、厚朴、丁香、肉豆蔻各二钱半，附子一钱半。上为粗散，每服三钱，水一大盏半，生姜五片，肥枣三枚，煎至六分，空心温服。量儿大小以意加减。此药家传五世，累经效验。

痘出不光泽，不起胀，根窠不红，表虚痒塌者，此方主之。

中气有余，气血充满，则痘光泽起发，根窠红活，表无痒塌之患。中气不足，则表亦虚，而诸证作矣。是方也，人参、白术、茯苓、当归所以补胃，附子、肉桂、丁香、豆蔻所以温胃，半夏、木香、陈皮、厚朴所以调胃。胃，阳明也。陈氏云：阳明主肌肉，胃气充足，则肌肉温暖，自然光泽起胀，而无痒塌之患。亦见道之论也。

薛立斋云：此方治痘疮已出未出，不起发，不光泽，不红活，谓之表虚，宜用此药治之。若已出未愈，疮不光泽，或不起发，不红活，或腹胀作渴，泄泻气促，谓之表里虚寒，急用此药送肉豆蔻丸。或十一日间不靥，壮热，闷乱不宁，卧则烦渴咬牙，手足指冷，数饮沸汤而不热，围火重衾而仍寒，悉属表里虚寒也。王太仆云：大寒而盛，热之不热，是无火也，当益火之源。急用前药以回其阳，亦有得生者。

十一味木香散

木香　丁香　肉桂　人参　青皮　大腹皮　半夏　甘草　前

胡　诃子　赤茯苓

[批] 陈氏曰：凡疮疹已出未出之间，或泻渴，或腹胀，或气促，谓之里虚，急用十一味木香散治之。用十一味各等分，每服三钱，水一大盏，生姜三片，同煎六分，去滓，空心温服，量大小以意加减。

前证因阳气内虚寒而外假热者，断然用之，无有可疑也。如大人痈疽，脾胃虚寒之败证，亦须急用此药以复胃气，则亦有可生者。

里虚泄泻而渴者，此方主之。

胃虚而寒，则生泄泻，泻失津液，则令人渴。是方也，人参、甘草所以补胃，木香、丁香、肉桂所以温胃，腹皮、青皮、半夏、前胡、赤苓所以调胃。乃诃子者，所以止泻而生津也。此亦以胃气为主，盖胃不虚寒，则泻自止，津液自生，而渴自除矣。

陈文中云：腹胀渴者，泻渴者，足指冷渴者，惊悸渴者，身温渴者，身热面㿠①白色渴者，寒战渴不止者，气急咬牙渴者，饮水转水泻不已者，以上九证，即非热也，乃津液少，脾胃肌肉虚故耳。宜木香散治之。如不愈，更加丁香、肉桂。崐谓：痘色㿠白，手足寒，大便溏，小便利，如是渴者，虚也，本方主之。若痘色红赤，大便秘，小便赤，如是渴者，热也，非此方所宜，慎勿与之。

二神散

丁香九粒　干姜一钱

[批] 本名回生起死丹，治痘灰白，寒气逆上，不食腹胀，呕吐肚痛，泄泻清水，手足俱冷。丁香、干姜如数，水煎热服，被

---

① 㿠：原作"光"，据《医方考》卷六改。

盖片时，令脾胃温暖，阴退阳回，痘自红活。王损庵云：须量儿大小轻重而暂用之。

痘色灰白不起者，此方主之。

气血原实，或以饮食凉剂寒其中气，致痘不起，故只用丁香、干姜以温中，而不必参、芪等也。

救生散 即无比散

獖①猪尾血腊月取，以新瓦瓶盛，挂于当风阴干，为末　牛黄　冰片　麝香　腻粉②各一分　朱砂研　马牙硝各一钱

上为细末，一岁者服一字，大者五分，温水和乳少许调服。

[批]《活人》无比散，治痘疹恶候。

朱砂先研，一两　牛黄　麝香　樟脑　腻粉各一钱

上同细研，小儿一字，大人五分，水银少许，用小猪③尾上血三两点，新水同调服，宁稳得睡着，然后取转下如烂鱼肠、葡萄穗之类涎臭恶物便安。小儿用乳汁调下妙。

按：救生散，冰片与樟脑、马牙硝与水银相换也。愚意宁从救生散为妥，故为之下圈以赏焉。

痘陷色黑，危困恶候，此方主之。

痘之为物，外感秽气则陷而入，内食秽物则凸而出。故猪血、牛黄、麝香原皆秽物，可以起痘。乃马牙硝者所以攻结毒，朱砂、腻粉者所以攻结热，冰片则神于行滞而已。是方也，为热毒倒入脏腑，不得已而用之。以少卧时许，取下恶物如鱼脑为吉，然非平剂也。

海藏云：此泻内热之极，不能开发于外，则宜此。内虽过泄，

---

① 獖（fén 坟）：雄性牲畜。
② 腻粉：即轻粉。又称汞粉。
③ 猪：此上《活人书》卷二十一有"獖"字。

外亦开发，即透肌肤之药，与至宝丹同例。

南金散

紫背荷叶取霜后搭水者　白僵蚕取直者，炒去丝，等分

共为末，每服五分，胡荽汁和酒调下。

［批］闻人规①紫背荷叶散，又名南金散。治痘疮，风寒外袭，倒靥势危者，万无一失。用二味，等分为末，每服半钱，用胡荽汤或温酒调下。

自叙云：治此证多有用龙脑、人牙者，卒难措办，唯此药无毒，而效且速。但紫背者难得，可于盐铺内求之。

痘已出而复隐，其势甚危者，此方主之。

小儿气体怯弱，外感不正之气，则痘已出而复隐。荷叶芬香，可以却秽，得震卦仰盂之象，可以升其生生之气而长养痘疮。佐以白僵蚕，一以取其就毒化毒，一以取其疏利风痰尔。

水杨柳洗法春夏用叶，秋冬用枝

痘出陷顶，浆滞不行，或为风寒久克者，用水杨柳枝叶五升，水一大釜煎汤，先将三分之一置于盆内，以手试之，勿使甚热，亦勿使过冷，先服宜用汤药，然后入汤浴洗，渐渐添易，不可太冷。浴洗久许，乃以油纸捻燃灯照之，累累然有起势，陷处晕晕有丝，此浆影也。浆必满足，如不满，又浴加前。若体弱者，只浴洗头面手足可也。桂岩云：此犹黄钟一动，而冻蛰启户，东风一吹，而坚冰解腹，始虽二物，竟则同一春也。

魏桂岩《博爱心鉴》："久克"二字作"所阻"。"水"上有"流"字。"先服宜用汤药"六字，原作"若内服，助气血药藉此升之，其效更速，风寒亦不得阻之矣"二十三字。"易"原作"汤"。

---

① 闻人规：宋代儿科名医，著有《小儿痘疹论》。

"加"原作"如"。"冻蛰"作"蛰虫"。无"始虽二物竟则"六字。"春也"下有"群书皆无此法，故详著之"十字。盖欲诱人知其博爱之心鉴也，吴既欲师事魏氏，而擅易其文者何哉？呵呵。

痘证十日以后宜用诸方考

十全大补汤

人参　黄芪　白术　茯苓　白芍药　当归　川芎　肉桂　甘草　熟地黄

[批] 当加生姜、大枣。

痘证十日以上，血气虚弱者，此方主之。

参、芪、苓、术、甘草，大补气也。芎、归、芍、地、肉桂，大补血也。气血平补，故曰十全。

止痛活血散

白芍药酒炒，一钱

为细末，酒调下。

[批]《活人》活血散，治疮子或出不快，用白芍药末，酒调下。如欲止痛，只用温水调咽下。海藏曰：张和之治四肢出不快，加防风大效，此证乃太阴药也。

痘浆已满，血滞疼痛不可忍者，此方主之。

诸病痒者为虚，痛者为实。痒者宜补，痛者宜泻，此痛为血实而滞，故用芍药以平血，酒调以行滞。

如神散

当归　官桂　玄胡索等分

为末，酒调下一钱。

[批] 周离亨三圣散，治遍体作痛，殆不可忍，证似中风湿，或似脚气，乃是气血凝滞所致。三味等分为末，温酒服三四钱，

随量频进，以止为度。

血滞腰痛者，此方主之。

当归活血，官桂散血，玄胡理血。血行而利，腰痛自除。

按：玄胡索，能活血化气第一品也。李濒湖谓：入手足太阴、厥阴四经，能行血中气滞，气中血滞，故专治一身上下诸痛云。由此言之，初不独治腰痛，亦不唯理血矣。《雷公炮炙论》云：心痛欲死，速觅延胡。是犹可证。

四圣挑疗散

珍珠　豌①豆灰　血余灰各五分　冰片三厘

油胭脂调用。

[批] 万氏四圣散，诸痘中有独大者，或黑或白，其根结硬，即是痘疗。如疗疮样直抵筋骨，宜挑破，以此药点之。绿豆四十九粒，豌豆四十九粒（各烧存性），珍珠一分，油头发（烧存性）一分。上为细末，胭脂水调，先以银簪拨开黑疮，以此涂之。

按：此方宜与下层挑疗散参看。

痘中有疗者，此方主之。

凡痘中有独黑、独白、独陷下、独疼痛者，名曰痘疗。急以针挑破，令人吸尽恶血，以此药付之，失治则余痘皆陷矣。珍珠能出毒止痛，二灰能烂毒化血，胭脂能利血拔毒，冰片能利窍行滞。

人牙散

人牙一枚，烧存性　麝香少许

共为末，酒调下。

[批] 钱氏人牙散，治痘疮倒靥。人牙烧存性，入麝香少许，温酒服半钱。

---

① 豌：原作"琬"。据文义改。

痘疮方出，风寒外袭，或变黑，或青紫，谓之倒黡。

痘证黑陷者，此方主之。

痘之为物，外感秽气则陷入，内食秽物则凸出。牙灰、麝香，亦秽物耳，故用之以起陷中之痘。钱氏云：变黑归肾，而用骨余以治之，非通论也。

蝉退散

蝉退　地骨皮　白芷等分

每服三五分，酒调下。

[批] 闻人方有荆芥，无白芷。各等分，为细末，白汤调下一钱匕。

表有风热而痘色滞者，此方主之。

蝉退、白芷消风热于表，地骨皮退风热于里。

大连翘饮

连翘　白芍药炒　当归酒洗，各一钱　防风　滑石　柴胡　黄芩　木通各八分　荆芥　车前子　栀子炒黑　牛蒡子略炒，各五分　蝉退　甘草各三分

[批] 魏氏大连翘饮，此方有治平余毒之能，因证用之于保元之后也，乃吴氏所谓痘后蕴热是也，即此方。更有瞿麦，共十五味，各等分，每二钱，姜一片，水一钟半，煎至五分，温服。

痘后蕴热者，此方主之。

痘焦之后，蕴热不去，则生痘毒。是方也，防风、柴胡、蝉退解热于表，表有热者，自皮毛汗孔而泄。荆芥、牛蒡解热于上，头目咽喉有热者，从口鼻而泄。滑石、木通、栀子、车前解热于里，里有热者，导之从小便而泄。连翘去诸经之客热，黄芩去诸经之游火。乃甘草者所以解热于气，而芍药、当归所以调热于血也。

十三味败毒散

当归　陈皮　白芷　赤芍药　穿山甲　乳香　没药　贝母金银花　皂角刺　防风　甘草　天花粉

[批] 曾氏十三味败毒散，治痘痈肿痛。十三味各等分，每二钱，酒、水各半煎服。穿山甲用土炒。

痘后肿毒，此方主之。

实证补之，则生痈毒。此方也，防风、白芷解表而泄其热，乳香、没药散血而消其毒，穿山甲、皂角刺能引诸药至有毒之处，金银花、赤芍药能解热毒于瘀壅之中。痰中诸热，贝母、天花粉可除。气血不调，甘草、陈皮、当归可疗。

泻肝散

当归　川芎　防风　荆芥　白芍药　甘草　黄连　木贼　蔓荆子　白蒺藜　甘菊花

[批]《选方》泻肝散，有柴胡、龙胆草，共十三味，㕮咀，每三钱，水一钟半，煎一钟，温服，不拘时。

按：此方治平常肝经有热，目外眦肿痛之良方也。昏涩多泪，更加夏枯草、香附子最可。

痘后肝经蕴热目痛者，此方主之。

目者，肝之窍。肝，木脏也，喜散而恶郁，故散之则条达，郁之则热痛。此方用防风、蒺藜、荆芥、木贼、蔓荆、菊花，虽所以清肝经之风热，而实所以散之使其条达也。和肝部之血，有当归、芍药；和肝部之气，有甘草、川芎。复有黄连，泻心火也，实则泻其子，以故用之。

复明散

当归　川芎　白芍药　防风　生地黄　荆芥　柴胡　蔓荆子白芷

按：眼药称复明汤散甚多，此方平平，免劳老笔。

痘后目痛，红丝翳膜者，此方主之。

日月中天，光明者也，一为云物蔽之，明者晦矣。风行天上，则蔽障去而日月复明。此方用防风、荆芥、柴胡、白芷、蔓荆子诸风药以治目翳，亦是道也。复用当归、川芎、芍药、地黄养血之品者，经曰目得血则能视，是故用之。

清胃汤

升麻二钱　当归一钱二分　黄连　牡丹皮　生地黄各一钱

[批]《拔萃》清胃散，五味为末，每三钱，水二钟，煎一半，细呷。

牙疳肿痛者，此方主之。

牙疳责胃热，肿责血热，痛责心热。升麻能清胃，黄连能泻心，丹皮、生地能凉血。乃当归者，所以益阴，使阳不得独亢尔。

犀角黄连汤

生犀角水磨，临饮加入，一钱　乌梅一枚　木香二分　黄连一钱

[批]许氏黄连犀角汤，治伤寒及诸病之后有䘌者。

黄连半两　犀角一两　乌梅七个　没药二钱半

上水二大盏半，煎至一盏半，分三服。

痘后牙疳，此方主之①。

诸痛疡疮痒，皆属心火。故用黄连泻心，生犀凉心。乃乌梅者，取其味酸，可以收敛虚邪。而木香者，取其辛香，可以辑和荣气。

按：龚云林论：狐惑者，唇口生疮声哑也，其证四肢沉重，恶闻食气，默默欲卧，目闭舌白，面目间黑色，变易无常。虫食

---

① 主之：《医方考》卷六作"互用"。

其肛为狐，而下唇有疮，其咽干。虫食其脏为惑，上唇有疮，声哑。治噩二者，并用此方，但加桃仁，共成五味。

愚按：此许氏治噩虫之方，而吴氏移治牙疳，互用之药，其理亦长矣，后学当知所自，施用亦广矣。

走马牙疳付药方

黄连一两　雄黄一钱　胆矾三分　冰片五厘

患牙疳噩蚀，此方为末掺之。

黄连之苦，能坚厚肌肉。雄、矾之悍，能杀噩虫。冰片之辛，能利肌腠。

按：走马疳付药甚多，兹不及赘原方。但付药之先，以淡淡盐汤洗净口内，使蒸热蚀毒泄散，然后掺之为良。

治痘疮湿烂方

或以败草灰付之，或以蚕茧灰入枯矾少许付之，或以墙上白蟏蛸螺①烧灰付之，或以蛤粉付之。四法者，皆是湿者燥之之意。

[批] 魏氏绵茧散，治小儿因痘疮余毒，肢节上有疳湿疮，脓水不绝。用出蛾绵茧不拘多少，以明矾末实茧内，以炭火烧，矾汁干为度，研为细末，干贴疳疮口内。

妊娠患痘宜用方考

罩胎散

当归　川芎　人参　白术　茯苓　甘草　黄芩　砂仁　柴胡
干葛　桔梗　紫草　阿胶　防风　荆芥　白芷　白芍药

[批] 冯氏罩胎散，《医统》曰：孕妇痘疮最难调治，服此药不致伤胎。即本方无阿胶、防风、荆芥、白芷，有枳壳、陈皮，

---

① 蟏蛸螺：《医方考》卷六作"螺蛳壳"。

共十五味，各等分，每服五钱，水二盏，煎一盏，温服，不拘时。

《正传》云：孕妇身发痘疮，宜冯氏罩胎散。若动胎不安，宜独圣散、安胎饮云云。如胎已五月，则半夏、桂心之属俱不必禁用。此全方十七种，更有陈皮、枳壳、糯米、赤芍药，共用二十一味，各三分，大热加郁金等分。上细切，作一服，水一盏半，煎至一盏，干柿蒂七个，野苎根七寸，甜瓜蒂一个，用银器煎，以荷叶盖定，熬至八分，去渣，仍用荷叶盖覆，空心服。

孕妇出痘，此方主之。

以孕妇而痘，则血气大虚矣。故用当归、川芎、芍药、阿胶以养血，又用人参、白术、茯苓、甘草以补气。乃黄芩、砂仁、紫草、桔梗，所以安胎解毒。柴胡、干葛、防风、荆芥、白芷，所以利表疏邪。养血补气则安其内，解毒一本作"表"疏邪则利其外。安内利外，治道毕亦。

按：《韵书》：罩，陟教切，嘲去声。捕鱼笼也。《淮南子》云：罩①者抑之，罾②者举之，为之异③，得鱼一也。然罩胎云者，如罩捕鱼，不失其机之谓耶。师云：汝辈不读《说文》，故有强辩矣。《说文》云：覆鸟令不能飞也。谓孕妇服此，胎孕得力，令儿不坠，乃如罩覆，令雏不能飞去也。

再按：此方解痘毒、安胎孕者，全在冯氏煎煮之奇异也。他如柿蒂、苎根、瓜蒂，事繁且置，须学者自考焉。特用银器煎，以荷叶盖定，熬成汤药，仍用荷叶盖覆，空心温服者，乃用此方之法眼也。所以然者，荷叶生发元气，裨助脾胃，发痘毒，治崩中之灵品也。最难调治之孕痘，非草草片词可以能尽焉。吴氏编书年浅，盖

① 罩：捕鱼的竹笼。

② 罾（zēng 增）：古代一种用木棍或竹竿做支架的方形鱼网。《说文·网部》："罾，鱼网也。"

③ 异：原作"难易"，据《淮南子·说林训》改。

未之治孕痘之难，故有用药之误，煎法之忽，而谓"安内利外，治道毕矣"之污耳。吾目击孕痘枉死最多，故切切告谕云尔。

安胎独圣散

用砂仁，炒为末，酒调下五分。

妊娠出痘胎痛者，此方主之。

胎痛者，热而气滞之故也。缩砂辛温，利而不滞，故可以利气，可以安胎。

[批] 冯氏独圣散，用连壳缩砂，慢火炒去壳，为末，每服半匕，热酒调下。胎动则服，服后觉胎热则安矣。

按：此药不唯妊娠出痘胎痛者，如妊娠偶因所触，或跌坠损伤，致胎不安，痛不可忍者，服之神效。出《孙尚药方》。

安胎散

人参　白术炒　茯苓　甘草　芍药酒炒　当归　川芎　砂仁
紫苏　黄芩酒炒　陈皮　香附醋炒　大腹皮净洗

[批] 冯氏安胎散，原无黄芩，只用十二味，各五分，其香附用童便浸。上作一服，水一盏半，灯草七茎，糯一撮，煎一盏，食前温服。

孕娠出痘，此方互用。

气血虚则胎不安，气血热则胎不安，气血滞则胎不安。是方也，人参、白术、茯苓、甘草所以补气，当归、川芎、芍药所以养血，黄芩所以清热，砂仁、香附、紫苏、陈皮、大腹皮所以行滞。

按：冯氏罩胎散、独圣散、安胎散三方，乃治妊娠出痘之所设也。然则糯米之发痘，而能助痘浆也。灯草之行水道，使三焦无壅滞也。热郁于中，则痘出稠密矣，即前七正散考，吴氏亦谓治痘而必利小便云者是也。由此言之，斯二味之功用最不可忽也，吴氏失录糯米、灯草者何？

妇人门第七十

叙曰：妇人杂病与男子等，唯月事、胎产异焉。今所考者，亦考其月事、胎产之方尔，他证则向全方求其证治。

四物汤

当归酒洗　川芎　白芍药酒炒　熟地黄

妇人月事不调，以此方为主而变通之。

无极之真，二五①之精，妙合而凝，乾道成男，坤道成女。女以坤道用事，故治妇人者以阴为主。方其二七而天癸至，月事以时下者，女子得坤之阴，阴中必有阳，故以七为纪，一七而齿更，二七而天癸至也。人受天地之气以生，故能克肖天地。月，天之阴也，以月而盈，以月而亏，故女子之血，亦以三十日而一下也。血之下也同于月，故名之曰月事。

［批］"同"字，当作"应"字。

按：吴氏云血之下也同于月，故名之曰月事者，似不可解。今以陈良甫②之言而解之：女子二七而天癸至，任脉通，太冲脉盛，月事以时下。冲为血海，任主胞胎，二脉流通，经血渐盛，应时而下，天真气降，与之从事，故曰天癸也。常以三旬一见，以像月盈则亏，不失其期，故又名月信也。

经曰：月事以时下，故能有子。是以月事不调者，宜以此方为主，随其寒热虚实而斟酌加减之，使月事调匀，则阴阳和而万物生，有子之道也。是方也，当归、芍药、地黄，皆味厚之品也，

---

① 二五：指阴阳与五行。宋·周敦颐《太极图说》："五行之生也，各一其性。无极之真，二五之精，妙合而凝。"曹端《太极图说述解》："二，阴阳也。五，五行也。"

② 陈良甫：即陈自明，字良甫，一作良父，晚年自号药隐老人。南宋医学家，著有《管见大全良方》《妇人大全良方》《外科精要》等。

味厚为阴中之阴，故能益血。析而论之，当归辛温能活血，芍药酸寒能敛血，熟地甘濡能补血。又曰：当归入心脾，芍药入肝，熟地入肾。乃川芎者，彻上彻下而行血中之气者也。此四物汤所以为妇人之要药，而调月者必以之为主也。

脉数血色紫黑为内热，本方加黄芩、黄连。脉迟血凝结者为寒，本方加官桂、附子。人肥有痰，加半夏、陈皮、南星。人瘦有火，加山栀、黄柏、知母。有抑郁者，加香附、苍术、砂仁、神曲。有留滞者，加桃仁、红花、玄胡索、肉桂。先期者为热，后期者为寒、为郁、为气、为痰。气虚者加参、芪，气实者加枳、朴。或问四物亦有不宜者乎？余曰：有之。气息几微者不宜川芎，恐其辛香，益耗散真气也。大便溏泄不宜当归，恐其濡滑，益增下注也。脉迟腹痛不宜芍药，恐其酸寒，益增中冷也。胸膈痞塞不宜地黄，恐其黏腻，益增泥滞也。明者解之，昧者误矣。

按：吴氏谓治妇人者，以阴为主，故以四物调经。丹溪朱氏谓：经水者，阴血也，阴必从阳，故其色红，禀火色也，为气之配。气热则热，气寒则寒，气升则升，气降则降，气凝则凝，气滞则滞，气清则清，气浊则浊。往往见有成块者，气之凝也。将行而痛者，气之滞也。来后作痛者，气血俱虚也。色谈者，亦虚也，而有水混之也。错经妄行者，气之乱也。紫者，气之热也。黑者，热之甚也。今人但见其紫者、黑者、作痛者、成块者，率指为风冷，而行温热之剂，则祸不旋踵矣。良由《病源》论月水诸病皆曰风冷乘之，宜其相习而成俗也。或曰：黑，北方，水之色也，紫淡于黑，非冷而何？予曰：经曰"亢则害，承乃制"，热甚者必兼水化，所以热则紫，甚则黑也。

陈氏曰：妇人病，多是月经乍多乍少，或前或后，将发疼痛，医者不审，一例呼为经病，不知阳胜阴，阴胜阳，所以服药无效。盖阴气乘阳，则包藏寒气，血不运行，经所谓天寒地冻，水凝成冰，故令乍少而在月后。若阳气乘阴，则血流散溢，经所谓天暑地热，经水沸溢，故令乍多而在月前。当和气血，平阴阳，斯为福也。

朱丹溪治经不及者，血热，四物汤加黄连。肥人不及，日数而多痰者，血虚有热，南星、白术、苍术、黄连、香附、川芎作丸。

薛立斋治先期而至者，有风痹经血燥者，加味逍遥散。脾经郁滞者，加味归脾汤。肝经怒火者，加味小柴胡汤。血分有热，加味四物汤。有因劳役火动者，宜补中益气汤。又，丹溪治①经水过期而少，川芎、人参、当归、白术与痰药。过期色淡者，痰多也，二陈汤加芎、归。过期而色紫有块，血热也，必作痛，四物汤加香附、黄连。

薛立斋治过期而至者，有因脾经血虚者，宜人参养荣汤。有因肝经血少者，宜六味地黄丸。有因气虚血弱者，宜八珍汤。

愚按：朱薛二师取其养正为主，且简而易从，虽庸士习之，似无难也。然于先期、过期一二月之际，便可收功。至于居经月闭，以及血枯，乃罗纹结角之危证，若非审问明师，积年精究，得心应手而下药，则杀人不用剑，盖非人之所为也。

八珍汤

人参　白术炒　茯苓　甘草炙　当归　川芎　熟地黄　白芍药酒炒

月来血少者，此方主之。

血盛则月来而多，血衰则月来而少。故用当归、川芎、芍药、熟地四物以养血，而又用人参、白术、茯苓、甘草以养气也。所以必兼养气者，太极之妙，阴生于阳故也。

固经丸

酒黄芩　龟板　白芍药各一两　黄柏炒褐色，三钱　樗根白皮七

---

① 治：原无，据文义补。

钱半　香附童便浸一宿，焙干，三钱

[批] 丹溪固经丸，六味为细末，酒糊丸，如梧桐子大。每服七十九，白汤下。

兹补古方固经丸，治血崩不止。艾叶、鹿角霜、伏龙肝、干姜，等分为末。按：此方与前方参考折衷，则斯可矣。

月来过多不止者，此方主之。

月来过多不止，是阴血不足以镇守胞络之火，故血走失而越常度也。是方也，黄芩、黄柏、芍药、龟板，皆滋阴制火之品，所谓壮水之主以镇阳光也。樗皮之涩，所以固脱。香附之辛，所以开其郁热尔。

愚按：此丸子，丹溪以妇人性执而见鄙，嗜欲加倍于男子，脏腑厥阳之火无日不起，所以有错经妄行者，及未至期而先至，或紫或黑，或淋漓不断之候，皆属血热，故以此药清热而固血也。其如属虚、属痰、属湿诸候，丹溪亦随各证用药，学者考之。

再按：此方原用椿根白皮，而卢廉夫《纂要》误作樗根白皮，乃倒置功用，害莫大焉。《衍义》曰：樗木皮臭，椿根皮香，其性凉而能涩血。李濒湖曰：椿皮色赤而香，樗皮色白而臭。盖椿皮入血分而性涩，樗皮入气分而性利，不可不辨。凡血分受病不足者，宜用椿皮。气分受病有余者，宜用樗皮。由此观之，编书者多无心得之术，而只迁就虚文，以己之昧而昧后人，使病者暗受其弊，其咎更当何如？晋时才人欲刊正《周易》及诸药方，先与祖讷议论，讷曰：辩释经典，纵有异同，不足以伤风教。至于汤药，小小不达，便致寿夭，所由则后人受弊不少，何可轻以裁断。祖讷之言，可谓仁哉。世医以仁术自夸者，尤当亮诸。

白芷黄荆实瓦垄子①治白带考

白带者，胃中湿热下注而成，犹之溺注于器而生溺底垩耳。前古名医有单用焦白芷而主者，有单用焦荆实而主者，有单用瓦垄粉而主者。盖以白芷之性，香而升举。荆实之性，辛而利气。瓦垄之性，燥而胜湿。炒而焦之，则火可以生土，土可以防水。炼而粉之，则燥可以胜湿，胜湿则无以下注，而白带止矣。此用三物之意也。

白葵花红葵花治赤白带下考

凡人腰脐之间有带脉一本脉下有乃字，奇经八脉之一也，回身一周，如束带焉。下焦虚损，督任有亏，则中焦气血乘虚而袭之，陷于带脉之下，气病为白，血病为赤，名曰赤白带下也。东垣曰：白葵花治白带，红葵花治赤带。赤治血燥，白治气燥。此何言哉？崑谓：葵花者，朝阳之葶也，禀草木之阴，涵天地之阳，故能润燥而升阳，使荣卫上行，不复陷于带脉之下而为带下也。或问带下一疾耳，此言气血陷于带脉之下为带下，前言胃中湿热下注为带下，何相悖也？余曰：妇人无病容，单下白者，责之湿热下注。妇人久病，赤白并下，责之气血下陷，多成瘵也。又曰：有言白者属寒，赤者属热，其说何如？余曰：曾见寒者固有赤带，热者益多白带，此白寒赤热之言不足征矣。必若所言，则赤白并下者，是寒热并耶？见道之言不如此。

---

① 瓦垄子：瓦楞子的别称。《本草纲目》卷四十六"魁蛤（瓦垄子）"条："《岭表录异》云：南人名空慈子。尚书卢钧以其壳似瓦屋之垄，改为瓦屋、瓦垄也。"

千金白马毛散

白马毛二两，椒和伏火①一宿。白马毛治白带，赤马毛治赤带　龟甲四两，醋炙　鳖甲十八铢，醋炙　牡蛎一两十八铢，火炙

共为末，每服酒下方寸匕，日三。

[批]《千金方》四味治下筛，空心酒下方寸匕，日三服，加至一匕半。

按：马毛当用鬐②，一名鬣③。《千金方》原无"椒和伏火一宿"六字，须烧灰用之可也。又单方，烧白马左蹄为末，以酒服方寸匕，日三服，治五色带下云。由此详之，无马鬣，以马左蹄灰代之亦效矣乎。若无马蹄，只用龟甲、牡蛎各等分，治下筛，酒服方寸匕，日三。此亦出于《千金》治崩中漏下，赤白不止，气虚竭方。

治赤白带下，此方良。

气陷于下焦则白带，血陷于下焦则赤带，以涩药止之，则未尽之带留而不出；以利药下之，则既损其中，又伤其下，皆非治也。白马得乾之刚，毛得血之余，血余可以固血，乾刚可以利气，固血则赤止，利气则白愈，此用马毛之意也。龟、鳖、牡蛎，外刚而内柔，离之象也，去其柔而用其刚，故可以化癥，可以固气。化癥则赤白之成带者无复中留，固气则荣卫之行不复陷下，荣不陷则无赤，卫不陷则无白矣。

半夏茯苓汤

半夏　生姜各三十铢　干地黄　茯苓各十八铢　旋覆花　白芍药

---

① 伏火：炼制外丹的一种方法。原指将矿石药与特殊的辅料一起加热处理，从而达到制伏矿石药火毒，利于服用的目的。

② 鬐（qí 其）：马颈上的长毛。《玉篇·髟部》："鬐，鬣也。"

③ 鬣（liè 列）：马、狮子等颈上的长毛。

人参　芎䓖　细辛　橘皮　甘草　桔梗各十二铢

[批]《千金》半夏茯苓汤，治妊娠恶阻，呕吐心烦，头目眩晕，恶闻食气，好食酸咸，多卧少起，百节烦疼，羸瘦有痰，胎孕不牢。半夏（洗）一两二钱半，赤茯苓、熟地黄各七钱半，橘红、旋覆花(《千金》无旋覆，有细辛、紫苏①)、人参、芍药、川芎、桔梗、甘草各半两。上㕮咀，每服五钱，姜七片，水煎，空心服。兼服茯苓丸，方见《千金》。

孕娠恶阻者，此方主之。

恶阻者，恶心而防阻饮食也。此是下部气血不足，复盗脾胃之气以固养胎元，故令脾胃自弱，不胜谷气，一闻谷气，便恶心而防阻也。是方也，半夏、生姜能开胃而醒脾，地黄、芍药、芎䓖能养阴而益血，人参、茯苓、甘草能和中而益气。乃橘皮、桔梗、旋覆、细辛，皆辛甘调气之品，可以平恶逆之气而进饮食者也。或问半夏为妊娠所忌，奈何用之？余曰：昔人恐久用而燥阴液，故云忌尔。若有恶阻之证，则在所必用也。故孙真人方之圣者也，其养胎之剂用半夏者，盖五方焉。

橘皮汤

橘皮　竹茹　人参　白术各十八铢　生姜一两　厚朴十二铢

[批]《千金》橘皮汤，六味以水七升，煮二升半，分三服，不差重作。

妊娠呕吐不下食者，此方主之。

恶阻以闻食而恶，责之脾虚，呕吐以食入复吐，责之有火，所谓诸逆冲上皆属于火也。此是厥阴之血既养其胎，少阳之火虚而上逆。竹茹能平少火，厚朴能下逆气，橘皮、生姜所以开胃，

---

① 千金无……紫苏：此处有误。《千金要方》卷二"妇人方上"半夏茯苓汤，有旋覆花无细辛、紫苏。

人参、白术所以益脾，开胃益脾欲其安谷云尔。

白术条芩考

先医曰：白术、条芩，安胎之圣药。此何云也？盖以白术益脾，能培万物之母；条芩泻火，能滋子户之阴。兴其利而去其害，故曰安胎圣药。

谨按：《金匮》曰：妊娠宜常服当归散，方用当归、黄芩、白芍药、芎劳各一斤，白术半斤，上五味杵为散，酒饮服方寸匕，日再服。妊娠常服则易产，胎无疾苦，其产后百病悉主之云。可惜许晚近方书收用者少。减去当归、芍药、川芎三种调血妙品，唯以白术、黄芩为安胎圣药者，将求圣于圣师者乎？抑未读《金匮》乎？上世《本草经》并不言及二种"安胎"二字，乃张易水有曰：白术佐黄芩，安胎清热。由此辨之，若无手太阴、手少阳阳明之热，在法当避。而朱震亨奉易水安胎清热之言，曰黄芩、白术乃安胎圣药，俗以黄芩性寒而不敢用，盖不知胎孕宜清热凉血，血不妄行乃能养胎。黄芩乃上中二焦药，能降火下行，白术能补脾也。斯言一出，印定后人眼目。凡治胎妊，不问是寒是虚，辄用芩、术者，自称有见识之大医辈也。所幸二物无毒之品，故不至于杀人矣，用之者幸谅当归散圣法可也。

胶艾汤

熟地黄　艾叶　当归　川芎　炙甘草　真阿胶炒成珠，各半钱
黄芪二分半

[批]《金匮》芎归胶艾汤，有芍药无黄芪。七味以水五分，清酒三分合煮，取三分，去滓，内胶令消尽，温服一升，日三服，不差更作。

孕妇漏胎不安者，此方主之。

漏胎者，怀胎而点滴下血也。此是阴虚不足以济火，气虚不

足以固血，故有此证。是方也，阿胶、熟地、当归、川芎，益血药也。黄芪、甘草、艾叶，固气药也。血以养之，气以固之，止漏安胎之道毕矣。

谨按：胶艾汤乃张长沙治妇人有漏下者，有半产后因续下血都不绝者，有妊娠下血者，妊娠腹中痛闷为胞阻者，总主以胶艾汤之神剂也。吴氏去芍药加黄芪为固气之计，似则似，而是则未是也。愚尝有药考及治案见前血门四物汤条，祈后学议之。且夫白芍之为用，敛散发之气血，安脾经，治腹痛，止泻利，和血脉，固腠理，此张元素之明教也。损其肝者缓其中，即调血也。四物汤用芍药为收敛之剂，主手足太阴经，又能治血海而入于九地之下补厥阴经，此李明之之发明也。经水不止，佐以香附、熟艾，乃通氏之方也。又，血崩佐以香附、炒盐，乃陈氏之药也。如此之类，用收涩散发之气血者，不胜笔记，而吴氏无故改易圣人神方，欲使后盲从己摸索，其罪大矣哉。

夫胶艾汤其用广矣，孙真人曰：治妊娠二三月，上至七八月，其人顿仆失踞，胎动不①下，伤损②腰腹痛欲死，若有鬼神③所见，及胎奔上抢心，短气。如法用水五分，酒三分合煮，取三分④，去滓内胶，更上火令消尽，服不拘时云。

砂仁葱白汤

砂仁一钱，槌碎　葱白十枚，煎汤吞下

[批]《产宝》砂仁葱白汤，二味，水一钟，煎一钟，温服。

本朝妇女畏嫌葱白气味者，多若不肯服者，单用缩砂炒熟，

---

① 不：原脱，据《千金要方》卷二"妊娠诸病第四"补。

② 伤损：原作"损伤"。据《千金要方》卷二"妊娠诸病第四"乙正。

③ 鬼神：《千金要方》卷二"妊娠诸病第四"无此二字。

④ 水五分……煮取三分：《千金要方》卷二"妊娠诸病第四"作"水五升，好酒三升，合煮取三升。"

勿令十分焦黑，去皮取仁，捣碎，每服二钱，热酒下。须臾觉腹中胎动极热，即胎已安而不痛矣。出《孙尚药方》。虞天民曰：不饮酒者，米饮、艾汤、盐汤皆可调伏①。

妊娠腹痛者，此方主之。

痛者，气血滞涩不通使然。故用砂仁顺气于下，葱白顺气于中，气行血利，而痛自止。有故而痛者，各随证以治之。

犀角散

生犀角　地骨皮　麦门冬　赤茯苓　条芩　生甘草

[批] 犀角散未考。附《产宝②》人参散，治妊娠热气乘于心脾，津液枯少，烦燥壅热。人参、犀角屑、地骨皮、麦门冬、赤茯苓、黄芩、甘草、干葛，上咬咀，每服三钱，水一盏，煎至六分，温服。

按：此方即犀角散多人参、干葛二种而耳。《产宝》云：夫妊娠而子烦者，是肺脏虚而热乘于心，则令心烦也云云。或烦躁，或呕吐涎沫，剧则胎动不安，均谓之子烦也。

子烦者，此方主之。

子烦者，怀子而烦闷也。烦闷责心肺有热，故用犀角凉心，骨皮退热，条芩泻火，麦冬清金，赤苓导赤，甘草和中。

四物汤加芩连姜夏方

当归　川芎　芍药　熟地黄　黄芩　黄连　半夏　生姜

[批] 丹溪四物汤加芩连姜半方，由阴虚火冗，痰气厥逆而痛

---

① 伏：通"服"。清·朱骏声《说文通训定声·颐部》："伏，假借为服。"《古今小说·木绵菴郑虎臣报冤》："吴潜被逼不过，伏毒而死。"

② 产宝：又名《经效产宝》，系昝殷集唐代以前诸家关于胎产的论述，兼收民间验方，结合个人临床经验编撰而成。

仆者用之之医按也。近来方书多采①用《良方》羚羊角散，予屡试验，故补之。

治妊娠忽然烦闷，不省人事，四肢角弓反张，言语謇涩，痰涎壅盛，谓之子烦。

羚羊角　川芎　当归各一钱　酸枣仁　五加皮　薏苡仁　茯神　杏仁各五分　木香二分　甘草三分　生姜三片

水钟半，煎八分服。一方有独活，治妊娠中风，头项强直，筋脉挛急，或时发搐之证。

按：吴方治痰火从内而发子痫，乃此方从外伤而作子痫，各有所长也。

子痫者，此方主之。

子痫者，怀子而痫仆也。此由血养其胎，阴虚火亢，痰气厥逆，故令痫仆。是方也，四物可以养血，芩、连可以降火，姜、夏可以破逆。

紫苏饮

紫苏叶　人参　陈皮去白　大腹皮黑豆汁洗过　当归尾　川芎　粉草　白芍药酒炒

[批]《本事方》紫苏饮，妊娠胎气不利，怀胎近上，胀满疼痛，谓之子悬。兼治临产惊恐气结，连日不下。一方无芎，名七宝散。

紫苏梗叶一两　腹皮　人参　川芎　陈皮　白芍药各半两　当归七钱半　甘草二钱半

上剉，分作三服，每服用水一盏半，生姜四片，葱白七寸，煎至七分，去渣，空心服。

愚按：许学士此方分两安排甚为谛当，故不厌烦而盘写焉，

---

① 采：原作"彩"，音近之误，据文义改。

如吾之庸者，宁莫加减于妙方。

子悬者，此方主之。

胎气不和，凑上心腹，腹满闭闷，谓之子悬。乃下焦气实，大气举胎而上也。故用紫苏、腹皮、陈皮、川芎流其气，当归、芍药利其血，气流血利，而胎自下矣。然必用夫人参、甘草者，邪之所凑，其气必虚也。流气之药推其陈，补气之药致其新尔。

地肤草汤

地肤草四两

水四升，煮取二升，分三服。取自然汁服亦可。

子淋者，此方主之。

怀子而小便淋涩，谓之子淋。子淋之原，本于湿热。地肤草能利膀胱，能疏风热，以之而治子淋，亦单剂之良也。

冬葵子汤

冬葵子略炒　柴胡　桑白皮　赤茯苓　赤芍药　当归各等分

[批]《外台》冬葵子散，治子淋小腹疼痛，胎动不安。六味各等分，细剉，每服四钱，水一盏半，加姜三片，葱白七茎，煎至一盏，温服。

此亦子淋之方也。

滑可以去着，故用冬葵子。清升则浊自降，故用柴胡。气化则能出，故用桑皮。辛利则能润窍，故用当归。而赤茯、赤芍者，取其入血而利丙丁也。

木通散

木通　紫苏叶　香菜①　桑白皮各一钱　枳壳　槟榔　条芩各五分　诃子皮　木香各三分

---

① 香菜：即香薷。《集韵·尤韵》："菜，香菜，菜名，或作薷。"

［批］《良方》木通散，九味细切，作一服，加生姜三片，水一盏半，煎至一盏，温服。

妊娠身体浮肿，四肢胀急，小便不利者，此方主之。

妊娠气血朝胎，荣卫之行涩，故令身体浮肿，四肢胀急，而小便不利也。是方也，紫苏流气于表，桑皮、枳壳、木通、木香、槟榔流气于里，香薷流气中之湿，条芩流气中之热，诃子流气中之液。服药之后，荣卫流行，气血健运，则浮肿诸疾可得而皆愈矣。或问何以不利小便？余曰：《内经》有言，气化则能出矣。故知本之医只调其气，无用淡渗为也。

三合汤探吐法

人参　白术　茯苓　甘草　当归　川芎　芍药　地黄　半夏陈皮

［批］丹溪参术饮，四物加人参、白术、半夏、陈皮、甘草，共九味，细判，加姜水煎服。

妊娠转胞，不得小便者，此汤服之探吐，数日愈。

胞，非转也，由孕妇中气怯弱，不能举胎，胎压其胞，胞系子子，一本作"了"戾而小便不通耳。故用二陈、四物、四君子三合煎汤而探吐之。所以升提其气，上窍通而下窍自利也。

愚按：此丹溪翁治吴宅宠人之医案也。丹溪谓：古方滑利药鲜有应效云云。乃以上药与服，随以指探喉中，吐出药汁，候少顷气定，又与之，次早亦然，至八贴愈云。吴氏多用茯苓一种，为利小便计耶？抑未读其论耶？或曰茯苓一种何得为滑利之物耶？予曰：非汝所知。

束胎丸

白术二两　茯苓七钱半　陈皮三两，不见火　黄芩夏一两，春秋七钱，冬五钱

　　［批］丹溪束胎丸，四味为细末，粥丸如梧桐子大。每服三四十丸，白汤下。

　　妊娠七八月间服此，胎气敛束，令人易产。

　　凡患产难者，多由内热灼其胞液，以致临产之际，干涩而难，或脾气怯弱，不能运化精微，而令胞液不足，亦产难之道也。故用白术、茯苓益其脾土，而培万物之母。用黄芩清其胎热，泻火而存胞液。乃陈皮者，取其辛利，能流动中气；化其肥甘，使胎气不滞，儿身勿肥耳，此束胎之义也。

达生散

　　大腹皮三钱，黑豆汁洗，晒干入剂　人参　陈皮　紫苏　当归　白芍药　白术各一钱　炙甘草二钱

　　［批］丹溪达生散，孕至八九个月内，服数十贴，甚好易产。共八味，如法细切，作一服，外入黄杨脑①（食少胎瘦者不须用）七个②，青③葱五叶，以水煎，食后服④。夏加黄芩或黄连、五味子，春加川芎、防风，秋加泽泻，冬加砂仁，或通加枳壳、砂仁。胎动不安加野苎麻根一钱，气上逼心加紫苏、地黄，性急加柴胡，多怒加黄芩佐之，食少加砂仁、神曲，渴加麦门冬、黄芩，能食倍加黄杨脑此药能瘦胎不长，有痰加半夏、黄芩。

　　虞天民曰：本方大腹皮原用三钱，恐太多，今用一钱云。用此方，不可不知此意。

　　妊娠临月，此方服之，令人易产。

---

① 黄杨脑：即黄杨树叶梢。《丹溪心法》卷五："此即黄杨树叶梢儿也。"
② 七个：原脱，据《丹溪心法》卷五补。
③ 青：原脱，据《丹溪心法》卷五补。
④ 以水……服：原脱，据《丹溪心法》卷五补。

《诗》云：诞弥厥月①，先生如达。朱子曰：先生，首生也。达，小羊也。羊子易生而无留难，故昔医以此方名之。然产难之故，多是气血虚弱，荣卫涩滞使然。是方也，人参、白术、甘草益其气，当归、芍药益其血，紫苏、腹皮、陈皮流其滞。气血不虚不滞，则其产也犹之达矣。

车前子

《诗》曰：采采芣苢②，薄言③采之。芣苢，车前也。朱子曰：采之未详何用，其子治产难。崑得其说，凡遇妊娠临月，于宜用汤液内加之每良。

催生诸药考

生，不必催也，催之则宋人之揠苗④耳，非唯无益，而又害之矣。古方有用兔脑者，有用猪脂者，有用油蜜、葱白者，有用葵子者，有用牛乳、榆皮、滑石者，有用金凤子⑤者，有用柞枝者，取其滑泽之义耳，犹近理也。又有用弩牙⑥灰者，有用蛇蜕灰者，有用笔头灰者，有用百草霜者，有用伏龙肝者，有用凿头灰者，有用蓖麻子贴于足心者，有握石燕者。虽曰各有深意，但烧灰而服者，徒劫燥其津液，手握足贴者，用之弗验耳。噫，平时失于将理，至于临产艰难，频以杂药催之，皆惑也。

按：吴先生曰生不必催也，催之非唯无益，而又害之矣，斯

---

① 诞弥厥月：怀孕足月。语出《诗·大雅·生民》。诞，发语词，有叹美之意。弥，满。
② 苢：原作"苡"。据《医方考》卷六改。
③ 薄言：语助词。
④ 宋人之揠苗：典出《孟子·公孙丑上》。比喻违反事物的发展规律，急于求成，反而坏事。
⑤ 金凤子：即急性子。
⑥ 弩牙：弩机钩弦的部件。

言实可为今时孟浪催生而害生者大教戒矣。或曰：然则临产之妇乞药求生，则如之何？予曰：气虚者施以四君子、黄芪、陈皮，血虚者四物、丹参、胶珠，有痰者二陈、枳壳、苏茎，气滞者归脾、川芎、香附。其有见证者，丹溪达生散随证出入。而待胎儿阴阳气足，则囷地自有其时，如瓜熟蒂脱，栗熟球裂，不待催而自娩耳。

予既赏吴生数圈于此，又生一端，似反复之斗箐也。然二十来年治临产妇女未曾一失者，实乃奇方之功也。吾老矣，若不详言，恐未试之医士或有不知用者，临没虽悔，安有益哉？故并载焉。

凡矮小妇女及十五岁少妇初怀妊，产门紧小者、交骨不开者多，产时至胞浆已破，恶水已下，儿亦转身下向生门，其门不开，冲撞数日而死，母亦难支痛楚，或不娩而死，或分娩而死者，指难以屈①。又晚年怀妊者，近五十怀胎而血涩者，多有交骨不开之患，临证频服，无不立娩。

加味芎归汤 川芎酒制，七钱 当归酒制，一两 自死龟板酥炙，一枚 妇人头发生子多者，一握，烧存性

上为散，每服五钱，流水煎服，约人行五里即生，胎死亦生。

师传每加乳香二钱五分，其效更著。其《惠民和剂》催生丹，治横产逆产，生理不顺者，极有神奇之验，为司命者，不可不预备而听用也。不观此书则已，已观此书苦告之言，而留神预备者，真个活人也。

十全大补汤

人参 黄芪 白术 白芍药 茯苓 当归 川芎 甘草 熟地黄等分 肉桂少许

---

① 指以难屈：难以胜数。

［批］当加生姜、大枣。

正产之后，气血虚耗者，此方主之。小产者，亦此方主之。

气虚宜补气，故用人参、黄芪、白术、茯苓、甘草。血虚宜补血，故用当归、川芎、芍药、地黄、肉桂。丹溪曰产后宜大补气血，此之谓也。

桃仁红花苏木玄胡索肉桂山楂蒲黄考

产后有瘀血留于子户作痛者，宜四物汤加主件。

［批］主，当作"上"。

黑神散

熟地黄　炒蒲黄　炒黑干姜　当归　白芍药　桂心各二两　炙甘草三钱　黑豆炒去皮，二合半

上件共为末，每服二钱，童便和酒调下。

［批］《和剂》黑神散，治妇人产后恶露不尽，胞衣不下，攻冲心胸，痞满或脐坚胀撮痛，及产后瘀血诸疾，血晕神昏，眼黑口噤。共八味如数，黑豆炒半升，余药七味各四两。上为细末，每服二钱，酒半盏，童子小便半盏，同煎调下，不拘时候，连服二服。

按：《三因方》评云：黑神散温胎，未若补助产母，使其气正，免致虚乏困顿，胎自下矣。催生汤，殊胜黑神散也。催生汤见本书产难条。

胎死腹中，此方主之。

胎死者，产难经日而胎死也，法以妊娠舌头青黑为验。是方也，蒲黄能逐败血，熟地、芍药、当归能养新血，干姜、肉桂能引新血而逐败血，甘草、黑豆能调正气而逐败气。师云：此方更治胞衣不下，产难血晕，余血奔心，儿枕疼痛，乍见鬼神等证。盖诸证皆是瘀血为患，故并治之。

千金神造汤

蟹爪一升　阿胶三两　甘草二两

妇人脉阴阳俱盛，名曰双躯。若少阴微紧者，血即凝浊，经养不周，胎即偏夭，其一独死，其一独生。不去其死，害母失胎，宜此方主之。

蟹爪能破胞而堕胎，以其禀锋利之质故耳，非妊娠所宜也。是方也，盖用蟹爪攻其死，阿胶安其生，甘草平其毒也。或问蟹爪之毒，宁保其不伤彼生者乎？余曰：无死者则伤生，有死者则毒以类从，唯攻其死，不犯其生。此《大易》方以类聚，物以群分，水流湿，火就燥之义也。

独参汤

人参二两

水一升，煎半升，温服。

［批］医按见前血症。

产后血晕，不省人事者，此方主之。

血晕者，下血过多而眩晕也。不省人事者，气血大脱而神不用也。故用人参甘温益元之品以主之。此药可以固血，可以生血，可以益元。身热气急者，加童便一爵。身寒气弱者，加附子三钱。

醋炭熏鼻法

凡血晕不省人事者，急治炭火，以酽①醋沃之，使醋气熏蒸入鼻，则能收敛神气，自然精爽。

红花酒

红花一两，炒

---

① 酽（yàn 艳）：（汁液）浓，味厚。

清酒五爵，沃①之温服。

胞衣不下，此方主之。

胞衣不下者，气弱而瘀血盈于胞也。故用清酒壮其气，红花败其瘀。

猪肾汤

猪肾一具　白糯米三合　淡豉五合　葱白一升　人参　当归各二两

[批]《广济》猪肾汤，治产后虚羸喘乏，乍寒乍热，病如疟状，名蓐劳。上六味，水三斗，煮取五升，去滓，任情服之，不差更作。

《千金方》原用白粳米一两，无人参、当归，乃四种。

产后蓐劳者，此方主之。

蓐，产中之名也。产中虚羸喘乏，乍寒乍热，病如疟状，名曰蓐劳。此是虚乏，气血不相顺接，虚故乍寒，壅故乍热，寒热无时休息，证状似疟，实非疟也。治宜大补气血，使其气血顺接，则病愈矣。故用人参补气，当归补血，糯米益胃，葱、豉醒脾。而猪肾者，取其以类相从，能补系胞之区也。

升阳举经汤

羌活　藁本去土　防风各二钱　肉桂去皮，夏勿用，秋冬用　白术　当归　黄芪　柴胡各三钱　人参　熟地黄　川芎各一钱　细辛六分　独活　炙甘草　附子炮去皮脐，各一钱五分　桃仁十枚，去皮尖　白芍药　红花各五分

[批]《兰室》升阳举经汤，十八味，分两不同，用者考诸。上咬咀，每服三钱，水三盏，煎至一盏，空心热服。

---

① 沃：浸泡。《广雅·释诂二》："沃，渍也。"

妇人经血崩下者，此方主之。

血气，人身之阴阳也，阳主升，阴主降，阳根乎阴，阴根乎阳，一动一静，互为其根，则一升一降，循经而行，无崩陷也。若阳有余，则升者胜，血从上窍而出。阳不足，则降者胜，血从下窍而出。是方也，附子、肉桂、人参、黄芪、白术、甘草，壮阳益气之品也。羌活、独活、柴胡、藁本、防风、细辛、川芎，升阳举经之品也。芍药、地黄、红花、当归、桃仁，滋阴入血之品也。壮阳则气不虚，举经则血不陷，滋阴则血不燥，诚如是，则血为气之守，气为血之卫，血荣于中，气卫于外，升降上下，一循其经矣，胡然而崩也？

独活汤

独活　生姜各一两　防风　秦艽　桂心　白术　甘草　当归
附子各二两　葛根三两　防己一两

时人分作十服。

[批]《千金》独活汤十一味，独活、生姜各五两，余药分两同。计用水一十二分①，煮取三分②，去滓，分三③服云。

产后中风，口噤背反者，此方主之。

产后血气俱虚，易受风寒。风伤乎筋则痉，寒伤乎筋则疼，故令口噤背反。是方也，独活、防风、秦艽、葛根、防己，疏风药也。桂心、附子，驱寒药也。风去则筋不痉，寒去则筋不疼。乃当归者，所以养血于驱风之后；生姜、白术、甘草者，所以调气于散寒之余。必欲养血调气者，产后不忘其虚也。

---

① 一十二分：《千金要方》卷三“妇人方中”作“一斗二升”。
② 分：《千金要方》卷三“妇人方中”作“升”。
③ 分三：原脱，据《千金要方》卷三“妇人方中”补。

莨菪酒硝石饮

［批］当作"莨菪药酒饮"。

《史记》：菑川王美人，怀子而不乳，召淳于意往视，与莨菪药一撮，以酒饮之，旋乳。意复胗其脉而脉躁，躁者有余病，即饮以硝石一剂出血，血如豆，比五六枚。

乳，产也。怀子而不乳者，气血凝涩，宜产而不产也。莨菪能行痹气，酒性能行滞血，故主之而旋产。复胗其脉躁，躁属有力，故为有余，有余之疾宜攻矣，故用硝石以下其积血。

［批］胗，当作"诊"。下同。

当归补血汤加葱白方

当归二钱　黄芪一两　葱白十枚

产后无乳者，宜此方主之。

乳者，气血之所成也。故气血充盛之妇，未尝无乳。凡见无乳者，皆气体怯弱之妇也。是方也，用当归、黄芪大补其气血，此养乳汁之源也。葱白辛温，直走阳明，阳明达于乳房，故用之为使，此通乳之渠也。如依古方用猪悬蹄、漏芦辈亦可。

愚按：东垣当归补血汤，此本治血虚发热之药，而山甫移治无乳者，乃治本之良法也。以予治之，加蒲公英二药之半得六钱许，葱白不用亦得。如不应，乃阴虚也，再充萝摩三钱更妙。此予秘受之奇方，吐露以公于后世。

免怀汤

当归尾　赤芍药　酒红花　酒牛膝各五钱

欲摘乳者，此方主之。

妇人之血，下则为月，上则为乳。欲摘乳者，通其月事，则乳汁下行，免乳胀之苦矣。是方也，归尾、赤芍、红花、牛膝，皆下行导血之品也，以故用之。名曰免怀者，子生三年，然后免于父母之怀故也。

愚按：摘乳用破血药以通经，理似当矣。然新产妇人或虚弱者，荣血未周，血海未充，不可妄破新血。若妄破之，变生虚羸诸证，虽悔不及焉。谚谓女子点血点金者，言血之可贵重也。昔贤治妇女诸证，多以损气益血为主者，岂无见识乎？如富贵之家，多择乳母抚育其儿，则乳胀急，胸满发热，乃用天花粉一匙，温水调服，即已热退，病者如云开见月矣。势不得已，以平胃散一钱，加神曲、麦芽各五分，煎成一饮，乳汁便枯矣。不求此等稳当之法，而欲破血通经者，犹夫乱后苛严之法也。

广嗣门第七十一

叙曰：嗣以行宗，微嗣匪孝也，君子恒重之。故郊禖①之祀，尼丘之祷，古人胥急焉。然有祈之药之终身不一嗣者，此何以故哉？嗟夫！天地有不毛之处，故亦有无子之人，《灵枢》所以泄其微也。兹考方药五条，道其能嗣者尔。

［批］行，一本作"衍"。延也，盈也。

长春广嗣丹

人参去芦　天门冬去心　当归酒洗　泽泻去毛　山茱萸去核　石菖蒲炒　赤石脂　五味子去梗　覆盆子去萼　白茯苓　车前子　广木香　柏子仁各一两　山药姜汁炒　川巴戟去心　川椒去目与梗及闭口者，炒出汗　川牛膝去芦，酒洗　生地黄　熟地黄　地骨皮去木与土杜仲各二两　远志去芦与心，甘草汤泡　肉苁蓉酒洗，去心膜，晒干　枸杞子各三两　菟丝子酒洗去土，仍用酒蒸，捣饼晒干，四两

---

① 郊禖（méi 煤）：古帝王求子所祭之神。其祠在郊，故称。《诗·大雅·生民》："克禋克祀，以弗无子。"毛传："弗，去也，去无子，求有子，古者必立郊禖焉。"陈奂传疏："郊禖即禖，宫于郊，故谓之郊禖。"

上药二十五味，炼蜜作丸，梧子大。每服三十丸，日三。

男妇艰嗣者，此方主之。

二五之精，妙合而凝，然后成形孕育，故求嗣者，宜实其精。世人益精，专于补肾，此求其末也。经曰：肾者主水，受五脏六腑之精而藏之，故五脏盛乃能写①。如斯言之，则肾主藏精耳。而生精之原，固本于五脏六腑也。是方也，人参、天门冬、五味子，用之补肺。石菖蒲、柏子仁、当归、远志，用之养心。白茯苓、怀山药，用之养脾。山茱萸、熟地黄、覆盆、杜仲、牛膝、巴戟、苁蓉、枸杞、菟丝，用之补肝肾。所以然者，肝肾同一治也。乃车前、泽泻，利其灼阴之邪。生地、骨皮，平其五脏之火。石脂之涩，所以固精。木香之窜，所以利六腑。用椒之辛，所以散湿痹也。此则兼五脏六腑而调之，五脏之精实，六腑之气和，夫然后可以媾精而宜子矣。非得《内经》之旨者，不能识此。

[批]"以利"之②"利"，一本作"和"。"精实"之③"实"，一本作"固"。非，一本作"未"。

延龄育子方

天门冬去心　麦门冬去心　川巴戟去心　人参　白术　白茯苓
川牛膝　生地黄　熟地黄　肉苁蓉去心　枸杞子　菟丝子　莲须
白茯神　山药姜汁炒　山茱萸去核　沙苑蒺藜炒　柏子仁　鹿角胶
鹿角霜各五两　酸枣仁　远志　五味子　石斛各二两

上药共为末，蜜丸梧子大。早晨盐汤吞下百丸。

此亦广嗣之方也。

男女媾精，乃能有孕。然精者五脏之所生，而藏之肾者也。

---

① 写：同"泻"。清·段玉裁《说文解字注·宀部》："写，俗作泻。"
② 以利之：此三字原无，据文例补。
③ 精实之：此三字原无，据文例补。

故欲藏精于肾者，必调五脏，五脏盛而精生矣。是方也，人参、五味、天麦门冬，补肺药也。茯神、远志、柏仁、枣仁、生地，补心药也。白术、茯苓、山药、石斛，补脾胃也。熟地、枸杞、菟丝、巴戟、牛膝、茱萸、苁蓉、沙苑蒺藜，补肝肾也。鹿角胶，血气之属，用之所以生精。角霜、莲须，收涩之品，用之所以固脱。如是，则五脏皆有养而精日生，乃能交媾而宜子矣。

韭子小茴香蛇床子川椒天雄附子总考

此六物者，温热之品也，取之者何？凡人艰嗣者，多有下虚，而胃中之湿袭之，内生胞痹、肾痹、白带之疾，故令精寒而不嗣也。能于此数物酌而用之，则痹去而宜子矣。

黄芩黄连黄柏栀子考

世人谓精寒者不宜嗣，率以温暖之剂主之，此不可执也。盖天地冲和而万物发育，朔方①寒胜，固令不毛。南服②蒸炎，亦令焦土。明于精寒不嗣，昧于血燥不胎，非良手也。故述芩、连、栀、柏以为广嗣者告，能令气血冲和，则生生之道矣。

人胞鹿茸麋茸鹿峻③蛤蚧龟板猪脊髓总考

凡年高精弱，难于生育，草木无情，不能补之，故宜上件酌而入药，盖取其为血气之属，补之易易尔。

延年门第七十二

叙曰：服食引年，术之末也。能寡欲以至无欲，斯长生矣。

---

① 朔方：北方。《尔雅·释训》："朔，北方也。"清·徐灏《说文解字注笺》："日月合朔于北，故北方谓之朔方。"
② 南服：古代王畿以外地区分为五服，故称南方为南服。
③ 鹿峻（zuī 唯）：即鹿之外肾。《广韵·灰韵》："脧，赤子阴也。峻，脧同。"

故欲不灭则苦亦不灭，苦不灭则生灭，虽令太乙处方，神皇品药，轩辕切问，广成烹调，亦夭殃道耳，胡年之延哉？兹考方药七条，述医云尔。他如金丹玉液之术，则吾不敢为斯世诳也。

九蒸地黄

地黄味厚，为阴中之阴，故能滋养阴血。必欲九蒸者，欲其气味纯和云尔。

九蒸黄精

黄精气味与地黄等，故可以生长阴精。真人云：久服能脱旧肤，美颜色，乌须黑发，长生引年。

［批］脱，当作"悦"。

百炼松脂 不见风日者良

松亘千年不谢，傲霜雪不凋，以其脂实也。服食家用之，亦欲其松其身而千其年尔。

云母水方

上白云母二十斤，薄擘，以露水八斗作汤，分半，淘洗云母二次。又取二斗作汤，内芒硝十斤，以云母木器中渍二十日，阴干，于木石臼中揉挻①极细，得好粉五斗，余者弃之。每好粉一斗，用崖蜜②二斤，搅令如粥，入生竹筒中，削去竹青，漆固其口，埋入地中，入土六尺覆之。春夏四十日，秋冬三十日，出之当如泽为成。若洞洞不消者，更埋三十日出之。服时取水一合，

---

① 挻（shān 山）：揉和。《广韵·仙韵》："挻，柔也，和也。"清·朱骏声《说文通训定声·乾部》："《字林》：'挻，柔也。'按：今字作揉。犹燥也。"宋·张君房《云笈七签》卷七十四："挻之为粉"。

② 崖蜜：山崖间野蜂所酿之蜜。又称石蜜、岩蜜。《本草经集注》卷三十九"石蜜"条："石蜜，即崖蜜也，在高山岩石间作之，色青赤。"

内药一合，搅和服之，日三。

［批］泽，《千金方》作"漆"。

孙真人云：此药服十日，小便变黄，是先疗劳气风疹也。二十日腹中寒癖消，三十日龋齿更新生，四十日不畏风寒，五十日诸病皆除，颜色日少，长生延年。

［批］"长生延年"下《千金》有"吾自验之，所以备述"八字。盖亲切之文也，欲疗病而养性者，尤当试之，真人非食言之君子也。

自　溺

老人夜卧口干亡液，取自己溲溺，时进一杯，能长生引年。此以吾身之坎，交吾身之离，谚称轮回酒是也。

玄黄丹

硫黄制，一斤　青黛飞，一两六钱

用硫黄为丸，青黛为衣。

老人寒痰内盛者，此方服之，去疾延年。

硫黄，火之精也。人非此火不能以有生，故用之以益火。以青黛为衣者，制其燥咽云尔。

硫黄详论在虚损劳瘵门补火丸下。

鹿峻鹿血鹿角胶鹿茸麋茸猪脊髓总考

老弱之躯，木石不能荣养气血，故用上件血气之属，入药调和，以配服食，取其以类相从，荣养易易耳。七十非肉不饱，亦是此意。

校注后记

  《医方考绳愆》，系北山友松子晚年之作，是一部系统研究《医方考》的专著。全书共六卷，分中风、伤寒、感冒、暑、湿、瘟疫等72门（实则为73门，其中燥门为友松子补遗），涉及内、外、妇、儿、五官、养生各科病证。书中援引大量医籍，查考吴氏所辑医方出处，标明医家立方本义，于吴氏所引医方有药味误写、分量有误、煎服法未及者，均以眉批的形式加以订正或补充；与吴氏方论见解有异者，或引前贤名医论述，或据己临证经验，以按语形式置于吴氏方论之后，以证吴氏方论之是否。该书内容丰富，说理透彻，对研究我国第一部方论专著《医方考》，深刻领会和掌握名家医方的用药特色及变化应用，具有很高的史料价值和临床实用价值。

1. 作者生平考

  友松子本名道长，通称寿安，号友松子，别号仁寿庵。祖籍福州长乐，生于日本，生年不详，卒于1701年。

  17世纪初，明末清初，许多中国的文士及医家不断到日本进行文化交流或传授医学及行医。1627年后，曾任唐通事的马荣宇入籍日本，居于长崎，与丸山一游女生有一子，取名道长。道长自幼即在汉语与日语双语环境中成长，精通汉语和日语。承应二年（1653），他师从中国来的化林与独立（明代名医龚廷贤的弟子戴曼公，后归化于黄檗山万福寺的隐元禅师的弟子）两位僧医学习医术，自称北山友松子，从化林学仲景奥旨，就独立得《内经》、本草精蕴。其后又感皇朝医风亦不可不研，乃在小仓医员原长庵（冈本玄治高弟）门下学习，曾短时间出仕小仓侯。后移居大阪开业行医，声名鹊起，终成日本一代名医。

友松子在日本是一位颇具声望的汉方医家，医德高尚，学验俱丰，被赞"以旷世之才，授闽医之传，善得法外之法，故治术别开生面，自有神识迢迈，触手生春之妙"（日人浅田宗伯所著日本汉方医家之《先哲医话》），对日本汉方医学的发展具有一定影响。其著书立说的基本风格，则是对前人所著进行评注。除《医方考绳愆》外，尚有《删补众方规矩》1册（《众方规矩》是一本简便的处方解说书，友松子对此详加注解）、《增广医方口诀集》3卷（原著为处方解说，友松子加了大量的眉批，补遗补缺，时有批判，并附有许多医案）、《纂言方考评议》5卷（原著解说了34个重要处方，友松子对此加以评议）、《习医录》5卷（友松子的医学讲话集系其弟子将讲话内容传授于友松子之孙北山道修，再由道修笔录整理而成）、《脉语绳愆》1卷（对吴昆的《脉语》加以阐释）、《北山医案》（系友松子逝后，其孙北山道修归纳整理的医案集）。

2. 《医方考绳愆》成书时代背景

友松子曾受教于化林及独立，16世纪，正是曲直濑道三将明朝医学引入日本后广泛普及的时代，所以与曲直濑医学流派基本相同的明朝医学，是其学术思想的根基。与此同时，《伤寒论》等医书传入日本，随着1659年日本版《仲景全书》、1668年宋版《伤寒论》的出版，《伤寒论》研究热潮在日本掀起，日本古方派也随之兴起。

《医方考》为第一部方论专著，系明代医家吴昆所著。吴昆（1552—1620），字山甫，别号鹤皋山人，又号参黄子。自幼慕医术，后举子业不第，遂弃儒习医。先师从歙邑名医余午亭，后游历江、浙、湘、鄂、豫、冀等地，求师访友，医术日精。吴氏素崇《内经》，所注《素问》深入浅出，于历代医方、针术、脉诊亦有考究。吴氏鉴于当世之医不唯昧于上古之经论，犹未达于中古之医方，不明立方之旨与主病及诸药升降浮沉、寒热温平、良毒之性，而"徒有执方以疗病"，何以能望其有效而无危害。为纠正这一时弊，吴氏遂选取七百余首名家医方，"揆之于经，酌以心见，订之于证，发其微义"，于万历十二年（1584）著成《医方考》六卷。是书刊行后，很快传入日本，并先后多次刊行，被广泛阅读研习。友松子行医四十余年，具有广博的医学知识和丰富的临床经验。对《医方考》有较深的研究。他鉴于该书所载古方之药物有误写者，分量、用法、主治或有未及者，考方之义有未当者，遂逐一加以纠正、评议或补充，并参考大量医籍，援引前贤诸家之说，或据己临证经验，查考吴氏所引医方之出处，阐述立方本意，以按语或眉批形式，列于吴氏方论前后，以证吴氏方论之是否，旨在"先知古人立方本意，后以本书变法之义"（《医方考绳愆·凡例》），"使人就之，则难明者易明，易惑者无惑"（《医方考绳愆·序》）。绳者，纠正也；愆者，差错也。是书旨在纠正《医方考》之差错，故题《医方考绳愆》。

3. 版本流传考证

《医方考绳愆》成书于日本元禄九年（1696），次年刊行。现存刊本系秋田屋平左卫门刻本，藏于日本早稻田大学图书馆。中国医学科学院图书馆有收藏，1980年天津新华书店据此影印，1996年中国科学技术出版社据此影印并收录于《海内外珍藏中医珍善孤本选粹》。

方名索引

七　画

八　画

十三画

十四画

十五画以上

总 书 目

本　草

方　书

卫生编

袖珍方

仁术便览

古方汇精

圣济总录

众妙仙方

李氏医鉴

医方丛话

医方约说

医方便览

乾坤生意

悬袖便方

救急易方

程氏释方

集古良方

摄生总论

辨症良方

活人心法（朱权）

卫生家宝方

寿世简便集

医方大成论

医方考绳愆

鸡峰普济方

饲鹤亭集方

临症经验方

思济堂方书

济世碎金方

揣摩有得集

亟斋急应奇方

乾坤生意秘韫

简易普济良方

内外验方秘传

名方类证医书大全

新编南北经验医方大成

临证综合

医级

医悟

丹台玉案

玉机辨症

古今医诗

本草权度

弄丸心法

医林绳墨

医学碎金

医学粹精

医宗备要

医宗宝镜

医宗撮精

医经小学

医垒元戎

医家四要

证治要义

松厓医径

扁鹊心书

素仙简要

慎斋遗书

折肱漫录

丹溪心法附余

IV

V